神经外科疾病
诊断与治疗

季士顺 等 主编

长江出版传媒 湖北科学技术出版社

图书在版编目（ＣＩＰ）数据

神经外科疾病诊断与治疗/ 季士顺等主编. — 武汉：
湖北科学技术出版社，2023.2
ISBN 978-7-5706-1976-4

Ⅰ．①神… Ⅱ．①季… Ⅲ．①神经外科学—疾病
—诊疗 Ⅳ.①R651

中国版本图书馆 CIP 数据核字 (2022) 第 069138 号

责任编辑：许　可　　　　　　　　　　　　　封面设计：胡　　博

出版发行：湖北科学技术出版社　　　　　　　电话：　027-87679468

地　　　址：武汉市雄楚大街 268 号　　　　　　邮编：430070

（湖北出版文化城 B 座 13-14 层）

网　　　址：http：//www.hbstp.com.cn

印　　　刷：武汉科源印刷设计有限公司　　　　邮编：430200

| 787×1092 | 1/16 | 18.5 印张 | 436 千字 |

2023 年 2 月第 1 版　　　　　　　　　　　　2023 年 2 月第 1 次印刷

定价：88.00 元

《神经外科疾病诊断与治疗》编委会

主　编

季士顺　　潍坊市益都中心医院

刘小刚　　潍坊市益都中心医院

时晓东　　潍坊市益都中心医院

张国东　　潍坊市益都中心医院

李云龙　　潍坊市益都中心医院

沈大伟　　潍坊市益都中心医院

副主编

张永娜　　潍坊市益都中心医院

王　靖　　潍坊市益都中心医院

王新红　　潍坊市益都中心医院

常津津　　潍坊市益都中心医院

王群秀　　潍坊市益都中心医院

徐志丹　　潍坊护理职业学院

季爱美　　青州市人民医院

杨远辉　　潍坊市益都中心医院

张丽霞　　潍坊市益都中心医院

袁训辉　　潍坊市益都中心医院

钟　波　　潍坊市益都中心医院

刘艳红　　潍坊市益都中心医院

前　　言

　　近 10 年来,随着科学技术的快速发展,神经外科进入了一个崭新的时代,人们对神经系统疾病的认识已经深入到分子水平,包括神经影像学在内的诊疗设备不断更新,临床亚专业的迅猛发展,与神经内科等学科的联系日益紧密,促使神经系统疾病的诊断和治疗日臻完善。临床医师必须不断地学习、补充新的医学知识才能跟上医学发展的步伐;同时,随着我国医疗制度的改革,客观上对临床医师的要求越来越高。为了适应新时期对临床医学的更高要求,提高广大临床医师的技术水平,特编撰了本书。

　　本书在编写中力求突出以下特点:内容新,起点高,简洁明了,深入浅出,科学实用。内容涵盖了颅脑与脊髓损伤、颅内压增高和脑疝、出血、肿瘤、先天性脑发育畸形、脑积水、脑神经疾病及功能性疾病、中枢神经系统感染、锥体外系疾病、癫痫等神经外科常见病与多发病。对每一种疾病从概念、临床表现、诊断依据、鉴别诊断、治疗方法、预后等方面进行了详细论述,同时吸收了国内外最新研究成果,具有较高的学术价值和实用价值,适合各级神经外科医师和医学院校师生学习参考。

　　在本书编写过程中,始终贯彻百家争鸣的方针,不强求一致,但由于每个人的构思方式、写作风格、知识水平不尽相同,书中不足之处在所难免,恳请广大读者批评指正。

编　者

目　　录

第一章　颅内压增高与脑疝

第一节　颅内压增高

颅内压增高是神经外科临床上最常见的重要问题,尤其是颅内占位性病变的患者,往往会出现颅内压增高症状和体征。颅内压增高会引发脑疝危象,可使患者因呼吸循环衰竭而死亡,因此对颅内压增高及时诊断和正确处理,十分重要。

一、颅内压增高的类型

根据病因不同,颅内压增高可分为 2 类:①弥漫性颅内压增高:由颅腔狭小或脑实质的体积增大而引起,其特点是颅腔内各部位及各分腔之间压力均匀升高,不存在明显的压力差,因此脑组织无明显移位。临床所见的弥漫性脑膜脑炎、弥漫性脑水肿、交通性脑积水等所引起的颅内压增高均属于这一类型。②局灶性颅内压增高:因颅内有局限的扩张性病变,病变部位压力首先增高,使附近的脑组织受到挤压而发生移位,并把压力传向远处,造成颅内各腔隙间的压力差,这种压力差导致脑室、脑干及中线结构移位。患者对这种颅内压增高的耐受力较低,压力解除后神经功能的恢复较慢且不完全,这可能与脑移位和脑局部受压引起的脑血管自动调节功能损害有关。由于脑局部受压较久,该部位的血管长期处于张力消失状态,管壁肌层失去了正常的舒缩能力,因此血管管腔被动地随颅内压的降低而扩张,管壁的通透性增加并有渗出,甚至发生脑实质内出血性水肿。

根据病变发展的快慢不同,颅内压增高可分为急性、亚急性和慢性三类:①急性颅内压增高:见于急性颅脑损伤引起的颅内血肿、高血压性脑出血等。其病情发展快,颅内压增高所引起的症状和体征严重,生命体征(血压、呼吸、脉搏、体温)变化剧烈。②亚急性颅内压增高:病情发展较快,但没有急性颅内压增高那么紧急,颅内压增高的反应较轻或不明显。多见于发展较快的颅内恶性肿瘤、转移瘤及各种颅内炎症等。③慢性颅内压增高:病情发展较慢,可长期无颅内压增高的症状和体征,病情发展时好时坏。多见于生长缓慢的良性肿瘤、慢性硬脑膜下血肿及其他破坏性或浸润性病变。

急性或慢性颅内压增高均可导致脑疝发生。脑疝发生后,移位脑组织被挤进小脑幕裂孔、硬脑膜裂隙或枕骨大孔中,压迫脑干,产生一系列紧急症状。脑疝发生又可加重脑脊液和血液循环障碍,使颅内压力进一步增高,从而使脑疝更加严重。

二、引起颅内压增高的疾病

能引起颅内压增高的常见中枢神经系统疾病如下。

(一)颅脑损伤

由于颅内血管损伤而发生的颅内血肿,脑挫裂伤伴有的脑水肿是外伤性颅内压增高常见原因。外伤性蛛网膜下腔出血,血块沉积在颅底脑池而引起的脑脊液循环障碍,以及红细胞阻塞蛛网膜颗粒所引起的脑脊液吸收障碍等,也是颅内压增高的常见原因。其他如外伤性蛛网膜炎及静脉窦血栓形成或脂肪栓塞亦可致颅内压增高,但较少见。

(二)颅内肿瘤

颅内肿瘤出现颅内压增高者占 80% 以上。一般肿瘤体积愈大,颅内压增高愈明显。但肿瘤大小并非是引起颅内压增高程度的唯一因素,肿瘤的部位、性质和生长速度也有重要影响。例如,位于脑室或中线部位的肿瘤,虽然体积不大,但由于堵塞室间孔、中脑导水管和第四脑室脑脊液循环通路,易产生梗阻性脑积水,因而颅内压增高症状可早期出现而且显著。位于颅前窝和颅中窝底部或位于大脑半球凸面的肿瘤,有时瘤体较大但颅内压增高症状出现较晚;而一些恶性胶质瘤或脑转移癌,由于肿瘤生长迅速,且肿瘤周围伴有严重的脑水肿,故多在短期内即出现较明显的颅内压增高。

(三)颅内感染

脑脓肿患者多数有明显的颅内压增高。化脓性脑膜炎亦多引起颅内压增高,并随着炎症的好转,颅内压力亦逐渐恢复。结核性脑膜炎晚期,因脑底部炎症性物质沉积,使脑脊液循环通路受阻,往往出现严重的脑积水和颅内压增高。

(四)脑血管疾病

由多种原因引起的脑出血都可造成明显的颅内压增高。颅内动脉瘤和脑动静脉畸形发生蛛网膜下腔出血后,由于脑脊液循环和吸收障碍形成脑积水,而发生颅内压增高。颈内动脉血栓形成和脑血栓,脑软化区周围水肿,也可引起颅内压增高。如软化灶内出血,则可引起急剧的颅内压增高,甚至可危及患者生命。

(五)脑寄生虫病

脑囊虫病引起的颅内压增高原因有:①脑内多发性囊虫结节可引起弥散性脑水肿;②单个或数个囊虫在脑室系统内阻塞导水管或第四脑室,产生梗阻性脑积水;③葡萄状囊虫体分布在颅底脑池时引起粘连性蛛网膜炎,使脑脊液循环受阻。脑棘球蚴病或脑血吸虫性肉芽肿,均在颅内占有一定体积,由于病变较大,因而产生颅内压增高。

(六)颅脑先天性疾病

婴幼儿先天性脑积水多由于导水管的发育畸形,形成梗阻性脑积水;颅底凹陷和先天性小脑扁桃体下疝畸形,脑脊液循环通路在第四脑室正中孔或枕大孔区受阻;狭颅症,由于颅缝过早闭合,颅腔狭小,限制脑的正常发育,引起颅内压增高。

(七)良性颅内压增高

又称假脑瘤综合征,以脑蛛网膜炎比较多见,其中发生于颅后窝者颅内压增高最为显著。颅内静脉窦(上矢状窦或横窦)血栓形成,由于静脉回流障碍引起颅内压增高。其他代谢性疾病、维生素 A 摄入过多、药物过敏和病毒感染所引起的中毒性脑病等均可引起颅内压增高。但多数颅内压增高症状可随原发疾病好转而逐渐恢复正常。

(八)脑缺氧

心搏骤停或昏迷患者呼吸道梗阻,在麻醉过程中出现喉痉挛或呼吸停止等均可发生严重脑缺氧。另外,癫痫持续状态和喘息状态(肺性脑病)亦可导致严重脑缺氧和继发性脑水肿,从而出现颅内压增高。

三、颅内压增高的临床表现

颅内压增高的主要症状和体征如下。

(一)头痛

这是颅内压增高最常见的症状之一,程度不同,以早晨或晚间较重,部位多在额部及两颞,可从颈枕部向前方放射至眼眶。头痛程度随颅内压的增高而进行性加重。当用力、咳嗽、弯腰或低头活动时常使头痛加重。头痛性质以胀痛和撕裂痛为多见。

(二)呕吐

当头痛剧烈时,可伴有恶心和呕吐。呕吐呈喷射性,易发生于饭后,有时可导致水电解质紊乱和体重减轻。

(三)视盘水肿

颅内压增高的重要客观体征之一。表现为视神经乳头充血,边缘模糊不清,中央凹陷消失,视盘隆起,静脉怒张,动脉曲张扭曲。若视盘水肿较长期存在,则视盘颜色苍白,视力减退,视野向心缩小,称为视神经继发性萎缩。此时如果颅内压增高得以解除,往往视力的恢复并不理想,甚至继续恶化和失明。

以上三者是颅内压增高的典型表现,称之为颅内压增高"三主征"。颅内压增高的三主征各自出现的时间并不一致,可以其中一项为首发症状。颅内压增高还可引起一侧或双侧外展神经麻痹和复视。

(四)意识障碍及生命体征变化

疾病初期意识障碍可出现嗜睡,反应迟钝。严重病例,可出现昏睡、昏迷、伴有瞳孔散大、对光反应消失、发生脑疝,去脑强直。生命体征变化为血压升高、脉搏徐缓、呼吸不规则、体温升高等病危状态,甚至呼吸停止,终因呼吸循环衰竭而死亡。

(五)其他症状和体征

头晕、猝倒。头皮静脉怒张、血压升高、脉搏徐缓。在小儿患者可有头颅增大、颅缝增宽或分裂、前囟饱满隆起。头颅叩诊时呈破罐声及头皮和额眶部浅静脉扩张。

四、颅内压增高的诊断

通过全面而详细地询问病史和认真地检查神经系统,可发现许多颅内疾病在引起颅内压增高之前已有一些局灶性症状与体征,由此可做出初步诊断。如小儿的反复呕吐及头围迅速增大,成人的进行性剧烈的头痛、癫痫发作,进行性瘫痪及各种年龄患者的视力进行性减退等,都应考虑有颅内占位性病变的可能。应注意鉴别神经功能性头痛与颅内压增高所引起的头痛的区别。当发现有视盘水肿及头痛、呕吐三主征时,颅内压增高的诊断大致可以肯定。但由于患者的自觉症状常比视盘水肿出现得早,应及时地做以下辅助检查,以尽早诊断和治疗。

(一)CT 扫描

CT 是诊断颅内占位性病变的首选辅助检查措施。它不仅能对绝大多数占位性病变做出定位诊断,而且还有助于定性诊断。CT 具有无创伤性特点,易于被患者接受。

(二)MRI

在 CT 不能确诊的情况下,可进一步行 MRI 检查,以利于确诊。

(三)脑血管造影

脑血管造影主要用于疑有脑血管畸形或动脉瘤等疾病的病例。数字减影血管造影(DSA)不仅使脑血管造影术的安全性大大提高,而且图像清晰,使疾病的检出率提高。

(四)头颅 X 线摄片

颅内压增高时,可见颅骨骨缝分离,指状压迹增多,鞍背骨质稀疏及蝶鞍扩大等。对于诊断颅骨骨折、垂体瘤所致蝶鞍扩大以及听神经瘤引起内听道孔扩大等,具有重要价值。但单独作为诊断颅内占位性病变的辅助手段现已较少用。

(五)腰椎穿刺

腰椎穿刺测压对颅内占位性病变患者有一定的危险性,有时引发脑疝,故应当慎重进行。

五、治疗原则

(一)一般处理

凡有颅内压增高的患者,应留院观察。密切观察神志、瞳孔、血压、呼吸、脉搏及体温的变化,以掌握病情发展的动态。有条件时可做颅内压监护,根据监护中所获得压力信息来指导治疗。频繁呕吐者应暂禁食,以防吸入性肺炎。不能进食的患者应予补液,补液量应以维持出入液量的平衡为度,补液过多可促使颅内压增高恶化。注意补充电解质并调整酸碱平衡。用轻泻剂来疏通大便,不能让患者用力排便,不可做高位灌肠,以免颅内压骤然增高。对意识不清的患者及咳痰困难者要考虑做气管切开术,并保持呼吸道通畅,防止因呼吸不畅而使颅内压更加增高。给予氧气吸入有助于降低颅内压。病情稳定者需尽早查明病因,以明确诊断,尽早进行去除病因的治疗。

(二)病因治疗

颅内占位性病变,首先应考虑做病变切除术。位于手术易达到部位的良性病变,应争取做根治性切除;不能根治的病变可做大部切除、部分切除或减压术;有脑积水者可行脑脊液分流术,将脑室内液体通过特制导管分流入蛛网膜下腔、腹腔或心房。颅内压增高已引起急性脑疝时,应分秒必争进行紧急抢救或手术处理。

(三)降低颅内压治疗

适用于颅内压增高但暂时尚未查明原因或虽已查明原因但仍需要非手术治疗的病例。高渗利尿剂选择应用的原则是:意识清楚,颅内压增高程度较轻的病例,先选用口服药物。有意识障碍或颅内压增高症状较重的病例,则宜选用静脉或肌内注射药物。

常用口服的药物有:①氢氯噻嗪 25~50 mg,每日 3 次;②乙酰唑胺 250 mg,每日 3 次;③氨苯蝶啶 50 mg,每日 3 次;④呋塞米 20~40 mg,每日 3 次;⑤50%甘油盐水溶液 60 mL,每日 2~4 次。

常用的可供注射的制剂有:①20%甘露醇 250 mL,快速静脉滴注,每日 2~4 次;②20%尿素转化糖或尿素山梨醇溶液 200 mL,静脉滴注,每日 2~4 次;③呋塞米 20~40 mg,肌内或静脉注射,每日 1~2 次。此外,也可采用浓缩 2 倍的血浆 100~200 mL 静脉注射;20%人血清蛋白 20~40 mL 静脉注射,对减轻脑水肿、降低颅内压有效。

(四)激素应用

地塞米松 5~10 mg 静脉或肌内注射,每日 2~3 次;氢化可的松 100 mg 静脉注射,每日

1~2次;泼尼松5~10 mg口服,每日1~3次,可减轻脑水肿,有助于缓解颅内压增高。

(五)冬眠低温疗法或亚低温疗法

有利于降低脑的新陈代谢率,减少脑组织的氧耗量,防止脑水肿的发生与发展,对降低颅内压亦起一定作用。

(六)脑脊液体外引流

有颅内压监护装置的病例,可经脑室缓慢放出脑脊液少许,以缓解颅内压增高。

(七)巴比妥治疗

大剂量戊巴比妥钠或硫喷妥钠注射可降低脑的代谢,减少氧耗及增加脑对缺氧的耐受力,使颅内压降低。但需在有经验的专家指导下应用。在给药期间,应做血药物浓度监测。

(八)辅助过度换气

目的是使体内CO_2排出。当动脉血的CO_2分压每下降1 mmHg时,可使脑血流量递减2%,从而使颅内压相应下降。

(九)抗生素治疗

控制颅内感染及防止感染,可根据致病菌药物敏感试验选用适当的抗生素。预防用药应选择广谱抗霉素,术前和术后应用为宜。

(十)对症治疗

对患者的主要症状进行治疗,疼痛者可给予镇痛剂,但应忌用吗啡和哌替啶等类药物,以防止对呼吸中枢的抑制作用,而导致患者死亡。有抽搐发作的病例,应给予抗癫痫药物治疗。烦躁患者给予镇静剂。

第二节　急性脑疝

一、概念

颅内某分腔占位性病变或弥漫性脑肿胀,使颅内局部或整体压力增高,形成压强差,造成脑组织移位、嵌顿,导致脑组织、血管及脑神经受压,产生一系列危急的临床综合征,称为脑疝(brain hernia)。简而言之,脑组织被挤压突入异常部位谓之脑疝。

二、脑疝的分类及命名

颅内硬脑膜间隙及孔道较多,因而脑疝可以发生的部位也较多,目前尚无统一命名。按照颅脑的解剖部位,临床工作中较多见的脑疝有4类。

(一)小脑幕孔疝

1.小脑幕孔下降疝

最常见,小脑幕上压力高于幕下压力时所引起。多见于幕上占位性病变。但幕下病变引起梗阻性脑积水,导致脑室系统幕上部位(侧脑室及第三脑室)明显扩张时,亦可出现小脑幕上压力高于幕下。靠近幕孔区的幕上结构(海马回、沟回等)随大脑、脑干下移而被挤入小脑幕孔。

由于幕孔区发生疝的部位不同,受累的脑池和突入的脑组织也不同,故此类脑疝又分为3

种:①脚间池疝(颞叶沟回疝);②环池疝(海马回疝);③四叠体池(大脑大静脉池)疝。以上几种脑疝以脚间池疝较多见。

2.小脑幕孔上升疝

此病为颅后凹占位性病变引起,并多与枕骨大孔疝同时存在。其症状和预后较沟回疝更为严重。

(二)枕骨大孔疝

枕骨大孔疝是由于小脑扁桃体被挤入枕骨大孔及椎管内,故又称为小脑扁桃体疝。

(三)大脑镰下疝

大脑镰下疝疝出脑组织为扣带回,它被挤入大脑镰下的间隙,故又称为扣带回疝。

(四)蝶骨嵴疝

蝶骨嵴疝是额叶后下部被推挤进入颅中窝,甚至挤入眶上裂、突入眶内。

三、脑疝形成机制及病理改变

(一)小脑幕孔疝

1.局部解剖学特点

小脑幕是一个横铺于颅腔后部的硬脑膜组织,它将颅腔分为幕上、幕下两个空间,其间有幕孔相通。幕孔呈卵圆形,纵径长于横径,其前缘游离。幕孔及邻近结构造成脑疝病变的解剖学基础。

(1)颞叶内侧的海马沟及海马回正常情况下即位于小脑幕切迹游离缘的上方,其内侧跨过小脑幕孔游离缘。因此当外侧有占位性病变向内下挤压时,海马沟或海马回易于挤入幕孔之内造成脑疝。

(2)脑干中脑部分,动眼神经及血管等重要结构均由幕孔通过。

(3)基底动脉的分支小脑上动脉和大脑后动脉,分别走行于小脑幕切迹下方和上方,两动脉之间有动眼神经向前伴行。

(4)中脑与幕孔之间有脑池,是脑脊液循环由幕下通向幕上的重要通道。此处前方为脚间池,两侧为环池,后方是四叠体池。

2.脑疝形成机制

小脑幕孔疝多因一侧幕上占位性病变或脑水肿较为严重,从而造成颅内压力不平衡,特别是颞部压力的推动,使病变一侧的脑组织向压力较低的对侧及小脑幕下移位。因颅骨不具有弹性,小脑幕也较坚硬,这时位于小脑幕切迹上内方的海马沟或海马回即被挤入小脑幕孔的间隙内,从而形成了脑疝。脑疝形成后阻塞了脚间池、环池或四叠体池,并且压迫中脑和动眼神经及重要血管。这样就会发展成为如下的恶性循环:小脑幕孔疝形成后,由于疝出的脑组织挤压中脑及动眼神经、大脑后动脉,并阻塞环池和导水管的脑脊液循环,从而促使颅内压不断增高,脑缺氧、缺血严重,如未及时抢救阻止这一恶性循环,即会使局部性的病变引起全局性的病变,从而导致整个中枢神经系统的功能衰竭而死亡。

一般说来,广泛性的脑水肿,脑脊液梗阻性脑积水,及颅内两侧对称的占位病变,由于是弥漫性颅内压增高,脑疝多发生于中线部位,即使形成海马沟或海马回疝,也往往为双侧疝。凡是足以引起脑组织侧移位的占位病变,脑疝常发生在病变同侧的小脑幕切迹处。颅内前方如有占位性病变,脑疝即发生在病变的后方。颅内幕上后方如有占位病变,脑疝即发生在病变前方。

接近小脑幕孔区的占位性病变,如颞叶及内囊部位的病变,最易形成颞叶沟回疝(前位疝)。顶枕部的占位性病变,易于形成海马回疝(后位疝)。幕孔周围质地坚韧的病变,如蝶骨嵴内侧脑膜瘤,由于病变本身的覆盖阻挡了小脑幕孔间隙,所以反而可以妨碍脑疝的形成。

小脑幕孔上升疝发生机制:已如前述。

3.小脑幕孔疝的病理改变

(1)疝入的脑组织早期常有轻度水肿和淤血,晚期则发生出血、梗死或软化,因此体积膨大,从而对中脑的压迫更加严重。以上改变主要是由于疝入的脑组织嵌顿于小脑幕切迹游离缘与中脑之间,使血管受压,局部发生血液循环障碍所引起的。

(2)中脑本身的变化:脑疝时中脑出现变形、移位、出血和水肿。严重者,脑疝压及中脑,使中脑水肿加剧,甚至引起导水管闭锁。中脑变形和移位随脑疝的发生方向和体积而改变,一般由于脑疝从一侧挤压,致脑干前后径因挤压而拉长,横径因挤压而变短,故同时脑干可有侧移位,而使中脑脚底挤压于小脑幕游离缘上,造成压迹。小脑幕上升疝或下降疝方向不同,脑干可以分别出现向上或向下移位,甚至使之扭曲。脑疝所致中脑出血和水肿是由于中脑局部受压损伤,以及弥漫性脑组织缺血缺氧造成的。因为中脑和脑桥旁正中穿通动脉随脑干变形和移位,在脑干内容易被牵拉损伤,可导致脑干出血,出血还常常会向上下两个方向蔓延,向上会影响到大脑中线部位结构如视丘下部,向下则会累及延髓。导水管闭锁是中脑受压、变形、水肿、出血的结果。导水管闭锁绞窄引起脑脊液循环通路梗阻,造成梗阻性脑积水,从而使颅内压增高加重。

(3)脑神经的损伤:动眼神经从脚间窝发出到海绵窦的走行过程中,易受损害。受伤机制如下:脑干向下移位时,大脑后动脉也向下移位,从而压迫动眼神经。岩床内侧韧带、小脑幕切迹缘、斜坡嵴等处均为坚韧结缔组织或骨性组织,可在以上部位受累而损伤动眼神经。动眼神经损害者可无病理改变,重者可使受压处发生压痕,局部有点状出血,甚至坏死。滑车神经因位置低,且在幕下,很少受累。但上升疝时则可损伤。

(4)血管的改变:脑疝时血管位置及本身发生的改变。①脚间池疝(沟回疝):海马沟可将后交通动脉呈现弓形拉向内侧,大脑后动脉的起始段伴随脑干向下向内移位。环池疝:②大脑后动脉后部向下向内移位。由于中脑和脑桥上部向下移位,基底动脉上端也向下移位。基底静脉后部则向后下及内侧移位。③四叠体池疝:如脑疝偏重一侧,大脑后动脉的后方及其分支颞枕动脉和枕内动脉常被推向内下方,甚至超过中线。④上升性小脑幕切迹疝:大脑后动脉,小脑上动脉,基底静脉及大脑内静脉均向上移位。由于血管移位和血管受损甚至梗死或出血,往往会导致枕叶梗死和脑软化。大脑大静脉的及基底静脉的损伤或阻塞会引起深部脑组织淤血水肿。以上严重的病理改变,就会造成致命的严重后果。⑤脑脊液循环障碍:由于小脑幕孔周围的脑池阻塞及导水管受压闭锁,使脑脊液既不能流向第四脑室,也不能使脑脊液由幕下通过脑池流向幕上蛛网膜下腔。结果形成梗阻性脑积水,使颅内压力增高。

除上述变化外,由于脑干向下移位,使视丘下部被牵拉压迫于后床突及附近韧带上,致垂体柄折叠,加以血管受损,梗阻性脑积水、脑组织缺血缺氧等病理变化,从而导致自主神经功能紊乱、代谢和内分泌障碍等,使病变更加复杂,更加严重。以上病理改变,错综复杂,形成恶性病理循环,局部病变累及为全脑性病变,全脑性病变又加重了局部病理变化,当脑干遭到严重损害,患者往往因生命中枢衰竭而死亡。

(二)枕骨大孔疝

1.解剖特点

枕大孔为卵圆形,其前后径约为 3.5 cm,横径约为 3 cm。其下缘相当于延髓与脊髓相连接处。枕骨大孔的上缘相邻为延髓,下缘为颈髓,后上邻近小脑扁桃体及小脑延髓池。除脑干外,还有副神经、椎动脉、脊前和脊后动脉通过此孔。

2.发生机制

颅后窝容量较小,对颅内压增高缓冲力有限。当颅内压增高传导至颅后窝占位病变时,由于周围为颅骨,上方为坚实的小脑幕,因此可发生两种脑疝。

其一,邻近枕骨大孔后上方的小脑扁桃体被推挤入小脑延髓池,进而推入枕大孔突入椎管内。压迫延髓和上颈髓即形成小脑扁桃体疝。与此同时小脑延髓往往下降移位。

其二,幕下压力增高,为求得空间代偿,邻近小脑幕孔区的小脑上蚓部及小脑前叶向上移动,严重者即可发生上升性小脑幕切迹疝。

如小脑扁桃体疝急性发生,可由于疝出组织对延髓压迫导致延髓水肿、淤血、出血、软化等病理改变,加以脑脊液循环障碍和血管改变,致迅速出现延髓功能(生命中枢)衰竭。

如系颅后窝原发病灶,因病程发展缓慢,颅内压缓慢增高,则可出现慢性小脑扁桃体疝。随后是小脑扁桃体缓缓地坠入椎管内,并无明显脑疝症状。但在这种病变基础上,如有用力咳嗽、挣扎、外伤、施行腰椎穿刺并快速大量放出脑脊液等诱因,即可引起脑脊液动力改变,使枕骨大孔疝骤然恶化,出现延髓危象,甚至突然呼吸停止。

综上所述,小脑幕上的病变容易引起小脑幕孔下降疝,小脑幕下病变易引起枕骨大孔疝。但从脑疝发生机制考虑,小脑幕上病变有可能引起以下两类脑疝:小幕孔下降疝(其中包括此2 种类型与一侧完全疝或双侧疝)及枕骨大孔疝。幕下占位性病变有可能引起以下三类脑疝:枕骨大孔疝、小脑幕孔上升疝及小脑幕孔下降疝。

颅内占位性病变,有时还可并发其他部位的脑疝,成为多发性脑疝。这种情况多见于晚期脑疝病例。如小脑幕孔疝常合并有大脑镰下疝及蝶骨嵴疝等,往往使病情更加错综复杂。

(三)大脑镰下疝(扣带回疝)

当一侧大脑半球有占位病变,除海马沟回小脑幕孔疝入外,病变侧的大脑内侧面扣带回也在大脑镰下前 2/3 部位向对侧疝入,因大脑镰后 1/3 与胼胝体接近,而其前 2/3 则与胼胝体有一段距离。一般扣带回疝不引起特殊症状,但有时由于扣带回疝可使大脑前动脉绞窄,使本侧额叶内侧面或旁中央小叶出现血液循环障碍,甚至软化,出现对侧下肢运动和深感觉障碍以及排尿障碍等。但此种合并症并不常见。

四、脑疝的分期

根据脑疝病程发展规律,在临床上可分为以下 3 期。

(一)脑疝前驱期(初期)

指脑疝即将形成前的阶段。主要症状是患者突然发生或逐渐发生意识障碍。剧烈头痛,烦躁不安,频繁呕吐以及轻度呼吸深而快,脉搏增快,血压增高,体温上升等。以上症状是由于颅内压增高使脑缺氧程度突然加重所致。

(二)脑疝代偿期(中期)

指脑疝已经形成,脑干受压迫,但机体尚能通过一系列调节作用代偿,勉强维持生命的阶段。此期全脑损害引起症状为昏迷加深,呼吸深而慢,缓脉,血压、体温升高等。另外由于脑干受压,局灶性体征可有一侧瞳孔散大,偏瘫或锥体束征出现等。

(三)脑疝衰竭期(晚期)

由于脑疝压迫,脑干衰竭,代偿功能耗尽。主要表现深度昏迷,呼吸不规律,血压急速波动并逐渐下降,瞳孔两侧散大而固定,体温下降,四肢肌张力消失。如不积极抢救,终因脑干衰竭死亡。

脑疝各期持续时间长短和临床表现的特点,取决于导致脑疝的原发病灶性质、部位和脑疝发生类型等因素。例如,急性颅脑损伤后所致脑疝,病程短促,多数一天之内即结束全部病程。而某些诱因(如腰穿)造成的急性枕骨大孔疝,往往呼吸突然停止而死亡,就无法对病程进行分期。

五、脑疝的临床表现

(一)小脑幕孔疝的临床表现

1.意识障碍

患者在颅内压增高的基础上,突然出现脑疝前驱期症状(即烦躁不安、呕吐、剧烈头痛、呼吸深快、血压升高等),以后意识模糊,逐渐昏迷。但也可昏迷突然出现。昏迷往往逐渐加深,至脑疝衰竭期进入深昏迷。因此颅内压增高病变患者突然发生昏迷或昏迷逐渐加重,应当认为是脑疝的危险信号。脑疝出现昏迷的原因,一般认为是由于颅内压增高时脑缺氧,加以位于中脑部位的网状结构受脑疝的压迫,尤其中脑背盖部缺氧、出血,使中脑—间脑上升性网状结构受到损害所致。

从解剖关系来看,小脑幕孔疝较早出现意识障碍,是因为易影响网状结构上行激活系统所致。相反,枕骨大孔疝尤其是慢性枕骨大孔疝发生意识障碍往往不明显或出现较晚。

2.生命体征的改变

脑疝前驱期:呼吸深快,脉搏频数,血压升高。脑疝代偿期:呼吸深慢,脉搏缓慢,血压高。脑疝衰竭期:呼吸抑制,不规则,脉搏细弱,血压急速波动至衰竭。

以上表现是由于脑疝初期因颅内压增高,脑血循环障碍,脑缺氧,血中二氧化碳蓄积,兴奋呼吸中枢,呼吸变深变快。血压升高,从而代偿脑组织对血液和氧气需要量。至脑疝代偿期,颅内压增高及脑缺氧严重,使呼吸和心血管中枢再加强其调节作用来克服脑缺氧,血压更加增高,甚至收缩压可超过 200 mmHg(26.66 kPa)以上,同时脉搏缓慢有力。这种缓脉的出现是由于血压骤然升高,通过心跳抑制中枢反射作用使心搏变慢的结果。也有人认为这是由于迷走神经受到刺激所致。脑疝衰竭,因呼吸和心血管中枢受到严重损害,失去调节作用,从而使呼吸变慢,血压下降,脉搏细弱和不规则;甚至呼吸停止,循环衰竭。一般为呼吸首先停止,而心跳和血压仍可维持一段时间。呼吸首先停止的原因,是呼吸中枢较心血管中枢敏感,易于衰竭,或因为延髓内呼吸中枢位置低于心血管中枢,枕骨大孔疝时呼吸中枢易先受压,所以呼吸最先停止。呼吸停止而心跳继续维持的原因可能与心脏的自动节律有关,因为此时有试验证明心血管中枢调节作用已经完全丧失。

脑疝时体温升高主要是由于位于视丘下部的体温调节中枢受损害,交感神经麻痹,汗腺停止排汗,小血管麻痹;使体内热量不能发散,加上脑疝时肌肉痉挛和去脑强直产热过多,使体温升高。

3.眼部症状

脑疝时首先是脑疝侧瞳孔缩小,但时间不长,易被忽略;以后病变侧瞳孔逐渐散大,光反射减弱,而出现两侧瞳孔不等大现象;最后脑疝衰竭期双侧瞳孔全部散大,直接和间接光反应消失。在病变瞳孔出现变化的前后,可出现眼肌麻痹,最后眼球固定。

小脑幕孔下降疝时眼部症状主要是由于同侧动眼神经的损害所致。动眼神经是一种混合神经,其中包含有2种不同作用的神经纤维,一种是副交感神经纤维支配缩瞳肌和睫状肌;另一种是运动神经纤维,支配除上斜肌及外直肌以外的其余眼外肌。沟回疝时,瞳孔首先发生改变的原因有人认为副交感神经纤维分布在动眼神经的上部,当脑干向内向下移位时,使大脑后动脉压迫动眼神经,最初仅仅是副交感神经受到刺激,所以瞳孔缩小(刺激现象),以后因神经麻痹而致瞳孔散大,支配眼外肌的运动神经纤维直径细并且对损伤敏感,所以脑疝发生首先出现瞳孔改变。但以上仍然难以解释临床上各种复杂现象,其原理有待于进一步研究。

4.对侧肢体瘫痪或锥体束损伤

由于颞叶沟回疝压迫同侧大脑脚,损伤平面在延髓锥体束交叉以上,使支配对侧肢体的锥体束受到损伤。依据压迫程度不同可以出现不同程度对侧肢体偏瘫或轻偏瘫或锥体束征阳性。

少数病例也有出现同侧肢体偏瘫及锥体束征者,这可能是由于海马回及沟回疝入小脑幕孔内将脑干挤向对侧,使对侧大脑脚在小脑幕切迹游离缘上挤压较重所致。极个别情况,属于解剖变异,锥体束纤维可能未行交叉而下降。小脑幕疝时出现的病变同侧动眼神经麻痹及对侧肢体偏瘫,即形成交叉性瘫痪。这是中脑受损的典型定位体征(Weber综合征)。

5.去大脑强直

脑疝衰竭期,患者表现为双侧肢体瘫痪或间歇性或持续性四肢伸直性强直。往往同时伴有深昏迷,瞳孔两侧极度散大,呼吸不规则,高热等生命体征危重变化。去大脑强直这是由于脑疝挤压,在脑干红核及前庭核之间形成横贯性损伤,破坏了脑干网状结构下行抑制系统的结果。其四肢伸直性强直与去大脑皮质后上肢屈曲,下肢伸直性强直不同,后者的损伤部位是两侧大脑皮质或两侧内囊损害。

去大脑强直是病情危重,预后不良的表现之一。持续时间越长,预后越差。至脑疝晚期肌张力完全丧失,常为临近死亡征兆。

(二)枕骨大孔疝的临床症状

(1)枕颈部疼痛及颈肌强直:慢性枕骨大孔疝时,除有颅内压增高症状外,常因小脑扁桃体下疝至颈椎管内,上颈脊神经根受到压迫和刺激,引起枕颈部疼痛及颈肌强直以至强迫头位。慢性枕骨大孔疝,有时因某一诱因(如用力咳嗽,腰穿放出大量脑脊液或过度搬运头部等)而引起脑疝急剧恶化,出现延髓危象甚至死亡。

(2)呼吸受抑制现象:由于小脑扁桃体对延髓呼吸中枢的压迫,表现为呼吸抑制,呼吸缓慢或不规则,患者此时往往神志清楚但烦躁不安。脑疝晚期,呼吸首先停止。

(3)瞳孔:由于枕大孔疝不直接影响动眼神经,所以不出现动眼神经受压症状。但这种脑疝发生时,初期常为对称性瞳孔缩小,继而散大,光反射由迟钝变成消失。这是由于急性脑缺氧损害动眼神经核的结果。

(4)锥体束征:枕骨大孔疝时,由于延髓受压,可以出现双侧锥体束征。一般由于小脑同时受累,故肌张力和深反射一并消失,锥体束征也可以不出现。而常表现为四肢肌张力减低。

(5)生命体征改变及急性颅内压增高表现同小脑幕孔疝。

六、诊断

(一)病史及临床体征

注意询问是否有颅内压增高症的病史或由慢性脑疝转为急性脑疝的诱因。颅内压增高症患者神志突然昏迷或出现瞳孔不等大,应考虑为脑疝。颅内压增高患者呼吸突然停止或腰穿后出现危象,应考虑可能为枕骨大孔疝。

诊断小脑幕孔疝的瞳孔改变应注意下列各种情况。

(1)患者是否应用过散瞳或缩瞳剂,是否有白内障等疾病。

(2)脑疝患者如两侧瞳孔均已散大,不仅检查瞳孔,尚可以检查两眼睑提肌肌张力是否有差异,肌张力降低的一侧,往往提示为动眼神经首先受累的一侧,常为病变侧。当然也可对照检查肢体肌张力,锥体束征及偏瘫情况以确定定位体征。

(3)脑疝患者两侧瞳孔散大,如经脱水剂治疗和改善脑缺氧后,瞳孔改变为一侧缩小,一侧仍散大,则散大侧常为动眼神经受损侧,可提示为病变侧。

(4)脑疝患者,如瞳孔不等大,假使瞳孔较大侧光反应灵敏,眼外肌无麻痹现象,而瞳孔较小侧睑提肌张力低,这种情况往往提示瞳孔较小侧为病侧。这是由于病侧动眼神经的副交感神经纤维受刺激而引起的改变。

体检时,如仅凭瞳孔散大一侧定为病变侧,而忽略眼外肌改变及其他有关体征即进行手术检查,则有时会发生定侧错误,因此应当提高警惕。

脑外伤后即刻发生一侧瞳孔散大,应考虑是原发性动眼神经损伤。应鉴别为眶尖或眼球损伤所致。

(二)腰椎穿刺

脑疝患者应禁止腰穿。即使有时腰穿所测椎管内压力不高,也并不能代表颅内压力,由于小脑扁桃体疝可以梗阻颅内及椎管内的脑脊液循环。

(三)X线检查

颅骨平片(正侧位)。注意观察松果体钙化斑有无侧移位,及压低或抬高征象。

(四)头颅超声检查

了解是否有脑中线波移位或侧脑室扩大。以确定幕上占位性病变侧别。个别病例可见肿瘤或血肿之病理波。

(五)脑血管造影术

颞叶沟回部时除表现有幕上大脑半球占位性病变的特点之外,还可见大脑后动脉及脉络膜前动脉向内移位。小脑幕孔上升疝时相反。慢性小脑扁桃体疝时,气脑造影往往气体不能进入第四脑室内而积存在椎管中,有时可显示出扁桃体的阴影。

(六)CT 扫描检查

小脑幕孔疝时可见基底池(鞍上池)、环池、四叠体池变形或消失。下疝时可见中线明显不对称和移位。

(七)MRI 检查

可观察脑疝时脑池变形、消失情况,清晰度高的 MRI 可直接观察到脑内结构如钩回、海马回、间脑、脑干及小脑扁桃体。

七、预防

(1)对于颅内压增高症患者应早期诊断,早期治疗,以预防病变突然恶化,引起脑疝发生。

(2)颅内压增高症患者补液原则:①每天输液总量要少:一般成人患者总量为 1500～2000 mL。②输液速度要慢:以预防颅内压骤然升高。③静脉输入的液体,宜采用高渗葡萄糖溶液:一般采用 10％葡萄糖溶液为主。

(3)运送和搬运患者应尽量防止震动,检查患者时也应注意防止用力过大,如过猛地搬动患者的头颈部等。

(4)体位:颅内压增高症患者宜采用头高位,一般采用头高位 5°～15°,以利于颅内静脉血回流。

(5)腰椎穿刺不要快速大量放出脑脊液。颅内压增高症患者腰椎穿刺时,应当谨慎,最好采用细针并密闭测量颅内压。

八、治疗

(一)急救措施

脑疝发生后患者病情突然恶化,医务人员必须正确、迅速、果断地奋力抢救。其急救措施,首先应当降低颅内压力。

1.脱水降颅内压疗法

由于脑水肿是构成脑疝恶性病理循环的一个重要环节,因此控制脑水肿发生和发展是降低颅内压的关键之一。颅内占位性病变所导致的脑疝,也需要首先应用脱水药物降低颅内压,为手术治疗争得一定时间,为开颅手术创造有利条件。因此在脑疝紧急情况下,应首先选用强力脱水剂由静脉快速推入或滴入。

脱水疗法的原理:脱水药物降低颅内压力其原理可分为 2 类。一是高渗透性脱水药物,二是全身利尿性药物。

高渗透性脱水药物是由于静脉快速大量注射高渗药物溶液,使血液内渗透压增高,由于血脑屏障作用,该种大分子药物不易进入脑及脑脊液内,在一定时间内,血液与脑组织之间形成渗透压差,从而使脑组织及脑脊液的水分被吸收入血液内,这部分水分再经肾脏排出体外,因而使脑组织脱水。同时因血液渗透压增高及血管反射功能,抑制脉络丛的滤过和分泌功能,脑脊液量减少,使颅内压力降低。此类药物有高渗尿素溶液、甘露醇、高渗葡萄糖溶液等。

利尿性药物的作用是通过增加肾小球的过滤和抑制肾小管的再吸收,尿量排出增加,使全身组织脱水,从而降低颅内压。此类药物有依他尼酸、呋塞米、乙酰唑胺、氢氯噻嗪等。

脱水降颅内压疗法的并发症:长时间应用强力脱水药物,可引起机体水和电解质的紊乱,如低钾和酸中毒等现象。颅脑损伤和颅内血肿患者,脱水降颅内压疗法可以使这类患者病情延误或使颅内出血加剧。因此在颅脑损伤患者无紧急病情时,一般伤后 12 小时内不用脱水药物而严密观察。脱水疗法可能导致肾功能损害。心血管功能不全者,可能引起心力衰竭。

应用脱水降颅内压疗法的注意事项:①高渗溶液的剂量和注入的速度直接影响脱水降颅内压的效果:一般用量越大,颅内压下降越明显,持续时间越长;注入速度越快,降颅内压效果越好;②高渗溶液内加入氨茶碱 250 mg 或激素(氢化可的松 100～200 mg)可增强降颅内压效果;③在严重脑水肿和颅内压增高发生脑疝的紧急情况下,应当把 20% 甘露醇作为首选药物,足量快速静脉推入或滴入,为进一步检查和治疗做好准备,但应注意纠正水电解质的紊乱。

2.快速细孔钻颅脑室体外持续引流术

颅内占位性病变尤其是颅后窝或中线部位肿瘤,室间孔或导水管梗阻时,即出现脑室扩大。在引起脑疝危象时,可以迅速行快速细孔钻颅,穿刺脑室放液以达到减压抢救目的。应用脱水药未达到治疗效果者行脑室穿刺放液,脑室体外引流常常可以奏效。婴幼儿患者,也可以行前囟穿刺脑室放液。对于幕上大脑半球占位性病变所致小脑幕孔疝时不适宜行脑室引流,这类引流可加重脑移位。

(二)去除病因的治疗

对已形成脑疝的病例,及时清除原发病灶是最根本的治疗方法。一般在脑疝代偿期或前驱期,清除原发病灶后,脑疝大多可以自行复位。但在脑疝衰竭期,清除原发病灶外,对某些病例还需要处理脑疝局部病变。处理脑疝局部的方法为以下几种。

1.小脑幕孔疝

切开小脑幕游离缘,使幕孔扩大,以解除"绞窄",或直接将疝出脑组织还纳复位。有时在清除原发病灶颅内压降低情况下,刺激患者的气管,引起咳嗽,以帮助脑疝还纳。

2.枕骨大孔疝

清除原发病灶外,还应将枕骨大孔后缘,第一颈椎后弓椎板切除,并剪开寰枕筋膜,以充分减压,解除绞窄并使疝下的脑组织易于复位或者直接将疝出的小脑扁桃体予以切除以解除压迫。

由巨大脑脓肿、慢性硬脑膜下血肿引起的脑疝,可以先行体外引流以降低颅内压,待患者情况稳定后再考虑开颅手术。

(三)减压手术

原发病灶清除后,为了进一步减低颅内压,防止术后脑水肿,或者原发病灶无法清除,则常常需要进行减压手术。减压术的目的,是为了减低颅内压和减轻脑疝对脑干的压迫。例如,囊虫病、脑肿胀、脑水肿、广泛蛛网膜炎症粘连等疾患,原发病变不可能一举清除,也可行减压术。常做的减压术为:①颞肌下减压术;②枕肌下减压术;③内减压术。

前两者减压时,切除的骨窗应够大,硬脑膜切开要充分,以达到减压的目的,后者应切除"哑区"的脑组织。对于颅内压很高的颅脑损伤合并血肿者,还可以考虑大骨片减压或双额叶切除减压等。

(四)椎管内加压注射脑疝还纳术

当颅后窝或中线部位占位性病变,突然发生脑疝以致呼吸停止的紧急情况下,一方面行人工呼吸及快速细孔钻颅,脑室体外引流并应用脱水降颅内压疗法;另一方面注射呼吸兴奋药物,若此时患者呼吸仍不恢复,为使疝出之小脑扁桃体复位还纳至颅内,减少对延髓的压迫和牵拉,在颅内压降低的前提下,做腰椎穿刺。椎管内快速注射生理盐水 50～100 mL,使椎管压力升高,将疝出的小脑扁桃体推回颅内。推入液体的同时,可见到脑室体外引流管的液体快速流出,有时可收到一定效果。

(五)其他治疗

脑疝形成的患者,无论其原发疾病性质如何,均处于十分紧急危险状态。因此在以上治疗或手术前后均应注意其他各方面的治疗。其中包括支持疗法;氧气吸入及保持呼吸道通畅,如气管切开术;促进中枢神经系统代谢药物治疗,如应用三磷酸腺苷、辅酶 A、细胞色素 C、核苷酸等以促进细胞代谢消除脑肿胀。其他药物如激素治疗及促进中枢神经系统兴奋和清醒的药物,如甲氨芬酯、乙胺硫脲等亦可应用。

在抢救脑疝过程中,无论是否手术,或手术前后,应注意纠正水电解质紊乱,合理应用降颅内压、抗感染、解除脑缺氧(如吸氧及高压氧舱等)等各项措施,从而对脑疝患者进行积极正确有效的抢救。

第二章 脑 出 血

第一节 壳 核 出 血

一、概述

壳核出血是最常见的脑出血,约占全部脑出血的 60%。

壳核是豆状核的一部分,豆状核是基底节的主要核团,与尾状核共同组成纹状体,是锥体外系的重要组成成分。豆状核位于内囊外侧,与内囊前肢、膝部及后肢相邻。豆状核分为内侧的苍白球和外侧的壳核两部分,内侧的苍白球血管稀少,很少出血。

壳核的血管来自大脑中动脉的深穿支——豆纹动脉的外侧组,易发生破裂出血,故又被称为"出血动脉"。

二、病因及发病机制

同一般脑出血。

三、病理

壳核直接或通过苍白球间接与内囊相邻,所以壳核出血多压迫内囊或破坏内囊。壳核出血也可破入脑室,常在尾状核丘脑沟处破入脑室,也可经侧脑室体部外侧壁或三角部破入。

四、临床表现

(一)一般症状

壳核出血时,头痛、呕吐很常见,为颅内压增高及血液破入脑室后刺激脑膜所致。血液直接或间接进入蛛网膜下腔时可出现脑膜刺激征。出血量大时,患者可出现意识障碍,优势侧半球壳核出血可出现各种不同程度的失语。

(二)"三偏"征

壳核出血常出现典型的"三偏"征,即病灶对侧偏身瘫痪、偏身感觉障碍及对侧同向性偏盲。

这是由于壳核出血破坏或压迫内囊后肢而造成的。有时壳核出血也可只表现为"二偏",这是内囊后肢受到不完全损害所致。

(三)壳核出血的临床分型

壳核出血临床上可简单地分为前型、后型和混合型。

(1)前型壳核出血临床症状较轻,除头痛、呕吐外,常有共同偏视及对侧中枢性面、舌瘫,肢体瘫痪轻或无。优势侧前型壳核出血因为破坏了壳核前部、累及了内囊前肢和尾状核头部,常可出现失语。

(2)后型壳核出血常出现典型的"三偏"征,共同偏视,可有构音障碍,失语少见。

(3)混合型壳核出血临床症状较重,除兼有上述两型的症状外,常出现意识障碍。

各型壳核出血破入脑室后,可出现脑膜刺激征。

五、实验室检查及特殊检查

头部 CT 是诊断壳核出血的最好方法,表现为壳核部位高密度影(图 2-1)。可根据头部 CT 确定壳核出血的量、扩展方向、是否破入脑室及分型。

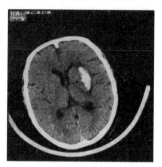

图 2-1 壳核出血

六、诊断

高血压患者,突然出现头痛、呕吐,典型的"三偏"征,应考虑壳核出血的可能,检查头部 CT 即可确诊。

七、治疗

壳核出血量小于 30 mL 时,应内科保守治疗。出血量在 30～50 mL,经内科治疗后症状逐渐加重,出现意识障碍或脑疝时,应考虑手术治疗。出血量超过 50 mL 时,应手术治疗。

八、预后

壳核出血的预后除年龄及并发症外,主要取决于出血量的大小。

九、预防

积极预防和治疗高血压病、动脉硬化。

第二节 丘脑出血

一、概述

丘脑出血是由于高血压动脉硬化等原因所致的丘脑膝状动脉或丘脑穿通动脉破裂出血。占全部脑出血的 24% 左右。

1936 年,Lhi mitt 首次报告丘脑出血。其后,Fisher 于 1959 年对丘脑出血的临床及病理进行了较系统的研究,提出了丘脑出血的 3 个临床特点:①感觉障碍重于运动障碍。②眼球运动障碍,尤其是垂直注视麻痹。③主侧丘脑出血可引起失语。

1970 年以来,CT 应用于临床后,提高了丘脑出血的诊断率,并且能够确定血肿的部位、大小、血肿量、扩展方向及是否穿破脑室等,使我们对丘脑出血有了更深的认识。

丘脑是一对卵圆形的灰质团块,每个长约 38mm,宽约 14mm,斜卧于中脑前端。中间有一"Y"形内髓板,把丘脑大致分成内、外两大核群,内侧核群与网状结构及边缘系统有重要关系,外侧核群与身体的各种感觉及语言功能密切相关。丘脑膝状动脉位于丘脑外侧,丘脑穿通动脉位于丘脑内侧。

二、病因

丘脑出血的病因与一般脑出血相同,主要为高血压动脉硬化。

三、病理

丘脑出血量不大时,可仅局限于丘脑内或主要在丘脑。丘脑内侧出血为丘脑穿通动脉破裂所致,多向内扩展破入脑室,可形成第三脑室和第四脑室铸型,亦可逆流入双侧侧脑室。丘脑外侧出血是丘脑膝状动脉破裂所致,常向外发展破坏内囊甚至苍白球和壳核,也常于侧脑室三角部和体部处破入侧脑室。丘脑出血也可向下发展,挤压和破坏下丘脑,甚至延及中脑,严重时可形成中心疝。

四、临床表现

(一)头痛、呕吐、脑膜刺激征

同其他脑出血一样,丘脑出血后的高颅内压及血液破入脑室,使临床上出现头痛、呕吐、脑膜刺激征。

(二)眼部症状

约31%的患者出现双眼上视不能。约15%的患者出现双眼内下斜视,有人描述为盯视自己的鼻尖,曾被认为是丘脑出血的特征性症状。上述临床症状是丘脑出血向后、向下发展影响了后联合区和中脑上丘所致。8%的患者可出现出血侧的霍纳征,即睑裂变窄、瞳孔缩小及同侧面部少汗,是由于交感神经中枢受影响所致。13%的患者可出现共同偏视,系由于影响了在内囊中行走的额叶侧视中枢的下行纤维所致。

(三)意识障碍

43%的患者出现不同程度的意识障碍。丘脑本身为网状结构中非特异性上行激活系统的最上端,因此丘脑出血时常常影响网状结构的功能,产生各种意识障碍。这是丘脑出血比壳核出血及脑叶出血等更易出现意识障碍的原因。

(四)精神症状

13%的患者可出现精神症状,表现为定向力、计算力、记忆力减退,还可有情感障碍,表现为淡漠、无欲或欣快。多见于丘脑内侧出血破坏了丘脑与边缘系统及额叶皮质之间的相互联系,扰乱了边缘系统及大脑皮质的正常精神活动所致。丘脑出血所致的精神症状一般持续2~3周。

(五)语言障碍

丘脑出血的患者可出现语言障碍,包括构音障碍和失语。两侧丘脑出血均可出现构音障碍,而失语仅见于优势侧丘脑出血。表现为音量减小,严重者近似耳语,语流量减少,无自发性语言,运动性失语,常伴有听觉及阅读理解障碍。丘脑性失语属皮质下失语,多数学者认为与丘脑腹外侧核的损害有关。1968年,Bell对50例帕金森病患者进行丘脑腹外侧核低温冷冻治疗,观察到34例患者出现构音障碍,17例患者出现语音减低,10例患者出现失语。丘脑腹外侧核有大量纤维投射到Broca区,据认为对皮质语言中枢起着特殊的"唤起"(aler-ting)作用。也有人认为丘脑腹前核或丘脑枕核在丘脑性失语中起重要作用。语言障碍多见于丘脑外侧出血,多于3周内恢复或明显减轻。

(六)运动障碍

丘脑出血出现肢体瘫及中枢性面舌瘫是由于血肿压迫和破坏内囊所致。约 24% 的患者肢体瘫痪表现为下肢瘫痪重于上肢,上肢瘫痪近端重于远端。国外学者把这种现象称之为丘脑性不全瘫,国内医学专家称之为丘脑性分离性瘫痪,是丘脑出血的特有症状,被认为与内囊内的纤维排列顺序有关。

有报道丘脑出血时可出现感觉性共济失调和不自主运动,但临床上很少见到。

(七)感觉障碍

丘脑是感觉的中继站,约 72% 的患者出现感觉减退或消失,且恢复较慢。丘脑损害时,感觉障碍的特点是上肢重于下肢,肢体远端重于近端,深感觉重于浅感觉。但在丘脑出血时这种现象并不十分明显。丘脑出血时感觉障碍,一是破坏了丘脑腹后外侧核和内侧核,二是影响了内囊后肢中的感觉传导纤维。

丘脑出血时可出现丘脑痛,是病灶对侧肢体的深在或表浅性的疼痛,性质难以形容,可为撕裂性、牵扯性、烧灼性,也可为酸胀感。疼痛呈发作性,难以忍受,常伴有情绪及性格改变,一般止痛药无效,抗癫痫药如苯妥英钠和卡马西平常可收到明显效果。现在认为丘脑痛的发病机制与癫痫相似,多见于丘脑的血管病,常在发病后半年至一年才出现,丘脑出血急性期并不多见。我们对 35 例丘脑出血的患者进行了 3 年的随访观察,其中 10 例患者出现了丘脑痛,约占 28.5%。2 例病后即出现丘脑痛,2 例病后 1 年出现,3 例病后 2 年出现,3 例病后 2 年半才出现。

(八)尿失禁

很多意识清醒的丘脑出血患者出现尿失禁,多见于出血损伤丘脑内侧部的患者,一般可持续 2~3 周。丘脑的背内侧核被认为是内脏感觉冲动的整合中枢,它把整合后的复合感觉冲动传到前额区。丘脑出血时损害了背内侧核的整合功能,导致内脏感觉减退,使额叶排尿中枢对膀胱控制减弱而出现尿失禁。

(九)其他症状

丘脑出血时,患者可出现睡眠障碍,表现为睡眠周期的紊乱、昼夜颠倒,部分患者有睡眠减少,可能与网状结构受影响有关。

有报道丘脑出血时可出现丘脑手,表现为掌指关节屈曲,指间关节过度伸直,伴有手的徐动。有人认为是手的深感觉障碍所致,也有人认为是肌张力异常引起的。

(十)丘脑出血的临床分型

丘脑出血在临床上并没有一个广为接受的分型,为了便于了解病变部位与症状的关系,可简单分为 3 型。

1. 内侧型

血肿局限在丘脑内侧或以内侧为主。临床主要表现为精神症状、尿失禁、睡眠障碍,而感觉障碍、运动障碍、语言障碍均较轻或无。

2. 外侧型

血肿局限在丘脑外侧或以外侧为主。临床上以偏瘫、偏侧感觉障碍为主,伴有偏盲时,可为典型的"三偏"征,常伴有语言障碍。

3.混合型

血肿破坏整个丘脑,可表现上述两型的症状。上述三型破入脑室时,可出现脑膜刺激征。

五、实验室检查及特殊检查

头部 CT 是诊断丘脑出血的最佳方法,可直观地显示血肿的位置、大小及扩展情况(图2-2)。

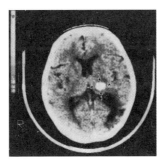

图 2-2　丘脑出血

六、诊断

有高血压病史,突然出现头痛、呕吐,并有下列症状之一者:双眼上视受限、双眼内下斜视、霍纳征、丘脑性分离性瘫痪,应考虑有丘脑出血的可能。头部 CT 发现有高密度影即可确诊。

七、治疗

丘脑出血因其位置较深,手术损伤大,术后常有严重的后遗症,临床上多主张保守治疗。

当出现以下两种情况时,可考虑手术治疗:血肿量超过 10 mL,临床症状进行性加重或出现脑疝时,可考虑做血肿清除术,一般认为以施行血肿部分清除术为好,尽量少做血肿完全清除术;丘脑出血破入脑室引起急性梗阻性脑积水时,可考虑做脑室引流术。

八、预后

(一)急性期预后

头部 CT 扫描有下列情况者预后较差:血肿直径大于 3.5cm 或血肿量超过 13 mL,伴发急性梗阻性脑积水,中线结构向对侧移位超过 3mm,环池、四叠体池受压消失或缩小。

(二)恢复期预后

内侧型丘脑出血预后较好,出现的精神症状、睡眠障碍及尿失禁多在 1 个月内消失,少数患者可不遗留任何症状。

外侧型丘脑出血预后较差,出现的感觉障碍持续时间较长,部分患者不能恢复,少部分患者还可出现丘脑痛;外侧型出血波及内囊而引起的肢体瘫痪也可持续很长时间,多数患者难以完全恢复。

九、预防

积极预防和治疗高血压病和动脉硬化。

第三节　脑叶出血

一、概述

脑叶出血即皮质下白质出血,是一种自 CT 问世以来才被人们逐渐重视和重新认识的一种脑出血。过去一直认为脑叶出血的发病率较低,国内报告为 3.8%,国外报告为 5%～10%。CT 应用于临床后,发现脑叶出血并不少见,有人报告其发病率占所有脑出血的 15%～34%,仅次于壳核出血。

二、病因

(一)高血压动脉硬化

高血压动脉硬化仍是脑叶出血的主要原因。吉林大学白求恩医学部报告 88 例脑叶出血,其中 50% 的患者有高血压病史,而且年龄在 45 岁以上。高血压性脑叶出血的患者,年龄一般偏大,多在 50 岁以上,顶叶出血较多。

(二)脑血管畸形

脑血管畸形是非高血压性脑叶出血的主要原因,占所有脑叶出血的 8%～20%。有学者报告的88 例脑叶出血中,经脑血管造影及病理证实的脑血管畸形 17 例,占 20.5%。也有人报告在 27 例脑叶出血中,脑血管畸形者占 27.6%。脑血管畸形包括动静脉畸形、海绵样血管畸形、静脉瘤、静脉曲张和毛细血管扩等,而以动静脉畸形最多见。脑血管畸形致脑叶出血者,青年人多见,好发部位依次为顶叶、额叶、颞叶,枕叶少见。

(三)脑淀粉样血管病

脑淀粉样血管病也是引起脑叶出血的一个原因,约占脑叶出血的 10%。它是以淀粉样物质沉积在大脑中、小动脉的内膜和外膜为特征,受累动脉常位于大脑实质的表浅部分,尤其是顶叶及枕叶。目前,脑淀粉样血管病被认为是除高血压动脉硬化以外,最易引起老年人发生脑叶出血的原因。脑淀粉样血管病引起的脑出血多发生在 60 岁以上的老年人。遇有血压正常、伴有痴呆的老年脑出血患者,应注意脑淀粉样血管病的可能,但确诊需病理证实。

(四)脑肿瘤

脑肿瘤可引起脑叶出血,尤以脑转移瘤多见,占脑叶出血的 4%～14%。因脑转移瘤多位于皮质及皮质下,血供丰富,且脑转移瘤生长快,容易造成坏死、出血。

(五)血液病

各种血液病均可引起脑出血,且以脑叶出血多见,约占所有脑叶出血的 5%。部位以额叶多见。血液病中以早幼粒细胞性白血病及急性粒细胞性白血病多见。

(六)其他原因

烟雾病、肝硬化及滥用药物(苯丙胺、麻黄碱类)也可引起脑叶出血。

三、病理

(一)部位分布

脑叶出血中,顶叶出血最常见,其次为颞叶出血。吉林大学白求恩医学部报告的 88 例脑叶出血中,顶叶占 28%、颞叶占 15.7%、枕叶占 9%、额叶占 5.6%、跨叶出血占 40.4%(颞、顶叶为主)。

(二)病理变化

脑叶出血以局限性损害为主,很少累及内囊和中线结构。但因脑叶出血位于皮质下白质,位置表浅,所以容易破入蛛网膜下腔。

脑叶出血因病因不同而有不同的病理所见。高血压性脑叶出血,可见粟粒样动脉瘤的病理特征;脑血管畸形者,可发现各种类型脑血管畸形的病理特点;脑淀粉样血管病者,可在光镜下见到淀粉样物质沉积于血管壁的中膜和外膜,并可见弹力层断裂等现象。

四、临床表现

(一)脑叶出血的临床特点

部分脑叶出血的患者年龄在 45 岁以下,一些患者没有高血压病史。癫痫的发生率较高。

(1)占全部脑叶出血的 15%～20%,可表现为大发作或局限性发作。

(2)约 25% 的脑叶出血患者主要表现为头痛、呕吐、脑膜刺激征及血性脑脊液,而无肢体瘫痪及感觉障碍。仔细检查时,有些患者可有偏盲或象限盲、轻度的语言障碍及精神症状。少部分患者仅有头痛、呕吐而无其他症状和体征,容易误诊。

(3)约 63% 的脑叶出血患者出现偏瘫和感觉障碍。可表现为单纯的中枢性面瘫和中枢性舌下瘫,而没有明显的肢体瘫痪;有的患者表现为单肢的瘫痪;有的患者仅有瘫痪而无感觉障碍;有的患者只有感觉障碍而没有肢体瘫痪。

(4)10% 的患者发病后即有意识障碍,主要表现为昏迷,可通过压眶等检查来确定是否有肢体瘫痪。

(二)顶叶出血

顶叶出血可以出现各种感觉障碍,除一般的深浅感觉障碍外,有明显的复合感觉障碍,如两点辨别觉、图形觉、实体觉及定位觉等感觉障碍。上述症状是中央后回受损害所致。

顶叶出血可以出现对侧肢体瘫痪或单瘫,多较轻,且下肢多重于上肢。是由于血肿或水肿波及中央前回而产生。

顶叶出血可有体象障碍,表现为偏瘫不识症,患者对自己的偏瘫全然否认,甚至否认是自己的肢体。可出现幻肢现象,认为自己的手脚丢失,或认为自己的肢体多了一两个。身体左右定向障碍。手指失认症,患者分不清自己的拇指、示指、中指及小指,且可出现手指使用混乱。

顶叶出血的患者还可出现结构失用症,患者对物体的排列、建筑、图案等涉及空间的关系不能进行排列组合,不能理解彼此正常的排列关系。如患者画一所房子时,把门或窗户画在房子外边。

少数顶叶出血的患者可出现偏盲或对侧下 1/4 象限盲,这是由于出血损害了顶叶内通过的视觉纤维。

(三)颞叶出血

1.失语

优势半球颞叶出血时,常有感觉性失语。病情严重者,与外界完全不能沟通,患者烦躁、冲动,偶有被误诊为精神病而送到精神病院者。这是由于血肿损伤了颞叶的感觉性语言中枢。

优势侧颞叶出血向上扩展累及额叶运动性语言中枢时,也可出现运动性失语。一些颞叶出血患者可有混合性失语。

2.精神症状

因为人类的情绪和心理活动与颞叶有密切的联系,所以,颞叶出血时可以出现精神症状,如兴奋、失礼、烦躁,甚至自杀。一部分患者可出现颞叶癫痫。

视野缺失在颞叶出血时较为常见,但多被失语及精神症状所掩盖。视野缺失以上 1/4 象限盲多见,偏盲也较常见。

颞叶出血很少有肢体瘫痪,当血肿波及额叶中央前回时,可出现肢体瘫痪,多较轻微,以面及上肢为主。

(四)额叶出血

额叶与人类高级精神活动密切相关,因此,额叶出血时常可见到精神症状和行为异常,如摸索、强握现象,表情呆板,反应迟钝和答非所问。

额叶出血的患者可有凝视麻痹,表现为双眼向病灶侧注视。额叶出血引起的凝视麻痹一般持续的时间较短,多为数小时至 3 天。

额叶出血患者出现瘫痪较多,以上肢瘫痪较重,而下肢及面部瘫痪较轻,有时仅有下肢瘫痪。如血肿向后扩展波及顶叶的中央后回,可出现感觉障碍。

一部分额叶出血的患者可出现运动性失语。

(五)枕叶出血

枕叶出血的患者均有视野缺失,多为偏盲。象限盲也很常见,多为下 1/4 象限盲。枕叶出血引起的中枢性偏盲为完全性,左右视野改变一致,与颞叶、顶叶引起的偏盲不同,后两者为不完全性偏盲。少数枕叶出血的患者有视觉失认及视幻觉。

单纯枕叶出血的患者不出现肢体瘫痪和感觉障碍。

五、实验室检查及特殊检查

(一)头部 CT

头部 CT 是诊断脑叶出血的首选方法。脑叶出血位于皮质下,在 CT 上呈圆形或椭圆形高密度影,边缘清楚,少数呈不规则形。可破入蛛网膜下腔和脑室内。一般无明显中线结构移位(图 2-3)。

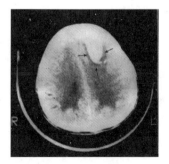

图 2-3　额叶出血

(二)脑脊液检查

因为脑叶出血位置表浅,破入蛛网膜下腔的机会多,再加上破入脑室者,约 60% 的患者脑脊液呈血性,约 50％的患者颅内压增高。但腰穿不应作为脑叶出血的常规检查。

(三)脑血管造影

50 岁以下,非高血压性脑叶出血的患者,有条件时应做脑血管造影,如发现脑血管畸形或动脉瘤时,可考虑手术治疗。

六、诊断及鉴别诊断

(一)诊断

突然发生头痛、呕吐、脑膜刺激征,伴有神经系统定位体征,头部 CT 见脑叶内有高密度影时,可确诊为脑叶出血。如无 CT 时,可参照下列诊断指标。

(1)突然头痛、呕吐、项强的患者,伴有下列情况之一者,首先考虑脑叶出血:①感觉或命名性失语,伴有或不伴有偏瘫。②运动性失语或混合性失语,不伴偏瘫。③单纯偏盲或偏盲伴失语,不伴偏瘫。

(2)突然头痛、呕吐、项强的患者,伴有下列情况之一者,考虑脑叶出血可能性大:①癫痫,有偏侧体征,但不甚明显。②偏盲,伴有偏瘫,但没有偏身感觉障碍。③运动性失语,有偏瘫,但无共同偏视。④混合性失语,有偏瘫,但无偏身感觉障碍。

最后确诊仍需头部 CT 证实。

(二)鉴别诊断

起病后无肢体瘫痪及感觉障碍的脑叶出血,需与蛛网膜下腔出血相鉴别。视野缺失在除额叶出血外的其他脑叶出血中非常多见,在枕叶出血时表现为偏盲,在颞叶出血时表现为上 1/4 象限盲,在顶叶出血时表现为下 1/4 象限盲。蛛网膜下腔出血的患者很少出现视野缺失。失语症也常见于脑叶出血,额叶出血时可有运动性失语,脑叶出血时可有感觉性失语或命名性失语,跨叶出血时可出现混合性失语。蛛网膜下腔出血时几乎无失语症。

起病后有偏瘫和感觉障碍的脑叶出血,需与壳核出血和丘脑出血相鉴别。壳核出血及丘脑出血均可破坏或压迫内囊后肢,临床上出现偏身瘫痪、偏身感觉障碍及对侧同向性偏盲,称为“三偏”征;或出现偏身运动障碍及偏身感觉障碍的“二偏”征,是由于传导运动、感觉及视觉的纤维在内囊后肢非常集中、靠近的结果。而脑叶出血位于皮质下白质,这里各种传导束比较分散,所以,这个部位的出血几乎不可能使全部传导束受损。因此临床上常单独出现运动障碍,甚至单瘫,或单独出现感觉障碍,或单独出现视野缺失。壳核出血及丘脑出血时出现凝视麻痹,发生率远较脑叶出血多,且丘脑出血时有特殊的眼位异常,如上视不能,内斜视和内下斜视。

七、治疗

脑叶出血如疑为动脉瘤破裂所致者,有人主张用止血药,常用者为 6-氨基己酸(EACA),每天12～24g,溶于生理盐水或 5％～10％葡萄糖液体 500 mL 中,静脉点滴 7～10 天后改为口服,一般用 3 周以上。主要目的是防止再出血。

脑叶出血因位置表浅,手术相对容易,损伤较小,故出血量大于 30 mL 时,可考虑手术治疗,清除血肿,尤其是非优势半球脑叶出血。如脑血管造影发现动脉瘤应争取做动脉瘤切除术或动脉瘤栓塞术。

其他治疗同一般脑出血。

八、预后

脑叶出血因出血量一般较小,位置远离中线,脑干受压少或轻等原因,一般预后较好,死亡率为11％～32％,明显低于脑桥出血(95％)和壳核出血(37％)。

九、预防

同一般脑出血。

第四节　尾状核出血

一、概述

尾状核属于基底神经节的一个核团,与豆状核共同构成纹状体。尾状核形如蝌蚪,头端膨大为尾状核头,位于额叶内,向内侧突出于侧脑室前角,构成侧脑室前角的外侧壁。尾状核中间部较窄,称为尾状核体,位于顶叶内,为侧脑室底部外侧的一部分。尾状核后端逐渐细小,称为尾状核尾,沿侧脑室下角走行,进入颞叶,终于杏仁核。尾状核头长约3cm,体长约3cm,尾长4～5cm,头部宽1.5～2cm,尾部宽仅数毫米。尾状核与侧脑室、内囊、额叶、顶叶及颞叶相邻。尾状核的头部由大脑前动脉的返回动脉和中央短动脉供血,体部由大脑中动脉的前外侧中动脉供血,尾部主要由脉络膜前动脉和脉络膜后动脉供血。

CT问世前,尾状核出血只是在死后尸检时发现少数几例,而且生前多诊断为蛛网膜下腔出血或其他部位的脑出血。CT应用于临床后,尾状核出血才被逐渐重视起来。吉林大学白求恩医学部的资料统计,尾状核出血约占同期脑出血的7％。

二、病因

尾状核出血的原因与一般脑出血一样,多为高血压病所致,约占62％。此外,动脉硬化、动脉瘤、脑血管畸形及血液病等亦是尾状核出血的原因。有医学者报告了14例尾状核头部出血病例,其中只有5例有高血压病史,可能说明尾状核出血的原因相对复杂一些。

三、病理

尾状核出血绝大部分发生在尾状核的头部,极少发生在尾状核体部,目前尚未见尾状核尾部出血的报道。吉林大学白求恩医学部收治的50例尾状核出血资料中,尾状核头部出血48例,占96％;尾状核体部出血2例,占4％。因尾状核与侧脑室紧密相邻,出血后极易破入脑室。本组资料中,有34例破入脑室,占68％。如血液阻塞中脑导水管或第四脑室时,可出现脑室扩张。血肿向前发展可波及额叶,向上发展可波及顶叶,向下发展可波及颞叶,向外发展可波及内囊和壳核,向后发展可波及丘脑。

四、临床表现

尾状核出血好发于50岁以上,有高血压病史的患者。多在动态下发病。起病突然,出现头痛、呕吐。根据血肿发展方向的不同,可出现下列不同症状。

(一)局限性尾状核出血

尾状核出血量比较小时,可局限在尾状核,临床上除头痛、呕吐外,可出现锥体外系症状,多表现为对侧肢体肌张力降低、多动。一部分患者也可表现出肢体肌张力增高,呈齿轮样肌张力增高。局限性尾状核出血并不多见。

（二）尾状核出血破入脑室

尾状核紧邻侧脑室,出血后极易破入脑室,约占尾状核出血的68%。临床上除头痛、呕吐外,出现脑膜刺激征。当出血量较大时,脑室积血较多或血块阻塞中脑导水管或第四脑室出口,引起急性梗阻性脑积水时,可出现意识障碍,严重时可出现四肢肌张力增高,双侧病理反射阳性等脑干受压症状。由于影响了后联合及导水管附近的动眼神经核团,一些患者可出现瞳孔及眼位改变。

（三）尾状核出血向外扩展压迫内囊

尾状核头部紧邻内囊前肢和内囊膝部,出血量较大时,可累及内囊,多表现为中枢性面舌瘫及上肢轻瘫,也可累及下肢,严重时也可出现"三偏"征,即对侧偏瘫、偏身感觉障碍、偏盲。部分患者可出现共同偏视。

（四）尾状核出血波及额叶、顶叶及颞叶

尾状核出血波及额叶、顶叶、颞叶临床上少见。波及额叶时可出现运动性失语、共同偏视、精神症状及肢体瘫痪。波及顶叶时可出现失用、皮质型感觉障碍。波及颞叶时可出现感觉性失语及精神症状。

五、实验室检查及特殊检查

（一）头部 CT

尾状核出血有96%发生在尾状核头部,所以 CT 片上多在侧脑室前角外侧尾状核头部处见高密度影(图2-4)。

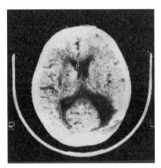

图2-4 尾状核头部出血

大部分尾状核出血破入脑室,可见同侧侧脑室或双侧侧脑室内高密度影。有时出血量较大,可充满双侧侧脑室,称其为"脑室铸型"。血液也可进入第三脑室和第四脑室,如果血块阻塞中脑导水管或第四脑室出口处,形成急性梗阻性脑积水,则可见侧脑室、第三脑室和第四脑室扩张。尾状核出血可压迫内囊前肢、膝部和后肢,也可侵入额叶、顶叶及颞叶,CT 上可见高密度影波及上述部位。

（二）脑脊液检查

腰穿不应作为尾状核出血的常规检查方法,且腰穿为血性脑脊液时,并不能确定为尾状核出血。半数以上尾状核出血的患者腰穿时颅内压增高,脑脊液为血性。

六、诊断及鉴别诊断

(一)诊断

尾状核出血的诊断依靠患者高血压病史,动态发病、突然头痛、呕吐,有脑膜刺激征,定位体征较轻,头部 CT 在尾状核头部或体部发现高密度影。后者是诊断尾状核出血的最可靠方法。

(二)鉴别诊断

与内科疾病引起的意识障碍或精神症状相鉴别时,详见脑出血总论部分,主要鉴别的方法是头部 CT。

(1)尾状核出血以头痛、呕吐及脑膜刺激征为主要表现时,需与蛛网膜下腔出血相鉴别。

(2)尾状核出血以偏瘫为主要表现时,需与壳核出血相鉴别。

(3)尾状核出血以各脑叶症状为主要表现时,需与各脑叶出血相鉴别。

虽然一些临床症状和体征有一定鉴别意义,但 CT 仍是最好和最可靠的鉴别方法。

七、治疗

尾状核出血的治疗与一般脑出血的治疗大致相同。

因为大部分尾状核出血破入脑室、进入蛛网膜下腔,所以患者头痛、呕吐的症状较其他脑实质出血突出。血液进入脑室后,刺激脉络丛过量分泌脑脊液,有时凝血块还可阻塞脑脊液流通,形成急性梗阻性脑积水,这两种情况都可引起颅内压增高。因此,尾状核出血破入脑室的患者,脱水药的剂量可稍大,并同时应用止痛和镇静药物,减轻患者的痛苦。

尾状核出血破入脑室形成铸型或阻塞中脑导水管、第四脑室形成急性梗阻性脑积水者,并因此出现意识障碍时,应根据情况考虑做侧脑室引流,或在引流的同时做腰穿放脑脊液。如脑室内血液凝固,引流不畅时,可向脑室内注射尿激酶,促进凝血块溶解。这些措施可引流出部分血液和脑脊液,减轻脑室内压力,缓解其对下丘脑和脑干的压迫。有时还可解除中脑导水管及第四脑室处的梗阻,恢复脑脊液的正常循环,减轻脑室扩张,促进脑室内血液的吸收。

少数尾状核出血量较大,扩展至脑叶或壳核,引起中线结构移位并出现意识障碍,条件允许时,可考虑手术清除血肿。

八、预后

尾状核出血患者,多数出血量不大,肢体瘫痪较轻,所以尾状核出血患者的死亡率及致残率均明显低于其他部位脑出血,预后较好。

九、预防

主要是预防和治疗高血压病和动脉硬化。

第五节　带状核出血

一、概述

带状核又称屏状核,是基底节区的一个神经核团,呈带状,位于壳核的外侧,两者之间有外囊相隔。带状核的外侧为最外囊。带状核的功能目前还不清楚,可能是纹状体的一部分。带状核出血过去多被称为外囊出血,因其发生率较低,又无特征性临床症状,在 CT 问世前罕有报道,CT 问世后国内外陆续有少量报道。

二、病因

带状核出血的病因与一般脑出血相同,主要是高血压病所致。

三、病理

带状核出血量较大时,可向内扩展,破坏壳核并累及内囊。亦可向外扩展,破入外侧裂进入蛛网膜下腔或影响颞叶及顶叶。

四、临床表现

(1)发病年龄多在 50 岁以上,有高血压病史,动态发病。

(2)带状核出血的患者主要表现为头痛、呕吐,部分患者可有脑膜刺激征。多数患者仅有头痛、呕吐而无其他症状和体征。

(3)带状核出血量较大时,累及内囊,可出现肢体轻瘫及痛觉减退。个别患者表现为一过性肢体轻瘫,类似 TIA 发作。

(4)带状核出血的患者很少有意识障碍。

五、诊断及鉴别诊断

(一)诊断

带状核出血临床并无特征性症状,有高血压病史,突然出现头痛、呕吐,头部 CT 发现带状核处有高密度影即可确诊。

(二)鉴别诊断

主要是与其他引起头痛、呕吐的疾病相鉴别,头部 CT 是最好的方法。

六、治疗

与一般脑出血的治疗相同。因其位置表浅,血肿量超过 30 mL 时,应考虑手术治疗。

七、预后

因带状核远离中线及重要的脑组织结构,本身又无重要的功能,所以带状核出血一般预后较其他部位脑出血要好。

八、预防

积极治疗高血压病和动脉硬化。

第六节　脑干出血

一、概述

脑干包括中脑、脑桥和延髓。脑干是脑神经核集中的地方,也是除嗅觉和视觉外所有感觉和运动传导束通过的地方,脑干网状结构也在脑干内,它是维持清醒状态的重要结构。当脑干受到损伤时,可出现脑神经麻痹、肢体瘫痪、感觉障碍和意识障碍等。

脑干出血是指非外伤性的中脑、脑桥和延髓出血。脑干出血约占全部脑出血的 10%,其中脑桥出血最多见,中脑和延髓出血则较少。据统计,1984—1999 年《中风与神经疾病杂志》共报道脑干出血 274 例,其中脑桥出血 217 例(79%)、中脑出血 48 例(18%)、延髓出血 9 例(3%)。

脑干的主要结构如下。

(一)中脑

(1)神经核:动眼神经核、滑车神经核、红核、黑质及位于上丘内的双眼垂直注视中枢等。

(2)传导束:皮质脊髓束、皮质延髓束、内侧纵束、脊髓丘脑束等。

(3)网状结构。

(4)供应动脉:旁中央动脉(来自后交通动脉、基底动脉及大脑后动脉)、短旋动脉(来自脚间丛、大脑后动脉及小脑上动脉)、长旋动脉(来自大脑后动脉),共 3 组。

(二)脑桥

(1)神经核:面神经核、展神经核、前庭蜗神经核、三叉神经核及旁外展核(脑桥双眼侧视运动中枢)等。

(2)传导束:皮质脊髓束、皮质延髓束、脊髓丘脑束、内侧纵束等。

(3)网状结构。

(4)供应动脉:来自基底动脉的分支旁中央动脉、短旋动脉及长旋动脉,共 3 组。

(三)延髓

(1)神经核:疑核、迷走背神经核、三叉神经脊束核、舌下神经核、薄束核及楔束核等。

(2)传导束:皮质脊髓束、脊髓丘脑束等。

(3)网状结构。

(4)供应动脉:延髓的动脉来自脊前动脉、脊后动脉、椎动脉和小脑后下动脉,也可分为旁中央动脉、短旋动脉、长旋动脉三组。

二、病因

(一)高血压病

高血压病是脑干出血的主要原因。有学者统计《中风与神经疾病杂志》1984—1999 年报道的脑干出血 274 例中,高血压病占 81.8%。

(二)血管畸形

一般认为,延髓出血多为血管畸形所致。动脉瘤、动脉炎及血液病等亦可是脑干出血的原因,但均少见。

三、病理

(一)中脑

1.出血动脉

主要为位于大脑脚内侧的动眼动脉起始部动脉破裂出血。

2.出血部位

多位于中脑腹侧尾端靠近中线的部位,也可位于被盖部。

3.血肿扩展

①向背侧破入大脑导水管。②向上破入丘脑和第三脑室。③向腹侧破入脚间池。④向下波及脑桥。⑤向对侧扩展。

4.血肿大小

有学者统计 48 例中脑出血,血肿量最小为 0.29 mL,血肿量最大为 10 mL。

（二）脑桥

1.出血动脉

供应脑桥的动脉中,旁中央动脉最易破裂出血,原因是旁中央动脉自基底动脉发出后,其管腔突然变细,且血流方向与基底动脉相反,使血管壁易受损害而形成微动脉瘤,而且血管内的压力也最易受基底动脉血压的影响,在血压突然升高时破裂出血。所以,有人也把旁中央动脉称为脑桥的出血动脉。

2.出血部位

按血肿所在位置分为被盖部、基底部和被盖基底部（血肿同时累及被盖部和基底部）,以基底部和被盖基底部多见。

3.血肿扩展

脑桥出血可向上波及中脑,甚至丘脑,但很少向下侵及延髓。脑桥出血经常破入第四脑室,但很少破入蛛网膜下腔。

4.血肿大小

有学者统计 214 例脑桥出血,血肿量最小为 0.16 mL,最大为 17.8 mL。国外有学者报告被盖基底部出血可达 20 mL,累及中脑者可达 40 mL。但出血量多在 10 mL 以下,以 2～5 mL 多见。

（三）延髓

延髓出血临床非常少见,病理资料也很少。血肿多位于延髓的腹侧,有时可波及脑桥下部,但很少破入第四脑室。血肿大小为直径 1～2cm。

四、临床表现

（一）中脑出血

1.轻症中脑出血

中脑出血量较小时,表现出中脑局限性损害的症状,意识障碍轻,预后好。

（1）Weber 综合征:一侧中脑腹侧出血时,可损害同侧的动眼神经和大脑脚,出现同侧动眼神经麻痹及对侧肢体瘫痪。

（2）垂直注视麻痹:当中脑出血累及上丘时,可以出现双眼上下视不能或受限。

（3）不全性动眼神经麻痹或核性眼肌麻痹:当出血量很小时,血肿没有波及大脑脚和上丘,所以临床上可无肢体瘫痪和垂直注视麻痹。

（4）嗜睡:因为中脑出血多累及中脑被盖部的网状结构,所以多数中脑出血的患者出现嗜睡。

2.重症中脑出血

中脑出血量较大时,出现昏迷、去脑强直,很快死亡。

（1）昏迷:大量出血破坏了中脑网状结构,患者发病后很快出现昏迷。

（2）瞳孔:双侧瞳孔中度散大,是由于双侧缩瞳核损害所致,也可表现出瞳孔不等大。

（3）四肢瘫或去脑强直:双侧大脑脚损害可出现四肢瘫,中脑破坏严重时可出现去脑强直。

(二)脑桥出血

脑桥出血临床并不少见,约占全部脑出血的 10%。过去曾经认为昏迷、针尖样瞳孔、高热及四肢瘫是典型脑桥出血的表现,但近几年随着 CT 的普及和 MRI 的临床应用,发现上述临床表现仅是少部分重症脑桥出血的症状,大部分脑桥出血的出血量不大,并没有上述的典型表现,而仅表现出脑桥局部损害的一些症状,如交叉瘫和脑桥的一些综合征。临床上发现,如果脑桥出血的血量大于 5 mL 时,患者的病情多较重,出现上述所谓的"典型症状";而出血量低于 5 mL 时,则仅出现脑桥局部损害的症状,所以,我们把出血量 5 mL 以上的脑桥出血又称为重症脑桥出血,把出血量 5 mL 以下的脑桥出血又称为轻症脑桥出血,现分述如下。

1.重症脑桥出血

(1)昏迷:由于大量出血破坏了位于脑桥被盖部的脑干网状结构,患者发病后很快出现昏迷,且多为深昏迷。出现深昏迷者,预后不良,多数死亡。

(2)瞳孔缩小:重症脑桥出血患者的瞳孔常极度缩小,呈针尖样,是脑桥内下行的交感神经纤维损伤所致。

(3)高热:由于损伤了联系下丘脑体温调节中枢的交感神经纤维,临床上出现高热,有时可为 40℃以上。早期出现高热者,预后不良。

(4)四肢瘫痪:重症脑桥出血多出现四肢瘫痪,双侧病理反射。少数患者可出现去脑强直,预后不良。

(5)其他:部分患者可出现上消化道出血,呕吐咖啡样物,黑便。累及脑桥呼吸中枢时,出现中枢性呼吸衰竭。

2.轻症脑桥出血

(1)头痛、头晕,恶心、呕吐。

(2)意识障碍轻或无,或为一过性,多为嗜睡,少数患者可有昏睡。

(3)交叉性症状:同侧的脑神经麻痹(同侧的面神经麻痹、展神经麻痹或同侧的面部感觉障碍)伴对侧肢体瘫痪、感觉障碍。

(4)出血量很小时,也可只表现为单一的脑神经麻痹或单纯肢体瘫痪。

(5)偶有患者表现为同侧的中枢性面瘫、舌瘫和肢体瘫,是由于血肿位于脑桥上部腹侧,损伤了皮质脊髓束的同时,损伤了还没交叉到对侧的皮质脑干束。此时需与大脑半球出血相鉴别。

(6)眼部症状:共同偏视(凝视瘫痪肢体)、霍纳征、眼震。

(7)脑桥综合征。①一个半综合征:表现为双眼做水平运动时,出血侧眼球不能内收和外展(一个),对侧眼球不能内收但能外展(半个),并伴水平眼震。血肿位于一侧脑桥下部被盖部,损害了同侧的内侧纵束和旁外展核所致。②内侧纵束综合征:又称为前核间性眼肌麻痹,表现为双眼做水平运动时,出血侧眼球不能内收,同时对侧眼球外展时出现水平眼震,是由出血侧内侧纵束损伤所致。③共济失调-轻偏瘫综合征:由于出血侧额桥束和部分锥体束受损害,表现为对侧肢体轻偏瘫伴共济失调。④脑桥外侧综合征:表现为同侧的面神经与展神经麻痹,对侧的肢体瘫痪。血肿位于脑桥腹外侧,影响了同侧的展神经核与面神经核或其神经根,同时损害了锥体束。⑤脑桥内侧综合征:表现为双眼向病灶对侧凝视,对侧肢体瘫痪。血肿影响了旁外展核及锥体束。

(三)延髓出血

延髓出血临床非常少见,国内文献报道不足 20 例。发病年龄较轻,平均年龄 39 岁。病因中以血管畸形多见。

延髓出血多以眩晕、呕吐、头痛起病,伴有眼震、吞咽困难、交叉性感觉障碍、偏瘫或四肢瘫。

部分患者也可表现出 Wallenberg 综合征:①眩晕、呕吐、眼震。②声音嘶哑、吞咽困难。③患侧共济失调。④患侧霍纳征。⑤患侧面部和对侧肢体痛觉减退。

延髓出血量较大时,患者发病后即刻昏迷,很快死亡。

五、实验室检查及特殊检查

(一)CT

头部 CT 是诊断脑干出血最常用的方法,分辨率好的 CT 能发现绝大部分的脑干出血。当出血量很小或出血时间长时,尤其是延髓出血时,CT 可漏诊。

(二)MRI

MRI 不作为脑干出血的常规检查,只有当出血量很小或出血时间较长时,尤其临床疑为延髓出血,CT 不能确定诊断时,MRI 可明确诊断。

六、诊断

高血压患者,突然出现头痛、呕吐,有脑干损害的症状,应考虑脑干出血的可能,检查头部 CT 或 MRI 即可确诊。

七、治疗

脑干出血因脑干细小而结构复杂,又有呼吸、循环中枢存在,故手术难度极大,虽有脑干出血手术治疗成功的报道,但国内开展不多。所以,脑干出血仍以内科保守治疗为主,与其他脑出血相同。

八、预后

脑干出血与其他脑出血相比,死亡率高,预后差。

九、预防

同其他脑出血。

第七节 脑室出血

一、概述

脑室出血分为原发性脑室出血和继发性脑室出血两种。继发性脑室出血是指脑实质出血破入脑室系统;原发性脑室出血是指脉络丛血管破裂出血和距脑室管膜 1.5cm 内脑组织出血破入脑室(不包括丘脑出血及尾状核出血)。本节仅讨论原发性脑室出血。

CT 问世前,脑室出血临床很难确诊,所以一直认为脑室出血很少见。CT 应用于临床后,脑室出血的诊断率明显提高。目前的临床资料证实,脑室出血占全部脑出血的 3%～5%。

二、病因

脑室出血的病因有 moyamoya 病、高血压病、室管膜下腔隙性脑梗死、脉络丛血管畸形、肿瘤、脑室内动脉瘤、各种血液病等。某医院报告 40 例脑室出血,其中 moyamoya 病 22 例、高血压病 12 例、血管畸形 1 例,其余 5 例未查明原因。

三、发病机制

(一)梗死性出血

脑室周围的动脉是终末动脉,又细又长,而且脑室旁又有很多分水岭区,如脉络膜前、后动脉间的分水岭区和大脑前、中、后动脉深穿支间的分水岭区,这些地方容易产生缺血,并出现梗死性出血,尤其是 moyamoya 病及高血压动脉硬化血管狭窄或闭塞时更易发生。

(二)畸形血管或 moyamoya 病血管破裂出血

这两种疾病在脑室壁上可见到管壁菲薄、管腔增大的异常血管,这些血管容易破裂出血。

(三)粟粒状动脉瘤破裂出血

高血压病及 moyamoya 病患者可见到粟粒状动脉瘤,位于脑室壁的粟粒状动脉瘤破裂时产生脑室出血。

四、病理

脑室出血可见于各脑室,可从一个脑室进入其他脑室,出血量不大时,血液可局限于一个或两个脑室内;出血量大时,血液可充满整个脑室系统,形成脑室铸型;如果血块阻碍脑脊液流通时,产生急性梗阻性脑积水,脑室扩张。后两种情况均可挤压和损伤下丘脑和脑干,并产生脑疝。

五、临床表现

过去曾认为脑室出血临床症状重,多数昏迷、高热、四肢瘫或去脑强直、瞳孔缩小,预后不良。其实,这种传统意义上的脑室出血仅是脑室出血的一部分,是重型脑室出血。近年来,经大量临床与 CT 观察发现,55％的脑室出血患者的出血量小,临床症状轻,预后好,为轻型脑室出血,现分述如下。

(一)轻型脑室出血

患者突然头痛、恶心、呕吐,意识清楚或有轻度一过性意识障碍,颈强直,克氏征阳性。一般无偏侧体征。腰穿为均匀血性脑脊液,临床酷似蛛网膜下腔出血。

(二)重型脑室出血

脑室出血量很大,形成脑室铸型或出现急性梗阻性脑积水时,患者在突然头痛、呕吐后,很快出现昏迷,或以昏迷起病。瞳孔极度缩小,常被描述为"针尖样瞳孔"。两眼分离斜视或眼球浮动。四肢弛缓性瘫痪,可有去脑强直,也可表现为四肢肌张力增高。双侧病理反射阳性。部分患者出现大汗、面色潮红、呼吸深、鼾声明显。严重者可出现中枢性高热,有应激性溃疡时可呕吐咖啡样物。

六、实验室检查及特殊检查

(一)CT

CT 检查是诊断脑室出血的最可靠方法。脑室出血 CT 表现为脑室内高密度影。出血量少时,局限在脑室局部。侧脑室出血时,有时由于血液重力关系,血液可沉积在侧脑室后角和侧脑室三角部,在此处形成带有水平面的高密度影。出血量大时,可在脑室内形成铸型。如出现急性梗阻脑积水时,可见脑室对称性扩张。

(二)血管造影

疑有 moyamoya 病或血管畸形时,应做 MRA 或 CTA。但 DSA 仍是最可靠的血管造影方法。

(三)脑脊液检查

脑室出血的患者腰穿可发现压力增高、均匀一致的血性脑脊液。但因为不能与继发性脑室出血、蛛网膜下腔出血鉴别,脑脊液检查不能作为脑室出血的诊断依据。

七、诊断与鉴别诊断

(一)诊断

突然头痛、呕吐,查体有脑膜刺激征的患者,应考虑有脑室出血的可能,CT 检查发现脑室内有高密度影并除外继发性脑室出血即可诊断。

(二)鉴别诊断

需与临床上同样表现为头痛、呕吐、脑膜刺激征的继发性脑室出血和蛛网膜下腔出血相鉴别,做 CT 检查可明确诊断。

八、治疗

(一)内科治疗

中等量以下脑室出血可采取内科治疗,给予甘露醇和甘油脱水降颅内压。脑室出血患者头痛一般多较重,高颅内压明显,脱水剂的用量可适当增加。另外,可应用镇痛及镇静药物。疑有动脉瘤破裂出血时,可应用止血药,如 6-氨基己酸等。

(二)外科治疗

脑室出血量较大形成脑室铸型或出现急性梗阻性脑积水时,应进行手术治疗。手术治疗包括脑室引流术和开颅脑室内血肿清除术,前者应用较多,并可同时做脑室清洗和脑脊液置换。

九、预后

轻型脑室出血预后好;重型脑室出血,如能早期进行脑室引流术治疗,也可取得满意的疗效。

十、预防

同一般脑出血。

第八节　小脑出血

一、概述

小脑出血的发病率约占全部脑出血的 10%。小脑出血发病突然,症状不典型,常累及脑干和(或)阻塞第四脑室,易出现枕大孔疝导致死亡。临床医师应对本病有充分认识,及时利用 CT 等检查手段,以提高诊治水平。

二、病因

小脑出血的病因仍以高血压动脉硬化为主,统计国内报告的 438 例小脑出血中,有高血压病者 286 例,占 65.29%,合并糖尿病者占 11.6%。年龄较长者以高血压动脉硬化为主,儿童及青少年以脑血管畸形多见,其他少见的病因有血管瘤、血液病等。

三、病理

小脑出血的部位:70%~80%的位于半球,20%~30%的位于蚓部。小脑半球出血一般均位于齿状核处,外观见出血侧半球肿胀,切面见蚓部向对侧移位。血肿可穿破第四脑室顶流入第四脑室,血量较多时可经导水管流入第三脑室及侧脑室,致导水管及脑室扩张积血,严重时可使导水管的直径扩张至 0.8cm,全部脑室扩张。血液亦可穿破皮质进入蛛网膜下腔。有的血肿虽未穿破脑室,但出血肿胀的小脑可挤压第四脑室使其变窄,影响脑脊液循环,也可挤压脑干,特别是脑桥的被盖部,有时小脑中脚亦可被出血破坏。小脑半球出血时,有的可出现小脑上疝,致中脑顶盖部受压变形。小脑出血使颅后窝压力明显增高,易出现枕大孔疝引起死亡。

四、临床特征

文献报告本病的发病年龄为 9~83 岁,平均为 60.2 岁,以 60 岁以上为多。统计 328 例小脑出血患者,60 岁以上者 198 例(60.3%)。大部分患者有高血压病史。大约 75%的患者于活动或精神紧张时发病,个别患者也可在睡眠中发病。发病突然,常出现头痛、头晕、眩晕、频繁呕吐、眼震及肢体共济失调,40%的患者有不同程度意识障碍。其临床症状大致可分为 3 组。

(一)小脑症状

可出现眩晕(54%)、眼震(33%)、肌张力降低(51%)、共济失调(40%)及言语障碍。意识清楚者可以查出上述体征,特别是蚓部或前庭小脑纤维受损者眼震明显,眼震多为水平性,偶见垂直性。半球出血者同侧肢体肌张力降低,出现共济失调;蚓部出血出现躯干性共济失调。病情严重发病后很快昏迷者,上述症状及体征常被脑干受损等继发症状所掩盖,难以查出,故易被误诊。

(二)脑干受损症状

小脑位于脑桥、延髓的背部,出血肿胀的小脑挤压脑干使之移位,或血肿破坏小脑脚侵及脑干,或血肿破入第四脑室使第四脑室、导水管扩张积血、其周围灰质受压水肿和(或)血液由破坏的室管膜直接渗入脑干均可出现脑干症状,常见的症状有以下几种。

1.瞳孔缩小

据文献报道可见于 11%~30%的患者。

2.眼位异常

可出现共同偏视、眼球浮动或中央固定。

3.脑神经麻痹

最常见的是周围性面瘫(23.7%~36.8%),面瘫程度一般不重,少数患者可见外直肌力弱。

4.其他

如病理反射(+)等。

(三)高颅内压及脑膜刺激征

头痛、呕吐及脑膜刺激征都是小脑出血常见的症状。小脑出血时呕吐较一般颅内出血更为严重,往往为频繁呕吐,其原因除高颅内压外,更重要的是脑干受侵,特别是第四脑室底受累,因此频繁呕吐是小脑出血时较重要的症状。小脑出血时高颅内压症状明显的原因除出血占位外,血液破入脑室扩张积血或凝血块或肿胀的小脑阻塞脑脊液循环引起梗阻性脑积水进一步使颅内压增高,极易发生枕大孔疝引起死亡。曾有意识尚清的小脑出血患者,在门诊送往CT室检查过程中即发生枕大孔疝死亡。因此,疑诊为小脑出血的患者,即使意识清楚,亦应警惕有发生枕大孔疝的可能。

由于小脑出血的出血量不同、是否穿破脑室、有无脑干受压等情况不同,临床症状轻重不等,大致可分为 4 型

1.重型

出血量多,血肿穿破脑室,很快昏迷,脉搏减慢,眼球浮动或分离斜视等脑干受压症状,预后不良,常于短期内死亡。

2.轻型

出血量少,未破入脑室,血肿可被吸收,多治愈。

3.假瘤型

起病较缓慢,头痛、呕吐,有明显小脑体征,颅内压增高,适于手术治疗。

4.脑膜型

主要出现项强及脑膜刺激征,预后较好。

五、辅助检查

(一)CT 检查

自 CT 应用于临床以后,小脑出血才得以在生前明确诊断,因此 CT 检查是本病的首选检查项目。它不仅可以确定出血部位、范围、出血量,并可确定有无穿破脑室及脑室内积血情况,对诊断和治疗均十分必要。统计文献报告的 328 例小脑出血,出血量为 15~54 mL,以 8~21 mL 多见,>15 mL 者占36.9%;约 25% 显示第四脑室受压,有的可见环池及四叠体池消失。此外,尚可观察第三脑室与侧脑室是否有积血或扩大。有时小脑出血量很少,颅后窝伪影较多,必要时可行颅后窝薄扫以助诊断。

(二)其他检查

疑为脑血管畸形、血管瘤等病因引起的小脑出血,应做 MRI、MRA 或 DSA 等检查以明确病因。

六、诊断及鉴别诊断

由于小脑出血缺乏特异性症状,因此凡是突然眩晕、头痛(特别是后枕部疼痛)、频繁呕吐、瞳孔缩小、肢体共济失调、意识障碍迅速加重者,应高度怀疑小脑出血,立即护送进行头部 CT 检查以明确诊断。在未做头部 CT 以前,要注意与蛛网膜下腔出血、脑干出血或梗死、椎-基底动脉供血不足、大脑半球出血相鉴别,要仔细查体,注意有无眼震、瞳孔大小及眼位、肢体肌张力及共济运动情况。某些患者还可出现强迫头位,对疑似患者可依据 CT 结果以资鉴别。

七、治疗

(一)内科治疗

适用于出血量<15 mL、意识清楚、临床及 CT 所见无脑干受压症状、血肿未破入脑室系统者。可用脱水降颅内压及脑保护治疗,与一般脑出血相同,但应密切观察病情,一旦症状加重,应复查头部 CT,以进一步了解血肿及其周围水肿变化情况,以决定是否需要手术治疗。

(二)手术治疗

血肿≥15 mL 或血肿直径>3cm 者,可考虑手术治疗;出血量≥20 mL 或有脑干受压征,或血肿破入脑室系统并出现梗阻性脑积水者,应紧急手术清除血肿,否则可能随时发生脑疝死亡;如小脑出血由血管畸形或血管瘤破裂所致,可手术治疗。

八、预后

由于目前诊断和治疗及时,小脑出血的死亡率已降至 10%～20%,存活者多数恢复良好,生活可自理,甚至恢复工作。

第三章 蛛网膜下腔出血

一、概述

1718 年,Dionis 首先报告了 2 例经尸体解剖发现的蛛网膜下腔出血(subarachnoid hemorrhage,SAH),经过近 300 年的实践研究,对 SAH 的概念、病因、临床特征、治疗原则及预后均有了较为成熟的认识。

SAH 是神经内科的常见病、多发病,是四大脑血管病之一,患病率为 10.5/10 万～31/10 万。SAH 的发病高峰期为 50～60 岁。与其他脑血管疾病相比,其特点是死亡率最高,致残率最低,有较高的临床治疗价值。

SAH 分为广义和狭义两种:广义 SAH 是统指血液流入蛛网膜下腔的一种临床综合征,包括外伤性和自发性 2 种。外伤性 SAH 是指各种外伤所致的 SAH;自发性 SAH 又可分为继发性和原发性两种。继发性 SAH 是指脑实质内出血,血液穿破脑组织流入蛛网膜下腔者和(或)脑室者;原发性 SAH 即神经内外科所指的 SAH,也就是狭义的 SAH,即由于脑表面上的血管破裂,血液直接流入蛛网膜下腔者,为本章要讲述的主要内容。

二、危险因素

SAH 可干预的主要危险因素包括高血压、吸烟和过量饮酒,不可干预的重要危险因素是家族对 SAH 的易感性。国外资料统计,一级亲属患相同疾病的危险性增高 2～6 倍。

三、病因

比较明确及常见病因有以下几种。

(一)动脉瘤

包括先天性和动脉硬化性两类。①先天性:最常见,多中年(40 岁)以后发病,占 50%～80%。②动脉硬化性:老年人最常见,占 13%～15%。

(二)脑动静血管畸形(AVM)

青少年多见,约占 2%。

(三)烟雾病(moyamoya 病或称脑底异常血管网)

患者多较年轻,约占 1%。

(四)静脉出血

约占 10%。该组患者的血液主要见于环池或仅见于四叠体池,出血不会蔓延到大脑外侧裂或大脑纵裂前部,侧脑室后角也可沉积一些血液。这种疾病仅根据 CT 所见出血部位的特征性分布,结合无动脉瘤即可诊断。临床上多表现为非动脉瘤性中脑周围出血,很难与动脉瘤性出血区分,预后良好。

(五)其他

少数患者用目前的检查手段未发现明确病因,占 14%～16%,预后较好;还有各种感染引起的动脉炎、血液疾病、结缔组织病、肿瘤破坏血管、动脉夹层分离、硬膜动静脉瘘等所引起者,约占 1%。

四、发病机制

(一)先天性颅内动脉瘤

多见于脑底动脉环分叉处,约80%的在该动脉环的前部。动脉瘤发生率的部位按以下顺序依次递减:大脑前交通动脉>大脑前动脉>颈内动脉、大脑中动脉>大脑后交通动脉。

动脉瘤发生部位多因动脉内弹力层和肌层先天性缺陷,在血液涡流的冲击下渐渐向外突出,到成年后出现囊状扩张(莓果样)形成动脉瘤。在40~50岁发病。大多数为单发,约20%为多发,可以在同一侧,也可左右两侧均发生。

(二)动脉硬化性动脉瘤

多见于脑底部较大的动脉主干。脑动脉硬化时,脑动脉中的纤维组织代替了肌层,内弹力层变性、断裂,胆固醇沉积于内膜,破坏管壁,在血流的冲击下,渐扩张形成与血管纵轴平行的梭形动脉瘤。

(三)脑动静血管畸形

多发生在脑内的小动脉、静脉或毛细血管处,相对靠近皮质。该处血管壁常先天发育不全,变性,厚薄不一。

(四)烟雾病

其异常血管网多位于基底池,也可波及室管膜下,脑室壁及其周围(包括基底节)。系由颈内动脉末端,大脑中、前动脉起始部,因变态反应性炎症致内膜明显增生,管腔狭窄或闭塞,导致代偿性血管增生,形成异常血管网,这些异常血管网血管有的管壁菲薄、管腔大,易破裂出血;也可由于血流动力学改变形成囊性或粟粒性动脉瘤,导致出血。

在上述四种病理变化基础上(均有管壁菲薄)可引起脑血管自发破裂,或在血压突然增高时被冲破而导致出血。

五、病理

(一)大体所见

(1)出血后血液主要流入蛛网膜下腔,诸脑沟、脑池、脑底等处可见凝血块及血液积聚。

(2)动脉瘤裂口正向着脑组织时,可继发脑内血肿。

(3)个别病例血液可直接破入或逆流入脑室,形成脑室内积血。前交通支动脉瘤破裂,血液可穿破终板进入脑室,特别是第五脑室有积血时,基本上可考虑由该处动脉瘤破裂引起。

(4)部分病例(急性期约为70%)可见不同程度的脑室扩张、积水、积血。

(5)血管异常:可发现动脉瘤(直径多>0.4cm)、动静脉畸形、烟雾病等。

(二)光镜下所见

脑膜轻度的炎性反应及脑水肿(无特异性)。

(三)电镜下所见

蛛网膜纤维化改变,轻者蛛网膜轻度增厚,血管周围可见纤维组织;中度蛛网膜明显增厚,蛛网膜下腔纤维化;重者蛛网膜下腔严重阻塞至完全阻塞,没有CSF循环的空隙。

六、临床表现

(一)一般情况

1.年龄

各年龄组均可发病。但发病的年龄多与病因有关。先天性动脉瘤多在40~50岁发病,动脉硬化性动脉瘤多＞60岁发病,脑血管畸形、烟雾病相对年龄较轻,多在 10～40 岁发病。SAH 发病的平均年龄在 48～50 岁。

2.性别

差异不大。男性略多于女性,男:女约为 1.5:1。

3.起病方式

急骤,多在数分钟至数十分钟达高峰。多在活动中发病。该病是四大脑血管病中发病较快的一种。

4.诱因

多在突然用力(如排便、抬重物、剧烈运动、性交等)或情绪波动较大(如兴奋、生气、吵架等)时发生。

5.前驱症状

大多数患者无明显的前驱症状,个别患者有轻度头痛、脑神经麻痹(最常见的为动眼神经瘫,系动脉瘤突然扩大或轻度血液外渗压迫动眼神经所致)等,但发生率很低。

(二)症状

1.头痛

突然剧烈头痛,难以忍受。发生率在 98% 左右。

2.呕吐

恶心、呕吐,多为喷射状。发生率在 88% 左右。

3.抽搐

发病早期出现一过性局部或全身性抽搐。发生率在 20% 左右。

4.精神症状

个别患者可以精神症状为首发症状,也可在发病早期或经过中出现。因前交通动脉瘤或大脑中动脉第二分支处动脉瘤(位于外侧裂)破裂后影响额叶、颞叶所致。发生率为 2%～5%。

(三)体征

1.脑膜刺激征

约 86% 的颈强直为阳性;约 63% 的克氏征阳性。

2.眼底玻璃膜下、视网膜前出血

呈斑、片状,多分布在视盘周围。这种出血在发病 1 小时内即可出现。这一体征对 SAH 具有诊断意义。发生率为 15%～25%。

3.动眼神经瘫

后交通动脉瘤所致,动眼神经走行在小脑上动脉与大脑后动脉之间,大脑后动脉与后交通动脉相靠很近,所以后交通动脉瘤的扩张极易压迫动眼神经,产生动眼神经麻痹(包括瞳孔散大)。

4.意识障碍

占 50%～60%。轻重程度不等,包括一过性意识障碍(多在 30 分钟内恢复)、嗜睡、浅、深昏迷,甚至去脑强直。

5.局灶体征

轻偏瘫、单瘫、失语、一侧病理反射阳性等,出现上述体征的可能原因如下。

(1)早期因动脉瘤破裂时出血量较大,在局部形成血肿,压迫脑实质或附近的动脉;蛛网膜下腔出血的血液,沿神经纤维流入脑实质内,在脑叶中形成血肿。

(2)浅层血管畸形破裂出血,破坏局部的脑组织。

(3)晚期因动脉瘤破裂出血周围的动脉发生痉挛,引起局部脑组织的缺血、软化,出现部位症状。

(4)由于动脉破裂处有血栓形成,脱落后引起栓塞。

6.吸收热

出血后 2~3 天出现,一般体温不超过 38.5℃。

(四)临床分级

1.Hunt-Hess 法

根据病情程度进行临床分级的方式有许多种,从便于临床应用的角度看,目前采用较多的是将 Hunt 和 Hess 分别在 1968 年提出的临床分级法相结合,即 Hunt-Hess 法,共分为 5 级。

(1)1 级:轻微头痛及项强(或无症状)。多见于非动脉瘤性中脑周围出血。多无体征,无再发和迟发性脑缺血,可有脑室增大,预后良好,恢复期短,远期生活质量高,起病时有癫痫发作者可排除此病。

(2)2 级:中度至重度头痛及脑膜刺激征(+),无神经系统定位体征及脑神经麻痹。即经典型 SAH。

(3)3 级:轻度意识障碍。嗜睡、谵妄或伴有轻度神经系统定位体征(包括脑神经损伤)。

(4)4 级:不同程度的昏迷。中度到重度;神经系统定位体征;出现早期去脑强直表现,自主神经功能损伤。

(5)5 级:深昏迷,去脑强直,濒死状态。

2.昏迷评分、分级

格拉斯哥昏迷评分(Glasgow Coma Scale,GCS)和世界神经外科联合会(WFNS)分级。分别见表 3-1、表 3-2,WFNS 分级是根据有无运动障碍制定的,也广泛应用于临床。评分标准:15 分,正常;低于 3 分,脑死亡;13~14 分,轻度昏迷;9~12 分,中度昏迷;<8 分,重度昏迷。

表 3-1　格拉斯哥昏迷评分(Glasgow coma scale,GCS)

项目	指定内容反应情况	积分	项目	指定内容反应情况	积分
睁眼	自动睁眼	4		无语言	1
	呼之能睁眼	3	运动反应	按指示运动	6
	疼痛刺激睁眼	2		痛刺激时能拨开医生的手	5
	任何刺激不睁眼	1		对疼痛能逃避	4
语言回答	回答正确	5		刺激后四肢屈曲	3
	对话含糊	4		刺激后四肢强直	2
	能理解,不连贯	3		对刺激无反应	1
	难以理解	2			

表 3-2 WFNS 分级法(1988)

分级	GCS	运动障碍	分级	GCS	运动障碍
Ⅰ级	15 分	无	Ⅳ级	12～7 分	有或无局灶症状
Ⅱ级	14～13 分	无	Ⅴ级	6～3 分	有或无局灶症状
Ⅲ级	14～13 分	有局灶症状			

(五)再发

1.再发时间

SAH 容易再发,急性存活者约 30% 再发,易再发的时间从病后 1～4 周为高峰期,至少 15% 的患者在首次出血后数小时内可发生早期再出血,目前这种早期再出血的发生是 SAH 死亡的主要原因,内、外科干预能够防止早期和后期再发性出血。

第 2～3 周会出现第 2 个再发高峰。4 周至 6 个月后再发率下降。其诱因与第一次发病相同,但更敏感,有时查体过程中也可再发。再发的临床表现为病情稳定的患者,症状突然明显加重,如剧烈头痛、呕吐、脑膜刺激征明显等,多伴有意识障碍或抽搐。

2.诊断再发的根据

(1)原症状、体征突然加重。

(2)出现新的体征:玻璃下出血,脑神经损伤,局部定位体征。

(3)CT:可见脑室较前扩大,诸脑沟、脑池、脑裂血量增多。

(4)腰穿:CSF 含血量增多。

3.再发的机制

目前认为当动脉瘤破裂后,将启动体内的凝血机制,在血管破裂处形成凝血块。在发病初期,为了止血,凝血功能较溶血功能活跃,随后,机体又将增强溶血功能,以维持溶血及凝血之间的动态平衡。一般情况下,约 2 周,血管破裂处的凝血块被溶解,但这时的血管修复过程尚未完全完成,因此,动脉瘤易破裂再发。

为预防再发,第一次出血后应尽早做血管造影,查明病因,发现动脉瘤者,及早介入栓塞或手术治疗,以防止再发,降低死亡率。

(六)特殊类型的 SAH

特殊类型的 SAH 即中脑周围非动脉瘤性蛛网膜下腔出血(perimesencephalic nonaneurysmal subarachnoid hemorrhage,PNSH),是 1980 年荷兰神经病学家 Van Gijn 和放射学家 Van Dongen 首先报道的,此型 SAH 出血仅限于中脑周围脑池,且脑血管造影阴性。以后又有类似的相关报道。1985 年,他们提出了这一临床表现平稳,放射学独特的 SAH 类型——中脑周围非动脉瘤性蛛网膜下腔出血。目前,PNSH 已被广大神经病学者认同并重视。正确诊断 PNSH 可以缩短住院时间,减少重复脑血管造影及开颅手术探查。节省医疗资源,减轻患者思想负担,具有良好的社会效益和经济效益。

1.PNSH 的病因

病因不清,可能为颅内静脉出血(Rosenthal 基底静脉及其分支撕裂、脑桥前纵静脉、后交通静脉或脚间窝静脉出血)、动脉穿通支破裂、基底动脉壁的低压力出血等。

2.临床特点

头痛相对轻,可伴呕吐,多无意识障碍、抽搐及神经系统局灶体征。临床 Hunt 和 Hess 分级均为Ⅰ～Ⅱ级。

3.影像学特点

头部 CT 显示 PNSH 的出血部位位于环池周围、中脑前方,不进入外侧裂或大脑前纵裂。四叠体池出血也是 PNSH 的一种。脑血管造影绝大部分为阴性。目前比较一致地认为,初次脑血管造影正常者,如出血局限于中脑周围池中,不必重复造影。

4.治疗

与动脉瘤性 SAH 的治疗不同,PNSH 患者不需强制性卧床和限制活动,不需要过分控制血压,不用钙通道阻滞剂,住普通病房,一般对症治疗即可。

5.预后

PNSH 患者一般无复发,无并发症,无后遗症,预后良好。

(七)SAH 的特殊表现

以下几种情况临床极易引起误诊,首次接诊患者时需特别注意。

(1)老年人头痛、呕吐、脑膜刺激征等均可不出现或不典型,或仅出现精神症状,易漏诊。

(2)极重型患者发病后很快进入深昏迷,并伴有去脑强直和(或)脑疝,很快导致死亡,易误诊为脑出血。

(3)视盘水肿:发生率约为 10%,个别患者伴有视力下降,或有三叉神经、展神经、面神经功能障碍。易误诊为高颅内压或颅内占位性病变。

七、辅助检查

(一)CT 扫描

目前已将 CT 列为 SAH 必须做的首选方法,CT 显示蛛网膜下腔内高密度影可以确诊 SAH。动态 CT 检查还有助于了解出血的吸收情况,有无再出血、继发脑梗死、脑积水及其程度等。

1.必要性

有学者曾统计过 250 例临床和腰穿诊断为 SAH 的患者,全部经 CT 检查后发现仅 134 例(53.6%)符合 SAH 的改变,其余 116 例(46.4%)为无明显部位体征的脑出血,分别为脑叶出血(51 例,占 43.9%)、脑室出血(34 例,占 28.9%)、小脑出血(8 例,占 7.3%)、丘脑出血(11 例,占 9.7%)、尾核头出血(10 例,占8.5%)、壳核出血(2 例,占 1.7%),总误诊率高达 46.4%。由此可见头部 CT 在诊断 SAH 中的重要作用。

2.CT 扫描的时间

CT 扫描的时间是越早越好,但在发病当时到 1 个月内均有意义。存在广泛的脑水肿时,无论是否存在脑死亡,CT 扫描都有可能出现 SAH 假阳性诊断。广泛的脑水肿可引起蛛网膜下腔内静脉淤血,酷似 SAH。应仔细观察 CT 扫描,蛛网膜下腔内少量的血液容易被忽略。

3.血液分布及 CT 分型

可概括为 6 种情况,即相应地分为 6 型。

(1)正常型:颅内各部位均未见出血。多见于出血量少,吸收好,发病 1 周以后做 CT 的患者,CT 检查阴性率高,即使是在出血后 12 小时内进行 CT 检查,采用先进的 CT 机,SAH 患者仍有约 2% 的阴性率,这时做腰穿有绝对的诊断意义,此型约占 17%(图 3-1)。

(2)经典型:血液主要分布在诸脑沟、脑池、脑裂中,为典型的蛛网膜下腔出血 CT 所见,表现为此型的患者几乎均在病后 1 周内做 CT,约占 38%(图 3-2)。

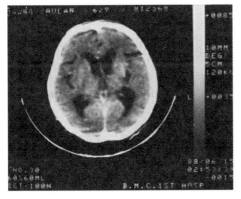

图 3-1　头 CT 示蛛网膜下腔出血正常型

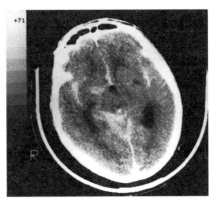

图 3-2　头 CT 示蛛网膜下腔出血经典型

(3)脑室积血型:除蛛网膜下腔有血外,脑室内亦有积血,可波及一个至全部脑室,但均为部分脑室积血,不形成脑室铸型,流入侧脑室的血多可形成液平面,这两点可与原发性脑室出血相鉴别,此型约占 21%(图 3-3)。

(4)血肿型:除蛛网膜下腔有血外,在脑实质中或某一脑裂内形成血肿。主要表现在额叶、颞叶、前纵裂及外侧裂等部位血肿形成。这是因为 SAH 的主要病因是动脉瘤,并多发生在大脑前动脉与前交通动脉或大脑中动脉与颈内动脉的分叉处,所以血肿形成也易在其附近。但顶叶、枕叶及小脑半球除外,如果上述部分发生血肿,基本上不能诊断原发性 SAH。此型约占 11%。根据这一特点可与脑叶出血、小脑出血相鉴别(图 3-4)。

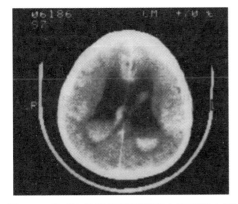

图 3-3　头 CT 示蛛网膜下腔出血脑室积血型

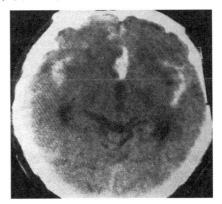

图 3-4　头 CT 示蛛网膜下腔出血血肿型

(5)混合型:为经典型、脑室积血型和血肿型三者同时并存在一个病例中,为最重的一型,约占 13%(图 3-5)。

(6)非动脉瘤性中脑周围出血:出血部位位于环池周围、中脑前方,不进入外侧裂或大脑前纵裂(图 3-6)。

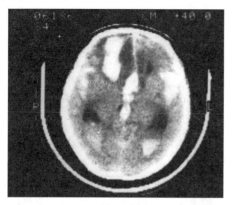

图 3-5　头 CT 示蛛网膜下腔出血混合型

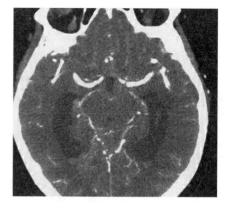

图 3-6　头 CT 示非动脉瘤性中脑周围出血

4.颅内积血分型的临床意义

(1)血肿的分布类型对诊断动脉瘤的存在具特异性。

(2)脑室积血通常与前交通支动脉瘤或颈内动脉与大脑前、中动脉分叉处动脉瘤有关。

(3)蛛网膜下腔与脑池中血液集聚最多的部位通常距动脉瘤的位置最近。

(4)CT 显示正常型或经典型的病例,临床分级多在Ⅱ级以下;脑室积血型、血肿型及混合型病例,临床分级多在Ⅲ级以上。

5.脑室积血

SAH 时,常发现脑室内有积血,血液流入脑室的通道有以下几种。

(1)通过第四脑室的正中孔、侧孔逆流而入:特点是第四脑室是血最多或唯一有血的脑室。

(2)经胼胝体嘴破入:血液以第五脑室或第三脑室最多。特别值得一提的是血液主要在第五脑室时,多为前交通支动脉瘤引起,对诊断很有意义,具有定位及明确病因的作用。

(3)血液直接从前角破入:脑室内积血多偏于一侧。

(4)血液直接从下角破入:脑室内积血多偏于一侧。

(5)胼胝体压部破入:少见。

6.脑室扩张

根据文献报道 SAH 时急性期有 35%～70%可出现脑室扩张,部分学者的临床资料表明发生率约占 70%。①早期(急性期):指出血当时至 2 周以内发生者,最早的发病当天就发现有脑室扩张,其中约有 45%可持续 2 周以上;②晚期(慢性期):发生率为 3%～5%,指出血后 2～6 周发生者。全部脑室扩张积水中 16%左右可能形成正常颅内压脑积水。

(1)脑室扩张的判断标准及扩张程度:关于脑室扩张的判断标准有很多种,目前采用较多、简便易行、适合于临床的是 John Vassilouthis 于 1979 年提出的数值与方法。具体数值与测量方法如下:

在 CT 上分别测量室间孔平面的脑室宽度(X)和同一平面颅骨内板间的宽度(Y),取两者之比判定有无脑室扩张及扩张程度(图 3-7)。

正常 $X：Y<1：6.4$;

轻度扩张 $X:Y=1:(5\sim6)$;

中度扩张 $X:Y=1:(4\sim5)$;

重度扩张 $X:Y>1:4$。

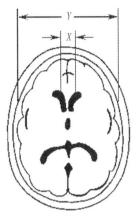

图 3-7　头 CT 测量室间孔平面的脑室宽度

（2）脑室扩张的发病机制：早期脑室扩张系由于血液破入蛛网膜下腔后，主要集中在基底池、第四脑室诸孔附近，影响了脑室内外的 CSF 循环，或血液随着 CSF 循环，大量红细胞集聚于蛛网膜表面，形成凝血块，导致 CSF 吸收障碍，从而导致早期脑室扩张。晚期脑室扩张系 SAH 2 周后，部分病例可出现蛛网膜下腔纤维组织增生，形成不同程度的蛛网膜增厚，影响了 CSF 的循环与吸收，导致晚期脑室扩张。

7.CT 在诊断、鉴别诊断

SAH 及对其病因、预后等判断方面的意义。

（1）诊断：在以往的诊断标准中，缺乏更确切的指标，CT 是目前较普及、患者容易接受的可靠的诊断方法，应列为首选检查，尽早进行，不论其腰穿及血管造影结果如何，CT 检查均应列为诊断 SAH 的必备项目之一。

（2）鉴别诊断：大部分脑叶、脑室、尾状核头出血及少数丘脑、小脑半球，少量壳核出血在症状、体征及腰穿结果上均与 SAH 十分相似，临床上几乎难以鉴别，致使临床未经 CT 诊断的 SAH 病例中出现 40%～50% 的误诊率。CT 可使这些部位的出血一目了然，有利于指导以后的治疗、护理及对预后进行估计。

对于 SAH 后 3～4 周来诊的患者，CT 亦可鉴别脑叶等其他部位的出血，因上述部位的出血吸收速度较蛛网膜下腔血液吸收速度慢得多，一般在 1 个月内仍可见到原出血部位的痕迹。CT 还有助于区分原发性 SAH 和脑外伤。外伤性 SAH 的血液通常局限于脑凸面的浅沟内，且邻近骨折或脑挫伤处。

（3）判断病因：CT 显示并发脑室积血或颅内血肿者，多提示有动脉瘤存在，血肿的部位不同揭示动脉瘤的部位不同，相对具有特异性。颅内血肿的形成说明动脉瘤破裂时出血量大，压力高，病情多较凶险。SAH 形成血肿一般都不发生在顶叶、基底节、丘脑、小脑、枕叶部位。SAH 致成的颞叶、额叶血肿在形状上也与原发的脑叶出血有所区别。前纵裂，第五脑室，外侧裂等部位的血肿多是动脉瘤破裂所致积血的特异部位。

(4)判断动脉瘤的位置:蛛网膜下腔及脑池中的血液分布与动脉瘤的关系没有统计学意义,但有一种倾向,即血液集聚最多的部位通常表明其距动脉瘤位置最近。根据 CT 结果可以初步判断或提示颅内动脉瘤的位置。①前交通动脉瘤:额叶前中部或一侧额叶的中间部,呈火焰样血肿。也可位于前纵裂、鞍上池或形成脑室内积血,特别是第五脑室内积血,多为前交通动脉瘤引起,对前交通动脉瘤破裂具有诊断意义。②大脑中动脉分支动脉瘤:大多为颞叶或外侧裂血肿,少数形成额叶血肿。③颈内动脉与大脑前、中动脉分叉处动脉瘤:颞叶,额叶血肿,或脑室内积血。④颈内动脉段动脉瘤常出现鞍上池不对称积血。⑤后交通动脉瘤:形成血肿的机会较少,多位于颞叶。而出血在脚间池和环池,一般无动脉瘤。

以上现象有助于选择脑血管造影的部位及方法。

(5)判断病情程度:根据 CT 分型,估计临床分级情况。①CT 正常型:临床表现多为 1 级或 2 级;②CT 经典型:临床表现大部分为 2 级或 3 级;③CT 血肿型、颅内积血型、混合型:临床表现多在 3~5 级。

反之,也可根据临床分级估计 CT 所见:临床表现为 1 级、2 级者,CT 多为正常型、经典型;临床分级在 4 级或 5 级者,CT 多显示为血肿型、颅内积血型、混合型;临床分级为 3 级者,CT 各型均可见到,情况最为复杂。

以上五种情况综合判断,有利于指导治疗及估计预后。

(6)判断预后:可根据 CT 的多项指标进行综合判断。①根据 CT 分型:正常型或经典型并且发病1~2 周后血液全部吸收者,如果短期内(1~2 个月)不再发或合并其他系统致命性并发症,预后较好,死亡率及致残率极低。②无脑室扩张者:临床分级多为 1 级或 2 级,CT 片上很少见到颅内积血,死亡率明显低于有脑室扩张者。③有脑室扩张者:需进行连续观察,半数以上(54.8%)的患者脑室可逐渐回缩,病情也随之好转,这说明早期脑室扩张大部分是可逆性改变,随着颅内积血的吸收,红细胞减少,脑室扩张改变可逆转。部分(45.2%)患者的脑室逐渐扩大,这些患者中半数为 SAH 再发,颅内出血再次增加;16% 形成正常颅内压脑积水(NPH),导致永久性脑室扩张;它们的共同点是颅内积血吸收不良,同时伴有病情恶化,这与年龄大,脑组织损害范围广(脑梗死或脑实质内出血)有关。总之,脑室扩张程度是预测生存率的敏感指标之一。

(7)CT 扫描还可发现一些有价值的所见。①发现较大的脑血管畸形:CT 增强扫描时,可显示较大的血管畸形:表现为斑状不规则的高密度区、点状出血、钙化、附壁血栓等。②发现较大的动脉瘤:CT 加强扫描后大动脉瘤呈均质高密度(血栓与钙化)影像。③继发性脑梗死或脑水肿所致的低密度区。

提示:CT 扫描对 SAH 的诊断十分重要,但需搬动患者故下列情况应慎重考虑:①再发高峰期:病后5~11 天,尽量减少搬动及各种刺激。②临床分级为 5 级的患者,因活动中比较危险,需与家属讲清利害关系,征得家属同意后方可以进行。③复发后持续昏迷不醒的患者亦应减少刺激。

(二)腰穿

腰穿是常规检查项目之一,但不是唯一手段,也不是最后的诊断手段。对CT 检查为正常型者的诊断有决定意义。要注意 CSF 的外观颜色、颅内压力、细胞数量及种类、蛋白含量,一般情况下糖及氯化物正常。有时还需进行 CSF 细胞学检查。

由于腰穿时间不同,CSF 改变也不相同。可有 5 个时间段的改变。

1.病后 1～2 小时

CSF 可完全正常,最长可在 6 小时以内均为正常 CSF。

2.病后 6～24 小时

CSF 外观呈均匀一致血性,色较深,出血量大者可类似静脉血的外观,颅内压力升高,程度不等,最高可至 400mmH$_2$O。常规检查:新鲜红细胞满视野,白细胞数量略增高;红细胞：白细胞约为 700：1,与血中相似;蛋白量多数正常。

3.病后 1～7 天

CSF 外观粉红色,压力正常或升高,红细胞于 4 小时后开始溶解,离心后上清液呈黄色,并可见部分皱缩红细胞,白细胞反应性增生,蛋白量增高,约溶解 1000 个 RBC,蛋白升高 1mg/L。

4.病后 1～2 周后

CSF 外观黄色,压力正常或升高,红细胞基本消失,白细胞增多,蛋白量增高,此时易与结脑混淆。

5.发病 3 周后

CSF 外观黄变基本消失,白细胞正常或轻度升高,蛋白量正常或轻度升高,细胞学检查可见到较多的含铁血黄素吞噬细胞,该细胞持续存在约 2 个月,有利于支持出血性疾病的诊断。

CSF 血性与误穿的鉴别方法:①误穿时因流出的是血液,所以很快出现凝固。②误穿时上清液无色透明,潜血试验阴性,红细胞形态完整且都是新鲜红细胞。③误穿时三管试验:逐渐变浅;而血性 CSF 则各管颜色均匀一致。④误穿时滴一滴流出液于纱布上,其向外扩展的印迹也逐渐变浅;而血性 CSF 则呈均匀一致性印迹。

(三)磁共振成像(MRI)和磁共振血管成像(MRA)

MRI 与 CT 在显示 SAH 方面各有所长,在分析 SAH 的 MRI 征象时必须考虑 CSF 内水中氢质子与红细胞内含铁血红蛋白之间的相互作用。出血数小时后红细胞溶解,释放游离稀释的氧合血红蛋白(Oxy hb)、还原血红蛋白(Det hb)及高铁血红蛋白(Met hb)。

SAH 后 24 小时内以 Oxy hb 为主,2～7 天以 Det hb 为主,8～30 天以 Met hb 为主。Oxy hb 和 Det hb 的 T$_1$ 值近似,在红细胞溶解后 10% 浓度的 CSF 中,Met hb 的 T$_1$ 值明显短于 Oxy hb 与 Det hb。因此在出血急性期的 T$_1$ 缩短效应主要由 Met hb 所致,而与 Det hb 与 Oxy hb 关系不大,因它们没有明显的质子增强效应。

1.急性期 SAH(7 天以内)

在 CT 上可清晰显示脑沟、脑裂或脑池、脑室的高密度铸型;而 MRI 远不如 CT 敏感,这是因为小量出血被 CSF 稀释,加上氧分压与 pH 值较高,以致不能形成 Det hb;在 CSF 中 Det hb 失去了顺磁性效应;CSF 搏动引起流动现象。所以,少量 SAH 在 MRI 上难以显影。大量出血形成局部凝血块,而氧分压与 pH 值又相当低,可以形成 Det hb,那么在高场强 T$_2$ 加权像上会因 Det hb 的 T$_2$ 质子增强效应而显示短 T$_2$ 低信号。

2.亚急性期 SAH(7 天至 1 个月)

在 CT 上的高密度影已经消失,红细胞溶解后放出游离稀释的 Met hb,Met hb 在所有成像序列中均呈高信号。所以,MRI 在显示超过 1 周至 40 天的 SAH 方面明显优于 CT,这种 Met hb 高信号可持续数月之久,使之成为确定 CT 扫描阴性而腰穿阳性患者出血部位的唯一方法。

3.MRA 检测动脉瘤

安全,但不适合用于急性期。其检测动脉瘤的敏感度和特异度都很高(敏感度为 69%～99%,特异度为 100%)。缺点是有局限性,MRA 检查的时间远远长于 CTA 检查,不适于危重患者的检查。优点是具有无创性。MRA 不需要对比剂即可对颅内血管进行成像,尤适于肾功能受损的患者。主要用于有动脉瘤家族史或破裂先兆者的筛查,动脉瘤患者的随访以及急性期不能耐受 DSA 检查的患者。但是 MRA 检出颅内动脉瘤的与 CTA 一样,对于直径<3mm 的小动脉瘤 MRA 的敏感度较低,为 38%。

(四)CT 血管成像(CTA)

CTA 是以螺旋 CT 技术为基础的,需造影剂可立即获得图像,并可据此做出初步诊断。对某一限定的感兴趣容积的最大密度投射(MIP)影像可在计算机屏幕上以各个不同的角度进行旋转和研究,这明显优于常规血管移动造影的视野限制。由于 CTA 成像速度快,创伤小,可与首次 CT 同期进行,通过三维脑血管影像可以评价脑和颅底骨的血管结构,便于制订手术计划,CTA 越来越多地应用于临床,其检出动脉瘤的敏感性可与 MRA 媲美。研究显示,CTA 对于大动脉瘤的检出甚至优于常规血管造影。CTA 检出颅内动脉瘤的敏感度为 77%～97%,特异度为 87%～100%。但是对于<3mm 的动脉瘤,CTA 的敏感度为 40%～91%。因为 CTA 需要的对比剂剂量较大,肾功能受损的患者使用时需慎重。对于临床症状轻、CT 上出血仅限于中脑周围、怀疑静脉性中脑周围出血的患者宜先行 CTA,如果 CTA 阴性,那么可避免做动脉导管血管造影。目前一些学者认为 CTA 评判动脉瘤的效果或等于常规血管造影。

(五)脑血管造影

1.颈动脉穿刺术

该方法只用于检查一侧颈动脉系统病变和颅内静脉病变。该方法简单、快捷、经济。目前较少应用。

2.椎动脉穿刺术

主要用于检查一侧椎动脉、基底动脉及其分支的病变。该方法较难,目前基本不用。

3.经皮股动脉插管术

即数字减影血管造影(DSA),是诊断颅内动脉瘤最有价值的方法,阳性率达 95%,可以清楚显示动脉瘤的位置、大小、与载瘤动脉的关系、有无血管痉挛等。条件具备、病情许可时应争取尽早行全脑 DSA 检查以确定出血原因和决定治疗方法、判断预后。

但由于血管造影可加重神经功能损害,如脑缺血、动脉瘤再次破裂出血等,因此造影时机宜避开脑血管痉挛和再出血的高峰期,即出血 3 天内或 3 周后进行为宜。该方法可随意选择不同的动脉,一次插管成功后可同时反复多次进行多条动脉的造影,同时随着现代介入神经放射学的发展,使大多数颅内动脉瘤都能经血管内治疗痊愈,从而免除开颅手术。但要求有一定的技术和设备,且价格较昂贵。

脑血管造影的目的是为了明确 SAH 的病因,发现动脉瘤者可同时进行介入栓塞治疗或为下一步的治疗奠定基础。

(1)明确病因:该手段是诊断动脉瘤,脑血管畸形,moyamoya 病最可靠的方法。

(2)为诊断和介入或手术治疗提供重要依据:通过该方法可了解动脉瘤的大小、部位、形状、单发或多发;了解脑血管畸形及其供血动脉和引流静脉的情况及侧支循环情况。以判断是否适合介入或手术治疗。

(3)诊断主要并发症血管痉挛:这是目前诊断脑血管痉挛最可靠的手段。在 SAH 过程中是否有脑血管痉挛发生,对患者的病程及预后均有很大的影响。

(4)估计预后:脑血管造影的统计结果显示,16%的患者无异常发现,这可能是由于病变小,血块填塞了动脉瘤等原因引起,该类患者复发率低,死亡率低。

由血管畸形或 moyamoya 病所致的 SAH,其预后也较好,复发率,死亡率低。造影发现动脉瘤者,其复发率,死亡率均相当高,目前唯一的解决方法是尽早进行动脉瘤的介入栓塞或手术治疗。

脑血管造影的禁忌证包括:①碘剂过敏者:绝对禁忌。②老年人并患严重高血压,动脉硬化,不适合手术者。③有出血倾向或出血性疾病者。④有严重心,肝,肾功能不全者。⑤脑疝,脑干功能障碍,或休克者。⑥有局部皮肤感染或血管有炎症者。

(六)其他

经颅超声多普勒(TCD)可动态检测颅内主要动脉流速是及时发现脑血管痉挛(CVS)倾向和痉挛程度的最灵敏的方法;局部脑血流测定用以检测局部脑组织血流量的变化,可用于继发脑缺血的检测。

八、诊断

根据以下条件,多可明确诊断。

(1)活动中突然发病,数分钟内病情达高峰。

(2)剧烈头痛、呕吐,发病初期不伴有发热。

(3)项强、克氏征阳性。无其他神经系统定位体征。

(4)头部 CT 检查所见:脑沟、脑池、脑裂呈高密度影像,并可排除其他部位的脑实质或脑室出血。

(5)腰穿 CSF 呈均匀一致的血性。

(6)眼底可见玻璃膜下出血。

在上述诊断标准中,第2—4条是诊断 SAH 的必备条件。

九、鉴别诊断

(一)脑膜炎

起病时,发热在前,头痛在后。腰穿所见:CSF 非血性改变;常规、生化检查呈炎性改变;特别是当 SAH 患者的 CSF 处于黄变期时,更需要注意与结核性脑膜炎鉴别。这时检查 CSF 细胞学,如发现含铁血黄素细胞具有明确的鉴别意义。

(二)脑叶出血

在 CT 应用于临床以前,临床几乎很少能够诊断脑叶出血。因为脑叶出血多位于神经功能的哑区,临床无特异的症状、体征。尽管某些部位的脑叶出血可以有特征性体征,如枕叶出血可表现为同向偏盲、象限盲、突然视觉障碍等;顶叶出血可表现为单纯性失语,特别是命名性失语等。但终因这些体征较轻,经常被临床忽略,而导致误诊为 SAH。由此可见,头部 CT 检查在鉴别诊断中具有重要意义。

(三)脑室出血

轻者与 SAH 的临床表现完全相似,而重症的 SAH 又易误诊成脑室或脑干出血。CT 检查是两者进行鉴别的最好方法。

(四)外伤性 SAH

因外伤性 SAH 的病因、治疗及预后均与原发性 SAH 有极大的区别,所以两者的鉴别在临床上是十分有意义的。主要通过仔细询问病史来鉴别。

(五)继发性 SAH

小脑出血、尾状核头出血、丘脑出血及基底节出血均可引起继发性 SAH,易被误诊成 SAH。所以 CT 检查是十分必要的。

十、并发症

最常见的有脑血管痉挛(CVS)及正常颅内压脑积水(NPH),其次为下丘脑损伤、脑心综合征等。

(一)脑血管痉挛(CVS)

SAH 有 33%～66% 出现 CVS,CVS 的发生与出血次数、出血量及脑沟、脑池的积血量多少有关。痉挛的血管以大脑前中动脉多见,位于破裂动脉瘤附近,偶见于椎基底动脉。CVS 可分为局限性、多节段性、广泛性(高颅内压)等。血管管径减少 60% 以上时,患者症状明显。

CVS 的诱因多与应激状态有关,如突然血压下降、各种原因所致的血容量不足、手术操作(脑血管造影)等。

1.CVS 的发病机制

(1)机械因素:血管壁破裂,血液直接刺激管壁,凝血块压迫,围绕血管壁的肌纤维受牵拉,引起血管痉挛。

(2)神经因素:颅内血管丰富,血管中层平滑肌细胞间形成的神经肌肉接头(由颈交感神经发出纤维),产生若干收缩因子,导致血管痉挛。

(3)化学因素:血液分解后,产生了一系列血管收缩因子,如花生四烯酸、神经肽 Y、内皮素、一氧化氮(NO)、肾上腺素、去甲肾上腺素、血管紧张素、氧合血红蛋白、前列腺素、5-羟色胺、血栓素 A_2 等均有收缩血管的作用。其中氧合血红蛋白和 NO 是作用最明显的因子。①血红蛋白:SAH 后红细胞破裂释放大量血红蛋白,根据出血时间的不同,主要存在 3 种形式:氧合血红蛋白(Oxy hb)、还原血红蛋白(Det hb)及高铁血红蛋白(Met hb)。现已发现,Oxy hb 缩血管能力最强,而 Met hb 几乎无缩血管活性。②Oxy hb:能收缩游离平滑肌细胞和不同动物的脑动脉,引起培养的血管内皮细胞释放内皮素,并在自体氧化过程中产生毒性氧自由基和超氧化阴离子,催化脂质过氧化反应,损伤生物膜,影响 K^+-Na^+-ATP 酶活性,导致膜流动性和通透性异常,内膜和平滑肌细胞增生。Oxy hb对 Ca^{2+} 激活的钾通道开放有较强的作用,并在培养平滑肌细胞上能引起最大强度的 Ca^{2+} 内流。③NO:SAH 时红细胞裂解产生大量血红蛋白,特异性地与 NO 结合,阻断其介导的舒血管机制,使血管舒张、收缩平衡破坏,导致血管痉挛。在生理情况下,NO 抑制血小板聚集对维持正常血液流动起重要作用。但在 SAH 时血小板聚集功能亢进,黏附于血管内皮细胞上,并释放 5-羟色胺,血栓素 A_2 等血管活性物质,引起血管痉挛。有人推测 SAH 时血小板聚集功能亢进与 NO 功能减弱有关,故考虑 SAH 时 NO 功能减弱与脑血管痉挛有密切关系。

2.CVS 分期

由于 CVS 出现的时期不同,可分为 3 期。

(1)超早期:病后 24 小时内发生者。

(2)早期:病后 2 周以内发生者。一般 4～7 天为高峰期。

(3)晚期:病后 3～4 周发生者。

3.辅助检查

(1)数字减影血管造影(DSA):脑血管造影(数字减影血管造影)不仅是动脉瘤和脑血管畸形诊断的"金标准",对脑血管痉挛的阳性检出率也很高,也是诊断血管痉挛的"金标准",可清晰显示脑血管各级分支,血管造影可观察到血管内径相对减小。其缺点是不便在 SAH 后多次重复检查。在有条件的情况下,对怀疑有血管痉挛者可考虑行血管造影。病情允许,患者配合的情况下,也可行氙CT(Xe-CT)检查。

(2)经颅多普勒超声(TCD)血流检测:TCD 是目前检测脑血管痉挛的一种常用方法。其主要优点是无创伤,可连续多次重复检测,可用于动态检测血管痉挛的病程以及评价治疗效果。需要注意的是,TCD 检测的特异性较高,敏感性较低,其测得数值的准确性与负责检测的医师的经验和技术有关,而且由于颅骨厚度的限制,一般只能测定某些特定的颅内血管节段。

(3)操作方法及程序:①动态观察双侧半球动脉和颅外段颈内动脉血流速度变化,TCD 检测 1～2 次/d,视患者病情采用连续或间断血流速度检测或监测。②动态观察血管搏动指数及 MCA 与颅外段 ICA 血流速比值的变化。

(4)诊断标准:①前循环多以大脑中动脉(M1 段——主干,深度 50～65mm)为准,平均血流速度为120～140cm/s时可以诊断血管痉挛。②后循环动脉的探测主要集中在椎基底动脉,血管痉挛的诊断速度低限分别是平均血流速 80cm/s 和 95cm/s。③在没有全脑充血的情况下,每天大脑中动脉平均血流速度增加 25～50cm/s 可视为异常。④Lindegaard 指数(血管痉挛指数),即颅内大脑中动脉平均血流速与颅外段颈内动脉平均血流速比值(V Mmca/V Meica),正常人为 1.7±0.4。Lindegaard 指数常用来作为辅助参考指标来判断血流速度增快是血管痉挛还是全脑充血。当 Lindegaard 指数＞3 时,常认为发生了血管痉挛;而≤3 则认为是全脑充血状态血流动力学改变。

4.CVS 的临床表现

(1)普遍脑循环障碍:定向力、注意力障碍、精神错乱或进行性意识障碍或由昏迷转清醒后再转昏迷,这种意识障碍的动态变化为脑血管痉挛的特点。超早期和早期发生者可以表现为突然发生的一过性症状;晚期发生者可以逐渐发生,持续时间较长,2～3 周恢复。

（2）局部脑循环障碍：失语、单瘫、偏瘫、头痛加重或无欲等。

（3）颅内压增高：头痛、呕吐、视盘水肿、血压升高等，可导致脑疝死亡。颅内压持续超过 $340mmH_2O$ 时，提示预后不良。

（4）偶见脑膜刺激征加重者需与 SAH 再发鉴别。

5.CVS 的治疗

（1）钙通道阻滞剂：以口服尼莫地平为主。尼莫地平可通过抑制钙离子进入细胞内，而抑制血管平滑肌的收缩，其对脑血管的作用比对身体任何其他部位的血管作用要强得多。尼莫地平有很高的亲脂性，易通过血-脑屏障。尼莫地平应在 SAH 出血后的 96 小时内开始应用，持续服用 21 天。口服剂量为每次 60mg，每 4 小时 1 次。

（2）纠正低血容量和降低血液黏度：输清蛋白、血浆、低分子右旋糖酐以及丹参等。

（3）保持颅内压力正常，改善脑循环和代谢：适当脱水、吸氧、应用肾上腺皮质激素等。

（4）血压的管理：SAH 患者的高血压治疗是一个难题，特别是当血压升高超过 200/110mmHg 时，脑血流自动调节上下限间的范围变窄，使得脑灌注更加依赖于动脉血压。所以，对血压积极的冲击治疗必然会使自动调节丧失，导致一定的缺血危险。

因此，理性的态度是不要治疗动脉瘤破裂后的高血压，而避免应用降血压药的同时增加液体摄入可能会降低脑梗死的危险性。对血压极度升高和诊断为终末器官功能迅速进行性恶化的患者，如新发现视网膜病、心力衰竭、肌酐水平升高、蛋白尿或少尿等，应选用降血压药。

（5）保持水电解质平衡：低钠血症和液体限制或血容量下降可以大大增加脑缺血的危险性。因此，除心衰患者外，每天可给予生理盐水 2.5L 左右，发热患者更应适当增加液体的摄入。

3 周以内脑血管痉挛恢复者，预后较好，很少留有后遗症，恢复的越早，预后越好。3 周后脑血管痉挛症状缓解不明显者，多数可形成永久性管腔狭窄或关闭，同时留有相应的体征。严重者患者可因产生大面积脑梗死、高度脑水肿、脑疝及继发性脑干损害而导致死亡。其死亡率明显高于不伴有脑血管痉挛的病例。

（二）正常颅内压脑积水（NPH）

NPH 是一种临床综合征。最常见于 SAH，其次为脑膜炎（结脑）、头外伤、脑部手术等。另外有相当一部分患者原因不明。有 16% 左右的 SAH 患者出现 NPH。

SAH 后，血液吸收不良造成不同程度的蛛网膜纤维化粘连，影响了蛛网膜颗粒对脑脊液的吸收，导致早期颅内压增高，以后则由于脑脊液生成与吸收调整至平衡状态，颅内压趋于正常，形成 NPH。

1.NPH 的临床表现主要有以下三主征

（1）定向力、注意力障碍、痴呆：出现频率较高。

（2）步态不稳：如醉酒样，出现时间最早。

（3）尿便障碍：早期为尿淋漓、尿失禁，便失禁较少见。

以上三主征同时出现的患者较少见。

NPH 患者腰穿：颅内压力正常，CSF 生化、常规检查基本正常。

CT 显示脑室轻度至重度扩张，大多数为中度至重度扩张。NPH 脑室扩张的特点是前角明显变大、变圆;扩张脑室的周边,特别是额角可见透光区,其密度高于脑室、低于白质,这是由于脑室壁室管膜对 CSF 的不正常性吸收,导致 CSF 渗入脑室周围白质所致;一般脑室扩张不伴有脑沟增宽,除非症状十分严重者。

2.NPH 的脑室扩张应与脑萎缩的鉴别

(1)脑萎缩时脑室也可扩大,但脑室形状正常。

(2)脑萎缩时脑室扩大的前角周围无透光区。

(3)脑萎缩时脑沟增宽的程度较脑室扩大明显。

NPH 的治疗:目前内科保守治疗无特效方法,应以外科分流手术治疗为主。

(三)其他

1.全脑缺血

动脉瘤破裂后可能即刻发生不可逆性脑损伤。最可能的解释是由于出血时颅内压升高至动脉压水平长达数分钟,导致了长时间的全脑缺血。这显然不同于迟发性缺血,迟发性缺血为局灶性或多灶性。

2.下丘脑损伤

表现为高热、大汗、应激性上消化道出血、血糖升高及心电图异常等。

3.脑心综合征

部分患者伴发心电图改变,影响预后,个别患者可伴发急性心肌梗死,甚至导致突然死亡。

4.继发感染

以肺部继发炎症多见。

十一、治疗

(一)一般处理及对症治疗

1.保持生命体征稳定

SAH 确诊后有条件应争取监护治疗,密切监测生命体征和神经系统体征的变化;保持气道通畅,维持稳定的呼吸、循环系统功能。检查和搬动患者时,动作尽量轻。

2.降低颅内压

适当限制液体入量、防治低钠血症、过度换气等都有助于降低颅内压。临床上主要是用脱水剂,常用的有甘露醇、呋塞米、甘油果糖,也可以酌情选用清蛋白。若伴发的脑内血肿体积较大时,应尽早手术清除血肿,降低颅内压以抢救生命。

3.纠正水、电解质平衡紊乱

注意液体出入量平衡。适当补液补钠、调整饮食和静脉补液中晶体胶体的比例可以有效预防低钠血症。低钾血症也较常见,及时纠正可以避免引起或加重心律失常。

4.对症治疗

烦躁者予镇静药,头痛予镇痛药,通便,止咳等。注意慎用阿司匹林等可能影响凝血功能的非甾体类消炎镇痛药物或吗啡、哌替啶等可能影响呼吸功能的药物。痫性发作时可以短期采用抗癫痫药物如地西泮、卡马西平或者丙戊酸钠。

5.加强护理

就地诊治,卧床休息,减少探视,给予高纤维、高能量饮食,保持尿便通畅。意识障碍者可予鼻胃管,但动作应轻柔,慎防窒息和吸入性肺炎;尿潴留者留置导尿,注意预防尿路感染,采取勤翻身、肢体被动活动、气垫床等措施预防压疮、肺不张和深静脉血栓形成等并发症。如果DSA检查证实不是颅内动脉瘤引起的,或者颅内动脉瘤已行手术夹闭或介入栓塞术,没有再出血危险的可以适当缩短卧床时间。

6.预防感染

有无意识障碍均应应用。因该类患者卧床时间长,易导致坠积性肺炎。

(二)防治再出血

1.安静休息

绝对卧床 4～6 周,镇静、镇痛,避免一切可以引起情绪变化的因素,如生气、烦躁、兴奋、疲劳等。避免一切可引起高血压、高颅内压的因素,如输液反应、突然用力、便秘、剧咳、声光刺激等。

2.调控血压

去除疼痛等诱因后,如果平均动脉压＞125mmHg 或收缩压＞180mmHg,可在血压监测下使用短效降压药物使血压下降,保持血压稳定在正常或者起病前水平。可选用钙离子通道阻滞剂、β 受体阻滞剂或 ACEI 类等。

3.抗纤溶药物

为了防止动脉瘤周围的血块溶解引起再度出血,可用抗纤维蛋白溶解剂。常用 6-氨基己酸(EACA),初次剂量 4～6g 溶于 100 mL 生理盐水或者 5％葡萄糖中静滴(15～30 分钟)后一般维持静滴 1g/h,12～24g/d,使用 2～3 周或到手术前,也可用氨甲苯酸(PA MBA)或氨甲环酸。抗纤溶治疗可以降低再出血的发生率,但同时也增加 CVS 和脑梗死的发生率,建议与钙离子通道阻滞剂同时使用。

4.预防血管痉挛

主要是钙离子拮抗剂(Ca^{2+} 通道阻滞剂):尼莫地平、尼达尔等,可口服或静脉给药,持续 4 周左右。

(三)防治脑动脉痉挛及脑缺血

1.维持正常血压和血容量

血压偏高给予降压治疗;在动脉瘤处理后,血压偏低者,首先应去除诱因如减或停脱水和降压药物;予胶体溶液(清蛋白、血浆等)扩容升压;必要时使用升压药物如多巴胺静滴。

2.早期使用尼莫地平

常用剂量 10～20mg/d,静脉滴注 1mg/h,共 10～14 天,注意其低血压的不良反应。

3.腰穿放 CSF 或 CSF 置换术

其目的是为了缓解头痛,促进脑室扩张的恢复,促进血液吸收,减少脑血管痉挛。多年来即有人临床应用此法,但缺乏多中心、随机、对照研究。在早期(起病后1～3天)行脑脊液置换可能利于预防脑血管痉挛,减轻后遗症状。剧烈头痛、烦躁等严重脑膜刺激征的患者,可考虑酌情选用,适当放 CSF 或 CSF 置换治疗。注意有诱发颅内感染、再出血及脑疝的危险。

(1)适应证:①蛛网膜下腔出血患者发病 3 周以内,且越早越好。②蛛网膜下腔出血患者临床分级4级以下者,包括 4 级。③第四脑室有积血者应首选。④急性期 CT 显示脑室呈中等程度以上扩张者。

(2)禁忌证:除普通腰穿的禁忌证外,还需注意以下几点:①蛛网膜下腔出血患者临床分级5级者应慎重。②蛛网膜下腔出血患者CT分型为颅内血肿型及混合型的,血肿>3.0cm×3.0cm以上者。③有慢性枕大孔疝先兆者。

(3)注意事项:①首次放液量不超过4.0 mL。②根据前一次腰穿测压结果及CSF外观颜色确定下一次腰穿间隔时间(1~7天)及放液量(4~16 mL)。③一律选用高颅内压腰穿法。

(四)防治脑积水

1.药物治疗

轻度的急、慢性脑积水都应先行药物治疗,给予乙酰唑胺等药物减少CSF分泌,酌情选用甘露醇、呋塞米等。

2.脑室穿刺CSF外引流术

CSF外引流术适用于SAH后脑室积血扩张或形成铸型出现急性脑积水经内科治疗后症状仍进行性加剧,有意识障碍者;或患者年老、心、肺、肾等内脏严重功能障碍,不能耐受开颅手术者。紧急脑室穿刺外引流术可以降低颅内压、改善脑脊液循环,减少梗阻性脑积水和脑血管痉挛的发生,可使50%~80%的患者临床症状改善,引流术后尽快夹闭动脉瘤。CSF外引流术可与CSF置换术联合应用。

3.CSF分流术

慢性脑积水多数经内科治疗可逆转,如内科治疗无效或脑室CSF外引流效果不佳,CT或MRI见脑室明显扩大者,要及时行脑室-心房或脑室-腹腔分流术,以防加重脑损害。

(五)病变血管的处理

1.血管内介入治疗

介入治疗不需要开颅和全身麻醉,对循环影响小,近年来已经广泛应用于颅内动脉瘤治疗。术前须控制血压,使用尼莫地平预防血管痉挛,动脉瘤性SAH,Hunt和Hess分级≤Ⅲ级时,多早期行DSA检查确定动脉瘤部位及大小形态,选择栓塞材料行瘤体栓塞或者载瘤动脉的闭塞术。颅内动静脉畸形(AVM)有适应证者也可以采用介入治疗闭塞病变动脉。

2.外科手术

(1)颅内动脉瘤:需要综合考虑动脉瘤的复杂性、手术难易程度、患者临床情况的分级等以决定手术时机。动脉瘤性SAH倾向于早期外科治疗;一般Hunt和Hess分级≤Ⅲ级时多主张早期(3天内)手术行夹闭动脉瘤或者介入栓塞术。Ⅳ、Ⅴ级患者经药物保守治疗情况好转后可行延迟性手术(10~14天)。外科治疗对于防止动脉瘤再发,减少并发症,降低死亡率具有十分重要的意义,是彻底治疗SAH的有效方法。

(2)脑血管畸形。①根据形态分类:动静脉畸形,海绵状血管瘤,静脉畸形,先天性颅内囊性动脉瘤,后三种于血管造影片中多不显影,故有人称隐匿性血管畸形。手术治疗的目的是防止出血和改善神经功能。②根据畸形大小分为:小型,最大径<2cm;中型2~4cm;大型4~6cm;巨型>6cm。③根据血流动力学分为:高血流量,如动静脉畸形;低血流量,如海绵状血管瘤、静脉畸形、毛细血管扩张症。

3.立体定向放射治疗（γ刀治疗）

主要用于小型 AVM 以及栓塞或手术治疗后残余病灶的治疗。

《中国脑血管病防治指南(2005 年版)》对 SAH 诊治的建议有以下几点。

(1)有条件的医疗单位,SAH 患者应由神经外科医师首诊,并收住院诊治;如为神经内科首诊者,亦应请神经外科会诊,尽早查明病因,进行治疗。

(2)SAH 的诊断检查首选颅脑 CT,动态观察有助了解出血吸收、再出血、继发脑损害等。

(3)临床表现典型,而 CT 无出血征象,可谨慎腰穿 CSF 检查,以获得确诊。

(4)条件具备的医院应争取做脑血管影像学检查,怀疑动脉瘤时须尽早行 DSA 检查,如患者不愿做 DSA 时也可先行 MRA 或 CTA。

(5)积极的内科治疗有助于稳定病情和功能恢复。为防再出血、继发出血等,可考虑抗纤溶药与钙通道阻滞剂合用。

(6)依据脑血管异常病变、病情及医疗条件等,来考虑选用血管内介入治疗、开颅手术或放射外科等治疗。

十二、预后

SAH 的预后与病因、出血部位、出血量、有无再发及并发症有关。首次发病后,如果患者 3 周左右症状,体征基本消失,无再发及并发症者可以痊愈。首次发病存活的患者中,约有 1/3 再发,第一次再发患者约 2/3 死亡;第二次再发者,死亡率高达 90%。

SAH 的死亡率高,尤其是动脉瘤引起的 SAH 死亡率高达 40%,脑血管畸形为 10% 左右,动脉瘤再发者达 65%。SAH 一般无并发症者,则几乎不留任何后遗症,基本恢复生活和工作能力。

第四章　缺血性脑血管病

脑血管病是一种常见病,其致残率和病死率很高,居人口死亡原因中的前3位。各种原因的脑血管疾病在急性发作之前为一慢性发展过程,一旦急性发作即称为卒中。卒中包括出血性卒中和缺血性卒中两大类,其中缺血性卒中占75%～90%。

一、病理生理

脑的功能和代谢的维持依赖于足够的供氧。正常人脑只占全身体重的2%,却接受心排出量15%的血液,占全身耗氧量的20%,足见脑对供血和供氧的需求量之大。正常体温下,脑的能量消耗为33.6 J/(100g·min)(1 cal≈4.2 J)。如果完全阻断脑血流,脑内储存的能量只有84 J/100 g,仅能维持正常功能3分钟。为了节省能量消耗,脑皮质即停止活动,即便如此,能量将在5分钟内耗尽。在麻醉条件下脑的氧耗量稍低,但也只能维持功能10分钟。脑由4条动脉供血,即两侧颈动脉和两侧椎动脉,这4条动脉进入颅内后组成大脑动脉环(Willis环),互相沟通组成丰富的侧支循环网。颈动脉供应全部脑灌注的80%,两条椎动脉供应20%。立即完全阻断脑血流后,意识将在10秒之内丧失。

为了维持脑的正常功能,必须保持稳定的血液供应。正常成年人在休息状态下脑的血流量(CBF)为每分钟每100 g脑50～55 mL[50～55 mL/(100 g·min)]。脑的各个区域血流量并不均匀,脑白质的血流量为25 mL/(100 g·min),而灰质的血流量为75 mL/(100 g·min)。某一区域的血流量称为该区域的局部脑血流量(rCBF)。全脑和局部脑血流量可以在一定的范围内波动,低于这一范围并持续一定时间将会引起不同的脑功能障碍,甚至发生梗死。

影响脑血流量稳定的因素有全身血压的变动、动脉血中的二氧化碳分压($PaCO_2$)和氧分压(PaO_2)、代谢状态和神经因素等。

(一)血压的影响

在一定范围内的血压波动不影响CBF的稳定,但超过这种特定范围,则CBF随全身血压的升降而增高或减少。这种在一定限度的血压波动时能将CBF调节在正常水平的生理功能称为脑血管的自动调节功能。当全身动脉压升高时,脑血管即发生收缩而使血管阻力增加;反之,当血压下降时脑血管即扩张,使血管阻力减小,最终结果是保持CBF稳定,这种脑血管舒缩调节脑血流量的现象称为裴立斯效应。脑血管自动调节功能有一定限度,其上限为20～21.3 kPa(150～160 mmHg),下限为8.0～9.3 kPa(60～70 mmHg)。当全身平均动脉压的变动超出此一限度,脑血管的舒缩能力超出极限,CBF即随血压的升降而增减。很多病理情况都可影响脑血管的自动调节功能的上限和下限,如慢性高血压症、脑血管痉挛、脑损伤、脑水肿、脑缺氧、麻醉和高碳酸血症等都可影响CBF的自动调节。有的病理情况下,平均动脉压只降低30%,也可引起CBF减少。

(二)$PaCO_2$的影响

$PaCO_2$增高可使血管扩张,脑血管阻力减小,CBF即增加,反之,CBF即减少。当$PaCO_2$

在 3.3~8 kPa(25~60 mmHg)时,$PaCO_2$ 每变化 0.1 kPa(1 mmHg),CBF 即变化 4%。当 $PaCO_2$ 超过或低于时即不再随之而发生变化。严重的 $PaCO_2$ 降低可导致脑缺血。

(三)代谢的调节

局部脑血流量受局部神经活动的影响。在局部神经活动兴奋时代谢率增加,其代谢需求和代谢产物积聚,改变了血管外环境,增加局部脑血流量。

(四)神经的调节

脑的大血管同时受交感神经和副交感神经支配,受刺激时,交感神经释放去甲肾上腺素,使血管收缩,而副交感神经兴奋时释放乙酰胆碱,使血管扩张。刺激交感神经虽可使血管收缩,但对 CBF 无明显影响,刺激副交感神经影响则更为微弱。

决定缺血后果有两个关键因素:一是缺血的程度,二是缺血持续时间。在 CBF 降低到 18 mL/(100g·min)以下,经过一定的时间即可发生不可逆转的脑梗死,CBF 水平愈低,脑梗死发生愈快,在 CBF 为 12 mL/(100g·min)时,仍可维持 2 小时以上不致发生梗死。在 25 mL/(100g·min)时,虽然神经功能不良,但仍可长时间不致发生梗死。在缺血性梗死中心的周边地带,由于邻近侧支循环的灌注,存在一个虽无神经功能但神经细胞仍然存活的缺血区,称为缺血半暗区,如果在一定的时限内提高此区的 CBF,则有可能使神经功能恢复。

二、病因

脑缺血的病因可归纳为以下几类:①颅内、外动脉狭窄或闭塞;②脑动脉栓塞;③血流动力学因素;④血液学因素等;⑤脑血管痉挛。

(一)脑动脉狭窄或闭塞

脑由 4 条动脉供血,并在颅底形成 Willis 环,当动脉发生狭窄或闭塞,侧支循环不良,影响脑血流量,导致局部或全脑的 CBF 减少到发生脑缺血的临界水平,即 18~20 mL/(100 g·min)以下时,就会产生脑缺血症状。一般认为动脉内径狭窄超过其原有管径的 50%,相当于管腔面积缩窄 75% 时,将会使血流量减少。认为此时才具有外科手术意义。

多条脑动脉狭窄或闭塞可使全脑血流量处于缺血的边缘状态,即 CBF 为 31 mL/(100g·min)时,此时如有全身性血压波动,即可引发脑缺血。造成脑动脉狭窄或闭塞的主要原因是动脉粥样硬化,而且绝大多数(93%)累及颅外段大动脉和颅内的中等动脉,其中以颈内动脉和椎动脉起始部受累的机会最多。

(二)脑动脉栓塞

动脉粥样硬化斑块除可造成动脉管腔狭窄以外,在斑块上的溃疡面上常附有血小板凝块、附壁血栓和胆固醇碎片。这些附着物被血流冲刷脱落后形成栓子,被血流带入颅内动脉,堵塞远侧动脉造成脑栓塞,使供血区缺血。最常见的栓子来源是颈内动脉起始部的动脉粥样硬化斑块,被认为是引起短暂性脑缺血发作最常见的原因。大多数(3/4)颈内动脉内的栓子随血液的主流进入并堵塞大脑中动脉的分支,引起相应的临床症状。另一个常见原因是心源性栓子。多见于患有风湿性心瓣膜病、亚急性细菌性心内膜炎、先天性心脏病等患者。少见的栓子如脓毒性栓子、脂肪栓子、空气栓子等。

(三)血流动力学因素

短暂的低血压可引发脑缺血,如果已有脑血管的严重狭窄或多条脑动脉狭窄,使脑血流处于少血状态时,轻度的血压降低即可引发脑缺血。例如,心肌梗死、严重心律失常、休克、颈动脉窦过敏、直立性低血压、锁骨下动脉盗血综合征等。

(四)血液学因素

口服避孕药物、妊娠、产妇、手术后或血小板增多症引起的血液高凝状态;红细胞增多症、镰状细胞贫血、巨球蛋白血症引起的血黏稠度增高均可发生脑缺血。

(五)脑血管痉挛

蛛网膜下腔出血、开颅手术、脑血管造影等均可引起血管痉挛,造成脑缺血。

三、类型和临床表现

根据脑缺血后脑损害的程度,其临床表现可分为短暂性脑缺血发作(TIA)、可逆性缺血性神经功能缺失(RIND)(又称可逆性脑缺血发作)、进行性卒中(PS)和完全性卒中(CS)。

(一)短暂性脑缺血发作(TIA)

TIA 为缺血引起的短暂性神经功能缺失,在 24 小时内完全恢复。TIA 一般是突然发作,持续时间为 10~15 分钟,有的可持续数小时,90%的 TIA 持续时间不超过 6 小时。引起 TIA 的主要原因是动脉狭窄和微栓塞。

1.颈动脉系统 TIA

表现为颈动脉供血区神经功能缺失。患者突然发作一侧肢体无力或瘫痪、感觉障碍,可伴有失语和偏盲,有的发生一过性黑矇,表现为突然单眼失明,持续 2~3 分钟,很少超过 5 分钟,然后视力恢复。黑矇有时单独发生,有时伴有对侧肢体运动和感觉障碍。

2.椎-基底动脉系统 TIA

眩晕是最常见的症状,但当眩晕单独发生时,必须与其他原因引起的眩晕相鉴别。此外,可出现复视、同向偏盲、皮质性失明、构音困难、吞咽困难、共济失调、两侧交替出现的偏瘫和感觉障碍、面部麻木等。有的患者还可发生"跌倒发作"(drop attack),表现为没有任何先兆的突然跌倒,但无意识丧失,患者可很快自行站起来,是脑干短暂性缺血所致。跌倒发作也见于椎动脉型颈椎病患者,但后者常于特定头位时发作,转离该头位后,脑干恢复供血,症状消失。

(二)可逆性缺血性神经功能缺失(RIND)

RIND 又称为可逆性脑缺血发作,是一种局限性神经功能缺失,持续时间超过 24 小时,但在 3 周内完全恢复,神经系统检查可发现阳性局灶性神经缺失体征。RIND 患者可能有小范围的脑梗死存在。

(三)进行性卒中(PS)

脑缺血症状逐渐发展和加重,超过 6 小时才达到高峰,有的在 1~2 天才完成其发展过程,脑内有梗死灶存在。进行性卒中较多地发生于椎-基底动脉系统。

(四)完全性卒中(CS)

脑缺血症状发展迅速,在发病后数分钟至 1 小时内达到高峰,至迟不超过 6 小时。

区分 TIA 和 RIND 的时间界限为 24 小时,在此时限之前恢复者为 TIA,在此时限以后恢复者为 RIND,在文献中大体趋于一致。但对 PS 和 CS 发展到高峰的时间界限则不一致,有人定为 2 小时,但更常用的时限为 6 小时。

四、检查和诊断分析

(一)脑血管造影

直接穿刺颈总动脉造影对颈总动脉分叉部显影清晰,简单易行,但直接穿刺有病变的动脉有危险性。穿刺处应距分叉部稍远,操作力求轻柔,以免造成栓子脱落。经股动脉插管选择性脑血管造影可进行4条脑动脉造影,是最常用的造影方法,但当股动脉和主动脉弓有狭窄时插管困难,颈总动脉或椎动脉起始处有病变时,插管也较困难并有一定危险性。经腋动脉选择性脑血管造影较少采用,腋动脉较少发生粥样硬化,且管径较粗并有较丰富的侧支循环,不像肱动脉那样容易造成上臂缺血,但穿刺时易伤及臂丛神经。经右侧腋动脉插管时不能显示左颈总动脉、左锁骨下动脉和左椎动脉,遇此情况不得不辅以其他途径的造影。经股动脉或腋动脉插管到主动脉弓,用高压注射大剂量造影剂,可显示从主动脉弓分出的所有脑动脉的全程,但清晰度不及选择性插管或直接穿刺造影。

脑血管造影可显示动脉的狭窄程度、粥样斑块和溃疡。如管径狭窄程度达到50%,表示管腔横断面积减少75%,管径狭窄程度达到75%,管腔面积已减少90%。如狭窄处呈现"细线征",则管腔面积已减少90%~99%。在造影片上溃疡的形态可表现为:①动脉壁上有边缘锐利的下陷;②突出的斑块中有基底不规则的凹陷;③当造影剂流空后在不规则的基底中有造影剂残留。但有时相邻两个斑块中的凹陷可误认为是溃疡,也有时溃疡被血栓填满而被忽略。

脑动脉粥样硬化病变可发生于脑血管系统的多个部位,但最多见于从主动脉弓发出的头-臂动脉和脑动脉的起始部,在脑动脉中则多见于颈内动脉和椎动脉的起始部。有时在一条动脉上可发生多处病变,如在颈内动脉起始部和虹吸部都有病变,称为串列病变。故为了全面了解病情,应进行尽可能充分的脑血管造影。脑血管造影目前仍然是诊断脑血管病变的最佳方法,但可能造成栓子脱落形成栓塞,这种危险虽然并不多见,但后果严重。

(二)超声检查

超声检查是一种非侵袭性检查方法。B型超声二维成像可观察管腔是否有狭窄、斑块和溃疡;波段脉冲多普勒超声探测可测定颈部动脉内的峰值频率和血流速度,可借以判断颈内动脉狭窄的程度。残余管腔愈小其峰值频率愈高,血流速度也愈快。经颅多普勒超声(TCD)可探测颅内动脉的狭窄,如颈内动脉颅内段、大脑中动脉、大脑前动脉和大脑后动脉主干的狭窄。

多普勒超声还可探测眶上动脉血流的方向,借以判断颈内动脉的狭窄程度或闭塞。眶上动脉和滑车上动脉是从颈内动脉的分支眼动脉分出的,正常时其血流方向是向上的,当颈内动脉狭窄或闭塞时,眶上动脉和滑车上动脉的血流可明显减低或消失。如眼动脉发出点近侧的颈内动脉闭塞时,颈外动脉的血可通过这两条动脉逆流入眼动脉,供应闭塞处远侧的颈内动脉,用方向性多普勒探测此两条动脉的血流方向,可判断颈内动脉的狭窄或闭塞。但这种方法假阴性很多,因此只能作为参考。

(三)磁共振血管造影(MRA)

MRA也是一种非侵袭性检查方法。可显示颅内外脑血管影像,根据"北美症状性颈动脉内膜切除试验研究"(NASCET)的分级标准,管腔狭窄10%~69%为轻度和中度狭窄,此时MRA片上显示动脉管腔虽然缩小,但血流柱的连续性依然存在。管腔狭窄70%~95%者为重度狭窄,血流柱的信号有局限性中断,称为"跳跃征"。管腔狭窄95%~99%者为极度狭窄,在信号局限性中断以上,血流柱很纤细甚至不能显示,称为"纤细征"。目前在MRA像中尚难可靠地区分极度狭窄和闭塞,MRA的另一缺点是难以显示粥样硬化的溃疡。

文献报道MRA在诊断颈总动脉分叉部重度狭窄(>70%)的可靠性为85%~92%。与脑血管造影相比,MRA对狭窄的严重性常估计过度,由于有这样的缺点,故最好与超声探测结合起来分析,这样与脑血管造影的符合率可大为提高。如果 MRA 与超声探测的结果不相符,则应行脑血管造影。

(四)CT 脑血管造影(CTA)

静脉注入 100～150 mL 含碘造影剂,然后用螺旋 CT 扫描和三维重建,可用以检查颈动脉的病变,与常规脑血管造影的诊断符合率可达 89%。其缺点是难以区分血管腔内的造影剂与血管壁的钙化,因而对狭窄程度的估计不够准确。

(五)眼球气体体积扫描法

眼球气体体积扫描法(OPE-Gee)是一种间接测量眼动脉收缩压的技术。眼动脉的收缩压反映颈内动脉远侧段的血压。当眼动脉发出点近侧的颈内动脉管径狭窄程度达到 75% 时,其远侧颈内动脉血压即下降,而该侧的眼动脉压也随之下降。同时测量双侧的眼动脉压可以发现病侧颈内动脉的严重狭窄。如果两侧眼动脉压相差在 0.7 kPa(5mmHg)以上,表示病侧眼动脉压已有下降。

(六)局部脑血流量测定

测定 rCBF 的方法有吸入法、静脉法和动脉内注入法,以颈内动脉注入法较为准确。将 2 mCi(1 Ci＝3.7×10^{10} Bq)的 ^{133} 氙(^{133}Xe)溶于 3～5 mL 生理盐水内,直接注入颈内动脉,然后用 16 个闪烁计数器探头放在注射侧的头部不同部位,每 5 分钟记录 1 次,根据测得的数据,就可计算出各部位的局部脑血流量。吸入法和静脉注入法因核素"污染"颅外组织而影响其准确性。

rCBF 检查可提供两方面的资料:①可确定脑的低灌注区的精确部位,有助于选择供应该区的动脉作为颅外-颅内动脉吻合术的受血动脉;②测定低灌注区的 rCBF 水平,可以估计该区的脑组织功能是否可以通过提高 rCBF 而得以改善。有助于选择可行血管重建术的患者和估计手术的效果。

五、治疗

治疗脑动脉闭塞性疾病的外科方法很多,包括球囊血管成形术、狭窄处补片管腔扩大术、动脉内膜切除术、头-臂动脉架桥术、颅外-颅内动脉吻合术、大网膜移植术以及几种方法的联合等。现就其主要方法做简要介绍。

(一)头-臂动脉架桥术

适合颈胸部大动脉的狭窄或闭塞引起的脑缺血。架桥的方式有多种,应根据动脉闭塞的不同部位来设计。常用术式包括颈总-颈内动脉架桥、锁骨下-颈内动脉架桥、主动脉-颈总动脉架桥、椎动脉-颈总动脉架桥、主动脉-颈内和锁骨下动脉架桥、主动脉-颈总和颈内动脉架桥、锁骨下-颈总动脉架桥、锁骨下-锁骨下动脉架桥等。架桥所用的材料为涤纶或聚四氟乙烯制成的人造血管,较小的动脉之间也可用大隐静脉架桥。

(二)颈动脉内膜切除术

动脉内膜切除术可切除粥样硬化斑块而扩大管腔,同时可消除产生栓子的来源,经 40 多年的考验,证明是治疗脑缺血疾病有效的外科方法,其预防意义大于治疗意义。1986 年,Quest 估计,美国每年约进行 85 000 例颈动脉内膜切除术。但我国文献中关于颈动脉内膜切除术的资料很少,可能与对此病的认识不足与检查不够充分有关。颈部动脉内膜切除术适用于治疗颅外手术"可以达到"的病变,包括乳突-下颌线(从乳突尖端到下颌角的连线)以下的各条脑动脉,其中主要为颈总动脉分叉部。

1.适应证

手术对象的选择应结合血管病变和临床情况。血管病变:①症状性颈动脉粥样硬化性狭窄大于70%;②对有卒中高危因素的患者,有症状者狭窄大于50%,无症状者狭窄大于60%的应积极行 CEA;③检查发现颈动脉分叉部粥样硬化斑不规则或有溃疡者。

临床情况:①有 TIA 发作,犹近期内多次发作者;②完全性卒中患者伴有轻度神经功能缺失者,为改善症状和防止再次卒中;③慢性脑缺血患者,为改善脑缺血和防止发生卒中;④患者有较重的颈动脉狭窄但无症状,因其他疾病须行胸、腹部大手术,为防止术中发生低血压引发脑缺血,术前可行预防性颈内动脉内膜切除术;⑤无症状性血管杂音患者,经检查证明颈内动脉管腔狭窄严重(>80%),而手术医师如能做到将手术死亡率+致残率保持在3%以下,则应行内膜切除术。正常颈动脉管径为5~6 mm,狭窄超过50%时即可出现血管杂音,超过85%或直径<1~1.5 mm 时杂音消失。杂音突然消失提示管径极度狭窄。颈内动脉高度狭窄而又不产生症状,有赖于对侧颈动脉和椎动脉的侧支循环,该类患者虽无症状但卒中的危险性却很大。

2.多发性病变的处理原则

多发性病变指一条动脉有两处以上的病变,或两条以上的动脉上都有病变。多发性病变存在手术指征时,应遵循以下原则:①双侧颈动脉狭窄,仅一侧发生 TIA,不管该侧颈动脉狭窄程度如何,先行该侧手术。②双侧颈动脉狭窄,而 TIA 发作无定侧症状,一般归因于后循环供血不足;如一侧颈动脉狭窄>50%,先行该侧手术,以便通过 Willis 环增加椎-基底动脉的供血,如一侧手术后仍有 TIA 发作,再考虑对侧手术,两次手术至少间隔4周。③一侧颈动脉狭窄,对侧闭塞者,TIA 往往与狭窄侧有关,只做狭窄侧手术。④颈内动脉颅内、颅外段均狭窄,先处理近侧的病变,若术后症状持续存在,或颅内段狭窄严重,可考虑颅内-颅外架桥。⑤颈动脉、椎动脉均有狭窄,先处理颈动脉的病变,若术后无效,再考虑做椎动脉内膜切除术,或其他改善椎动脉供血的手术。⑥双侧颈动脉狭窄,先处理狭窄较重侧,视脑供血改善情况决定是否处理对侧。⑦两侧颈动脉狭窄程度相等时,先"非主侧",后"主侧"。"主侧"血流量大,可通过前交通动脉供应对侧。先做非优势半球侧,可增加优势半球的侧支供血,以便下次做优势半球侧时增加阻断血流的安全性。两侧手术应分期进行,相隔时间至少1周。⑧颈内动脉闭塞同时有颈外动脉狭窄,疏通颈外动脉后可通过眼动脉增加颈内动脉颅内段的供血。当颈外动脉狭窄超过50%时,即有手术指征。

3.手术禁忌证

①脑梗死的急性期,因重建血流后可加重脑水肿,甚至发生脑内出血;②慢性颈内动脉完全闭塞超过2周者,手术使血管再通的成功率和长期通畅率很低;③严重全身性疾病不能耐受手术者,如心脏病、严重肺部疾病、糖尿病、肾脏病、感染、恶性肿瘤和估计手术后寿命不长者。

4.手术并发症及防治

(1)心血管并发症:颈动脉狭窄患者多为高龄患者,常合并有冠心病、高血压等心血管疾病。术前应严格筛选,术后严格监测血压、心电图,发现问题,及时处理。

(2)神经系统并发症:术后近期卒中的原因多见于术中术后的微小动脉粥样硬化斑块栓子栓塞、术中阻断颈动脉或术后颈 动脉血栓形成而致脑缺血,最严重的为术后脑出血。因而术后应严密观察血压等生命征变化,如有神经症状发生,应立即进行 CT 扫描或脑血管造影,如果是脑内出血或颈动脉 闭塞须立即进行手术处理。绝大多数(＞80％)神经系统并发症发生于手术后的 1～7 天,多因脑栓塞或脑缺血所致。如脑血管造影显示手术部位有阻塞或大的充盈缺损,需再次手术加以清除。如动脉基本正常,则多因脑栓塞所致,应给予抗凝治疗。

(3)切口部血肿:出血来源有软组织渗血及动脉切口缝合不严密漏血,大的血肿可压迫气管,须立即进行止血,紧急情况下可在床边打开切口以减压。

(4)脑神经损伤:手术入路中可能损伤喉上神经、舌下神经、迷走神经、喉返神经或面神经的下颌支,特别是当颈动脉分叉部较高位时,损伤交感神经链可发生 Horner 综合征;手术前应熟悉解剖,手术中分离、电凝、牵拉时应注意避免损伤神经。

(5)补片破裂:多发生于术后 2～7 天,突然颈部肿胀、呼吸困难。破裂的补片多取自下肢踝前的大隐静脉,而取自大腿或腹股沟部的静脉补片则很少破裂。静脉补片不宜过宽,在未牵张状态 下其宽度不要超过 4 分钟。

(6)高灌注综合征:长期缺血使脑血管极度扩张,内膜切除后血流量突然增加而脑血管的自动调节功能尚未恢复,以致 rCBF 和血流速度急骤增高,可出现各种神经症状,少数发生脑内血肿,多见于颈动脉严重狭窄的患者,发生率约为 12％。对高度狭窄的患者应行术后 TCD 或 rCBF 监测,如发现高灌注状态,应适当降低血压。

(三)颅外颅内动脉吻合术

颅外颅内动脉吻合术(EIAB)的理论根据是,当颈内动脉或椎-基底动脉发生狭窄或闭塞而致脑的血流量减少时,运用颅外-颅内动脉吻合技术,使较少发生狭窄或闭塞的颅外动脉(颈外动脉系统)直接向脑内供血,使处于脑梗死灶周围的缺血半暗区和处于所谓艰难灌注区的脑组织得到额外的供血,从而可以改善神经功能,增强脑血管的储备能力,可以增强对再次发生脑栓塞的耐受力。

1.EIAB 的手术适应证

(1)血流动力学因素引起的脑缺血:颈动脉狭窄或闭塞患者,有 15％的病变位于颅外手术不可到达的部位,即位于乳突尖端与下颌角的连线以上的部位,这样的病变不能行颈动脉内膜切除术,但可以造成脑的低灌注状态。此外,多发性动脉狭窄或闭塞也是低灌注状态的原因。低灌注状态经内科治疗无效者是 EIAB 的手术指征。

(2)颅底肿瘤累及颈内动脉,切除肿瘤时不得不牺牲动脉以求完全切除肿瘤者,可在术前或术中行动脉架桥术以免发生脑缺血。

(3)梭形或巨大动脉瘤不能夹闭,须行载瘤动脉结扎或动脉瘤孤立术者。

2.EIAB 的手术方式

常用的手术方式有颞浅动脉-大脑中动脉吻合术(STA-MCA)和脑膜中动脉-大脑中动脉吻合术(MMA-MCA)等。

第五章 脑血管畸形

第一节 脑动静脉畸形

脑动静脉畸形(AVM)是脑血管畸形中最常见的一种,约占颅内血管畸形的90%以上,常泛指为脑血管畸形。AVM是脑血管发育异常的先天性疾病,局部脑动脉与脑静脉直接相连,其间缺乏毛细血管,脑动脉血通过动-静脉瘘管直接进入脑静脉,出现一系列脑血流动力学改变,导致颅内出血或脑盗血。脑血管畸形还包括海绵状血管畸形、静脉型畸形及毛细血管扩张症等。

脑AVM发病率尚无确切的统计,大宗尸检报道显示AVM发病率为1.4%~4.3%,出现症状的患者不足1/10,AVM发病率远低于患病率。在自发性脑出血中,38%的患者为AVM所致,男性多于女性,青壮年发病居多,常见于20~40岁,平均25岁。约20%的患者在20岁前发病,64%的患者在40岁前发病,81%的患者在50岁前发病,95%的患者在60岁前发病,超过60岁发病者不足5%。因此60岁以上出现脑出血及蛛网膜下腔出血(SAH)通常不是AVM引起。

一、病因及发病机制

一般认为,胚胎发育至第4周时,源于中胚层的脑原始血管网开始形成,出现原始的脑血液循环。到胚胎第7~8周,原始血管网再分化为动脉、毛细血管和静脉。在此阶段局部脑血管发育障碍就产生脑动静脉畸形。

AVM的病理基础是病变区动静脉间缺乏毛细血管,大量脑动脉血直接流入脑静脉,导致局部脑动脉压降低、脑静脉压增高,产生脑供血障碍。大量血流冲击AVM可进一步破坏结构异常的血管壁,导致局部破裂出血。AVM伴发动脉瘤发生率为10%~58%,动脉瘤可发生于畸形血管团、供血动脉或其他脑动脉。AVM出血与其大小有关,直径<2.5 cm者出血率较高,>5 cm较低;半球深部、脑室内或脑室旁AVM较皮质区病灶易于出血。血肿形成导致颅内压(ICP)增高,及交通性或阻塞性脑积水等,可危及生命。

AVM的发病机制是,动脉血经AVM的动-静脉瘘管直接注入静脉,无正常情况的毛细血管阻力,使供血动脉端压力降低,血流向阻力低的AVM引起盗血现象,邻近区域脑组织得不到充分血液供应,出现长期脑缺血,可导致癫痫、短暂性缺血发作(TIA)、进行性神经功能缺失及智能发育障碍等。脑盗血严重程度与AVM血管团大小有关,直径<3 cm的血管几乎无盗血现象,直径3~6 cm的血管约42%发生盗血,直径>6 cm的血管约71%发生盗血。畸形血管团越大,发生盗血可能性及盗血量越大,病变周围区脑缺血越重。长期低灌注使缺血区动脉呈扩张状态,以获得更多的血液供应,长期扩张导致动脉壁逐渐变薄,血管自动调节功能下降或调节功能麻痹。如手术切除AVM,动-静脉瘘管消失,脑血流重新分布,原先低灌注区脑灌注压骤然升高,由于该区脑动脉长期扩张,自动调节功能丧失,脑灌注压超过调节功能极限,引起脑过度灌注,产生急性脑肿胀、脑水肿、ICP 增高、血管渗血及出血。脑过度灌注是 AVM 手术切除的最大风险,其发生率在中型或大型 AVM 术后为 1%～3%,巨大型、高流量型 AVM 术后为12%～21%,致残率及死亡率可达 54%,必须高度重视。

局部脑静脉压,特别是静脉窦压力增高可引起静脉淤血、脑水肿及 ICP 增高。脑静脉压增高促使 CSF 分泌增加,吸收减少,可导致交通性脑积水。深部引流静脉扩张堵塞 CSF 循环通路,可发生阻塞性脑积水。有学者认为,AVM 切除可引起引流静脉残端狭窄、栓塞或血栓形成,加重脑组织静脉回流障碍,导致广泛脑水肿、出血或缺血性病变等。

二、病理

脑 AVM 是由发育异常的血管团、供血动脉及引流静脉三部分组成。畸形血管团是由管径大小不同、结构异常的动脉与静脉相互缠绕并有窦道沟通,动、静脉间无毛细血管。AVM可发生于脑的任何部位,90% 以上位于幕上,幕下者不足 10%。幕上 AVM 大多在大脑各叶,顶叶占 30%,颞叶 22%,额叶 21%,枕叶 10%;位于深部结构如脑室及基底核区 10%～15%;胼胝体及其他中线结构 4%～5%。位于大脑皮质的畸形血管团常呈锥体形,锥体底面裸露在大脑皮质表面,体部在白质内,尖端可达侧脑室壁,与脉络膜丛相连。AVM 的大小相差悬殊,小的在 DSA 中可不显示,大的可布满整个半球,甚至侵及对侧。AVM 分为小型、中型、大型及巨型等四型,最大径分别<2.5 cm,2.5～5.0 cm,5.0～6.0 cm 和>6.0 cm。

畸形血管团由一根或数根增粗的动脉供血,供血动脉可来自同侧颈内动脉的大脑前动脉(ACA)或大脑中动脉(MCA)分支,也可来自同侧椎基底动脉的大脑后动脉(PCA)或小脑上动脉、小脑前下动脉分支,也可由对侧颈动脉,及同侧颈动脉、椎基底动脉系统通过 Willis 环供血,颈外动脉系统分支通过硬膜亦可供血。参与的血管越多,AVM 团越大。供血动脉往往比同区域正常动脉管径粗、搏动强,易于辨认。畸形血管团可由一根或数根异常扩张的引流静脉将血液汇入静脉窦,引流静脉可为大脑浅静脉或深静脉,也可由两者共同引流。引流静脉明显扩张,进入静脉窦前或几根引流静脉汇集处异常扩大可形成静脉瘤。AVM 团愈大,引流静脉愈多、愈扩张,愈易形成静脉瘤。引流静脉内流动的是鲜红的动脉血,有时通过扩张较薄的静脉壁可见血流漩涡。

1980 年,医学家在手术切除的畸形血管团灌注红色与蓝色塑料,铸成 AVM 血管团的立体模型,可分为 4 种类型:①曲张型:占 65%,为异常增粗和扩张的脑动脉和脑静脉组成的团状物;②帚型:动脉如树枝,其分支与静脉直接相连;③动静脉瘤型:整个血管团如生姜块茎样,有供血动脉及引流静脉相连;④混合型:集以上 3 种类型于同一畸形血管团。后 3 种类型各占11%～12%。

显微镜下 AVM 由大小不等的成熟血管组成,管壁厚薄不一,动脉壁中层平滑肌菲薄残缺,弹力层较薄,并有玻璃样变、钙化,动脉内膜增厚,常有动脉粥样硬化斑或血栓形成。静脉壁菲薄,扩张成囊状,管腔内常有血栓。浅表性 AVM 表面蛛网膜和软脑膜增厚,可见含铁血黄素沉着,出血后可见瘢痕组织、软化脑组织。AVM 血管团周围脑组织中可有增生的毛细血管或扩张的小动脉。

三、临床分级

脑 AVM 的大小、部位、供血动脉与引流静脉不同,不仅临床表现不同,也影响手术难度及预后。AVM 临床分级有助于制订治疗方案,预测术中困难和术后疗效。1984 年医学家将 AVM 的大小、部位及深浅、供血动脉及引流静脉等四项要素各分为 4 个等级,加以评分,再综合评级。有 2 项要素都为某同一级别时则定为该级,如果仅一项要素达某一较高等级,则将该级减去半级,此 4 项要素的分级法可评出 1,1.5,2,2.5,3,3.5,4 等七个级别。1～2 级 AVM 一般无手术死亡率及致残率,随着级别提高出现致残率或死亡率,4 级 AVM 应慎重对待,不宜手术切除。

国际上应用 Spetzler&Martin(1986)分级法。此法以 AVM 血管团大小(最大径)、部位(功能区或非功能区)及引流静脉(深静脉或浅静脉)三项指标评为 0～3 分,其中神经功能区包括感觉皮质区、运动皮质区、语言中枢、视中枢、丘脑、内囊、小脑深部、小脑脚等。三项指标评分总和为 AVM 级别,涉及脑干和下丘脑者归为第Ⅵ级,共分 6 个等级。此分级法与史玉泉分级相对应,如 Spetzler-Martin 分级法Ⅰ级与史玉泉法分级 1 级和 1.5 级相当,前者Ⅱ级与后者 2 级,前者Ⅲ级与后者 2.5 级,前者Ⅳ、Ⅴ、Ⅵ级分别与后者 3 级、3.5 级、4 级相当。相当级别的 AVM 手术疗效几乎一致。

四、临床表现

(1)50%以上的患者以颅内出血起病,是 AVM 最严重的后果,多发于年轻人,可为 SAH、脑实质出血或硬膜下出血,并可反复发生。常在激烈活动、情绪激动或紧张时突然发病,出现剧烈头痛、恶心、呕吐,及偏瘫及不同程度的意识障碍等。半数以上的患者有长期头痛史,类似偏头痛发作。脑膜刺激征常提示 SAH,颅内压增高症状可提示脑内血肿形成或脑室内出血。

(2)癫痫发作可为首发症状,见于半数以上的患者,表现为全面性大发作、部分性发作或失神发作。多见于额、顶、颞叶较大的 AVM 并有大量脑盗血患者,也可见于出血或脑积水时。

(3)进行性神经功能缺失常见于较大的 AVM,主要表现运动或感觉障碍,最初呈 TIA 发作,频繁发作后神经功能缺失变为永久性。可由于脑盗血引起,或因长期脑缺血导致脑水肿或脑萎缩,年轻人多因反复出血引起脑损害及功能损伤。智力发育障碍或智力减退多见于巨型 AVM,多因严重脑盗血导致脑弥漫性缺血,及频繁的癫痫发作或抗癫痫药所致。幕下 AVM 除了自发性出血,可无症状或症状较少,少数病例可见后组脑神经麻痹、小脑性共济失调等。

(4)伴硬脑膜动-静脉瘘的患者可闻及颅内杂音,压迫颈动脉可使杂音减弱或消失,眼球突出很少见,常见于颞叶前端的 AVM 粗大引流静脉导入海绵窦时。

五、辅助检查

(一)神经影像学

脑 CT 扫描用于初检及可疑急性出血时,可显示出血部位、出血量及脑受压情况。CT 扫描显示 AVM 为不规则低密度或混合密度病灶,团块状或边界不清。注射造影剂可见高密度增强区,一般无明显水肿带或占位效应。MRI 检查可显示 AVM 特征性"流空效应",AVM 中的快速血流在 MRI 的 T_1WI 或 T_2WI 均显示病灶呈流空的管状或圆点状血管影,边界不规则,可见较大的供血动脉及引流静脉,可清晰显示 AVM 与周围脑结构关系。

(二)全脑 DSA 检查

全脑 DSA 检查是诊断 AVM 的"金标准",在 DSA 动脉期可见不规则的畸形血管团,一或数支异常增粗的供血动脉,一或数支明显扩张扭曲的引流静脉汇入静脉窦或深静脉。远侧动脉可不显影,正常脑血管无移位,除非脑内血肿压迫。须注意脑内出血急性期,AVM 较小并被血肿压迫可不显影,待血肿吸收后应复查 DSA,以免漏诊。

(三)脑 CTA 和 MRA 检查

CTA 是指通过螺旋 CT、静脉注射造影剂及三维重建技术构建脑动脉的立体图像。CTA 检查可显示 AVM 的立体结构及与周围颅骨的空间关系,检查时间短,成像迅速,费用较低。适于出血急性期患者,尤其是昏迷又急需手术时,可迅速完成 CT 扫描和病灶重建成像,确定 AVM 大小、部位及脑内血肿状况,制定急症手术方案。

MRA 的分辨率和清晰度俱佳,动脉和静脉可分期成像。不需要造影剂,无辐射及创伤,费用低,但病灶显影易受血肿、水肿、脑软化灶及周围扩张的脑血管信号影响,血液湍流和血管壁钙化可产生伪影。

六、诊断及鉴别诊断

(一)诊断

年轻人以自发性 SAH 或脑内血肿起病应考虑 AVM 的可能,如有癫痫发作史,又无颅内压增高者应高度怀疑。脑 CT 检查可提供重要信息,脑 MRI 检查可基本确诊,DSA 是确诊和拟定治疗方案的最重要检查。出血急性期需紧急清除血肿挽救患者生命时,做 CTA 检查有助于指导清除血肿急诊手术。

(二)鉴别诊断

AVM 需与其他颅内出血疾病,如海绵状血管畸形、颅内动脉瘤及高血压脑出血等鉴别。

1.海绵状血管畸形

出血症状体征由其部位决定。CT 扫描显示不同密度圆形病灶,其间有钙化,可有病灶强化,周围轻度水肿带,较少占位征象。DSA 检查常为阴性,MRI 扫描可能显示病灶特征。

2.颅内动脉瘤

多发生于 40～60 岁中老年人,常引起 SAH,症状较重,多见意识障碍或昏迷;神经系统阳性体征以动眼神经麻痹多见,偏瘫及躯体感觉障碍较少,癫痫发作更少;依据 DSA 扫描确诊。

3.高血压脑出血

多见于 50～60 岁高血压患者,剧烈头痛、呕吐,常很快出现偏瘫、偏身感觉障碍及同向性偏盲等"三偏"征;出血来势凶猛的患者数分钟或数十分钟即出现意识丧失,迅速发生脑疝,甚至死亡。CT 扫描可显示脑内血肿。

4.脑瘤卒中

恶性胶质瘤、血供丰富的实体型血管网状细胞瘤等颅内原发性肿瘤,及毛膜上皮癌、黑色素癌和肝癌等颅内转移都可引起出血。一般出血前即有进行性发展的颅内压增高及神经功能缺失,身体其他部位或可发现原发性肿瘤。MRI、DSA 等影像学特征可予鉴别。

5.静脉型血管畸形

静脉型血管畸形可引起 SAH 或脑内出血,DSA 检查常不显示畸形血管团,仅在静脉期可见增粗的、如"水母头"样异常静脉。

6.烟雾病或 moyamoya 病

烟雾病或 moyamoya 病常发生脑室内出血或脑室旁出血破入脑室,DSA 可见颈内动脉或大脑中动脉等大动脉闭塞,及脑底异常增生血管网。

七、治疗

目前,AVM 治疗包括手术切除病灶、血管内介入栓塞、立体定向放射外科、内科疗法及几种疗法联合。AVM 手术难度受其大小、部位、供血动脉及引流静脉等因素影响。巨大型、高流量、涉及范围广泛或深部重要结构 AVM 难以全切除,手术可带来后遗症或死亡。临床上,有些手术难度较大的患者未接受特殊治疗仍能正常生活或工作,因此需仔细比较手术切除、血管内介入及放疗之利弊,结合每例 AVM 患者具体情况加以权衡,选择合理的治疗方案。

(一)内科治疗

内科治疗适用于史玉泉法分级 3.5～4 级病例,从事特殊职业、未出血又无其他症状患者,及伴其他重要脏器严重疾病不适宜手术切除者。治疗包括:①卧床休息,避免剧烈活动和情绪波动,保持便通和戒烟酒等;②正规服用抗痫药控制发作;③出血急性期应住院治疗,适当应用脱水药、止血药等,至病情稳定。

(二)显微外科切除术

显微外科切除术是杜绝再出血和纠正脑盗血的合理疗法。手术适应证:①有颅内出血史,AVM 属1～3.5 级者;②无颅内出血史,位于大脑浅表非功能区或大脑半球内侧面(除中央前、后回的内侧面),直径<5 cm 的 AVM;③无颅内出血史的顽固性癫痫发作者;④急性颅内出血出现脑疝危象者,以手术清除血肿为主,根据急诊 CTA 判断是否同时切除病灶。

(三)血管内介入栓塞

近 20 年来随着导管与栓塞剂改进,AVM 栓塞疗效不断提高,但因 AVM 结构复杂,完全闭塞难度较大,部分或大部分闭塞后 AVM 残留病灶仍有扩大与复发可能。因此,栓塞法不能达到根治目的,目前常对巨大型、高流量的 AVM 先行一期血管内介入疗法,栓塞部分病灶后1～2周做二期切除,可减少术中 AVM 出血,防止脑过度灌注等。

目前常用的栓塞剂是微弹簧圈和胶样栓塞剂。α-氰基丙烯酸正丁酯(NBCA)应用较多,因 NBCA 在血管内呈海绵状凝聚不留间隙,且有柔韧性,手术时易分离。新型栓塞剂 ONYX 也已广泛应用。华山医院神经外科在国内率先试用 ONYX 栓塞 AVMs,效果优于 NBCA。ONYX 是次乙烯醇共聚物(ethylene vinyl alcohol copolymer,EVOH)溶解于二甲基亚砜(dimethyl sulfoxide,DMSO)形成的混合体,当其与血液或任何水溶剂接触时,EVOH 聚合物结晶析出、凝集,形成海绵样固体,其不粘导管,可以长时间缓慢注射,操作安全,栓塞效果好。

AVM 血管内介入治疗并发症是:①在巨大的高流量 AVM 栓塞术中易发生脑过度灌注现象;②颅内出血可因操作中损伤血管壁所致;③脑血管痉挛;④微导管断裂或导管前端与血管壁黏着;⑤误栓正常脑血管。因此在血管介入治疗前必须做好充分准备,术中应采用麻醉和必要的监测,一旦出现并发症应及时发现、及时抢救治疗。介入治疗施行者应是有熟练的血管内手术操作技术的神经外科医师。

(四)立体定向放射外科治疗

Steiner 和 Keksell(1972)首先用 γ-刀治疗脑 AVM,Colombo(1985)及 Kiellberg(1984)分别用 X-刀和回旋加速器产生的氦离子治疗 AVM,开创了 AVM 立体定向放射外科治疗。放射治疗可促成 AVM 畸形血管壁外膜胶原纤维增生,并替代弹力纤维、平滑肌细胞和内皮细胞,使血管壁增厚、硬结、管腔狭窄及闭塞,血管腔内血流变慢,最后血管团内血栓形成而闭塞。整个过程十分缓慢,需 6 个月至 3 年时间,平均 2 年,畸形血管团未完全闭塞前仍可能出血,每年出血率约 4%。放射外科治疗并发症为放射反应,早期如恶心、呕吐、癫痫发作,晚期为放射性水肿、放射性坏死及正常脑血管闭塞,并发症可能与剂量有关。目前,认为放射外科治疗 AVM 适于直径<3 cm、位于脑深部、手术切除和血管内介入治疗难度较大的 AVM,也可作为手术切除或栓塞术后残留病灶的补充治疗。

第二节　颅内动静脉瘘

一、硬脑膜动静脉瘘

硬脑膜动静脉瘘是指发生在硬脑膜及与其相连的大脑镰、小脑幕、静脉窦的动脉和静脉直接交通的一种血管性疾病,也被称硬脑膜动静脉畸形,这提示该病为进展性疾病。据国外学者统计,其占颅内血管畸形的 10%～15%,幕上动静脉畸形的 6%,幕下动静脉畸形的 35%。硬脑膜动静脉瘘可发生于硬脑膜的任何部位,但以横窦、乙状窦、海绵窦最为多见。常为静脉窦阻塞所继发,而为后天获得性疾病。硬脑膜动静脉瘘主要由颈外动脉供血,颈内动脉、椎动脉的脑膜支也可参与供血。临床表现多样,常以眼征或其他表现就诊,易误诊漏诊。

(一)病因

多年临床观察发现硬脑膜动静脉瘘可能与创伤、炎症、脑静脉窦血栓形成、血液高凝状态或某些先天性疾病有关,但具体的发病机制仍不清楚。

(二)临床表现

与瘘口所处的位置及引流静脉的类型密切相关,如位于横窦或颈静脉孔区者典型症状为搏动性耳鸣,可在患侧颞部或乳突部位听诊闻及的搏动性颅内血管杂音,偶有突眼、结膜充血、水肿等特征,也可出现头痛、头晕、视力下降等颅高压症状;位于岩骨尖部及大脑大静脉区者常表现肢体运动障碍、共济失调及后组脑神经麻痹症状;位于上矢状窦区者常引起肢体活动障碍,严重者可出现意识障碍;位于海绵窦区者表现与颈内动脉海绵窦瘘颇为相似,但症状较轻。枕骨大孔区或小脑幕者伴有脊髓静脉引流为一特殊类型,可以导致渐进性的脊髓功能障碍,表现为上行性感觉障碍、截瘫等,因为本病不在脊髓病变的鉴别诊断之列,病灶远离体征部位,而常常出现误诊或延期诊断而影响治疗。

静脉引流方式的不同临床表现亦有所不同:①静脉引流为顺流时,临床症状主要表现为动静脉短路,即出现搏动性耳鸣及颅内血管杂音;②静脉引流为逆流时,除了动静脉短路的症状外,还有静脉高压的表现,此时静脉扩张、迂曲、血管壁逐渐变薄,可引起颅内出血、剧烈头痛、神经功能障碍;③若静脉直接引流到蛛网膜下腔或皮层静脉,使这些静脉呈瘤样扩张,则极易引发蛛网膜下腔出血;④当伴有硬脑膜或硬膜下静脉湖时,血流直接引流到静脉湖中,颅内占位效应明显,该型病情严重,中枢神经系统症状、颅内压增高表现最为明显,颅内出血的概率也最大;⑤儿童较为少见,主要位于颅后窝,临床表现为动静脉高流量分流表现,如心脏扩大、心肌肥厚、充血性心衰、口唇发绀、呼吸困难,可引起神经功能发育不全、偏瘫、失语、头皮静脉显著扩张等,有 2/3 的患儿因严重心衰而死亡。

本病总的出血率为 17%~24%,主要出血原因为颅内引流静脉的皮层静脉反流及皮层静脉直接引流,个别患者出现单眼盲,说明此病的临床过程也可以是侵袭性的。此外,尚有因静脉高压导致的缺血性脑卒中,表现为失语或痴呆等。引流静脉的皮质静脉反流或引流是预后的重要影响因素。

按照静脉引流将其分为 5 型:Ⅰ型引流至静脉窦;Ⅱ型引流入静脉窦,并逆向充盈皮质静脉,可引起颅内高压;Ⅲ型仅引流入皮质静脉,使其发生扩张,甚至呈动脉瘤样变,可引起出血和神经系统功能障碍;Ⅳ型伴有静脉湖者,病情较重;Ⅴ型从颅内病变引流入脊髓的髓周静脉,50%出现进行性脊髓功能障碍。了解其自然史,详细分型有利于判断临床风险和决定治疗措施。

(三)诊断

诊断的关键是要考虑到本病患者的临床症状提示该病可能性时,应先行头颅 CT(CTA)或 MRI(MRA)检查,如果高度怀疑本病,应及时做全脑血管造影。这是该病确诊的最佳方法,也是唯一的方法。

1.TCD 检查

对诊断有一定帮助。

2.CT 检查

异常表现主要有:骨窗见颅骨骨质异常,颅骨内板血管压迹明显扩大,硬脑膜窦明显扩大,静脉高压所致脑水肿,增强扫描见到脑膜异常增强,颅内蠕虫样静脉血管扩张影像,甚至可见引流静脉的动脉瘤样扩张,可出现局部占位效应及脑积水;CTA 可显示异常增粗的供血动脉和扩张的引流静脉与静脉窦,但瘘口具体的情况及危险吻合显示欠佳。

3.MRI 检查

在颅内或皮下可出现弥散的血管"流空"现象,清楚显示供血动脉、引流静脉与静脉窦,可发现静脉窦的扩张、闭塞或血栓形成,相应的脑组织可出现水肿征象;MRA 检查可显示瘘口紧邻硬膜窦,出现增粗的供血动脉、扩张的引流静脉与静脉窦,但对于早期病变、细小或流量低的血管敏感性差,常显示不清。

4.DSA 检查

选择性脑血管造影是目前确诊和研究本病的唯一可靠手段。其方法为:①颈内动脉和椎动脉造影:用以除外脑动静脉畸形,并确认这些动脉的脑膜支参与供血的情况;②颈外动脉超选择造影:显示脑膜供血动脉及动静脉瘘情况,寻找最佳治疗方法和途径,有时主要供血动脉栓塞后,次一级的供血动脉方可出现;③了解引流静脉及方向、瘘口位置和脑循环紊乱情况,有助于解释临床症状和判断预后。

（四）治疗

治疗方法较多且复杂，包括保守观察、颈动脉压迫法、血管内介入治疗、手术切除和放射治疗。上述方法可单独应用，也可联合使用。应根据血管造影，确定是属于哪一类，决定其必须治愈，还是可以姑息治疗，并因此选择不同的治疗方法。

1.保守观察或颈动脉压迫法

对于发病早期，症状较轻，瘘口血流量小而较慢的 Cognard Ⅰ型或位于海绵窦区者，可先观察一段时间，部分可自愈，也可试用颈动脉压迫法。

2.介入治疗

经静脉途径治疗较为合理。途径有经颈内静脉-岩上窦、面静脉、眼上静脉、乙状窦-横窦-矢状窦等，栓塞材料有 α 氰基丙烯酸正丁酯（NBCA）、弹簧圈等。

3.手术治疗

采用病变切除，或软膜反流静脉选择性切断术，而保留硬膜及静脉窦。

4.立体定向放射治疗

可成功治疗此病。

二、创伤性颈动脉海绵窦瘘

创伤性颈动脉海绵窦瘘一般系指由外伤造成颈内动脉海绵窦段本身或其分支破裂，与海绵窦之间形成的异常动静脉交通，并由此引发一系列的临床症状和体征。多数情况由颈内动脉本身破裂引起，极少数主要或完全由颈外动脉供血，特称创伤性颈外动脉海绵窦瘘。在颅脑外伤中发生率为 2.5%。年轻人更易发生；近年医源性颈内动脉海绵窦瘘亦有报道。

（一）临床表现和分型

1.临床表现

与海绵窦充血、压力增高及瘘口流量、回流静脉的方向有关，并主要基于眼眶的血液循环障碍，发生严重的眼部症状。瘘口大且主要向眼静脉引流则出现搏动性突眼、球结膜充血水肿、眼外肌麻痹、进行性视力下降，甚至失明和颅内血管杂音等，血流快且主要向后方引流瘘，杂音更明显。眼运动神经麻痹则与窦内压、病史长短有关。如有皮层静脉引流则可能有颅内出血的危险。

（1）搏动性突眼：颈内动脉或其分支破裂后，动脉血进入海绵窦，使窦内血压升高，眼静脉回流受阻，该侧眼球明显突出，并可见与脉搏一致的眼球搏动。

（2）球结膜水肿和充血：由于眼静脉无瓣膜，高流量的动脉血进入海绵窦后，直接引起窦腔及眼静脉内压力增高，眼部的血液回流障碍而出现淤血与水肿，严重者可导致眼睑外翻。充血水肿的眼结膜可破溃出血。

（3）眼外肌麻痹：出现各种程度的眼球运动障碍，甚至眼肌麻痹（包括支配眼外肌的第Ⅲ、Ⅳ、Ⅵ对脑神经受损）。患者可有眼球固定，或出现复视。部分患者有三叉神经支配区的皮肤、鼻及结膜感觉在瘘侧受损及面神经周围支麻痹。

（4）进行性视力下降：系眼静脉压增高及眼动脉供血不足所致。少数患者可出现眼压升高等。在眼底方面，表现为视网膜血管异常（视网膜中心静脉栓塞）、视神经萎缩和视力与视野改变。

(5)颅内血管杂音及眶与眶后疼痛:主诉头部有与脉搏同步的轰鸣声,听诊时在眼球、眶额部或外耳道处能听到明确的血管杂音,在触诊时眼球多有震颤。压迫病变侧颈总动脉可使杂音与震颤减弱或消失。

(6)神经系统功能障碍及蛛网膜下腔出血:当病变向皮层静脉引流时,脑皮质局部静脉淤血,可产生精神症状、抽搐或偏瘫、失语等。尤其是向颅后窝引流时,可引起小脑、脑干充血、水肿,严重时可引起呼吸停止。皮质表面静脉高度怒张,周围缺乏保护性组织结构,也可发生硬脑膜下或蛛网膜下腔出血。

(7)致命性鼻出血:当病变同时伴有假性动脉瘤时,患者可发生严重鼻出血。

2.临床分型

颈内动脉及其在海绵窦的分支与颈内动脉海绵窦瘘的部位和治疗方法有关。医学家按动脉血的解剖来源分4型:A型,颈内动脉与海绵窦直接交通,高流量,多见;B型,颈内动脉的脑膜血管支与海绵窦直接交通,低流量;C型,颈外动脉脑膜血管支与海绵窦直接交通,低流量;D型,颈内、外动脉脑膜血管支共同参与海绵窦交通,低流量。该分型可指导治疗。

(二)影像学检查

1.CT 扫描

海绵窦显影并明显强化,鞍旁密度增高,增强时更明显;眼静脉增粗,直径可达 1.5cm;眼球突出;眶内肌群弥漫性增厚;眼球边缘模糊;眼睑肿胀;球结膜水肿;尚可见颅眶损伤、颅底骨折或脑组织挫裂伤。

2.MRI 和 MRA 扫描

除有 CT 所显示的征象外,最有利于临床判断的影像为静脉引流至皮质时可能显示的脑水肿;MRA 扫描则可显示早期出现增粗的引流静脉形态及与海绵窦的关系。

3.TCD 扫描

可见眼上静脉及同侧颈内动脉异常血流影。

4.DSA 扫描

DSA 扫描是诊断 CCF 的"金标准"。除行患侧颈内动脉造影外,还要在颈部压迫患侧颈总动脉的同时分别行对侧颈内动脉及椎动脉造影,必要时行双侧颈外动脉造影。可明确:①瘘口的部位及大小;②侧支循环情况;③颈外动脉供血及其他异常血供情况;④静脉引流方向。

(三)诊断

根据病史、临床症状、体征和影像学检查一般不难诊断。本病应注意与海绵窦血栓形成、眶内脑膜膨出、眶内动脉瘤、眼眶部动静脉畸形、眶内静脉曲张和眶内肿瘤相鉴别。

(四)治疗

治疗目的:消除颅内血管杂音,使突眼回缩,防止视力进一步下降,纠正脑盗血,防止脑缺血,预防脑出血及严重鼻出血等严重并发症。约 50%低流量 CCF 可自行栓塞,故对视力稳定且眼压<26 mmHg 者,尽量观察较长时间,高流量或合并进行性视力恶化者,则要求治疗。理想的治疗方法是可靠地封闭瘘口,同时保持颈内动脉的通畅。有时眼球活动障碍术后改善并不明显。

治疗经历了一个从无法诊治到有效治疗的漫长过程。目前,介入治疗是最理想的方法。

第三节　先天性颈内动脉异常

一、颈内动脉纤维肌肉发育不良

(一)病理

其主要特征是发育异常的节段性血管壁畸形,亦可合并颈动脉夹层、完全性颈动脉闭塞、经脑梗死或 TIA,常伴有颅内动脉瘤。文献中报道颈外内动脉纤维肌肉发育不良 21%～51%伴发颅内科动脉瘤。

医学家根据组织学变化将颈内动脉纤维肌肉发育不良分为 4 种类型:①动脉内膜纤维组织增生;②中层增生;③中层纤维肌肉增生;④动脉中层周围发育不良。其中以纤维肌肉增生最为常见。

近年来的超微结构研究发现颈内动脉的平滑肌细胞呈纤维细胞变形是血管壁内的主要病理变化。有医学报道动脉内膜发育不良致颈内动脉纤维肌肉发育不良,主要累及大动脉,最先发现在肾动脉,多影响分支少的长动脉。最常见的部位是颈内动脉的颅外段,累及椎动脉较少,约占 25%。颈内动脉近端部分均不受影响。病变一般局限于颈内动脉第二颈椎水平处,其远端亦不受累。60%～80%的患者同时累及双侧颈内动脉。

(二)病因

其病因目前尚未明确。认为它是一种少见的非动脉硬化性非炎性节段性动脉性疾病。近来的电镜研究结果认为它是一种先天性胚层疾病,为一种均匀的形态发育过程中的异常。因血管壁内的内膜或中膜或外膜发育不良而致畸。女性激素可能是一种诱因。代谢及免疫因素亦有关。

(三)临床表现

1.年龄与性别

以中青年为高发年龄,发病年龄多在 27～86 岁,亦侵及儿童。平均年龄约 50 岁。文献中报道 50 岁以上的女性发病率高,而日本则报道以男性为主。

2.伴发疾病

约 50%的患者可伴发出血性疾病,约 2/3 的患者伴有高血压,21%～51%的患者伴有动脉瘤,偶可伴有脑动脉阻塞。

3.症状与体征

患者可以没有症状或出现动脉分布区的脑缺血症状,其中以头痛最为常见,可能因管状狭窄的动脉内激活的血小板释放血管活性物质的作用所致。搏动性耳鸣在伴有多发性动脉异常者常见。压迫星状颈交感神经节发出的交感神经纤维可出现霍纳综合征。31%的患者并发缺血性脑血管病。颈动脉窦的神经纤维受累可发生晕厥。椎动脉狭窄可引起眩晕。据相关医学报告的 101 例患者的临床统计,颈动脉杂音 77%,TIA 41.4%,高血压 33%,非局限性神经症状 31%,心脏杂音 23%,黑矇 23%,完全性脑卒中 22%,心电图异常 17%,非症状性杂音 8%,延长的缺血发作 2%,其他 6%。其他少见的表现有心律不齐、癫痫、听力损害、心绞痛、潮红发作、冠心病及心肌梗死等。

4.脑血管造影

由于节段性动脉中层纤维增厚和中层弹性组织消失、变薄交替出现,造成动脉管腔狭窄与扩张相混杂。因此,脑血管造影上的典型特征是不规则的串球状变形或扭结畸形。根据脑血管造影可将之分为3种类型。

(1)Ⅰ型:呈典型串珠样型,被累及的血管节段上血管腔有多处收缩,在两处收缩之间血管腔宽度正常。

(2)Ⅱ型:又分为两亚型,Ⅱ$_a$型血管腔狭窄伴有或不伴有进一步收缩,Ⅱ$_b$型在血管的狭窄节段,管腔狭窄伴有颈动脉瘤样扩张。

(3)Ⅲ型:动脉伴有半圆周损害,损害集中在血管壁的一侧,呈憩室样平滑的或有皮纹的袋状。

(四)诊断与鉴别诊断

以往由于人们对此病认识不足,加之有些患者无明显症状,故早期诊断较为困难。凡中老年女性伴有多发性原因不明的症状,如头痛、耳鸣、眩晕、心律不齐及晕厥等,应想到本病的可能。若肾动脉造影发现有动脉纤维肌肉发育不良者,应常规行脑血管造影。确诊有赖于脑血管造影及手术病理检查。此病尚需要与动脉粥样硬化症、动脉痉挛、颈动脉炎及颈动脉发育不良等相鉴别。

(五)治疗与治疗效果

颈内动脉纤维肌肉发育不良的自然病史目前尚不清楚。由于它是一种进展非常缓慢的病变,目前对该病治疗主要是手术切除病变段动脉并行大隐静脉移植。相关医学家首先提出用外科方法治疗此病。1970年以来,人们开始用管腔内分度扩张技术治疗。对狭窄的血管用由小到大的不同直径的扩张器(直径1.5~4 mm),使狭窄的血管扩大到正常。管腔内扩张须反复多次应用,否则,易再度出现狭窄或闭塞。操作时应防止血管穿孔,有时脑内扩张术与颈内动脉内膜切除术联合应用更为有效。其病变部位便于手术时,可将病变段切除,做静脉移植术。对无症状的颈内动脉纤维肌肉发育不良的患者,预防性手术治疗似无必要,对仅有 TIA者,可用血小板抑制剂治疗。激素治疗无效。

二、先天性颈内动脉发育不全或缺失

先天性颈内动脉发育不全,是指颈内动脉的一部分在突然狭窄的近端轻度扩大。颈内动脉缺失一般是指由于颈内动脉在胚胎发育时缺陷而引起的颈内动脉完全阙如,可为一侧或两侧颈内动脉缺失。两者均是罕见的先天性脑血管病。先天性颈内动脉发育不全最早由 Hyrtl于1836年报道。颈内动脉发育不全或缺失在人类罕见,估计少于0.01%。在合并其他畸形而死亡的婴儿尸解中可以见到上述异常病变,在脑血管造影时偶尔也可发现。有人统计7000例颈动脉造影,在140例非动脉硬化性血管病中,有3例颈内动脉发育不全。

一侧颈内动脉发育不全或缺失,可导致对侧动脉代偿性扩张,基底动脉增粗扩张。由于对侧颈内动脉或基底动脉的侧支循环,一侧或两侧颈内动脉发育不全或缺失可不出现症状。但亦可出现偏瘫、短暂性缺血性发作,有的早期癫痫发作。基底动脉扩张可压迫后组脑神经,出现后组脑神经麻痹症状。颈内动脉代偿性扩张或伴发的动脉瘤破裂,可发生蛛网膜下腔出血。

颈内动脉发育不全或缺失可伴有 Willis 环发育异常、颅内动脉瘤及侧支吻合血管扩张,并常伴有其他先天性畸形,故患者多在婴儿期死亡。

三、先天性颈内动脉弯曲和扭结

胎儿的颈内动脉在舌咽动脉通过处常常是弯曲的,若在儿童期仍弯曲或发生扭结,则是一种先天性异常。先天性颈内动脉弯曲和扭结临床上少见,成年人由于后天性动脉变性而使局部动脉弯曲和扭结成角,也时有发生。事实上,许多报道的在所有症状性颈动脉供血不足的患者中,有 15%～20% 是由这些畸形造成的。当颈部转动时,弯曲的动脉进一步扭结,甚至阻塞,导致脑供血不足,扭结段动脉的内膜受到损伤,为血栓形成袖提供了病理基础。形态学上,颈内动脉弯曲和扭结可分为 3 类:①Ⅰ型(弯曲型),血管呈"S"或"C"外状,常伴有扩张,弯曲角度不锐利,对血流无明显的影响,这种畸形可为先天性或动脉硬化性;②Ⅱ型学(盘绕型),血管绕其轴线呈祥状或螺旋状异常延长,常为双侧或对称性,这种畸形可能为先天性的;③Ⅲ型(扭结型),血管较正常者长,伴有一个或多个锐角弯曲,且常有狭窄,角度过锐或狭窄时,可导致血流量显著下降,甚至造成暂时血流中断,此型是动脉硬化和/或肌纤维增生所致。这三型可合并存在,以Ⅰ与Ⅲ型并存最常见。

颈内动脉扭结使颈动脉窦扩张,引起反射性低血压和心动过缓。上述病变都可引起脑动脉供血不足而出现相应的神经系统症状和体征,如癫痫发作、短暂性偏瘫、偏盲和语言困难等,在颈内动脉弯曲的患者中,轻型缺血性卒中的发病率较高。

对于反复一过性脑缺血发作,确诊为一侧颈内动脉弯曲或扭结,而又无其他血管病理性改变来解释神经症状者,可考虑手术治疗。手术的参考适应证为:①必须肯定颈动脉弯曲或扭结与脑供血不足之间有明确的关系;②血管病变必须位于手术可及的部位;③神经病学上的缺陷必须是中度和暂时性的。

现行的手术方式有 3 种:①颈内动脉切除吻合术,即将过度长的一段颈内动脉切除,将其拉直,行端端吻合与血管重建。②颈总动脉切除吻合术,方法与上者类似,但手术部位位于颈总动脉,这种手术适合于颈动脉分叉较高或颈外动脉也有弯曲的患者。③颈内动脉移植术,将颈内动脉从起源处切断,并于颈总动脉球处缝合其切口,将血管的断端移植于颈总动脉,行端侧吻合。这种手术适应于分叉较低的患者。由于这种手术方法简单、安全,还能保留颈动脉球的压力感受器,故多采用后种手术方式治疗。

第六章 颅脑损伤

第一节 原发性脑损伤

一、脑震荡

脑震荡是指头颅遭受暴力作用后,大脑功能发生一过性功能障碍,出现的以短暂性意识障碍、近事遗忘为特征的临床综合征。脑震荡是脑损伤中最常见、最轻型的原发性脑损伤。

(一)损伤机制与病理

脑震荡致伤机制目前尚不明确,现有的各种学说都不能全面解释所有与脑震荡有关的问题。对脑震荡所表现的伤后短暂性意识障碍有多种不同的解释,可能与暴力所致的脑血循环障碍、脑室系统内脑脊液冲击、脑中间神经元受损及脑细胞生理代谢紊乱所致的异常放电等因素有关。近年来,认为脑干网状结构上行激活系统受损才是引起意识丧失的关键因素,其依据:①以上诸因素皆可引起脑干的直接与间接受损;②脑震荡动物实验中发现延髓有线粒体、尼氏体、染色体改变,有的伴溶酶体膜破裂;③生物化学研究中,脑震荡患者的脑脊液化验中,乙酰胆碱、钾离子浓度升高,此两种物质浓度升高使神经元突触发生传导阻滞,从而使脑干网状结构不能维持人的觉醒状态,出现意识障碍;④临床发现,轻型脑震荡患者行脑干听觉诱发电位检查,有一半病例有器质性损害;⑤近来认为脑震荡、原发性脑干损伤、弥漫性轴索损伤的致伤机制相似,只是损伤程度不同,是病理程度不同的连续体,有人将脑震荡归于弥漫性轴索损伤的最轻类型,只不过病变局限、损害更趋于功能性而易于自行修复,因此意识障碍呈一过性。

过去曾认为脑震荡仅是脑的生理功能一时性紊乱,在组织学上并无器质性改变。但近年来的临床及实验研究表明,暴力作用于头部,可以造成冲击点、对冲部位、延髓及高颈髓的组织学改变。实验观察到,伤后瞬间脑血流增加,但数分钟后脑血流量反而显著减少(约为正常的1/2),半小时后脑血流始恢复正常,颅内压在着力后的瞬间立即升高,数分钟后颅内压即趋下降。脑的大体标本上看不到明显变化。光镜下仅能见到轻度变化,如毛细血管充血,神经元胞体肿大和脑水肿等变化。电镜下观察,在着力部位,脑皮质、延髓和上部颈髓见到神经元的线粒体明显肿胀,轴突肿胀,白质部位有细胞外水肿的改变,提示血脑屏障通透性增加。这些改变在伤后半小时可出现,1小时后最明显,并多在24小时内自然消失。这种病理变化可解释伤后的短暂性脑干症状。

(二)临床表现

1.短暂性脑干症状

外伤作用于头部后立即发生意识障碍,表现为神志不清或完全昏迷,持续数秒、数分钟或十几分钟,但一般不超过半小时。患者可同时伴有面色苍白、出汗、血压下降、心动徐缓、呼吸浅慢、肌张力降低、各种生理反射迟钝或消失等表现。但随意识恢复可很快趋于正常。

2. 逆行性遗忘（近事遗忘）

患者清醒后不能回忆受伤当时乃至伤前一段时间内的情况,但对往事(远记忆)能够忆起。这可能与海马回受损有关。

3. 其他症状

有头痛、头昏、乏力、恶心、呕吐、畏光、耳鸣、失眠、心悸、烦躁、思维和记忆力减退等。一般持续数月、数周症状多可消失,有的症状持续数月或数年,即称为脑震荡后综合征或脑外伤后综合征。

4. 神经系统查体

无阳性体征发现。

(三)辅助检查

1. 颅骨 X 线检查

无骨折发现。

2. 颅脑 CT 扫描

颅骨及颅内无明显异常改变。

3. 脑电图检查

伤后数月脑电图多属正常。

4. 脑血流检查

伤后早期可有脑血流量减少。

5. 腰椎穿刺

颅内压正常,部分患者可出现颅内压降低。脑脊液无色透明,不含血,白细胞数正常。生化检查亦多在正常范围,有的可查出乙酰胆碱含量大增,胆碱酯酶活性降低,钾离子浓度升高。

(四)救治原则与措施

(1)病情观察:伤后可在急症室观察 24 小时,注意意识、瞳孔、肢体活动和生命体征的变化。对回家患者,应嘱家属在 24 小时密切注意头痛、恶心、呕吐和意识情况,如症状加重即应来院检查。

(2)对症治疗:头痛较重时,嘱其卧床休息,减少外界刺激,可给予罗通定或其他止痛剂。对于烦躁、忧虑、失眠者给予地西泮、氯氮等;另可给予改善自主神经功能药物、神经营养药物及钙离子拮抗剂尼莫地平等。

(3)伤后即应向患者做好病情解释,说明本病不会影响日常工作和生活,解除患者的顾虑。

二、脑挫裂伤

脑挫裂伤是指头颅受到暴力打击而致脑组织发生的器质性损伤,脑组织挫伤或结构断裂,是一种常见的原发性脑损伤。

(一)损伤机制与病理

暴力作用于头部,在冲击点和对冲部位均可引起脑挫裂伤。脑挫裂伤多发生在脑表面的皮质,呈点片状出血,如脑皮质和软脑膜仍保持完整,即为脑挫伤,如脑实质破损、断裂,软脑膜亦撕裂,即为脑挫裂伤。严重时合并脑深部结构的损伤。

脑挫裂伤灶周围常伴局限性脑水肿,包括细胞毒性水肿和血管源性水肿,前者神经元胞体增大,主要发生在灰质,伤后多立即出现,后者为血脑屏障的破坏,血管通透性增加,细胞外液增加,主要发生在白质,伤后 2～3 天最明显。

在重型脑损伤,尤其合并硬膜下血肿时,常发生弥漫性脑肿胀,以小儿和青年外伤多见。一般多在伤后 24 小时内发生,短者伤后 20～30 分钟即出现。其病理形态变化可分 3 期:①早期:伤后数日,显微镜下以脑实质内点状出血,水肿和坏死为主要变化,脑皮质分层结构不清或消失,灰质和白质分界不清,神经细胞大片消失或缺血变性,神经轴索肿胀、断裂、崩解。星形细胞变性,少突胶质细胞肿胀,血管充血水肿,血管周围间隙扩大;②中期:大致在损伤数日至数周,损伤部位出现修复性病理改变。皮层内出现大小不等的出血,损伤区皮层结构消失,病灶逐渐出现小胶质细胞增生,形成格子细胞,吞噬崩解的髓鞘及细胞碎片,星形细胞及少突胶质细胞增生肥大,白细胞浸润,从而进入修复过程;③晚期:挫伤后数月或数年,病变为胶质瘢痕所代替,陈旧病灶区脑膜与脑实质瘢痕粘连,神经细胞消失或减少。

(二)临床表现

(1)意识障碍:脑挫裂伤患者多伤后立即昏迷,一般意识障碍的时间较长,短者半小时、数小时或数日,长者数周、数月,有的为持续性昏迷或植物生存,甚至昏迷数年至死亡。有些患者原发昏迷清醒后,因脑水肿或弥漫性脑肿胀,可再次昏迷,出现中间清醒期,容易误诊为合并颅内血肿。

(2)生命体征改变:患者伤后除立即出现意识障碍外,可先出现迷走神经兴奋症状,表现为面色苍白、冷汗、血压下降、脉搏缓慢、呼吸深慢。以后转为交感神经兴奋症状。在入院后一般生命体征无多大改变,体温波动在 38 ℃上下,脉搏和呼吸可稍增快,血压正常或偏高。如出现血压下降或休克,应注意是否合并胸腹脏器或肢体骨盆骨折等。如脉搏徐缓有力(尤其是慢于60 次/min),血压升高,且伴意识障碍加深,常表示继发性脑受压存在。

(3)患者清醒后,有头痛、头昏、恶心、呕吐、记忆力减退和定向障碍,严重时智力减退。

(4)癫痫:早期性癫痫多见于儿童,表现形式为癫痫大发作和局限性发作,发生率为5%～6%。

(5)神经系统体征:体征有偏瘫、失语、偏侧感觉障碍、同向偏盲和局灶性癫痫。若伤后早期没有局灶性神经系统体征,而在观察治疗过程中出现新的定位体征时,应行进一步检查,以除外或证实脑继发性损害。昏迷患者可出现不同程度的脑干反应障碍。脑干反应障碍的平面越低,提示病情愈严重。

(6)外伤性脑蛛网膜下腔出血可引起脑膜刺激征象,可表现为头痛呕吐,闭目畏光,皮肤痛觉过敏,颈项强直,Kernig 征,Brudzinski 征阳性。

(三)辅助检查

1.颅骨 X 线平片

多数患者可发现颅骨骨折。颅内生理性钙化斑(如松果体)可出现移位。

2.CT 扫描

脑挫裂伤区可见点片状高密度区,或高密度与低密度互相混杂。同时脑室可因脑水肿受压变形。弥漫性脑肿胀可见于一侧或两侧大脑半球,侧脑室受压缩小或消失,中线结构向对侧移位。并发蛛网膜下腔出血时,纵裂池呈纵行宽带状高密度影。脑挫裂伤区脑组织坏死液化后,表现为 CT 值近脑脊液的低密度区,可长期存在。

3.MRI

一般极少用于急性脑挫裂伤患者诊断,因为其成像较慢且急救设备不能带入机房,但 MRI 对小的出血灶、早期脑水肿、脑神经及颅后窝结构显示较清楚,有其独具优势。

4.脑血管造影

在缺乏 CT 的条件下,病情需要可行脑血管造影排除颅内血肿。

(四)诊断与鉴别诊断

根据病史和临床表现及 CT 扫描,一般病例诊断无困难。脑挫裂伤可以和脑干损伤、视丘下部损伤、脑神经损伤、颅内血肿合并存在,也可以和躯体合并损伤同时发生,因此要进行细致、全面检查,以明确诊断,及时处理。

1.脑挫裂伤与颅内血肿鉴别

颅内血肿患者多有中间清醒期,颅内压增高症状明显,神经局灶体征逐渐出现,如需进一步明确则可行 CT 扫描。

2.轻度挫裂伤与脑震荡

轻度脑挫裂伤早期最灵敏的诊断方法是 CT 扫描,它可显示皮层的挫裂伤及蛛网膜下腔出血。如超过 48 小时则主要依靠脑脊液光度测量判定有无外伤后蛛网膜下腔出血。

(五)救治原则与措施

1.非手术治疗

同颅脑损伤的一般处理。

(1)严密观察病情变化:伤后 72 小时以内每 1～2 小时观察一次生命体征、意识、瞳孔改变。重症患者应送到 ICU 观察,监测包括颅内压在内的各项指标。对颅内压增高、生命体征改变者及时复查 CT,排除颅内继发性改变。轻症患者通过急性期观察后,治疗与脑震荡相同。

(2)保持呼吸道通畅:及时清理呼吸道内的分泌物。昏迷时间长,合并颌面骨折,胸部外伤、呼吸不畅者,应尽早行气管切开,必要时行辅助呼吸,防治缺氧。

(3)对症处理高热、躁动、癫痫发作、尿潴留等,防治肺部泌尿系统感染治疗上消化道溃疡等。

(4)防治脑水肿及降低颅内压:方法详见脑水肿、颅内压增高部分。

(5)改善微循环:严重脑挫裂伤后,患者微循环有明显变化,表现血液黏度增加,红细胞血小板易聚积,因此引起微循环淤滞、微血栓形成,导致脑缺血缺氧,加重脑损害程度。可采取血液稀释疗法,低分子右旋糖酐静脉滴注。

(6)外伤性 SAH 患者,伤后数日内脑膜刺激症状明显者,可反复腰椎穿刺,将有助于改善脑脊液循环,促进脑脊液吸收,减轻症状,另可应用尼莫地平,防治脑血管痉挛,改善微循环,减轻脑组织缺血、缺氧程度,从而减轻继发性脑损害。

2.手术治疗

原发性脑挫裂伤多无须手术,但继发性脑损害引起颅内压增高乃至脑疝时需手术治疗。

重度脑挫裂伤合并脑水肿患者当出现：①在脱水等降颅内压措施治疗过程中，患者意识障碍仍逐渐加深，保守疗法无效；②一侧瞳孔散大，有脑疝征象者；③CT示成片的脑挫裂伤混合密度影，周围广泛脑水肿，脑室受压明显中线结构明显移位；④合并颅内血肿，骨折片插入脑内，开放性颅脑损伤患者常需手术治疗。手术采取骨瓣开颅，清除失活脑组织，若脑压仍高，可行颞极和/或额极切除的内减压手术，若局部无肿胀，可考虑缝合硬膜，但常常需敞开硬脑膜行去骨瓣减压术。广泛脑挫裂伤、脑水肿严重时可考虑两侧去骨瓣减压。脑挫裂伤后期并发脑积水者可行脑室引流、分流术。术后颅骨缺损者3个月后行颅骨修补。

3.康复治疗

可行理疗、针灸、高压氧疗法。另可给予促神经功能恢复药物如胞磷胆碱、脑生素等。

三、脑干损伤

脑干损伤是一种特殊类型的脑损伤，是指中脑、脑桥和延髓损伤而言。原发性脑干损伤占颅脑损伤的2%～5%，因造成原发性脑干损伤的暴力常较重，脑干损伤常与脑挫裂伤同时存在，其伤情也较一般脑挫裂伤严重。

（一）损伤机制

1.直接外力作用所致脑干损伤

（1）加速或减速伤时，脑干与小脑幕游离缘、斜坡和枕骨大孔缘相撞击而致伤，其中以脑干被盖部损伤多见。

（2）暴力作用时，颅内压增高，压力向椎管内传递时，形成对脑干的冲击伤。

（3）颅骨骨折的直接损伤。

2.间接外力作用所致脑干损伤

主要见于坠落伤和挥鞭样损伤。

3.继发性脑干损伤

颞叶沟回疝、脑干受挤压导致脑干缺血。

（二）病理

1.脑干震荡

临床有脑干损伤的症状和体征，光镜和电镜特点同脑震荡。

2.脑干挫裂伤

表现为脑干表面的挫裂及内部的点片状出血。继发性脑干损伤时，脑干常扭曲变形，内部有出血和软化。

（三）临床表现

1.意识障碍

原发性脑干损伤患者，伤后常立即发生昏迷，昏迷为持续性，时间多较长，很少出现中间清醒或中间好转期，如有，应想到合并颅内血肿或其他原因导致的继发性脑干损伤。

2.瞳孔和眼运动改变

瞳孔和眼运动改变与脑干损伤的平面有关。中脑损伤时，初期两侧瞳孔不等大，伤侧瞳孔散大，对光反应消失，眼球向下外倾斜；两侧损伤时，两侧瞳孔散大，眼球固定。脑桥损伤时，可出现两瞳孔极度缩小，两侧眼球内斜，同向偏斜或两侧眼球分离等征象。

3.去脑强直

去脑强直是中脑损伤的表现,头部后仰,两上肢过伸和内旋,两下肢过伸,躯体呈角弓反张状态。开始可为间断性发作,轻微刺激即可诱发,以后逐渐转为持续状态。

4.锥体束征

锥体束征是脑干损伤的重要体征之一。包括肢体瘫痪、肌张力增高,腱反射亢进和病理反射出现等。在脑干损伤早期,由于多种因素的影响,锥体束征的出现常不恒定。但基底部损伤时,体征常较恒定。如脑干一侧性损伤则表现为交叉性瘫痪。

5.生命体征变化

(1)呼吸功能紊乱:脑干损伤常在伤后立即出现呼吸功能紊乱。当中脑下端和脑桥上端的呼吸调节中枢受损时,出现呼吸节律的紊乱,如潮式呼吸;当脑桥中下部的长吸中枢受损时,可出现抽泣样呼吸;当延髓的吸气和呼气中枢受损时,则发生呼吸停止。在脑干继发性损害的初期,如小脑幕切迹疝的形成时,先出现呼吸节律紊乱,潮式呼吸,在脑疝的晚期颅内压继续升高,小脑扁桃体疝出现,压迫延髓,呼吸即先停止。

(2)心血管功能紊乱:当延髓损伤严重时,表现为呼吸心跳迅速停止,患者死亡。较高位的脑干损伤时出现的呼吸循环紊乱常先有一兴奋期,此时脉搏缓慢有力,血压升高,呼吸深快或呈喘息样呼吸,以后转入衰竭,脉搏频速,血压下降,呼吸呈潮式,终于心跳呼吸停止。一般呼吸停止在先,在人工呼吸和药物维持血压的条件下,心跳仍可维持数日或数月,最后往往因心力衰竭而死亡。

(3)体温变化:脑干损伤后有时可出现高热,这多由于交感神经功能受损,出汗的功能障碍,影响体热的发散所致。当脑干功能衰竭时,体温则可降至正常以下。

6.内脏症状

(1)上消化道出血:为脑干损伤应激引起的急性胃黏膜病变所致。

(2)顽固性呃逆。

(3)神经源性肺水肿:由于交感神经兴奋,引起体循环及肺循环阻力增加所致。

(四)辅助检查

1.腰椎穿刺

脑脊液压力正常或轻度增高,多呈血性。

2.颅骨 X 线平片

颅骨骨折发生率高,亦可根据骨折的部位,结合受伤机制推测脑干损伤的情况。

3.颅脑 CT、MRI 扫描

原发性脑干损伤表现为脑干肿大,有点片状密度增高区,脚间池、桥池,四叠体池及第四脑室受压或闭塞。继发性脑疝的脑干损伤除显示继发性病变的征象外,还可见脑干受压扭曲向对侧移位。MRI 可显示脑干内小出血灶与挫裂伤,由于不受骨性伪影影响,显示较 CT 清楚。

4.颅内压监测

有助于鉴别原发性或继发性脑干损伤,继发者可有颅内压明显升高,原发者升高不明显。脑干听觉诱发电位(BAEP),可以反映脑干损伤的平面与程度。

(五)诊断与鉴别诊断

原发性脑干损伤伤后即出现持续性昏迷状态并伴脑干损伤的其他症状、体征,而不伴有颅内压增高,可借CT,甚至MRI检查以明确脑干损伤并排除脑挫裂伤、颅内血肿,以此也可与继发性脑干损伤相鉴别。脑干损伤平面的判断除依据脑干听觉诱发电位外,还可以借助各项脑干反射加以判断。随脑干损伤部位的不同,可出现相应平面生理反射的消失与病理反射的引出。

1.生理反射

(1)睫脊反射:刺激锁骨上区引起同侧瞳孔扩大。

(2)额眼轮匝肌反射:用手指牵拉患者眉梢外侧皮肤并固定之,然后用叩诊锤叩击手指,引起同侧眼轮匝肌收缩闭目。

(3)垂直性眼前庭反射或头眼垂直反射:患者头俯仰时双眼球与头的动作呈反方向上下垂直移动。

(4)瞳孔对光反射:光刺激引起瞳孔缩小。

(5)角膜反射:轻触角膜引起双眼轮匝肌收缩闭目。

(6)嚼肌反射:叩击颏部引起咬合动作。

(7)头眼水平反射或水平眼前庭反射:头左右转动时双眼球呈反方向水平移动。

(8)眼心反射:压迫眼球引起心率减慢。

2.病理反射

(1)掌颏反射:轻划手掌大鱼际肌处皮肤引起同侧颏肌收缩。

(2)角膜下颌反射:轻触角膜引起闭目,并反射性引起翼外肌收缩使下颌向对侧移动。

(六)救治原则与措施

原发性脑干损伤病情危重,死亡率高,损伤较轻的小儿及青年可以恢复良好,一般治疗措施同重型颅脑损伤。尽早气管切开,亚低温疗法,防治并发症。原发性脑干损伤一般不采用手术,继发性脑干损伤,着重于及时解除颅内血肿、脑水肿等引起急性脑受压的因素,包括手术及减轻脑水肿的综合治疗。

四、弥漫性轴索损伤

弥漫性轴索损伤(DAI)是在特殊的生物力学机制作用下,脑内发生以神经轴索肿胀、断裂、轴缩球形成为特征的一系列病理生理变化,临床以意识障碍为主要特点的综合征。占重型颅脑损伤的28%～42%,死亡率高达50%,恢复良好者不及25%。常见于交通事故,另见于坠落、打击等,诊断与治疗都较为困难。

(一)损伤机制与病理

弥漫性轴索损伤的致伤机制不甚明确,通过对动物DAI模型的力学分析,认为瞬间旋转作用及弥漫施力所产生的脑内剪应力是形成DAI的关键因素。典型的动物模型有:Gennarelli等制备的狒狒瞬间旋转负荷DAI模型,使狒狒头颅分别于矢状面、冠状面、水平面10～22毫秒旋转60°,观察到动物大脑DAI病理学变化;物理学家制备了弥漫打击负荷DAI动物模型,其方法是将大鼠置于海绵垫上,颅骨表面置一铁盘,于2 m高处放落450 g物体打击铁盘,从而制备了该动物模型。

DAI 好发于胼胝体脑干上端背外侧、脑白质、基底核、内囊、小脑等神经轴索集聚区。肉眼观:上述好发区域有点状出血灶,偶见脑干上端背外侧呈组织疏松或空泡状,以后可演变为棕色颗粒状结构及瘢痕形成。镜下:光镜下可观察到 DAI 轴缩球,为 DAI 光镜下典型改变,HE 染色呈粉红色的类圆形小体,平均直径 5～20 μm,轴缩球是轴索断裂后近断端轴浆溢出膨大而成。电镜下:最早可发现神经纤维结构紊乱,轴索节段性肿胀,数周后,可出现轴索及髓鞘多节段断裂,常发生于郎飞结处。吞噬细胞侵入,特征性小胶质细胞群出现。数月后轴索远端 Wallerian 变性、胶质增生、瘢痕形成。

(二)临床表现

(1)意识障碍:弥漫性轴索损伤患者多伤后即刻昏迷,昏迷程度深,持续时间较长,极少有清醒期,此为 DAI 的典型临床特点。

(2)体征:部分 DAI 患者出现瞳孔征象,单侧的或双侧瞳孔扩大,广泛 DAI 患者双眼向病变对侧偏斜和强迫下视。

(3)其余临床表现似脑干损伤及重型脑挫裂伤。

(三)辅助检查

(1)CT 扫描:大脑皮质与白质之间、灰质核团与白质交界区、脑室周围、胼胝体、脑干背外侧及脑内散在的小出血灶,不伴水肿,无占位效应,有时伴蛛网膜下腔出血、脑室内出血及弥漫性肿胀。

(2)MRI 对脑实质内小出血灶与挫裂伤显示更为清楚。

(四)诊断与鉴别诊断

DAI 的临床诊断较为困难,多发于交通事故坠落伤后,此后长时间深度昏迷(6 小时以上),其诊断更依赖于影像学检查。CT、MRI 示好发区域组织撕裂出血的影像学特点,另外无颅脑明确结构异常的伤后持续植物生存状态,创伤后弥漫性脑萎缩都需考虑此诊断,确诊需病理检查。

DAI 需与原发性脑干损伤、广泛性脑挫裂伤相鉴别。原发性脑干损伤应属于 DAI 的较重的一类;广泛脑挫裂伤有时亦出现长时间昏迷、植物生存状态,但 DAI 的脑水肿、颅内压增高不明显,而且 CT 上无明显占位效应,是散在小出血灶。

(五)救治原则与措施

患者需重症监护,一般可采用过度换气、吸氧、脱水、巴比妥类药物治疗,冬眠、亚低温治疗措施亦可应用。还可应用脑细胞功能恢复药物系统治疗,但应早期应用。现临床中已开始应用尼莫地平、自由基清除剂、兴奋性氨基酸阻滞剂等,目前疗效仍难以确定。此外需加强并发症治疗,防治感染。

五、下丘脑损伤

下丘脑损伤系指颅脑损伤过程中,由于颅底骨折或头颅受暴力打击,直接伤及下丘脑,而出现的特殊的临床综合征。

(一)损伤机制与病理

下丘脑深藏于颅底蝶鞍上方,因此暴力作用方向直接或间接经过下丘脑者,皆可能导致局部损伤。此外,小脑幕切迹下疝时亦可累及此区域。

下丘脑损伤时,常出现点、灶状出血,局部水肿软化以及神经细胞的坏死,亦有表现为缺血性变化,常可累及垂体柄及垂体,构成严重神经内分泌紊乱的病理基础。

（二）临床表现

1.意识及睡眠障碍

下丘脑后外侧区与中脑被盖部均属上行网状激动系统,维持人生理觉醒状态,因而急性下丘脑损伤时,患者多呈嗜睡、浅昏迷或深昏迷状态。

2.体温调节障碍

下丘脑具有体温调节功能,当下丘脑前部损害时,机体散热功能障碍,可出现中枢性高热;其后部损伤出现产热和保温作用失灵而引起体温过低;如合并结节部损伤,可出现机体代谢障碍,体温将更进一步降低,如下丘脑广泛损伤,则体温随环境温度而相应升降。

3.内分泌代谢功能紊乱

（1）下丘脑视上核、室旁核受损或垂体柄视上核垂体束受累:致抗利尿激素合成释放障碍,引起中枢性尿崩。

（2）下丘脑-垂体-靶腺轴的功能失调:可出现糖、脂肪代谢的失调,尤其是糖代谢的紊乱,表现为高血糖,常与水代谢紊乱并存,可出现高渗高糖非酮性昏迷,患者极易死亡。

4.自主神经功能紊乱

下丘脑的自主神经中枢受损,可出现血压波动,或高或低,以低血压多见。血压不升伴低体温常是预后不良征兆。呼吸功能紊乱表现为呼吸浅快或减慢。视前区损害可发生急性神经源性肺水肿。消化系统主要表现为急性胃黏膜病变,引起上消化道出血,重者可出现胃十二指肠穿孔。

5.局部神经体征

主要是鞍区附近的脑神经受累体征,包括视神经、视束、滑车神经等。

（三）辅助检查

1.颅骨 X 线平片

多伴颅底骨折,骨折线常经过蝶骨翼、筛窦、蝶鞍等部位。

2.颅脑 CT 扫描

可显示下丘脑不规则的低密度、低信号的病变区,鞍上池消失或有蛛网膜下腔出血,第三脑室前部受压消失。另外还可见颅底骨折及额颞底面脑挫裂伤征象。

（四）诊断与鉴别诊断

孤立而局限的下丘脑原发损伤极为少见,在头颅遭受外伤的过程中,常出现多个部位的损伤,因此下丘脑损伤的诊断常受到其他部位脑损伤引起的症状的干扰,在临床上只要具有一种或两种下丘脑损伤的表现,就应想到有下丘脑损伤的可能性。特别是鞍区及其附近有颅底骨折时,更应提高警惕。

（五）救治原则与措施

急性下丘脑原发性损伤是严重的脑损伤之一,治疗上按重型颅脑损伤的治疗原则进行。早期应注意采用强有力的措施控制高热和脑水肿。控制自主神经症状的发生、发展也是十分重要的。中枢性尿崩可采用替代疗法。

第二节 颅骨骨折

颅骨骨折在闭合性颅脑损伤中约占 1%，在重度颅脑损伤中约占 70%。其临床意义主要在于同时发生的脑膜、血管、脑及脑神经损伤。颅骨骨折的部位和类型有利于受伤机制及病情的判断。

一、颅骨的应用解剖

颅骨由额、枕、蝶、筛骨各 1 块和顶、颞骨各 2 块构成，具有保护脑的作用，可分为颅盖及颅底两部分，分界线为眉弓、颧弓、外耳道上缘、乳突、上项线及枕外隆凸的连线。

(一)颅盖

颅盖是由额骨鳞部、顶骨、颞骨鳞部和枕骨鳞部上半所组成，各骨块之间形成骨缝，有冠状缝、矢状缝、"人"字缝。颅盖骨均为扁骨，其厚度不一，枕外隆凸处最厚，可达 1 cm，枕、颞骨鳞部较薄，仅 1~2 mm，在不同部位颅骨钻孔时应注意此特点。颅盖骨一般由外板、板障、内板三层组成，在颅骨较薄的地方，板障不明显。外板较厚 1~2 mm，内板较薄约 0.5 mm，因此，外伤时颅骨内板易发生骨折，骨折后可及深面的硬脑膜、血管、脑组织而形成颅内血肿及脑损伤。板障内含板障静脉，构成颅内外静脉的交通。

(二)颅底

颅底由额骨眶部、蝶骨体及蝶骨大小翼、筛骨筛板、颞骨岩部和鳞部、乳突部内面、枕骨下部构成，由前到后被蝶骨嵴与岩骨嵴分成颅前窝、颅中窝、颅后窝。

(三)颅前窝

主要由额骨的眶部及筛骨筛板构成。颅前窝中央最前方为盲孔，盲孔后方为突出的鸡冠，为大脑镰前部的附着点。鸡冠两侧为筛板，其上有许多筛孔，嗅丝由此通过，颅前窝两侧为不平滑的眶部。颅前窝骨板较薄易发生骨折，损伤嗅丝，可致嗅觉减退乃至丧失。由于颅底与硬脑膜附着紧密，骨折时易撕裂硬脑膜而引起脑脊液鼻漏。颅脑损伤尤其枕部着力时，额叶底部在骨嵴上摩擦而引起额极与额叶底面的脑挫裂伤和血肿。

(四)颅中窝

主要由蝶骨体、蝶骨、蝶骨大翼、颞岩部前面及部分颞鳞部构成。分为中间部的蝶鞍与对称的两侧部。蝶鞍中央为垂体窝，容纳垂体。前方为鞍结节、视交叉沟及向两侧连通的视神经管，内行视神经与眼动脉，后方为鞍背，两侧有前床突、中床突、后床突三个骨性突起，再往外为纵行颈动脉沟及海绵窦，内行颈内动脉。颅中窝骨折伤及海绵窦时可出现致命性鼻腔大出血和海绵窦综合征。蝶鞍下方为蝶窦，蝶骨体骨折伤及蝶窦时可出现脑脊液鼻漏。侧部容纳颞叶，有许多裂孔自前至后分布其上，眶上裂位于前内方，通向眶腔，动眼、滑车、展神经、三叉神经第一支及眼静脉通过眶上裂，此处骨折可出现眶上裂综合征。其后为圆孔、卵圆孔、棘孔、破裂孔，圆孔内走行上颌神经、卵圆孔内走行下颌神经及通海绵窦导血管，棘孔有脑膜中动脉及棘孔神经通过，脑膜中动脉损伤时，有时需堵塞棘孔才能止血。破裂孔上为软骨封闭，其上有颈内动脉横过，内穿行发自面神经的岩浅大神经及导血管。颞骨岩尖部有三叉神经压迹，为三又神经半月节存在部位,其上有展神经、滑车神经经过,此处损伤可致岩尖综合征。颞骨岩部后方为鼓室盖,将鼓室与颅中窝分隔,此处骨折可出现脑脊液鼻漏及面神经麻痹、失听。颅中窝外侧有脑膜中动脉沟,此处骨折可出现硬脑膜外血肿,为硬膜外血肿好发部位。

(五)颅后窝

由颞骨岩部后面和枕骨各部组成。其中央为枕骨大孔,有延髓与脊髓相连,另有椎动脉、副神经脊髓根通过。枕骨大孔两侧有舌下神经管,舌下神经由此出颅。前上方为斜坡,承托脑桥及延髓,斜坡下为咽后壁,因此枕骨大孔骨折时,可伤及舌下神经及延髓,斜坡骨折时可出现咽后壁血肿。颅后窝两侧部上缘为岩上窦,颞岩部后面有内耳门,内有面听神经及迷路动静脉通过,内耳门后下方有颈静脉孔,内行颈内静脉,舌咽、迷走、副三对脑神经,骨折通过颈静脉孔可出现颈静脉孔综合征。颈静脉孔连于乙状窦,乙状窦向两侧连通于横窦。颅后窝后壁的中部为呈"十"字形的枕内粗隆。

二、颅骨的生物力学性质

颅骨共由 8 块骨组成,骨间有骨缝紧密相连,具有分散暴力和保护脑组织的作用。颅骨的各种力学性能中最主要的是强度和刚度两种。强度是指生物材料或非生物材料组成的构件抵抗破坏的能力。强度有高低之分。刚度是指构件抵抗变形的能力。刚度有大小之分。颅骨的内、外板均有较高的刚度与强度,能以变弯和受压的形式承受外力的静态力与冲击力。板障在头部受外力时能阻止内外板的接近并承受剪应力,还可通过自身的压缩变形吸收部分冲击能量。随年龄增长,板障增厚,到老年时期可能占到整个骨厚的一半以上,使颅盖骨强度下降,脆性增大,容易骨折。

三、颅骨损伤机制

当颅骨受到外来冲击力作用时,其内部出现薄膜力和弯曲压应力相加得到较大的压应力,内表面上两者相减得到较小的拉重力或压重力。因为颅骨承受压应力的能力很强,而承受拉重力的能力较弱,所以往往内表面受拉而破坏,如果颅骨较薄,则弯曲拉重力远大于薄膜压应力,即颅骨内部的拉重力不能被较多的抵消,此处就极易发生骨折。颅骨骨折的发生机制主要有两种形式。

(一)局部弯曲变形引起骨折

当外力打击颅骨时,先是着力点局部内陷,而作用力停止时颅骨又迅速弹回而复位,当外力较大使颅骨变形超过其弹性限度,则首先在作用点的中央发生内板断裂继而周边外板折断,最后中央部的外板及周边部的内板亦发生断裂。一般情况下全过程的时间为 1‰~2‰ 秒。颅骨破损后形状大体上呈向内的喇叭形,一般仍有局部地方相连。

(二)普遍弯曲变形引起的骨折

头颅的骨质结构及形状近似一个具有弹性的球体,颅骨被挤压在两个以上的力量之间,可引起头颅的整个变形。当颅骨的变形超过其弹性限度则发生骨折。当暴力为左右方向时,骨折线往往垂直于矢状线,常通过颞部及颅底。当暴力是前后方向时,骨折线是纵行,与矢状线平行,并往往伸延到枕骨鳞部。当暴力为上下方向时,可由脊柱之对抗力而造成颅底的环形骨折。

影响颅骨损伤的各种因素:影响颅骨损伤严重程度的主要因素为外力的大小、作用面积大小、打击延续时间的长短、打击的动量、受击时头部运动状态、打击点的位置以及颅骨自身的几何力学特性。

四、颅骨骨折的影响因素

(一)外力大小、延续时间及作用面积的影响

因为外力和它所产生的应力大体上成正比,所以外力越大,损伤越严重。如果外力作用时间短到不足以使颅骨完成破损过程,则损伤就轻。此外,如果外力作用面积越小(通常指撞击物体很尖锐),损伤亦越重。

(二)打击物动量(mv)的影响

m 为击物的质量,v 为打击物与头部之间相对运动的速度。动量越大,损伤越严重;如果 m 较大而 v 较小,通常出现线形骨折,反之容易出现穿透情况。

(三)撞击时头部运动状态的影响

此运动状态有 3 类,第一类是外来物向头部袭击,此时头可看成支持在有弹性颈部上的物体,在受击过程中能够退让,使外来加于其上的一部分能量被颈部及颈部以下的部位所吸收。第二类是头部处于固定状态(如靠在墙壁或地面上)在受击时不能退让,此种情况要比第一类状态严重些。第三类是运动着的头部撞上较大的物体,在头部已撞上该物体后,颈部及其以下部位尚未与物体接触,它们继续运动并向头部冲撞。这类状态的损伤比前两类都要严重。有时颅骨会在受力点出现凹陷变形,而在受力点相对的另一侧出现外凸变形,称为对冲性颅骨骨折。

(四)外力打击方向与骨折的关系

外力垂直作用于颅盖部多产生凹陷骨折或粉碎骨折;暴力斜行或切线作用于颅盖部多引起线形骨折,骨折线多与外力方向相平行,有时向颅底伸延。

(五)外力作用于头的部位与骨折的关系

同于颅骨几何形态很复杂,各部分结构形式、厚度及材料性质均不相同,所以外力作用在不同点处对颅骨损伤的程度及骨折线的走向均有影响,根据临床统计,大体有如下规律。

(1)当额部前方受撞击时,多产生额骨垂直部和颅前窝前后纵向骨折,其次是前后的斜行骨折。如作用点在前额的外侧,亦可产生左右横行的线形骨折,并可越过中线达对侧颅前窝底。

(2)当顶骨前方或额骨后部受冲撞时,骨折常向颞前区伸延,在冲击力较大的情况下,也可能同时向各个方向扩展。在顶骨上方撞击时,骨折多发生在颅盖的一侧,亦可发生横过中线的双侧性骨折,经过颅顶中线的骨折可损伤上矢状窦。有时骨折延伸到颅中窝底,经蝶骨向颅底发展,也可经过颞骨岩部向颅中窝的内侧和颅后窝发展。偶见由于脊柱的对抗作用产生枕骨大孔周围的环形骨折。

(3)暴力作用于颞部,以左右方向的横行骨折为多见,骨折线可经颞骨鳞部延伸到颅中窝底,亦可经过蝶骨到达对侧颅中窝底,其次为左右走行的斜行骨折亦较多,而前后纵行骨折则少见。

(4)在枕骨范围内受撞击时,如着力点在一侧枕部多见前后方向的纵行骨折或斜行骨折。骨折线由着力点向颅后窝底延伸,也可经颞骨岩部,伸延到颅中窝,有时可见枕乳缝或"人"字缝下部的颅缝分离。

(5)当来自下方撞击由脊柱传到枕骨大孔时,骨折从枕骨大孔向前或向侧方扩展。

(6)暴力冲击点愈近颅底水平,颅盖和颅底联合骨折的发生率愈高。

五、颅骨骨折的分类

(一)按骨折的形状分类

1.线形骨折

骨折呈线条形,大多是单一的骨折线,分支状、放射状和多发线形骨折少见。骨折线宽度多为1~3 mm,个别宽者在1 cm以上,线形骨线占颅盖骨折的2/3以上,颅底骨折几乎都是线形骨折。外伤性颅缝分离,亦属于线形骨折范畴,以"人"字缝分离多见,矢状缝和冠状缝分离少见。颅骨生长性骨折是线形骨折不断扩大所致,当婴幼儿颅盖部线形骨的骨折线中间有骨膜或蛛网膜等间隔时,不仅阻止骨折愈合,而且骨折的缝隙不断受到蛛网膜下腔、膨出的脑组织或形成的囊肿的冲击,骨折缘逐渐地被侵蚀和吸收,一般多在数月出现搏动性膨出的肿块,而且肿块不断增大,称颅骨生长性骨折。

2.凹陷骨折

凹陷骨折为致伤物直接冲击颅盖所致,间接暴力沿脊柱上传造成枕骨大孔区环形凹陷骨折仅偶见,婴幼儿多为乒乓球样凹陷骨折。凹陷骨折约占颅盖骨折的1/3,多发生于颞部,其次为额部和顶部,枕部很少见。凹陷骨折片常刺破硬脑膜和损伤脑实质,造成局部脑挫裂伤,常合并各种类型颅内血肿,尤其是脑内血肿。

3.粉碎骨折

粉碎骨折为暴力直接作用于颅盖所致。一般暴力较大,与头部接触面积广,形成多条骨折线,分隔成若干骨碎块,有些骨片互相重叠,有些轻度陷入。局部脑膜撕裂和脑组织常有广泛的挫裂伤,可合并各种类型的颅内血肿。

(二)按颅骨骨折部位分类

1.颅盖骨折

颅盖骨折为暴力直接冲击颅盖部所致,骨折多位于颅盖范围内,也常延伸到颅底。颅盖骨折发生率较颅底骨折多1~2倍。骨折的形态依次为线形骨折、凹陷骨折和粉碎骨折。

2.颅底骨折

多为内开放性线形骨折,大多数颅底骨折系颅盖骨折向颅底伸延之联合骨折,单纯发生在颅底的骨折少见。骨折线有横行、纵行及环形三种。骨折线可累及1~2颅窝,累及3个颅窝者很少。由于硬脑膜与颅底粘连紧密,该部位不易形成硬脑膜外血肿,而易合并硬脑膜撕裂造成内开放,产生脑脊液漏。进出颅腔的大血管和脑神经都经颅底,故颅底骨折常造成脑神经损伤和颈内动脉—海绵窦瘘等并发症。颅后窝骨折可伴有原发性脑干损伤。

(三)按创伤的性质分闭合性和开放性骨折

(1)闭合性骨折系骨折部位的头皮非全层裂伤,骨膜未裂开,因而颅骨与外界不相通。

(2)开放性骨折指骨折部位头皮全层裂开,颅骨与外界连通。

六、临床表现

(一)颅盖骨折

颅盖骨折有多种形式,除开放性及某些凹陷形颅盖骨折,在临床上可能显示骨折的直接征象外,闭合性骨折往往只显示骨折的间接征象,其确诊常有赖于 X 线或 CT 检查。

1.闭合性颅盖骨折的临床表现

骨折处头皮肿胀,自觉疼痛,并有压痛。线形骨折的表面,常出现头皮挫伤和头皮血肿。颞肌范围的明显肿胀、张力增高和压痛,常是颞骨线形骨折合并颞肌下淤血的征象。外伤性颅缝裂开在小儿比较常见,早期可出现沿颅缝走行的条状头皮血肿。骨膜下血肿或迅速形成巨大的帽状腱膜下血肿常暗示深面有颅盖骨折。凹陷骨折多发生于额部及顶部,受伤部位多伴有头皮挫伤和血肿。触诊时常可摸及骨质下陷,可出现骨片浮动感或骨擦音。但切忌反复,粗暴操作,不应为获得此项体征而增加硬脑组织损伤甚至出血的危险。在单纯头皮血肿触诊时,常有中央凹入感,易误诊为凹陷骨折,此时需拍颅骨切线位片加以鉴别。有人认为颅骨凹陷深度小于 1 cm 时多无硬脑膜裂伤,而凹入的碎骨片深度超过 2 cm 时,应高度怀疑有硬脑膜裂伤之存在。

凹陷骨折在皮质功能区可出现相应的刺激或损害症状。凹陷骨折在静脉窦上可引起致命性大出血,或压迫静脉窦引起颅内压增高。广泛的凹陷骨折由于减少了颅腔的容积亦可引起颅内压增高。

2.开放性颅盖骨折

多发生于锐器直接损伤,少数为火器伤。受伤局部之头皮呈全层裂开,其下可有各种类型的颅骨骨折。伤口内可有各种异物如头发、碎骨片、泥土及布屑等。此种骨折硬脑膜如完整称为开放性颅骨骨折;当硬脑膜也有破裂时则称为开放性颅脑损伤。累及大静脉窦的粉碎骨折,可引起致命性大出血。

(二)颅底骨折

颅底骨折以线形骨折为主,因骨折线常通向鼻窦或岩骨乳突气房,由此分别与鼻腔或外耳道连通,亦称为内开放性骨折。其临床表现虽然都是骨折的间接征象,却是临床确诊的重要依据。

颅底骨折依其发生部位不同,分为颅前窝骨折、颅中窝骨折和颅后窝骨折,临床表现各有特征,兹分述如下。

1.颅前窝骨折的临床征象

前额部皮肤有挫伤和肿胀,伤后常有不同程度的口鼻出血。有时因血液吞入胃中,而呕吐出黑红色或咖啡色液体。如颅前窝底部骨折撕裂颅底部脑膜及鼻腔黏膜时,即出现脑脊液鼻漏,脑脊液常与血液相混,而呈淡红色,滴在吸水纸上有浸渍圈。因含糖可用尿糖试纸测试。脑脊液漏可因呛咳、挣扎等因素而加剧。偶尔气体由鼻窦经骨折线进入颅腔内,气体分布于蛛网膜下腔、脑内或脑室内,称为外伤性颅内积气。脑脊液鼻漏一般于伤后数日常能自停。

伤后逐渐出现眼睑的迟发性皮下瘀斑,俗称"熊猫眼"征。出血因受眶筋膜限制,而较少扩展至眶缘以外,且常为双侧性,应与眼眶部直接软组织挫伤鉴别。眶顶骨折后,眶内出血,还可使眼球突出,如出血在球结膜之下由后向前延伸,血斑常呈扇形分布,其基底位于内外眦,后界不明,而尖端指向角膜及瞳孔,亦常为双侧性,检查时,瘀斑不随之移动。这一特征可与直接眼部挫伤所致球结合膜触动球结合膜内片状出血相区别。

骨折线累及筛板,撕裂嗅神经导致嗅觉丧失,当骨折线经过视神经孔时,可因损伤或压迫视神经而导致视力减退或丧失。

颅前窝骨折也常伴有额极及额叶底面的脑挫裂伤以及各种类型的颅内血肿。

2.颅中窝骨折的临床征象

临床上常见到颞部软组织肿胀,骨折线多限于一侧颅中窝底,亦有时经蝶骨体达到对侧颅中窝底。当骨折线累及颞骨岩部时,往往损伤面神经和听神经,出现周围性面瘫、听力丧失、眩晕或平衡障碍等。如骨折线经过中耳和伴有鼓膜破裂时,多产生耳出血和脑脊液耳漏,偶尔骨折线宽大,外耳道可见有液化脑组织溢出。临床上应仔细检查,以除外外耳道壁裂伤出血或因面颌部出血流入外耳道所造成的假象。如岩部骨折鼓膜尚保持完整时,耳部检查可发现鼓膜呈蓝紫色,血液或脑脊液可经耳咽管流向鼻腔或口腔,需注意与筛窦或蝶窦骨折伴发的脑脊液漏相鉴别。

骨折线经过蝶骨,可损伤颈内动脉产生颈内动脉海绵窦瘘,表现为头部或眶部连续性杂音,搏动性眼球突出,眼球运动受限和视力进行性减退等,颈内动脉损伤亦可形成海绵窦段颈内动脉瘤,动脉瘤破裂后又形成颈内动脉海绵窦瘘。有时颈内动脉损伤或外伤性颈内动脉瘤突然破裂,大量出血经骨折缝隙和蝶窦涌向鼻腔,发生致死性鼻腔大出血,如不能果断、迅速地控制和结扎颈总动脉,患者将死于出血性休克。当眶上裂骨折时,可损伤眼、滑车、外展神经,以及三叉神经第一支,出现眼球运动障碍和前额部感觉障碍,即为眶上裂综合征。

3.颅后窝骨折的临床征象

常有枕部直接承受暴力的外伤史,除着力点的头皮伤外,数小时后可在枕下或乳突部出现皮下淤血(Battle 征),骨折线经过枕骨鳞部和基底部,亦可经过颞骨岩部向前达颅中窝。骨折线累及斜坡时,可于咽后壁见到黏膜下淤血,如骨折经过颈内静脉孔或舌下神经孔,可分别出现吞咽困难、声音嘶哑或舌肌瘫痪。骨折累及枕骨大孔,出现延髓损伤的症状,严重时,伤后立即出现深昏迷,四肢弛缓,呼吸困难,甚至死亡。

七、辅助检查

(一)X 线平片

颅骨 X 线检查可以确定有无骨折和其类型,亦可根据骨折线的走行判断颅内结构的损伤情况,以及合并颅内血肿的可能性,便于进一步检查和治疗。

颅骨摄片时,一般应摄常规的前后位和侧位片,有凹陷骨折时,为了解其凹陷的深度应摄以骨折部位为中心的切线位。当怀疑枕骨骨折和"人"字缝分离时,需摄额枕半轴位或汤氏(Towne)位;如前额部着力,伤后一侧视力障碍时,应摄视神经孔位;眼眶部骨折拍柯氏位,疑诊颅底骨折时,如病情许可,应摄颏顶位。

颅盖骨折经颅骨 X 线检查确诊率为 $95\%\sim100\%$,阅片时应注意骨折线的部位和分支不规则,边缘比较锐利,借此可与颅骨的血管沟纹鉴别。当骨折线经过脑膜中动脉主干及其分支、横窦沟或矢状中线时,应警惕合并硬膜外血肿。线形骨折也要与颅缝区别,颅缝有特定部位,呈锯齿状,内板缝的投影亦不如骨折线清晰锐利。颅缝分离较骨折少见,常见于儿童及青少年,多发生于"人"字缝、矢状窦和冠状缝,表现为颅缝明显增宽,或有颅缝错位或重叠,两侧颅缝宽度相差 1 mm 以上或宽度超过 1.5 mm 即可诊颅缝分离。颅盖部凹陷骨折可为全层或仅为内板向颅内凹陷,呈环形或星形,借切线位片了解其深度,结合临床症状分析伴发的脑损伤。

颅底骨折经 X 线检查确诊率仅为 50％左右。诊断时必须结合临床表现。即使颅骨平片未发现骨折线，如临床表现符合，亦应确定为颅底骨折。当骨折线经过额窦、筛窦、蝶窦和岩骨时，应注意是否伴发脑脊液漏，并警惕这类内开放性颅骨骨折有并发颅内感染的可能。另外阅片时还要注意颅底骨折的间接征象，如颅底骨折脑脊液漏可出现鼻窦和/或乳突积液表现，窦腔混浊，密度增高。鼻窦或乳突损伤，可于颅骨周围或颅内出现气体。颅内积气如果不是穿入骨折，则属内开放骨折。

(二)颅脑 CT 扫描

CT 扫描采用观察软组织和骨质的两种窗位，有利于发现颅骨平片所不能发现的骨折，尤其是颅底骨折。CT 扫描可显示骨折缝隙的大小、走行方向，同时可显示与骨折有关的血肿，受累肿胀的肌肉。粉碎性骨折进入脑内的骨片也可通过 CT 扫描三维定位而利于手术治疗。CT 扫描还是目前唯一能显示出脑脊液漏出部位的方法。Bruce 报道平扫定位率达 50％，如采用碘剂脑池造影 CT 扫描则可达 69％。扫描时应注意不同部位采用不同方法。额窦最好应用轴位，筛窦、蝶窦及中耳鼓室盖部的骨折观察一般采用冠状扫描。应注意的是如果有损伤脊髓的情况存在，不宜采用冠状扫描。

八、诊断

一般情况下，根据头外伤史，临床查体及 X 线检查(包括 X 线平片和 CT 扫描)不难做出诊断，对于颅骨骨折因其有典型的临床征象，在没有特殊检查的情况下，可依临床征象做出诊断。

九、治疗原则与措施

(一)颅盖部线形骨折

闭合性颅盖部单纯线形骨折，如无颅内血肿等情况，不需手术治疗。但应注意观察颅内迟发性血肿的发生。开放性线形骨折，如骨折线宽且有异物者可钻孔后清除污物咬除污染的颅骨以防术后感染，如有颅内血肿按血肿处理。

(二)凹陷骨折

凹陷骨折的手术指征：①骨折片下陷压迫脑中央区附近或其他重要功能区，或有相应的神经功能障碍者；②骨折片下陷超过 1 cm(小儿 0.5 cm)或因大块骨片下陷引起颅内压增高者；③骨折片尖锐刺入脑内或有颅内血肿者；④开放性凹陷粉碎骨折，不论是否伴有硬脑膜与脑的损伤均应早期手术。位于静脉窦区凹陷骨折应视为手术禁忌证，以防复位手术引起大量出血。

1.闭合性凹陷性骨折

可根据骨折的部位、大小、颅内有无血肿选用不同的方法，对范围较少且远离静脉窦的凹陷骨折，选用直切口或弧形切口，显露骨折区域，在骨折凹陷裂纹旁钻一孔，用骨撬将陷入的骨片掀起，对凹陷范围较大骨折片尚未游离整复困难者或伴颅内血肿，可采用取骨瓣法，用加压或锤击法整复。对于小儿的颅骨骨折，为避免影响脑的发育，应积极采用手术复位。对新生儿的颅骨骨折应尽可能采用非手术复位方法，最简单适用的方法是应用胎头吸引器复位。当胎头吸引器复位失败或有颅内血肿或头皮下有脑脊液潴留时，采用手术复位。

2.开放性凹陷骨折

必须彻底清创,用生理盐水反复冲洗伤口,清除血块与异物,切除无生活能力的头皮、骨片、脑膜与脑组织等,必要时可延长切口,用牵开器拉开以显露骨折处,在摘除碎骨片时,手法应轻柔,对难以取出的骨片,切不可暴力扭转拉出,与骨膜相连的骨片应尽量保留。骨折片陷入超过 2 cm 者,多有硬脑膜破裂,此时可根据颅内有无血肿及脑组织挫裂伤的程度决定是否扩大骨窗,清除血肿及破碎的脑组织,最后缝合修补硬脑膜。硬脑膜未破裂者,除有硬膜下出血外,一般不可轻易切开,以免导致颅内感染。

(三)颅底骨折

原则上采用非手术对症治疗,颅骨骨折本身无特殊处理,为防治感染,需应用抗生素。伴有脑脊液耳鼻漏者,应保持局部清洁,头高位卧床休息,禁止堵塞鼻孔、外耳道,禁行腰穿及用力擤鼻,并应用大剂量抗生素预防感染,大多数瘘口在伤后 1~2 周愈合,1 月以上不愈者,开颅修补硬脑膜裂孔。伴有脑神经损伤者,可注射维生素 B_1、B_6 及 B_{12} 和激素、血管扩张剂,也可行理疗针灸。视神经受骨片或血肿压迫者,应及时行视神经减压术,但对外伤后即刻失明的患者多无效果。对伤后出现致命性大量鼻出血患者,需立即气管插管,排除气道内积血,使呼吸通畅,随即填塞鼻腔,压迫伤侧颈总动脉并迅速输液、输血必要时手术以抢救患者生命,颅后窝骨折伴延髓有受压损伤患者,应尽早气管切开,呼吸机辅助呼吸,颅骨牵引,必要时进行枕肌下减压术。

第三节　开放性颅脑损伤

开放性颅脑损伤是颅脑各层组织开放伤的总称,它包括头皮裂伤、开放性颅骨骨折及开放性脑损伤,而不是开放性脑损伤的同义词。硬脑膜是保护脑组织的一层坚韧纤维膜屏障,此层破裂与否,是区分脑损伤为闭合性或开放性的分界线。

开放性颅脑损伤的原因很多,大致划为两大类,即非火器伤与火器伤。

一、非火器性颅脑损伤

各种造成闭合性颅脑损伤的原因都可造成头皮、颅骨及硬脑膜的破裂,造成开放性颅脑损伤,在和平时期的颅脑损伤中,以闭合伤居多,开放性伤约占 16.8%,而后者中又以非火器颅脑损伤较多。

(一)临床表现

1.创伤的局部表现

开放性颅脑伤的伤因、暴力大小不一,产生损伤的程度与范围差别极大。创伤多位于前额、额眶部,亦可发生于其他部位,可为单发或多发,伤口整齐或参差不齐,有时沾有头发、泥沙及其他污物,有时骨折片外露,也有时致伤物如钉、锥、铁杆嵌顿于骨折处或颅内。头皮血运丰富,出血较多,当大量出血时,需考虑是否存在静脉窦破裂。

2.脑损伤症状

患者常有不同程度的意识障碍与脑损害表现,脑部症状取决于损伤的部位、范围与程度。

其临床表现同闭合性颅脑损伤部分。

3.颅内压改变

开放性脑损伤时,因颅骨缺损、血液、脑脊液及破碎液化坏死的脑组织可经伤口流出,或为脑膨出,颅内压力在一定程度上可得到缓冲。如伴脑脊液大量流失,可出现低颅内压状态。创口小时可与闭合性脑损伤一样,出现脑受压征象。

4.全身症状

开放性颅脑损伤时出现休克的机会较多,不仅因外出血造成失血性休克,还可由于颅腔呈开放性,脑脊液与积血外溢,使颅内压增高得到缓解,颅内压引起的代偿性血压升高效应减弱。同时伴有的脊柱、四肢及胸腹伤可有相应的症状及体征。

(二)辅助检查

1.X线平片

颅骨的X线平片检查有助于骨折的范围、骨碎片与异物在颅内的存留情况的了解。

2.颅脑CT扫描

可显示颅骨、脑组织的损伤情况,能够对碎骨片及异物定位,发现颅内或脑内血肿等继发性改变。CT较X线平片更能清楚地显示X线吸收系数低的非金属异物。

(三)诊断

开放性颅脑损伤一般易于诊断,根据病史、检查伤口内有无脑脊液或脑组织,即可确定开放性损伤的情况。X线平片及CT扫描更有利于伤情的诊断。少数情况下,硬脑膜裂口很小,可无脑脊液漏,初诊时难以确定是否为开放性脑损伤,而往往手术探查时才能明确。

(四)救治原则与措施

1.治疗措施

首先做创口止血、包扎、纠正休克,患者入院后有外出血时,应采取临时性止血措施,同时检查患者的周身情况,有无其他部位严重合并伤,是否存在休克或处于潜在休克。当患者出现休克或处于休克前期时,最重要的是先采取恢复血压的有力措施,加快输液、输血,不必顾虑因此加重脑水肿的问题,当生命体征趋于平稳时,才适于进行脑部清创。

2.手术原则

(1)早期清创:按一般创伤处理的要求,尽早在伤后6小时内进行手术。在目前有力的抗生素防治感染的条件下,可延长时限至伤后48小时。

(2)彻底清创手术的要求:早期彻底清除术,应一期缝合脑膜,将开放性脑损伤转为闭合性,经清创手术,脑水肿仍严重者,则不宜缝合硬脑膜,而需进行减压术,避免发生脑疝。

(3)并存脏器伤时,应在输血保证下,迅速处理内脏伤,第二步行脑清创术。这时如有颅内血肿,脑受压危险,伤情特别急,需有良好的麻醉处理,输血、输液稳定血压,迅速应用简捷的方法,制止内出血,解除脑受压。

(4)颅骨缺损一般在伤口愈合后3~4个月进行修补为宜,感染伤口修补颅骨至少在愈合半年后进行。

3.手术方法

应注意的是,术中如发现硬脑膜颜色发蓝、颅内压增高,疑有硬膜下血肿,应切开硬脑膜探查处理。脑搏动正常时,表明脑内无严重伤情,无必要切开探查,以免将感染带入脑部。开放性脑损伤的清创应在直视下进行,逐层由外及里冲净伤口,去除污物、血块,摘除碎骨片与异物,仔细止血,吸去糜烂失活的脑组织,同时要珍惜脑组织,不做过多的切除。保留一切可以保留的脑血管,避免因不必要的电凝或夹闭脑的主要供血动脉及回流静脉引起或加重脑水肿、脑坏死及颅内压增高。脑挫裂伤较严重,颅内压增高,虽经脱水仍无缓解,可容许做内减压术。清创完毕,所见脑组织已趋回缩、颅内压已降低的情况下,缝合硬脑膜及头皮。

钢钎、钉、锥等较粗大锐器刺入颅内,有时伤器为颅骨骨折处所嵌顿。如伤员一般情况好,无明显颅内出血症状者,不宜立即拔出,特别是位于动脉干与静脉窦所在处和鞍区的创伤。应摄头颅 X 线片了解颅内伤器的大小、形态和方位,如异物靠近大血管时,应进一步行脑血管造影,查明异物与血管等邻近结构的关系,据此制定出手术方案,术前做好充分的输血准备。行开颅手术时,先切除金属异物四周的颅骨进行探查,若未伤及静脉,扩大硬脑膜破口,在直视下,徐徐将异物退出,随时观察伤道深处有无大出血,然后冲洗伤道、止血,放置引流管,缝合修补硬脑膜,闭合伤口,术后 24～36 小时拔除引流管。

颅面伤所致开放性脑损伤,常涉及颌面、鼻窦,眼部及脑组织。

清创术的要求:①做好脑部清创与脑脊液漏的修补处理;②清除可能引起的创伤感染因素;③兼顾功能与整容的目的。手术时要先扩大额部伤口或采用冠状切口,翻开额部皮瓣,完成脑部清创与硬膜修补术,然后对鼻窦做根治性处理。最后处理眼部及颌面伤。

脑挫裂伤、脑水肿及感染的综合治疗同闭合性颅脑外伤。

二、火器性颅脑损伤

火器性颅脑损伤是神经外科的一个重要课题。战争时期,火器性颅脑损伤是一种严重战伤,尤其是火器性颅脑穿通伤,处理复杂,死亡率高。在和平时期也仍然是棘手的问题。创伤医学及急救医学的发展,虽使火器性颅脑损伤的病理生理过程得到进一步阐明,火器性颅脑损伤的抢救速度、诊疗条件也有了很大的提高,但是其死亡率仍高。

(一)分类

目前按硬脑膜是否破裂将火器性颅脑损伤简化分为非穿通伤和穿通伤两类。

1.非穿通伤

常有局部软组织或伴颅骨损伤,但硬脑膜尚完整,创伤局部与对冲部位可能有脑挫裂伤,或形成血肿。此类多为轻、中型伤,少数可为重型。

2.穿通伤

穿通伤即开放性脑损伤。颅内多有碎骨片、弹片或枪弹存留,伤区脑组织有不同程度的破坏,并发弹道血肿的机会多,属重型伤,通常将穿通伤又分为以下几种。

(1)非贯通伤:只有入口而无出口,在颅内入口附近常有碎骨片与异物,金属异物存留在颅内,多位于伤道的最远端,局部脑挫裂伤较严重。

(2)贯通伤:有入口和出口,入口小,出口大。颅内入口及颅外皮下出口附近有碎骨片,脑挫裂伤严重,若伤及生命中枢,伤员多在短时间内死亡。

(3)切线伤:头皮、颅骨和脑呈沟槽状损伤或缺损,碎骨片多在颅内或颅外。

(4)反跳伤:弹片穿入颅内,受到入口对侧颅骨的抵抗,变换方向反弹停留在脑组织内,构成复杂伤道。

此外按投射物的种类又可分为弹片伤、枪弹伤,也可按照损伤部位来分类,以补充上述的分类法。

(二)损伤机制与病理

火器性颅脑损伤的病理改变与非火器伤有所不同,伤道脑的病理改变分为3个区域。

1.原发伤道区

原发伤道区是反映伤道的中心部位,内含毁损液化的脑组织,与出血和血块交融,杂有颅骨碎片、头发、布片、泥沙以及弹片或枪弹等。伤道的近侧可由于碎骨片造成支道,间接增加脑组织损伤范围,远侧则形成贯通伤、盲管或反跳伤。脑膜与脑的出血容易在伤道内聚积形成硬膜外、硬膜下、脑内或脑室内血肿。伤道内的血肿可位于近端、中段与远端。

2.挫裂伤区

在原发伤道的周围,脑组织呈点状出血和脑水肿,神经细胞、少枝胶质细胞及星形细胞肿胀或崩解。致伤机制是由于高速投射物穿入密闭颅腔后的瞬间,在脑内形成暂时性空腔,产生超压现象,冲击波向周围脑组织传递,使脑组织顿时承受高压及相继的负压作用而引起脑挫裂伤。

3.震荡区

位于脑挫裂区周围,是空腔作用之间接损害,伤后数小时逐渐出现血循环障碍、充血、淤血、外渗及水肿等,但尚为可逆性。

另外,脑部可能伴有冲击伤,乃因爆炸引起的高压冲击波所致,脑部可发生点状出血、脑挫裂伤和脑水肿。

脑部的病理变化可随创伤类型、伤后时间、初期外科处理以及后期治疗情况而有所不同。脑组织的血液循环与脑脊液循环障碍,颅内继发性出血与血肿形成,急性脑水肿,并发感染等,皆可使病理改变复杂化。

(三)临床表现

1.意识障碍

伤后意识水平是判断火器性颅脑损伤轻重的最重要指标,是手术指征和预后估计的主要依据。但颅脑穿通伤有时局部有较重的脑损伤,可不出现昏迷。应强调连续观察神志变化过程,如伤员在伤后出现中间清醒期或好转期,或受伤当时无昏迷随后转入昏迷,或意识障碍呈进行性加重,都反映伤员存在急性脑受压征象。在急性期,应警惕创道或创道邻近的血肿,慢性期的变化可能为脓肿。

2.生命体征的变化

重型颅脑伤员,伤后多数立即出现呼吸、脉搏、血压的变化。伤及脑干部位重要生命中枢者,可早期发生呼吸紧迫,缓慢或间歇性呼吸,脉搏转为徐缓或细远,脉律不整与血压下降等中枢性衰竭征象。呼吸深而慢,脉搏慢而有力,血压升高的进行变化是颅内压增高、脑受压和脑疝的危象,常指示颅内血肿。开放伤引起外出血,大量脑脊液流失,可引起休克和衰竭。出现休克时应注意查明有无胸、腹伤、大的骨折等严重合并伤。

3.脑损伤症状

伤员可因脑挫裂伤、血肿、脑膨出而出现相应的症状和体征。蛛网膜下腔出血可引起脑膜刺激征。下丘脑损伤可引起中枢性高热。

4.颅内压增高

火器伤急性期并发颅内血肿的机会较多,但弥漫性脑水肿更使人担忧,主要表现为头痛、恶心、呕吐及脑膨出。慢性期常是由于颅内感染、脑水肿,表现为脑突出,意识转坏和视盘水肿,到一定阶段,反映到生命体征变化,并最终出现脑疝体征。

5.颅内感染

穿通伤的初期处理不彻底或过迟,易引起颅内感染。主要表现为:高热、颈强直、脑膜刺激征。

6.颅脑创口的检查

这在颅脑火器伤是一项特别重要的检查。出入口的部位、数目、形态、出血、污染情况均很重要,出入口的连线有助于判断穿通伤是否横过重要结构。

(四)辅助检查

1.颅骨 X 线平片

对颅脑火器伤应争取在清除表面砂质等污染后常规拍摄颅片。拍片不仅可以明确是非贯通伤还是贯通伤,颅内是否留有异物,并了解确切位置,对指导清创手术有重要作用。

2.脑超声波检查

观察中线波有无移位作为参考。二维及三维超声有助于颅内血肿、脓肿,脑水肿等继发性改变的判断。

3.脑血管造影

在无 CT 设备的情况下,脑血管造影有很大价值,可以提供血肿的部位和大小的信息。脑血管造影还有助于外伤性颅内动脉瘤的诊断。

4.CT 扫描

颅脑 CT 扫描对颅骨碎片、弹片、创道、颅内积气、颅内血肿、弥漫性脑水肿和脑室扩大等情况的诊断,既正确又迅速,对内科疗效的监护也有特殊价值。

(五)诊断

作战时,因伤员多,检查要求简捷扼要,迅速明确颅脑损伤性质和有无其他部位合并伤。早期强调头颅 X 线平片检查,对明确诊断及指导手术有重要意义。晚期存在的并发症、后遗症可根据具体情况选择诊断检查方法:包括脑超声波、脑血管造影及 CT 扫描等。在和平时期,火器性颅脑损伤伤员如能及时被送往有条件的医院,早期进行包括 CT 扫描在内的各种检查,可使诊断确切,以利早期治疗。

(六)救治原则与措施

1.急救

(1)保持呼吸道通畅:简单的方法是把下颌向前推拉,侧卧,吸除呼吸道分泌物和呕吐物,也可插管过度换气。

(2)抢救休克:早期足量的输血、输液和保持呼吸道通畅是战争与和平时期枪伤治疗的两大原则。

（3）严重脑受压的急救：伤员在较短时间内出现单侧瞳孔散大或很快双瞳变化，呼吸转慢，估计不能转送至手术医院时，则应迅速扩大穿通伤入口，创道浅层血肿常可涌出而使部分伤员获救，然后再考虑转送。

（4）创伤包扎：现场抢救只做伤口简单包扎，以减少出血，有脑膨出时，用敷料绕其周围，保护脑组织以免污染和增加损伤。强调直接送专科处理，但已出现休克或已有中枢衰竭征象者，应就地急救，不宜转送。尽早开始大剂量抗生素治疗，应用 TAT。

2.优先手术次序

大量伤员到达时，伤员手术的顺序大致如下。

（1）有颅内血肿等脑受压征象者，或伤道有活动性出血者，优先手术。

（2）颅脑穿通伤优先于非穿通伤手术，其中脑室伤有大量脑脊液漏及颅后窝伤也应尽早处理。

（3）同类型伤，先到达者，先做处理。

（4）危及生命的胸、腹伤优先处理，然后再处理颅脑伤；如同时已有脑疝征象，伤情极重，在良好的麻醉与输血保证下，两方面手术可同时进行。

3.创伤的分期处理

（1）早期处理（伤后 72 小时以内）：早期彻底清创应于 24 小时以内完成，但由于近代有效抗生素的发展，对于转送较迟，垂危或其他合并伤需要紧急处理时，脑部的清创可以推迟至 72 小时。一般认为伤后 3～8 小时最易形成创道血肿，故最好在此期或更早期清创。

（2）延期处理（伤后 3～6 天）：伤口如尚未感染，也可以清创，术后缝合伤口，置橡皮引流，或两端部分缝合或不缝依具体情况而定。伤口若已感染，则可扩大伤口和骨孔，使脓液引流通畅，此时不宜脑内清创，以免感染扩散，待感染局限后晚期清创。

（3）晚期处理（伤后 7 天以上）：未经处理的晚期伤口感染较重，应先药物控制感染，若创道浅部有碎骨片，妨碍脓液引流，也可以扩大伤口，去除异物，待后择期进一步手术。

（4）二期处理（再次清创术）：颅脑火器伤可由于碎骨片、金属异物的遗留、脑脊液漏及术后血肿等情况进行二次手术。

（七）清创术原则与方法

麻醉、术前准备、一般清创原则基本上与平时开放性颅脑损伤的处理相同，在战时，为了减轻术后观察和护理任务，宜多采用局麻或只有短暂的全身麻醉。开颅可用骨窗法和骨瓣法，彻底的颅脑清创术要求修整严重污染或已失活的头皮、肌肉及硬脑膜，摘尽碎骨片，确实止血。对过深难以达到的金属异物不强求在一期清创中摘除。清创术后，颅内压下降，脑组织下塌，脑搏动良好，冲净伤口，缝合修补硬脑膜，缝合头皮，硬脑膜外可置引流 1～2 天。

对于脑室伤，要求将脑室中的血块及异物彻底清创，充分止血，术毕用含抗生素的生理盐水冲净伤口，对预防感染有一定作用，同时可做脑室引流。摘出的碎骨片数目要与 X 线平片之数目核对，避免残留骨片形成颅内感染的隐患。新鲜伤道中深藏的磁性金属异物和弹片，可应用磁性导针伸入伤道吸出。颅脑贯通伤出口常较大，出口的皮肤血管也易于损伤，故清创常先从出口区进行。若入口处有脑膨出或血块涌出，则入口清创优先进行。

　　下列情况需行减压术,硬脑膜可不予缝合修补:①清创不彻底;②脑挫裂伤严重,清创后脑组织仍肿胀或膨出;③已化脓之创伤,清创后仍需伤道引流;④止血不彻底。

(八)术后处理

　　脑穿通伤清创术后,需定时观察生命体征、意识、瞳孔的变化,观察有无颅内继发出血、脑脊液漏等。加强抗脑水肿、抗感染、抗休克治疗。保持呼吸道通畅,吸氧。躁动、癫痫高热时,酌情使用镇静药,冬眠药和采用物理方法降温,昏迷瘫痪伤员,定时翻身,预防肺炎,压疮和泌尿系感染。

(九)颅内异物存留

　　开放性颅脑损伤,特别是火器伤常有金属弹片及碎骨片、草木、泥沙、头发等异物进入颅内。当早期清创不彻底或因异物所处部位较深,难以取出时,异物则存留于颅内。异物存留有可能导致颅内感染,其中碎骨片易伴发脑脓肿,而且可促使局部脑组织退行性改变,极少数金属异物尚可有位置的变动,从而加重脑损伤,从而需手术取出异物。摘除金属异物的手术指征为:①直径大于1 cm的金属异物因易诱发颅内感染而需手术;②位于非功能区、易于取出且手术创伤及危险性小;③出现颅内感染征象或顽固性癫痫及其他较严重的临床症状者;④合并有外伤性动脉瘤;⑤脑室穿通伤,异物进入脑室时,由于极易引起脑室内出血及感染,且异物在脑室内移动可以损伤脑室壁,常需手术清除异物。手术方法可分为骨窗或骨瓣开颅直接手术取除异物及采用立体定向技术用磁性导针或异物钳取除异物。前者有造成附加脑损伤而加重症状的危险,手术宜沿原伤道口进入,避开重要功能区,可应用于表浅部位及脑室内异物取除。近年来,由于立体定向技术的发展,在X线颅骨正侧位片及头部CT扫描准确定位及监控下,颅骨钻孔后,精确地将磁导针插入脑内而吸出弹片;或利用异物钳夹出颅内存留的异物。此种方法具有手术简便,易于接受,附加损伤少等优点,但当吸出或钳夹异物有困难时,需谨慎操作,以免损伤异物附近的血管而并发出血。手术前后需应用抗生素预防感染,并需重复注射TAT。

第四节　　外伤性颅内血肿

一、概述

　　外伤性颅内血肿在闭合性颅脑损伤中占10%左右,在重型颅脑损伤中占40%～50%。

(一)颅内血肿的分类

1.按血肿症状出现的时间分类

(1)特急性血肿:3小时以内出现血肿症状者。

(2)急性血肿:伤后3天内出现症状者。

(3)亚急性血肿:伤后3日至3周出现症状者。

(4)慢性血肿:伤后3周以上出现症状者。

2.按血肿在颅腔内部位不同分类

(1)硬脑膜外血肿:血肿位于颅骨和硬脑膜之间。

(2)硬脑膜下血肿:血肿位于硬脑膜和蛛网膜之间。

(3)脑内血肿:血肿位于脑实质内。

(4)特殊部位血肿:脑室内出血,出血在脑室系统内;颅后窝血肿,血肿位于颅后窝;脑干血肿,血肿位于脑干。

3.按血肿数目多少分类

(1)单发性血肿:颅内出现单一血肿。

(2)多发性血肿:两个以上同部位不同类型的血肿或不同部位的血肿。

4.按血肿是否伴脑挫裂伤分类

(1)单纯性血肿:不伴有脑挫裂伤的血肿。

(2)复合性血肿:血肿部位伴脑挫裂伤。

此外,CT 扫描的出现又引出以下两种概念:①迟发性颅内血肿:伤后首次 CT 扫描未发现血肿,当病情变化再次 CT 检查发现了血肿。②隐匿性颅内血肿:伤后病情稳定,无明显症状,经 CT 扫描发现了颅内血肿。

(二)病理生理

正常时,颅腔的容积是脑的体积、颅内血容量和颅内脑脊液量三者之和。外伤后颅内形成血肿,为维持正常颅内压,血肿形成早期,机体借颅内血管的反射性收缩使血容量减少,并将一部分脑脊液挤压到椎管内,以及脑脊液分泌减少,吸收速度增加代偿。但这种代偿有一定限度。脑脊液可代偿的容量约占颅腔总量的 5%,即相当于 70 mL,血容量可供代偿容量约 25 mL。但颅内血肿大多都伴有脑挫裂伤及脑水肿,因此,血肿即便小于 70 mL,也可产生急性脑受压及失代偿的表现。一般认为,幕上急性血肿为 20~30 mL,幕下急性血肿超过 10 mL,即可产生症状而需手术处理。机体失代偿后可经以下环节形成恶性循环。

1.脑血液循环障碍

颅内压增高,脑静脉回流受阻,脑血流淤滞,引起脑缺氧和毛细血管通透性增强,产生脑水肿和颅内压增高。

2.脑脊液循环障碍

脑血循环的淤滞,导致脑脊液分泌量增加和吸收量减少,脑水肿加重,闭塞了脑池和蛛网膜下腔特别是环池和枕大池。以及当脑疝形成时,中脑导水管受压,脑脊液循环障碍,致使颅内压更加增高。

3.脑疝形成

当血肿体积不断增大,压迫同侧大脑半球,导致颞叶沟回疝,压迫中脑致使导水管处脑脊液循环障碍。幕上颅内压急剧增高,压力向下传达到颅后窝,促使小脑扁桃体经枕骨大孔下疝,延髓受压,生命中枢衰竭,导致患者死亡。

(三)临床表现

1.颅内压增高症状

(1)头痛、恶心、呕吐:为头外伤的早期常见症状,如在急性期或亚急性期并发血肿者,头痛加剧,恶心、呕吐频繁。对慢性血肿则不明显。

(2)生命体征改变:急性颅内血肿引起的颅内压增高,可导致 Cushing 征,表现为血压升高,脉压增大,脉搏和呼吸减慢。

（3）意识障碍：颅内血肿患者的意识障碍变化多有"中间清醒期"或"中间好转期"，即患者伤后出现原发性昏迷，当患者神志转清或意识障碍有好转时，由于颅内出血的存在，血肿不断增大，颅内压增高或脑疝形成，再次出现昏迷。某些颅内血肿伴严重脑挫裂伤，如原发昏迷程度加重，应考虑有脑水肿或多发颅内血肿的可能。

（4）躁动：为颅内压急剧增高或脑疝发生前的临床表现。

（5）视盘水肿：亚急性或慢性血肿，以及少数急性血肿均可出现视盘水肿。

2.局灶症状

颅内血肿的局灶体征是伤后逐渐出现的，这与脑挫裂伤后立即出现的局灶症状有所不同。

3.脑疝症状

幕上血肿造成小脑幕切迹疝，表现为意识丧失，血肿同侧瞳孔散大，对光反射消失和对侧偏瘫等。少数患者由于脑干被推向对侧，致使对侧的大脑脚与小脑幕游离缘相挤压，出现颠倒症状，这在血肿定位时应予以注意。

脑疝晚期则可出现双侧瞳孔散大，固定和去脑强直，进一步发生枕骨大孔疝，出现病理性呼吸，最终导致呼吸停止。

（四）辅助检查

1.颅骨 X 线平片

了解有无颅骨骨折，骨折线的走行和其与硬脑膜外血肿的关系，对判断头部着力部位、出血来源和血肿的位置、类型有帮助。钙化松果体的移位，对判断幕上血肿的定位有帮助。

2.超声波探查

简单易行，便于动态观察。单侧的血肿可出现中线波移位；发展中的血肿，初次检查时中线波可无明显移位，但随着血肿增大，复查中将发现中线波明显移位，但额底、颞底和两侧性血肿，中线波常不出现移位。

3.脑血管造影

在无 CT 扫描的条件下，脑血管造影仍然是较好的诊断方法，但对已出现脑疝症状者切忌做此项检查，防止因造影延迟手术时间，造成不良后果。

4.CT 扫描

在外伤性颅内血肿的检查中，CT 扫描是目前最为理想的方法。它可以准确地判断血肿的类型、大小、位置和数目，以及同时伴有的颅骨、脑组织损伤的情况，便于同时处理。

（五）诊断与鉴别诊断

根据患者的头外伤史，进行性颅内压增高的症状、体征以及局灶体征，及时行 CT 扫描，将有利于颅内血肿的早期诊断。当伤情发展到脑疝形成时，应抓紧时间直接进行钻孔探查。在临床上，外伤性颅内血肿应与以下疾病进行鉴别。

1.脑挫裂伤

局灶神经体征伤后立即出现，颅内压增高症状多不明显。鉴别手段主要靠 CT 扫描。

2.脑血管意外

发病时患者突然感到剧烈头痛、头昏，然后意识丧失而昏倒。因病种不同可有不同的病史和临床特点,有时合并轻度头外伤时,在临床上难以鉴别。经 CT 扫描了解血肿的部位和类型将有助于鉴别诊断。

3.脂肪栓塞

常伴有四肢长骨骨折,伤后患者情况良好,但数小时或数月后,出现头痛、躁动、癫痫发作和意识障碍,全身皮肤可有散在小出血点。

(六)救治原则与措施

患者伤后无意识障碍及颅内压增高,CT 示血肿量小、中线结构移位不明显、脑室系统无明显受压,无局灶性神经系统体征可行保守疗法,余者多需手术治疗,清除血肿。手术指征为:①意识障碍逐渐加重;②颅内压增高,颅内压监测 ICP＞12.7 kPa,并呈进行性升高;③有局灶性神经系统体征;④CT 示幕上血肿量大于 30 mL,幕下大于 10 mL,中线结构移位大于 1 cm,脑池、脑室受压明显;⑤在脱水、利尿保守治疗中病情恶化者;⑥硬脑膜外血肿不易吸收,指征须放宽;⑦颞叶、颅后窝血肿易致脑疝,需密切观察病情变化,在脑疝出现前及早手术。

二、硬膜外血肿

硬膜外血肿位于颅骨内板与硬脑膜之间,占外伤性颅内血肿的 30％左右,在闭合性颅脑损伤中其发生率为 2％～3％。临床统计资料显示外伤性硬膜外血肿以急性多见,约占 86.2％,亚急性血肿占 10.3％,慢性者少见,占 3.5％;在我国 1978 年全国神经精神科学会上将伤后 3 小时内出现典型颅内血肿症状及体征者定为特急性血肿,以加强此类患者的救治工作,硬膜外血肿呈特急性表现者在各类外伤性血肿中较为多见。硬膜外血肿多为单发,多发者少见,但可合并其他类型血肿,构成复合型血肿,其中以外伤着力点硬膜外血肿合并对冲部位硬膜下血肿较为常见,脑内血肿少见。硬膜外血肿可见于任何年龄患者,以 15～40 岁青壮年较为多见。儿童因颅内血管沟较浅且颅骨与脑膜粘连紧密,损伤脑膜动脉及脑膜剥离机会少,硬膜外血肿少见。

(一)急性硬膜外血肿

1.病因与病理

急性硬膜外血肿的常见原因是颅骨骨折致脑膜中动脉或其分支撕裂出血,于颅骨内板和硬膜之间形成血肿,以额颞部及颞顶部最为常见。脑膜中动脉经颅中窝底的棘孔进入颅内,沿脑膜中动脉沟走行,在翼点处分为前后两支,翼点处颅骨较薄,发生骨折时脑膜中动脉及其分支均可被撕裂,其主干出血形成血肿以额部为主,前支出血形成血肿多位于额部或额顶部,后支出血血肿多位于颞顶或颞部。脑膜中动脉出血凶猛,血肿可迅速增大,数小时内产生脑疝,特急性硬膜外血肿多见于此处出血者。前额部外伤或颅前窝骨折,可损伤筛前动脉及其分支(脑膜前动脉),于额极部或额底部形成硬膜外血肿,此处血肿形成较慢且临床少见,易于漏诊。有时骨折损伤与脑膜中动脉伴行的脑膜中静脉,因出血缓慢,血肿多为亚急性或慢性,临床少见。矢状窦、横窦可因相应部位骨折使其撕裂出血造成矢状窦旁血肿、颅后窝血肿或骑跨静脉窦的硬膜外血肿。板障静脉或穿通颅骨的导血管因骨折引起出血,可于硬膜外间隙形成血肿,临床可以遇见,但较静脉窦出血所致血肿形成更为缓慢。有时头部外伤后,并无骨折,但外力可使硬膜与颅骨分离,致微小血管撕裂形成硬膜外血肿,多位于外伤着力点处,形成缓慢且血肿较小。

血肿的大小、出血速度是影响患者病情的两大因素,出血速度快血肿迅速形成者,即使血肿量较小,因颅内压增高来不及代偿,早期即出现脑受压及颅内压增高症状。大脑半球凸面急性血肿,向下向内挤压脑组织,形成颞叶沟回疝,产生临床危象。亚急性与慢性血肿可因颅内血液与脑脊液的减少,以代偿颅内压的缓慢增高,即使血肿较大,仍可无脑疝形成。若血肿量继续增加(大于100 mL),颅内压代偿失调,可出现危象。若救治不及时,则可致生命危险。

2.临床表现

(1)意识障碍:急性硬膜外血肿多数伤后昏迷时间较短,少数为无原发昏迷,说明大多数脑原发损伤比较轻。有原发昏迷者伤后短时间内清醒,后血肿形成并逐渐增大,颅内压增高及脑疝形成,出现再昏迷,两次昏迷之间的清醒过程称为"中间清醒期"。各种颅内血肿中,急性硬膜外血肿患者"中间清醒期"最为常见;部分无原发昏迷者伤后3天内出现继发昏迷,早期检查不细致容易漏诊;原发脑损伤严重,伤后持续昏迷或仅表现意识好转后进行性加重,无典型中间清醒期,颅内血肿征象被原发脑干损伤或脑挫裂伤掩盖,易漏治。

(2)颅内压增高:在昏迷或再昏迷之前,因颅内压增高,患者表现剧烈头痛、恶心、呕吐,躁动不安,血压升高、脉压增大、心跳及呼吸缓慢等表现。

(3)神经系统体征:幕上硬膜外血肿压迫运动区、语言中枢、感觉区,可出现中枢性面瘫、偏瘫、运动性失语、感觉性失语、混合性失语、肢体麻木等,矢状窦旁血肿可单纯表现下肢瘫。小脑幕切迹疝形成后,出现昏迷,血肿侧瞳孔散大,对光反应消失,对侧肢体瘫痪,肌张力增高,腱反射亢进,病理反射阳性等 Weber 综合征表现。脑疝形成后可短期内进入脑疝晚期,出现双瞳孔散大、病理性呼吸、去大脑强直等。若不迅速手术清除血肿减压,将因严重脑干继发损害,致生命中枢衰竭死亡。偶见血肿迅速形成,致脑干向对侧移位嵌压于对侧小脑幕上,首先表现对侧瞳孔散大,同侧肢体瘫痪等不典型体征,需要立即辅助检查确诊。幕下血肿出现共济失调、眼球震颤、颈项强直等,因颅后窝体积狭小,其下内侧为延髓和枕骨大孔,血肿继续增大或救治不及时,可因枕骨大孔疝形成突然出现呼吸、心跳停止而死亡。

3.辅助检查

(1)颅骨 X 线平片:颅骨骨折发生率较高,约95%显示颅骨骨折。

(2)脑血管造影:血肿部位显示典型的双凸镜形无血管区,伤后数小时内造影者,有时可见对比剂外渗;矢状窦旁或跨矢状窦的硬脑膜外血肿,造影的静脉及静脉窦期,可见该段的矢状窦和注入静脉段受压下移。

(3)CT 扫描:表现为呈双凸镜形密度增高影,边界锐利,骨窗位可显示血肿部位颅骨骨折。同侧脑室系统受压,中线结构向对侧移位。

(4)MRI:多不用于急性期检查,形态与 CT 表现相似,呈梭形,边界锐利,T_1 加权像为等信号,其内缘可见低信号的硬脑膜,T_2 加权像为低信号。

4.诊断

依据头部外伤史,着力部位及受伤性质,伤后临床表现,早期 X 线颅骨平片等,可对急性硬膜外血肿做初步诊断。出现剧烈头痛、呕吐、躁动、血压增高、脉压加大等颅内压严重增高,或偏瘫、失语、肢体麻木等体征时,应高度怀疑颅内血肿,尽快行 CT 检查协助诊断。

5.鉴别诊断

急性硬膜外血肿应与硬膜下血肿、脑内血肿、局限性脑水肿及弥漫性脑肿胀等进行鉴别诊断。

(1)硬膜下血肿及脑内血肿:与硬膜外血肿比较,受伤暴力较重,顶枕及颞后部着力对冲性损伤多见,中间清醒期少见,意识障碍进行性加重多见,颅骨骨折较少见(约50%),CT显示硬膜下及脑内不规则高密度影,脑血管造影为硬膜下无血管区及脑内血管抱球征。

(2)局限性脑水肿及弥漫性脑肿胀:与各种血肿比较,受伤暴力更重,亦多见于对冲性损伤,原发损伤重,原发脑干损伤多见,伤后昏迷时间长,意识相对稳定,部分患者可有中间清醒期,水肿及肿胀以一侧为主者,临床表现与血肿相似。脑血管造影可见血管拉直,部分显示中线移位;CT见病变区脑组织呈低密度影及散在点片状高密度出血灶,脑室、脑池变小。多数患者对脱水、激素治疗有效,重症者24~48小时内严重恶化,脱水、激素治疗及手术效果均不理想,预后差。

6.救治原则与措施

急性硬膜外血肿原则上确诊后应尽快手术治疗。早期诊断,尽量在脑疝形成前手术清除血肿并充分减压,是降低死亡率、致残率的关键。CT可清晰显示血肿的大小、部位、脑损伤的程度等,使穿刺治疗部分急性硬膜外血肿成为可能,且可连续扫描动态观察血肿的变化,部分小血肿可保守治疗。

(1)手术治疗:①骨瓣或骨窗开颅硬膜外血肿清除术:适用于典型的急性硬膜外血肿。脑膜中动脉或其分支近端撕裂、静脉窦撕裂等出血凶猛,短时间形成较大血肿,已经出现严重颅内压高症状和体征或早期颞叶沟回疝表现,应立即行骨瓣开颅清除血肿,充分减压并彻底止血,术后骨瓣复位,避免二次颅骨修补手术;若患者已处于双侧瞳孔散大、病理性呼吸等晚期脑疝表现,为了迅速减压,可先行血肿穿刺放出血肿的液体部分,达到部分减压的目的,再进行其他术前准备及麻醉,麻醉完毕后采用骨窗开颅咬开骨窗应足够大,同时行颞肌下减压。骨瓣打开或骨窗形成后,即已达到减压的目的,血肿清除应自血肿周边逐渐剥离,遇有破裂的动静脉即电凝或缝扎止血;脑膜中动脉破裂出血可电凝、缝扎及悬吊止血,必要时填塞棘孔,血肿清除后仔细悬吊硬膜,反复应用生理盐水冲洗创面,对所有出血点进行仔细止血,防止术后再出血。硬膜外血肿清除后,若硬膜张力高或硬膜下发蓝,疑有硬膜下血肿时,应切开硬膜探查,避免遗漏血肿。清除血肿后硬膜外置橡皮条引流24~48小时。②穿刺抽吸液化引流治疗急性硬膜外血肿:部分急性硬膜外血肿位于颞后及顶枕部,因板障出血或脑膜动静脉分支远端撕裂出血所致,出血相对较慢,血肿形成后出现脑疝亦较慢,若血肿量大于30 mL,在出现意识障碍及典型小脑幕切迹疝之前,依据CT摄片简易定位,应用一次性穿刺针穿刺血肿最厚处,抽出血肿的液体部分后注入尿激酶液化血肿,每日1~3次,血肿可于2~5天内完全清除。穿刺治疗急性硬膜外血肿应密切观察病情变化,及时复查CT,若经抽吸及初次液化后血肿减少低于1/3或症状无明显缓解,应及时改用骨瓣开颅清除血肿。

(2)非手术治疗:急性硬膜外血肿量低于30 mL,可表现头痛、头晕、恶心等颅内压增高症状,但一般无神经系统体征,没有CT扫描时难以确定血肿的存在,经CT扫描确诊后,应用脱水、激素、止血等治疗,血肿可于15~45天左右。保守治疗期间动态CT监测,血肿量超过30

mL 可行穿刺治疗,在亚急性及慢性期内穿刺治疗,血肿多已部分或完全液化,抽出大部分血肿,应用液化剂液化 1～2 次即可完全清除血肿。

(二)亚急性硬膜外血肿

外伤第 4 天至 3 周内出现临床症状及体征的硬膜外血肿为亚急性硬膜外血肿,CT 应用以后亚急性硬膜外血肿的发现率明显增加,约占硬膜外血肿的 10.5％,但应与迟发性硬膜外血肿的概念结合起来进行诊断。

1.病因与病理

亚急性硬膜外血肿外伤暴力多较轻,着力点处轻微线形骨折,致局部轻微渗血,逐渐形成血肿;亦可无骨折,在受伤的瞬间颅骨轻微变形,后靠其弹性迅速复原,但已造成颅骨与硬膜剥离,致颅骨内面与硬膜表面微小血管损伤出血,形成血肿并逐渐增大。存在颅底骨折脑脊液漏者,因颅内压明显低于正常,亦是血肿变大的因素之一。脑膜中动脉及其分支因外伤产生假性动脉瘤破裂也是亚急性硬膜外血肿形成的可能原因之一。因血肿形成缓慢,颅内压可通过降低脑脊液分泌量、减少颅内血液循环总量进行代偿,出现临床症状较慢且相对较轻。亚急性硬膜外血肿早期为一血凝块,一般在第 6～9 天即出现机化,逐渐在硬膜面形成一层肉芽组织,血肿出现钙化现象是慢性血肿的标志,较大的血肿 CT 可显示其包膜及其中心液化。

2.临床表现

本病多见于青壮年男性,因其从事生产劳动及其他户外活动多,且其硬脑膜与颅骨连接没有妇女、儿童及老人紧密,好发于额、顶、颞后及枕部。因颅内压增高缓慢,可长时间处于颅内压慢性增高状态,头痛、头晕、恶心、呕吐等逐渐加重,延误诊治者可出现意识障碍、偏瘫、失语等。

3.辅助检查

(1)CT 扫描:表现为稍高、等或低密度区呈梭形,增强 CT 扫描可有血肿内缘的包膜强化,有助于等密度血肿的诊断。

(2)MRI:硬膜外血肿在亚急性期与慢性期 T_1、T_2 加权图像均为高信号。

(3)脑血管造影:可见颅骨内板下梭形无血管区。

4.诊断及鉴别诊断

明确的外伤史,X 线平片见到骨折,结合临床表现可做出初步诊断,个别外伤史不明确者要与慢性硬膜下血肿及其他颅内占位性病变进行鉴别。及时的 CT、MRI 或脑血管造影可以确诊。

5.治疗及预后

对已经出现意识障碍的患者,应及时手术治疗,CT 显示血肿壁厚,有增强及钙化者,行骨瓣开颅清除血肿,内侧壁应周边缓慢剥离,仔细止血,血肿清除后硬膜悬吊,外置橡皮条引流,骨瓣完整保留;部分亚急性期血肿液化良好,可行穿刺血肿抽吸液化引流治疗。个别症状轻微、意识清除、血肿量低于 30 mL 患者,可应用非手术治疗,期间密切观察病情,并动态 CT 监测,多数 30～45 天可完全吸收。此类患者处理及时得当,多预后良好且无后遗症。

(三)慢性硬膜外血肿

1.发生率

由于诊断慢性硬膜外血肿的时间文献中报道不一,因此,其发生率悬殊也就很大。慢性硬膜外血肿占硬膜外血肿的比率在 $3.9\%\sim30\%$。

2.发生机制

慢性硬膜外血肿的发生机制目前尚不明确,但与慢性硬膜下血肿发生机制不同。多数人用出血速度来解释血肿形成过程。1968 年有医学家提出"静脉出血"观点,他认为脑膜中静脉的解剖位置比脑膜中动脉更易受损。但也有医学专家认为静脉出血不能造成硬膜剥离,故他不同意"静脉出血"的观点。在 1982 年另一医学家认为用"出血源"来解释慢性硬膜外血肿的发生是不全面的,因为在相当部分慢性硬膜外血肿患者术中未发现有明确的出血源。1993 年相关医学家认为血肿的部位、血肿大小、颅腔容积的代偿作用、颅骨骨折及个体耐受差异是慢性硬膜外血肿形成的主要因素,而出血源则是次要的。因为 $52\%\sim67\%$ 的慢性硬膜外血肿位于额顶部,此部位的出血源多为静脉窦,板障静脉出血,缓慢出血过程所致的颅内压增高可因脑脊液的排出而代偿,此处膜粘连紧密,不易迅速形成血肿。另外,硬膜外出血可通过颅骨骨折缝透入骨膜下或帽状腱膜下而减少或吸收。颅骨骨折发生同时造成硬膜剥离而发生的渗血,形成慢性硬膜外血肿可解释部分病例术中找不到出血源的原因。另外,有人提出外伤性假性脑膜中动脉瘤破裂也是发生慢性硬膜外血肿的原因之一。

3.临床表现

慢性硬膜外血肿可以无症状或中间清醒期长达数月、数年,甚至数十年。幕上慢性硬膜外血肿常表现为进行性头痛、恶心呕吐,轻度嗜睡,动眼、滑车神经麻痹、视盘水肿以及偏瘫,行为障碍等。幕下者则以颈部疼痛和后组脑神经、小脑受累为主要表现。

4.诊断标准

多数人认为以头外伤 $12\sim14$ 天以上诊断为慢性硬膜外血肿最为合理,因为此时显微镜下才能发现有血肿机化或钙化,而在亚急性硬膜外血肿(伤后 48 小时至 13 天)中则没有血肿机化这种组织学改变。

5.辅助检查

(1)CT:慢性硬膜外血肿几乎均发生在幕上,且主要发生在额、顶部。多数慢性硬膜外血肿在 CT 平扫中呈双凸透镜形低密度区的脑外病变表现,亦可呈等密度或高密度影。强化 CT 扫描可减少漏诊率。强化 CT 中慢性硬膜外血肿呈周边高密度影,周边强化除血肿部位硬膜本身强化外,还与硬膜外层表面形成富含血管的肉芽组织有关。血肿亦可有钙化或骨化。绝大多数患者合并有颅骨骨折,其发生率要比急性硬膜外血肿更高。文献中报道合并颅骨骨折的发生率在 $75\%\sim100\%$,平均为 93%。

(2)MRI:对小而薄的慢性硬膜外血肿,MRI 发现率比 CT 要高。典型病例均表现为 T_1 及 T_2 加权像上硬膜外高信号。

6.治疗与手术病理所见

慢性硬膜外血肿可以自行机化、吸收。因此,对于症状轻微、意识清醒、血肿小于 $3\text{ cm}\times1.5\text{ cm}$ 的病例可在 CT 动态观察下保守治疗。但是,保守治疗病例中偶有数月、数年后病情恶化或发生迟发性癫痫或再出血者。对已液化的慢性硬膜外血肿可行钻孔引流术,但多数情况下,为了清除机化的血凝块或寻找出血源应行开颅清除血肿。术中可见机化的血凝块或发生液化形成血肿。一般认为慢性硬膜外血肿液化形成包膜的时间在 5 周左右。部分病例血肿亦可发生骨化,血肿处硬膜上,亦可见有一薄层炎性肉芽组织,富含不成熟的小血管,这是慢性血肿刺激产生的,尤其多见于青年患者。

7.预后

慢性硬膜外血肿的预后与诊断和治疗是否延误及恰当密切有关。绝大多数患者预后良好。综合文献报告83例患者,1例死亡,死亡率为1.2%,有2例患者遗有永久性神经功能缺陷。

三、硬膜下血肿

硬膜下血肿为颅内出血积聚于硬脑膜下腔,占外伤性颅内血肿的40%左右,是最常见的继发性颅脑损伤。临床上多分为复合型硬膜下血肿和单纯型硬膜下血肿,前者与脑挫裂伤、脑内血肿或硬膜外血肿合并存在,脑皮质动静脉出血,血液积聚在硬脑膜和脑皮质之间,这类硬膜下血肿多因减速性损伤所致,即头部在运动中损伤,尤其是对冲性损伤所致的硬膜下血肿,一般原发性脑损伤较重,病情恶化迅速,伤后多持续昏迷,并且昏迷程度逐渐加深,部分有中间清醒期或中间好转期,早期缺乏特异性症状,易与硬膜外血肿混淆。当血肿增大到一定程度时,可出现脑疝形成瞳孔散大,并迅速恶化,预后不良,死亡率较高;单纯型硬膜下血肿系桥静脉损伤所致,受伤暴力轻,合并轻微脑损伤或无原发脑损伤,血液积聚于硬脑膜和蛛网膜之间,出血缓慢,多呈亚急性或慢性表现。临床上根据血肿出现症状的时间将硬膜下血肿分为急性、亚急性和慢性三种类型。

(一)急性硬膜下血肿

1.病因与病理

减速性损伤所引起的对冲性脑挫裂伤,血肿常在受伤的对侧,为临床最常见者;加速性损伤所致的脑挫裂伤,血肿多在同侧。一侧枕部着力,因大脑在颅腔内相对运动,凸凹不平的前、中颅窝底可致对侧额颞部脑挫裂伤及血管撕裂发生复合性硬膜下血肿;枕部中线着力易致双侧额叶、颞极部血肿;头部侧方着力时,同侧多为复合性硬膜下血肿或硬膜外血肿,对侧可致复合性或单纯性硬膜下血肿;前额部的损伤,青年人受伤暴力大可形成复合性血肿,单纯性硬膜下血肿少见,因枕叶靠近光滑的小脑幕,极少出现对冲性损伤及对冲部位的硬膜下血肿,而老年人因存在一定程度脑萎缩且血管脆性增加,额部着力外伤易发生硬膜下血肿。

2.临床表现

急性硬膜下血肿多合并较重脑挫伤,临床分类大多数为重型颅脑损伤,伤后原发昏迷多较深,复合性硬膜下血肿中间清醒期少见,多表现意识障碍进行性加重,部分有中间意识好转期,少部分出现中间清醒期。在脑挫伤的基础上随着血肿形成出现脑疝进入深昏迷。颅内压增高症状如呕吐、躁动比较常见;生命体征变化如血压升高、脉压增大、呼吸及脉搏缓慢、体温升高等明显;伤后早期可因脑功能区的损伤和血肿的压迫产生相应的神经系统体征,如中枢性面舌瘫及偏瘫、失语、癫痫等;出现小脑幕切迹疝时出现同侧瞳孔散大、眼球固定,对侧肢体瘫痪,治疗不及时或无效可迅速恶化出现双侧瞳孔散大、去大脑强直及病理性呼吸,进入濒危状态。特急性颅内血肿常见于减速性对冲性损伤所致硬膜下血肿。单纯性急性硬膜下血肿多有中间清醒期,病情进展相对较慢,局部损伤体征少见,颅内压增高表现及出现小脑幕切迹疝后表现与复合性硬膜下血肿相似。

3.辅助检查

(1)颅骨 X 线片:颅骨骨折的发生率较硬膜外血肿低,约为 50%。血肿的位置与骨折线常不一致。

(2)脑血管造影:一侧脑表面的硬脑膜下血肿表现为同侧脑表现新月形无血管区,同侧大脑前动脉向对侧移位;两侧性硬脑膜下血肿的一侧脑血管造影显示为同侧脑表面的新月形无血管区,而大脑前动脉仅轻度移位或无移位。额底和颞底的硬膜下血肿,脑血管造影可无明显变化。

(3)CT 扫描:表现为脑表面的新月形高密度影,内侧皮层内可见点片状出血灶,脑水肿明显,同侧侧脑室受压变形,中线向对侧移位,是目前颅脑损伤、颅内血肿首选且最常用的确诊依据。

(4)MRI:可清晰显示血肿及合并损伤的范围和程度,但费时较长,有意识障碍者不能配合检查,多不应用于急性期颅脑损伤患者。

4.诊断

依据头部外伤史,受伤原因及受伤机制,原发昏迷时间较长或意识障碍不断加深,并出现颅内压增高的征象,特别是早期出现神经系统局灶体征者,应高度怀疑有急性硬膜下血肿的可能,应及时行 CT 检查确诊。

5.鉴别诊断

(1)急性硬膜外血肿:典型的硬膜外血肿的特点是原发性脑损伤较轻,有短暂的意识障碍,中间清醒期比较明显,继发性昏迷出现时间的早晚与血管损伤的程度和损伤血管的直径有关。病情发展过程中出现剧烈的头痛、呕吐、躁动不安等;并有血压升高、脉搏和呼吸缓慢等颅内压增高的表现。CT 扫描原发脑伤少见,颅骨内板下表现为双凸形高密度区。

(2)脑内血肿:急性硬膜下血肿与脑内血肿受伤机制、临床表现均极为相似,脑内血肿相对少见,病情进展较缓慢,脑血管造影、CT、MRI 均可对两者鉴别、确诊。

(3)弥漫性脑肿胀:伤后短暂昏迷,数小时后再昏迷并迅速加重,且多见于顶枕部着力减速性对冲伤,单纯依据受伤机制和临床表现难以进行鉴别,CT 扫描显示一个或多个脑叶水肿肿胀、散在点片状出血灶,发展迅速或治疗不及时预后均极差。

6.治疗及预后

急性硬膜下血肿患者,病情发展迅速,确诊后应尽快手术治疗,迅速解除脑受压和减轻脑缺氧,是提高手术成功率和患者生存质量的关键。

(1)手术治疗:①骨窗或骨瓣开颅血肿清除术:治疗急性硬膜下血肿最常用的手术方式,适应于病情发展快,血肿定位明确,血肿以血凝块为主,钻孔探查难以排出或钻孔冲洗引流过程中新鲜血液不断流出者,手术应暴露充分,清除血肿及挫碎、坏死的脑组织,仔细止血;清除血肿后脑肿胀明显应脑内穿刺,发现脑内血肿同时清除,血肿蔓延致颅底者,应仔细冲洗基底池;术中出现颅内压增高及脑膨出,有存在颅内多发血肿或开颅过程中继发远隔部位血肿的可能,应结合受伤机制对额、颞及脑深部进行探查,或行术中B超协助诊断,发现其他血肿随之予以清除;未发现合并血肿行颞肌下减压或去骨瓣减压,减压充分者硬膜缝合下置橡皮条或橡皮管引流 24~48 小时,脑肿胀较重者硬膜减张缝合。合并脑室内出血者同时行脑室穿刺引流,术后脑疝无缓解可行小脑幕切开术。②内减压术:适用于严重的复合性硬膜下血肿,术前已经形成脑疝者。急性硬膜下血肿伴有严重的脑挫裂伤和脑水肿或脑肿胀时,颅内压增高,经彻底清除血肿及破碎的脑组织,颅内压不能缓解常需切除颞极及额极,作为内减压措施。③颞肌下减压术:将颞肌自颅骨表面充分剥离后,咬除颞骨鳞部及部分额骨及顶骨,骨窗为8~10 cm,然后放射状剪开硬膜达骨窗边缘,清除硬膜下血肿,反复冲洗蛛网膜下腔的积血,止血后间断缝合颞肌,颞肌筋膜不予缝合,以充分减压。一般多行单侧减压,必要时可行双侧颞肌下减压。④去骨瓣减压术:去除骨瓣,敞开硬脑膜,仅将头皮缝合,以便减压,通常根据手术情况,决定是否行去骨瓣减压,并将骨窗加大,向下达颧弓向前达额骨眶突,使颞叶和部分额叶向外凸出减轻对脑干及侧裂血管的压迫。大骨瓣去除后,由于脑膨出导致的脑移位、变形和脑脊液流向紊乱,早期可致局部水肿加重,脑结构变形,增加神经缺损,晚期可导致脑软化、积液、穿通畸形及癫痫等并发症,应严格掌握指征。大骨瓣减压的指征为:特重型颅脑损伤,急性硬膜下血肿,伴有严重的脑挫裂伤、脑水肿肿胀,清除血肿后颅内压仍很高;急性硬膜下血肿时间较长,术前已形成脑疝,清除血肿后减压不满意者;弥漫性脑损伤,严重的脑水肿,脑疝形成,CT扫描硬膜下薄层血肿或无血肿;术前双侧瞳孔散大,对光反应消失,去大脑强直。

(2)非手术治疗:急性硬膜下血肿就诊后应立即给予止血、脱水、吸氧、保持呼吸道通畅等抢救治疗。下列情况可在密切观察病情变化、动态CT监测下采用非手术治疗:①意识清楚,病情稳定,无局限性脑受压致神经功能受损,生命体征平稳;②CT扫描血肿40 mL以下,中线移位小于1 cm,脑室、脑池无显著受压;③颅内压监护压力在25~30 mmHg(3.33~3.99 kPa)以下;④高龄、严重的心肺功能障碍、脑疝晚期双侧瞳孔散大自主呼吸已停者。

(二)亚急性硬膜下血肿

亚急性硬膜下血肿为伤后第四天到三周之内出现症状者,在硬膜下血肿中约占5%。出血来源与急性硬膜下血肿相似,所不同的是损伤的血管较小,多为静脉性出血,原发性脑损伤也较轻,伤后很快清醒,主诉头痛,伴有恶心、呕吐,第4天后上述症状加重,可出现偏瘫、失语等局灶性神经受损的症状体征,眼底检查可见视盘水肿。若病情发展较缓,曾有中间意识好转期,3天后出现症状加重,并出现眼底水肿及颅内压增高症状,应考虑伴有亚急性硬膜下血肿,颅脑CT扫描显示脑表面的月牙形高密度影或等密度区,需注意脑室系统的变形、移位,磁共振成像(MRI)能直接显示血肿的大小、有无合并损伤及其范围和程度,尤其是对CT等密度期的血肿,由于红细胞溶解后高铁血红蛋白释放,T_1、T_2均显示高信号,有特殊意义。脑超声波检查或脑血管造影检查亦有定位的价值。

亚急性硬膜下血肿的治疗可采用手术治疗和非手术治疗:①骨窗或骨瓣开颅术,同急性硬膜下血肿;②穿刺血肿抽吸液化引流术,亚急性硬膜下血肿多液化较完全,不以血凝块为主,大部分适合微创穿刺治疗,应用特制穿刺针于血肿中心处穿刺,抽出部分血肿,后注入尿激酶1万~2万U,每日1~2次,将凝固血肿液化后排出,亚急性硬膜下血肿病情较缓,脑损伤较轻,多预后良好。

(三)慢性硬膜下血肿

慢性硬膜下血肿头部外伤3周以后出现血肿症状者,位于硬脑膜与蛛网膜之间,具有包膜。常见于老年人及小儿,以老年男性多见。发病率较高,约占各种颅内血肿的10%,在硬膜下血肿中占 25％,双侧血肿发生率为 10％左右。多数头部外伤轻微,部分外伤史缺乏,起病缓慢,无特征性临床表现,临床表现早期症状轻微,血肿达到一定量后症状迅速加重,临床上在经影像检查确诊之前,易误诊为颅内肿瘤、缺血或出血性急性脑血管病。

1.病因与病理

慢性硬膜下血肿的出血来源,许多学者认为,绝大多数都有轻微的头部外伤史,老年人由于脑萎缩,脑组织在颅腔内的移动度较大,容易撕破汇入上矢状窦的桥静脉,导致慢性硬膜下血肿,血肿大部分位于额颞顶部的表面,位于硬脑膜与蛛网膜之间,血肿的包膜多在发病后5～7 天开始出现,到 2～3 周基本形成,为黄褐色或灰色的结缔组织包膜。电镜观察,血肿内侧膜为胶原纤维,没有血管,外侧膜含有大量毛细血管网,其内皮血管的裂隙较大,基膜结构不清,通透性增强,内皮细胞间隙可见红细胞碎片、血浆蛋白、血小板,提示有渗血现象,导致血肿不断扩大。研究发现,血肿外膜中有大量嗜酸性粒细胞浸润,并在细胞分裂时有脱颗粒现象,这些颗粒基底内含有纤溶酶原,激活纤溶酶而促进纤维蛋白溶解,抑制血小板凝集,诱发慢性出血。

小儿慢性硬膜下血肿较为常见,多因产伤引起,其次为摔伤,小儿出生时头部变形,导致大脑表面汇入矢状窦的桥静脉破裂;小儿平衡功能发育不完善,头部摔伤常见。小儿以双侧慢性硬膜下血肿居多,6 个月以内的小儿发生率高,之后逐渐减少。除外伤以外,出血性疾病、营养不良、颅内炎症、脑积水分流术后等亦是产生小儿硬膜下血肿的原因。

2.临床表现

(1)慢性颅内压增高的症状:如头痛、恶心呕吐、复视等,查体眼底视盘水肿。

(2)智力障碍及精神症状:记忆力减退,理解力差,反应迟钝,失眠多梦,易疲劳,烦躁不安,精神失常等。

(3)神经系统局灶性体征:偏瘫、失语、同向偏盲、偏侧肢体麻木、局灶性癫痫等。

(4)幼儿常有嗜睡、头颅增大、囟门突出、抽搐、视网膜出血等。

(5)病情发展到晚期出现嗜睡或昏迷,四肢瘫痪,去大脑强直发作,癫痫大发作,查体一侧或双侧巴宾斯基征阳性。

3.辅助检查

(1)颅骨平片:可显示脑回压迹,蝶鞍扩大和骨质吸收,局部骨板变薄甚至外突。患病多年的患者,血肿壁可有圆弧形的条状钙化,婴幼儿患者可有前囟扩大,颅缝分离和头颅增大等。

(2)脑血管造影:可见颅骨内板下月牙或梭形无血管区。

(3)CT 扫描:多表现为颅骨内板下方新月形、半月形或双凸透镜形低密度区,也可为高密度、等密度或混杂密度。单侧等密度血肿应注意侧脑室的受压变形及移位,同侧脑沟消失以及蛛网膜下腔内移或消失等间接征象。增强扫描可显示出血肿包膜。

(4)MRI 对于慢性硬膜下血肿的诊断:MRI 比 CT 扫描具有优势。MRI 的 T_1 加权像呈短于脑脊液的高信号。由于反复出血,血肿信号可不一致。形态方面同 CT 扫描。其冠状面在显示占位效应方面更明显优于 CT。

4.诊断

多数患者有头部轻微受伤史,部分患者因外伤轻微,至数月后出现颅内压高症状时外伤已难回忆。在伤后较长时间内无症状或仅有轻微头痛、头晕等症状,3 周以后出现头痛、呕吐、复视、偏瘫、精神失常等应考虑慢性硬膜下血肿。确诊可行 CT、MRI 检查。

5.鉴别诊断

慢性硬膜下血肿在确诊之前,特别是外伤史不明确者,易出现误诊,及时的影像学检查是减少误诊的关键,临床上应与以下疾病进行鉴别。

(1)颅内肿瘤:无外伤史,颅内压增高的症状多数较缓慢。根据肿瘤发生的部位及性质,相对较早出现神经系统局灶刺激或破坏的症状,如癫痫、肢体麻木无力、语言功能障碍、视力减退、脑神经症状、尿崩及内分泌功能障碍等,并进行性加重。头颅 CT、脑血管造影及 MRI 检查均可对两者做出鉴别。

(2)脑血栓形成:亦多见于老年人,但无外伤史,意识障碍表现较轻而局灶性症状表现较重,多为急性静止时发病,缓慢进展,颅脑 CT 显示脑血管分支供应区低密度阴影。

(3)神经官能症:头痛头晕,记忆力减退,失眠多梦,注意力不集中,反应迟钝等。查体无神经系统局灶体征,颅脑 CT 检查无阳性改变。

(4)慢性硬膜下积液:又称硬膜下水瘤,与慢性硬膜下血肿极为相似,积液为淡黄色或无色透明,蛋白含量高于正常脑脊液,低于血肿液体。硬膜下积液可演变成慢性硬膜下血肿,常需颅脑 CT 或 MRI 检查才能明确诊断。

(5)其他:应与正常颅内压脑积水、脑脓肿、精神分裂症、高血压脑出血等进行鉴别。

6.治疗

慢性硬膜下血肿的诊断明确后,均应采取手术治疗,多数疗效比较好,甚至有些慢性硬膜下血肿患者已经脑疝形成,出现昏迷及瞳孔散大,颅脑 CT 显示脑中线显著移位,及时手术仍可挽救生命,并有良好预后。手术方式及原则基本一致。

(1)钻孔血肿冲洗引流术:治疗慢性硬膜下血肿的首选方式,方法简单、损伤小,局麻下进行,采用细孔钻颅可于病房床边进行,于血肿较厚的部位或顶结节处钻孔,引流并冲洗血肿腔,为冲洗引流彻底,可前后各钻一孔,冲洗完毕后接引流袋闭式引流,引流 48~72 小时。

(2)骨瓣开颅血肿清除术:适用于血肿内分隔、血肿引流不能治愈者、穿刺治疗术后复发者及血肿壁厚或已钙化的慢性硬膜下血肿患者。手术打开骨瓣后,可见硬膜肥厚,硬膜下发蓝,硬膜上切 1 个小口,缓慢放出积血,减压太快有诱发远隔部位血肿的可能,然后剪开硬膜,血肿外侧壁与硬膜粘在一起翻开,血肿内膜贴在蛛网膜上,易于剥离,仔细剥离,在内外膜交界处剪断,严格止血。术毕,缝合硬膜,骨瓣复位,分层缝合帽状腱膜及皮肤各层,血肿腔内置橡皮管引流 2~4 天。

(3)前囟侧角硬脑膜下穿刺术:小儿慢性硬膜下血肿,前囟未闭者,可经前囟硬膜下穿刺抽吸血肿,经前囟外侧角采用 45°斜行穿向额或顶硬膜下,进针 0.5~1 cm 即有棕褐色液体抽出,每次抽出 15~20 mL,若为双侧应左右交替反复穿刺,抽出血肿亦逐渐变淡,CT 随访,血肿多逐渐减少。穿刺有鲜血抽出或经多次穿刺血肿无明显减少甚至增大者,应该行骨瓣开颅血肿清除术。

由于老年患者有程度不同的脑萎缩、慢性硬膜下血肿长时间压迫脑组织,术后脑膨起困难,血肿壁厚硬膜下腔不能闭合,慢性出血等原因可导致血肿复发,术后应采用头低位、卧向患侧,多饮水,并动态的 CT 监测,若临床症状明显好转,即使脑不能完全复位,硬膜下仍有少量积液,可出院随诊,大部分患者硬膜下积液可完全消失。

(四)外伤性硬膜下积液

外伤性硬膜下积液是指硬膜下腔在外伤后形成大量的液体潴留。其发生率占颅脑外伤的 0.5%～1%,占外伤性颅内血肿的 10%。

1.发病机制与病理

一般认为头外伤时,脑在颅内移动,造成脑池或脑表面的蛛网膜破裂并形成一个活瓣,使脑脊液进入硬膜下腔而不能回流,逐渐形成张力性液体潴留,覆盖于额、顶、颞表面,引起脑组织受压的表现。一般为 50～60 mL,多者有 100 mL 以上。临床上根据出现症状的不同分为急性、亚急性和慢性三种类型。急性期者液体多呈血性,即蛛网膜下腔出血,血性脑脊液进入硬脑膜下腔,亚急性者呈黄色液体,慢性者多为草黄色或无色透明液体。硬膜下积液的蛋白含量较正常脑脊液为高,但低于血肿液体。

2.临床表现

急性硬膜下积液的表现与急性、亚急性硬膜下血肿相似,但原发性脑损伤一般较轻,主要表现为颅内压升高与脑受压的局限性体征。病情的进展比硬膜下血肿缓慢。慢性者与慢性硬膜下血肿的症状相似,起病隐袭,往往不被注意,直到出现颅内压增高症状、精神障碍及脑受压征象才就诊。严重时出现昏迷、瞳孔散大、去脑强直等脑疝症状。

3.辅助检查

(1)脑超声波检查:单侧硬膜下积液者可见中线移位,而双侧者则诊断困难。

(2)脑血管造影:造影所见同硬膜下血肿。单凭脑血管造影无法鉴别积液或血肿。

(3)CT 扫描:显示为新月形低密度影,CT 值 7 小时 u 左右,近于脑脊液密度。占位表现较硬膜下血肿轻。硬膜下积液可发展为硬膜下血肿,可能系再出血所致,其 CT 值可升高。

(4)MRI:无论急性或慢性硬膜下积液,在 MRI 上均呈新月形长 T_1 与长 T_2 信号,信号强度接近于脑脊液。

4.诊断

根据轻度头外伤后继而出现的颅内压增高及脑受压征象及脑 CT 扫描或 MRI 的特征性表现,一般都能做出定位、定性诊断。部分病例因囊液蛋白含量高或伴出血,CT 及 MRI 的表现不典型,难与硬膜下血肿鉴别。

5.救治原则与措施

急性硬膜下积液可用钻孔引流,钻孔后切开硬脑膜排液后放置引流管,多数病例可顺利治愈。慢性硬膜下积液的治疗上与慢性硬膜下血肿相似,钻孔探查证实后,采用闭式引流的方法,引流 2～3 天即可治愈。硬膜下积液量较少者可暂保守治疗,部分病例可自行消散,亦可演变为慢性硬膜下血肿(见后)。如复查 CT 发现积液增加或临床症状加重,应及时手术治疗。

四、脑内血肿

外伤后在脑实质内形成血肿为脑内血肿可发生于脑组织的任何部位,常见于对冲性闭合性颅脑损伤患者,少数见于凹陷骨折及颅脑火器伤患者。脑内血肿多以最大径 3 cm 以上,血肿量超过 20 mL 为标准。发生率为 1.1%～13%。在闭合性颅脑损伤中,脑内血肿多位于额叶及颞叶前部,约占脑内血肿总数的 80％,其余分别位于脑基底核区、顶叶、枕叶、小脑、脑干等处。

(一)急性脑内血肿

1.病因与病理

急性脑内血肿即伤后 3 天内血肿形成并产生临床症状及体征,以额叶及颞叶前部和底侧最为常见,约占脑内血肿总数的 80％,多与脑挫裂伤及硬膜下血肿并存,系因顶后及枕部着力外伤致额极、颞极和额颞叶底面严重脑挫裂伤,皮层下动静脉撕裂出血所致。因着力点处直接打击所致冲击伤或凹陷骨折所致脑内血肿较少见,约占 10％,可见于额叶、顶叶、颞叶、小脑等处。因脑受力变形或因剪力作用致脑深部血管撕裂出血所致基底核区、脑干及脑深部血肿罕见。急性脑内血肿在血肿形成初期为一血凝块,形状多不规则,或与挫伤、坏死脑组织混杂:位于脑深部、脑干、小脑的血肿形状多相对规则,周围为受压水肿、坏死脑组织包绕。脑深部血肿可破入脑室使临床症状加重。

2.临床表现

急性外伤性脑内血肿的临床表现,与血肿的部位及合并损伤的程度相关。额叶、颞叶血肿多因合并严重脑挫伤或硬膜下血肿,表现为颅内压增高症状及意识障碍,而缺少定位症状与体征。脑叶血肿及挫伤累及主要功能区或基底核区血肿可表现偏瘫、偏身感觉障碍、失语等,小脑血肿表现同侧肢体共济及平衡功能障碍,脑干血肿表现严重意识障碍及中枢性瘫痪。顶枕及颞后着力的对冲性颅脑损伤所致脑内血肿患者,伤后意识障碍较重且进行性加重,部分有中间意识好转期或清醒期,病情恶化迅速,易形成小脑幕切迹疝。颅骨凹陷骨折及冲击伤所致脑内血肿,脑挫伤相对局限,意识障碍少见且多较轻。

3.辅助检查

(1)脑超声波检查:较其他类型的血肿更有意义,多有明显的中线波向对侧移位,有时可见血肿波。

(2)脑血管造影:根据脑内血肿所处部位不同,显示相应的脑内占位病变血管位置的改变。但在颅内看不到无血管区的改变。

(3)CT 扫描:表现为圆形或不规则形均一高密度肿块,CT 值为 50～90 小时 u,周围有低密度水肿带,伴有脑室池形态改变,中线结构移位等占位效应。常伴有脑挫裂伤及蛛网膜下腔出血的表现。

(4)MRI:多不用于急性期脑内血肿的检查。多表现为 T_1 等信号,T_2 低信号,以 T_2 低信号更易显示病变。

4.诊断与鉴别诊断

急性外伤性脑内血肿,在 CT 应用之前,难以与脑挫伤、局限性脑水肿肿胀、硬膜下血肿等鉴别,脑血管造影对脑内血肿的诊断有帮助,受伤机制、伤后临床表现、超声波检查等可做出初步定位,诊断性穿刺、手术探查是确诊和治疗的方法。CT 问世以来,及时 CT 扫描可以确定诊断。脑内血肿 CT 扫描显示高密度团块,周围为低密度水肿带,合并脑挫伤程度及是否并发急性硬膜外血肿亦多可清楚显示。

5.治疗及预后

急性脑内血肿以手术为主,多采用骨瓣或骨窗开颅,合并硬膜下血肿时先予清除,后探查清除脑内血肿和坏死脑组织,保护主要功能区脑组织,血肿腔止血要彻底,内减压充分者骨瓣保留,脑组织肿胀明显者去骨瓣减压。血肿破入脑室者,术后保留脑室引流。急性脑内血肿经CT确诊,患者表现颅内压增高症状,神志清楚,无早期脑疝表现,可采用CT定位血肿穿刺引流治疗或立体定向血肿穿刺排空术。穿刺治疗脑内血肿,应密切观察病情变化并动态CT随访,个别患者若症状体征加重或CT显示局部占位效应加重,应及时改行开颅血肿清除术。脑内血肿量大或合并损伤严重者,病情恶化迅速,死亡率高达50%;单纯性血肿、病情进展较慢者,及时手术或穿刺治疗,预后多较好。血肿量低于30 mL,临床症状轻,位于非主要功能区,无神经系统体征,意识清楚,颅内压监测低于25 mmHg者可采用非手术治疗。

(二)亚急性脑内血肿

亚急性脑内血肿指外伤后3天至3周内出现临床症状及体征的脑内血肿。多位于额叶、基底核区、脑深部、颞叶等处,顶枕叶、小脑、脑干罕见,因其原发伤多较轻且不合并硬膜下血肿,位于脑叶者预后好,位于基底核者因与内囊关系密切,偏瘫、失语等后遗症可能较重。

1.病因与病理

造成亚急性脑内血肿的外伤暴力相对较轻,对冲性及冲击性损伤,外伤时脑组织各部分相对运动产生的剪力作用损伤脑深部小血管,致其撕裂,出血缓慢,形成血肿并逐渐增大,于亚急性期内出现临床症状。脑内血肿形成4~5天以后,开始出现液化,血肿逐渐变为酱油样或棕褐色陈旧液体,周围为胶质增生带;2~3周后血肿变为黄褐色囊性病变,表面有包膜形成,周围脑组织内有含铁血黄素沉着,皮层下血肿局部脑回增宽、平软。老年人血管脆性增加,易破裂出血形成血肿。

2.临床表现

亚急性脑内血肿多见于老年人,伤后多有短暂意识障碍,伤后立刻CT扫描多为正常,后逐渐表现头痛、头晕、恶心、呕吐、视盘水肿、血压升高、脉搏与呼吸缓慢等颅内压增高表现;基底核区血肿早期出现偏瘫、失语,额颞叶皮层下血肿可出现癫痫大发作。

3.辅助检查

(1)CT扫描:初为高密度,随血肿内血红蛋白分解,血肿密度逐渐降低,边界欠清,3周左右为等密度,2~3个月后为低密度。

(2)MRI:T_1、T_2加权像多均为高信号,周围有 T_1 加权像低信号水肿带相衬,显示清楚。

4.诊断与鉴别诊断

头部外伤史,伤后4天至3周内出现颅内压增高症状及体征可对亚急性脑内血肿做出初步诊断,应与亚急性硬膜下血肿和硬膜外血肿进行鉴别,及时CT可以确定诊断;脑血管造影可排除硬膜外血肿及硬膜下血肿,个别外伤史不确切的亚急性脑内血肿病例应与颅内肿瘤鉴别。

5.治疗与预后

亚急性脑内血肿确诊后,因其多不并发严重脑挫伤,脑内血肿单独存在,且已程度不同的液化,穿刺抽吸或立体定向穿刺血肿排空治疗,临床疗效极佳,前者依据CT简易定位,局麻下进行,穿刺血肿中心抽出大部分血肿后注入尿激酶液化引流 3 天内可清除全部血肿,本方法迅速有效;立体定向穿刺血肿排空术,定位精确,但操作过程复杂。CT 显示血肿量低于 30 mL,临床症状轻微,可采用非手术治疗。极少数慢性脑内血肿,已完全囊变,无占位效应,颅内压正常,除合并难治性癫痫外,一般不做特殊处理。

(三)迟发性外伤性脑内血肿

迟发性外伤性脑内血肿在文献中虽早有报道,但自 CT 扫描应用以后,才较多地被发现,并引起人们重视。

1.发病机制

目前认为外伤后迟发性血肿的形成与以下几种因素有关:①脑损伤局部二氧化碳蓄积,引起局部脑血管扩张,进一步产生血管周围出血;②血管痉挛引起脑局部缺血,脑组织坏死,血管破裂多次出血;③脑损伤区释放酶的代谢产物,损伤脑血管壁引起出血;④与外伤后弥散性血管内凝血和纤维蛋白溶解有关。此外,治疗过程中控制性过度换气、过度脱水致颅内压过低,均可加重出血。

2.临床表现

大部分迟发性外伤性脑内血肿患者的原发伤不重,患者在经过一阶段好转或稳定期,数日或数周后又逐渐或突然出现意识障碍,出现局灶性神经体征或原有症状体征加重,部分患者的原发伤可以很重,伤后意识障碍亦可一直无改善或加重。复查 CT 才证实为迟发性脑内血肿。

3.诊断与鉴别诊断

迟发性脑内血肿的诊断主要依靠反复的 CT 扫描,脑血管造影。其病史诊断要满足以下 4 点:①无脑血管病;②有明确头外伤史;③伤后第一次 CT 扫描无脑内血肿;④经过一个好转期或稳定期后出现卒中发作。

在鉴别诊断上,此种"迟发性卒中"与高血压性脑出血不同,在年龄、血肿分布和病史等方面可以区别。对于脑血管畸形、颅内动脉瘤和肿瘤内出血,在有外伤史的情况下,术前难以截然区分,脑血管造影、CT 检查和病程的特点有助于鉴别诊断。脑 CT 特点是血肿呈混杂密度,血肿内有陈旧出血和新旧不同时间的出血,并呈扩张性占位性病变表现。

4.救治原则与措施

确诊后应及早做骨瓣开颅,清除血肿多能恢复良好。

五、特殊部位血肿

(一)脑室内出血

外伤性脑室内出血并非少见,而且常出现在非危重的患者中。这是由于邻近脑室的脑内血肿破入脑室,或脑穿通伤经过脑室系统,伤道的血流入脑室,或来自脑室壁的出血所致。

1.损伤机制

(1)外伤性脑室内出血大多伴有广泛性脑挫裂伤及脑内血肿,脑室邻近的血肿穿破脑室壁进入脑室。

(2)部分患者为单纯脑室内出血伴轻度脑挫裂伤。这是由于外伤时脑室瞬间扩张,造成室膜下静脉撕裂出血。脉络丛的损伤出血极为少见。

脑室内的少量血液,可被脑脊液稀释而不引起脑室系统梗阻;大量者可形成血肿,堵塞室间孔、第三脑室、导水管或第四脑室,引起脑室内脑脊液循环梗阻。

2.临床表现

患者伤后大多意识丧失,昏迷程度重,持续时间长,有些患者意识障碍可较轻。多缺乏局部体征,患者可有剧烈头痛、呕吐、高热及脑膜刺激症状。极少数患者可呈濒死状态。

3.辅助检查

CT表现为脑室内的高密度出血。如果脑内血肿破入脑室,可见半球内的血肿腔。当血肿较大造成脑室梗阻时,可见双侧脑室扩大。

4.诊断

CT应用以前,脑室内出血的诊断较困难,多在钻颅和(或)开颅探查中,穿刺脑室后确诊。CT的出现,不仅使本病能得以确诊,而且可了解出血的来源,血肿在脑室内的分布以及颅内其他部位脑挫裂伤和颅内血肿的发生情况。

5.救治原则与措施

治疗措施主要先进行脑室持续引流,以清除血性脑脊液和小的血块。当患者意识情况好转,脑脊液循环仍不通畅,脑室引流拔除困难时,及时进行分流手术。

对于单侧脑室内大血肿和并发硬脑膜外、硬脑膜下或脑内血肿者,应手术清除。

(二)颅后窝血肿

颅后窝血肿较为少见,但由于其易引起颅内压急骤升高而引起小脑扁桃体疝,直接或间接压迫延髓而出现中枢性呼吸、循环衰竭,因此病情多急而险恶,应及早行手术以清除血肿,抢救脑疝,挽救患者生命。

1.损伤机制

颅后窝血肿主要见于枕部着力伤,常因枕骨骨折损伤静脉窦或导静脉而致,以硬脑膜外血肿多见,血肿多位于骨折侧,少数可越过中线累及对侧,或向幕上发展,形成骑跨性硬脑膜外血肿,当小脑皮质血管或小脑表面注入横窦的导静脉撕裂时,可形成硬脑膜下血肿,发病急骤,更易形成脑疝。小脑内血肿为小脑半球脑挫裂伤、小脑内血管损伤而形成的血肿,常合并硬脑膜下血肿,预后差。颅后窝血肿可直接或间接压迫脑脊液循环通路使颅内压升高而形成脑疝,或直接压迫脑干,从而使患者呼吸循环衰竭,危及患者生命。颅后窝血肿多因枕部着力的冲击伤而致,在对冲部位额极额底,颞极与颞底等部位易发生对冲性脑挫裂伤及硬脑膜下血肿或脑内血肿。

2.临床表现

(1)多见于枕部着力伤:着力点处皮肤挫裂伤或形成头皮血肿,数小时后可发现枕下部或乳突部皮下淤血(Battle征)。

(2)急性颅内压增高:头痛剧烈,喷射性呕吐,烦躁不安,Cushing反应,出现呼吸深慢、脉搏变慢,血压升高等,亚急性及慢性者,可有视盘水肿。

(3)意识障碍:伤后意识障碍时间较长,程度可逐渐加重。或有中间清醒期后继续昏迷。

(4)局灶性神经系统体征:小脑受累可出现眼球震颤、共济失调、伤侧肌张力减低等;脑干受累可出现交叉瘫痪,锥体束征,去大脑强直等。

(5)颈项强直:一侧颈肌肿胀,强迫头位,为其特征性表现。

(6)脑疝征：生命体征紊乱，呼吸骤停可较早发生。瞳孔可两侧大小不等，伴小脑幕切迹疝时可有瞳孔散大、对光反射消失等。

3.辅助检查

(1)X线平片：汤氏位片可显示枕部骨折，人字缝分离等。

(2)CT扫描：可显示高密度血肿，骨窗可显示骨折。

(3)MRI扫描：CT扫描因颅后窝骨性伪影可影响病变显示，需MRI检查，符合血肿MRI各期表现。

4.诊断

有枕部着力的外伤史，出现颈项强直、强迫头位，Battle征，头痛剧烈呕吐等临床表现时，即怀疑颅后窝血肿存在，进一步需行CT扫描予以确诊，必要时需行MRI检查。

5.救治原则与措施

诊断一旦明确或高度怀疑颅后窝血肿并造成急性脑受压症状者，应行手术清除血肿或钻孔探查术。钻孔探查术可根据枕部皮肤挫裂伤部位采取枕部旁正中切口或枕后正中直切口钻孔探查，X线显示有枕骨骨折者可于骨折线附近钻孔探查，CT显示血肿者，可按血肿所在部位标出切口位置，于血肿处或骨折线附近钻孔，发现血肿后，按血肿范围扩大骨窗，上界不超过横窦，下界可达枕大孔附近，清除血肿及碎裂失活脑组织，若颅内压仍高，可咬开枕大孔后缘及寰椎后弓，敞开硬脑膜，行枕肌下减压术。对于骑跨横窦的硬脑膜外血肿，需向幕上扩大骨窗，保留横窦处一骨桥，然后清除血肿，为了减少出血，应先清除横窦远处血肿，后清除其附近血肿，若横窦损伤所致血肿，可用吸收性明胶海绵附于横窦破孔处止血。颅后窝血肿可伴有额、颞部脑挫裂伤或硬脑膜下血肿，必要时可开颅清除碎裂组织及血肿。

(三)脑干血肿

脑干血肿的诊断一般需CT及MRI检查。CT扫描可显示脑干内高密度出血灶，但因颅骨伪影的原因，常常显示病变欠佳。MRI可较清楚地显示脑干血肿，急性期T_2呈低信号，较易识别。MRI信号随血肿内血红蛋白的变化而变化，进入亚急性期，T_1呈高信号，T_2亦从低信号到高信号转变。脑干血肿多不需手术治疗，治疗措施同脑干损伤。当急性期过后，若血肿量大且压迫效应明显，可开颅后，用空针穿刺吸除血肿或选择脑干血肿最为表浅部切小口，排出血肿。

六、外伤性硬膜下积液演变为慢性硬膜下血肿

1979年，有知名医学家首先报道3例硬膜下积液演变为慢性硬膜下血肿，此后此类报道逐渐增多。

(一)演变率

外伤性硬膜下积液演变为慢性硬膜下血肿的概率文献中报道为$11.6\%\sim58\%$。医学者报道69例外伤性硬膜下积液8例演变为慢性硬膜下血肿；医学家观察38例外伤性硬膜下积液演变为慢性硬膜下血肿有4例；另有医学者报道24例外伤性硬膜下积液有12例演变为慢性硬膜下血肿；而随后相关医学报道了外伤性硬膜下积液演变为慢性硬膜下血肿的演变率高达58%；我国的医学家则报道外伤性硬膜下积液演变为慢性硬膜下血肿占同期外伤性硬膜下积液住院患者的16.7%。

（二）演变机制

外伤性硬膜下积液演变为慢性硬膜下血肿的机制单靠一种理论不能完全解释，目前有以下几种观点。

（1）硬膜下积液是慢性硬膜下血肿的来源，这是因为硬膜下长期积液形成包膜并且积液逐渐增多，导致桥静脉断裂或包膜壁出血，并且积液中纤维蛋白溶解亢进，出现凝血功能障碍，使出血不止而形成慢性血肿，这也可以解释为什么外伤性硬膜下积液演变为慢性硬膜下血肿常发生在积液1个月以后（包膜形成后）。

（2）慢性硬膜下血肿实际上是急性硬膜下出血转变而来的，其理由是仅根据CT上的低密度不能完全排除急性硬膜下出血而诊断为硬膜下积液，从而误认为慢性硬膜下血肿是由硬膜下积液演变而来，但这不能解释发生外伤性硬膜下积液与急性硬膜下血肿变为低密度区时间上的差异，因为硬膜下积液常发生在伤后1周之内，而急性硬膜下血肿变为低密度灶慢性血肿往往需要2周以上。

（3）硬膜下积液发生性状改变，其蛋白质含量高或混有血液成分，易导致外伤性硬膜下积液演变为慢性硬膜下血肿。

（4）再次头外伤导致积液内出血，发展为慢性硬膜下血肿。

（三）临床特点

外伤性硬膜下积液演变为慢性硬膜下血肿的病例具有以下临床特点：①发病年龄两极化，常发生在10岁以下小儿或60岁以上老人，这可能与小儿、老人的硬膜下腔较大有关。②常发生在积液量少、保守治疗的慢性型病例中，这是因为在少量积液的保守治疗过程中，积液可转变为水瘤，包膜形成后发生包膜出血而导致慢性血肿；而早期手术打断了积液转变为水瘤及包膜形成的过程，故外伤性硬膜下积液演变为慢性硬膜下血肿不易发生在手术治疗的病例。③致病方式常为减速损伤。④合并的颅脑损伤常常很轻微。

（四）治疗与预后

文献报道中，无论是手术治疗还是保守治疗均无死亡发生，因此，这类患者预后良好。从临床恢复过程来讲，多主张早期手术钻颅引流治疗，但是对于症状不明显的少量慢性硬膜下血肿可在CT动态观察下保守治疗。

第七章　脊髓损伤

脊髓损伤(SCI)为脊柱骨折脱位的严重并发症,通常导致严重的神经功能障碍和残疾。据报道,其年发病率为(12.1～57.8)/100万。脊髓损伤最常见的受损水平是中低颈髓,这是脊椎活动最多的部位;其次是活动较多的胸腰段脊髓。

脊髓损伤造成的脊髓组织结构损害可分为原发性损害和继发性损害。细胞原发性死亡在损伤当时即已发生。由于机械暴力,如撕、扯、拉和挤压,直接作用于脊髓,使神经元细胞、神经胶质细胞和血管组织结构遭受即时不可逆的死亡。在原发性损伤发生后数分钟内,序贯激发级联反应,包括水肿、炎症、局部缺血、谷氨酸递质过度释放、细胞内游离钙离子超载和脂质过氧化作用等,导致可持续数天至数周的继发性细胞死亡。造成许多在原发性损伤后存活的神经元和神经胶质细胞死亡。

对于原发性损伤唯有预防,一旦发生便无有效的治疗方法。而由于继发性损伤是一种细胞分子水平的主动调节过程,其造成的脊髓损伤具有可逆性,应对其进行积极的治疗,它是有效地保存在原发性损伤后残存或不完全损伤的神经细胞的关键。

一、脊柱和脊髓损伤的急救程序

(一)病情评估

有严重车祸、高空坠落、重物压砸、撞击及火器伤等可致脊柱、脊髓损伤的受伤史。伤情判断如下。

(1)脊柱骨折或脱位:受伤脊柱部位疼痛、肿胀、畸形,出现不能站立、翻身困难等功能障碍。

(2)脊髓损伤:脊髓损伤平面以下的运动和感觉减退或消失,排尿、排便功能障碍,高位截瘫呼吸困难,甚至窒息,呼吸停止。

(二)急救处理

(1)如果存在气道损伤,应托起下颌而不是颈部过伸来使气道通畅。否则,适用于线性牵引和气管插管。如患者存在自主呼吸,经鼻较经口气管内插管更容易。如果可能,避免行环甲膜切开,切开将来会影响脊柱前方的稳定性。中段颈髓损伤引起呼吸衰竭并不常见,但后期易引起呼吸肌疲劳。如合并头面部损伤则很可能引起急性呼吸衰竭。总之,通气必须确保血液氧合充分。

脊髓损伤患者的气道管理,首要原则是确保快速控制气道,使神经功能损伤的风险降到最低。气道管理要考虑患者受伤的特点和操作者的技能和经验。需要紧急进行气管插管的患者,不能配合操作的,在进行喉镜检查和气道插管前应给与镇静处理;当患者较配合,并不需要紧急插管的患者,可在清醒状态纤维镜引导下进行经鼻或口气管内插管;镇静处理时应避免使血压降得过低,必要时可给予血管升压药物和补液处理。如脊髓损伤超过24小时,禁用琥珀酰胆碱类药物。

(2)治疗休克。低血容量或心源性低血压,主要由于外周交感神经抑制、心脏前负荷降低和迷走神经紧张所致。

（3）凡怀疑脊柱、脊髓损伤者，尤其怀疑颈椎损伤者，均必须常规用颈托固定颈部。急性脊髓损伤，必须采用铲式担架或其他硬板担架搬运，并对患者采用全身固定措施。

（4）呼吸困难者，应及时行环甲膜穿刺或切开，亦可气管切开，用便携式呼吸机或简易呼吸器维持呼吸功能。必要时吸痰，防止窒息。注意气管内插管可能加重颈髓损伤，可行经鼻气管插管以避免颈椎的移动，但患者须有自主呼吸（表 7-1）。

表 7-1　脊髓损伤患者气管插管的指征

气道损伤因素	$PaO_2<60$ mmHg 或吸氧状态下
水肿	PaO_2 明显下降
昏迷	$PaCO_2>60$ mmHg
咽后壁血肿	合并脑外伤
增加误吸风险的因素	格拉斯哥评分<8 分
呼吸衰竭	颅内压增高
最大肺活量<15 mL/kg	脑疝
呼吸做功增加	

（5）尽早（<8 小时）进行大剂量甲强龙冲击和亚低温等治疗。

（三）转送注意事项

（1）必须采用正确的搬运方法：在头部两侧放置沙袋，保持颈部中立位。用颈托固定，并将患者全身固定在硬质担架上。

（2）确保呼吸道通畅，必要时吸痰，防止窒息。

（3）保持静脉通道通畅。

（4）心电、血氧监护。

（5）途中严密监控患者的意识、呼吸、心率、血压及体位等变化。

（6）迅速就近转运至有条件救治的大型综合医院。

二、脊髓损伤的诊断要点

（1）脊髓损伤多数由于外界的暴力直接或间接作用于脊柱引起椎体骨折、脱位、关节突骨折或脱位、附件骨折、椎间盘脱出、黄韧带皱褶或外力（如交通事故、高处坠落、建筑物倒塌、坑道塌方和体育运动）作用于身体其他部位再传导至脊柱，使之超过正常限度地屈伸、伸展、旋转、侧屈、垂直压缩或牵拉致脊髓受压和损伤。

（2）伤后立即出现损伤平面以下的运动、感觉和括约肌功能障碍，也可表现为伤后数分钟到数小时后神经症状加重，此为继发性脊髓损伤（如脊髓水肿、血管破裂、血管痉挛和血栓形成等引起脊髓缺血）。

（3）脊髓震荡为完全神经功能障碍，经数分钟和数小时后恢复正常。

（4）脊髓休克：损伤水平以下感觉完全消失，肢体弛缓性瘫痪、尿潴留、大便失禁、生理反射消失、病理反射阴性。度过休克期，症状逐渐好转需 2～4 周。

（5）脊髓完全损伤：脊髓损伤水平呈下运动神经元损伤表现，损伤水平以下为上运动神经元损伤表现。

(6)脊柱、脊髓损伤的 X 线平片检查应摄正侧位和双斜位片。注意观察脊柱的对线、顺列、椎体、附件和椎间隙的变化情况。

(7)CT 扫描于轴位观察椎管形态,有无骨折片突入,间盘以及脊髓的情况,MRI 对了解脊髓有无受压、肿胀或出血更为有利。

(8)体感诱发电位对了解脊髓功能有利,不同时间检查可以了解脊髓损伤的程度和恢复状况。

三、脊髓损伤的临床分类

(一)根据损伤程度分类

1.完全性脊髓损伤

损伤平面以下深、浅感觉完全丧失,肌肉完全瘫痪,浅反射消失,大、小便潴留。以上体征持续到脊髓休克期已过,出现由弛缓性瘫痪变为肌张力增高、腱反射亢进、病理反射阳性的痉挛性瘫痪。同时损伤平面脊髓节段所支配的区域仍表现弛缓性瘫痪。

2.不完全性脊髓损伤

损伤平面以下尚保留部分功能,又可分为以下几类。

(1)中央型脊髓损伤综合征:该综合征只发生在颈髓损伤,感觉及运动均为不完全性损害,骶部感觉未受损,运动瘫痪上肢重于下肢,手部最重,多伴有括约肌障碍。亦可见仅累及双上肢或单上肢的急性颈髓中央损伤,又称挥鞭样损伤。此型损伤的机制是因颈椎过伸性损伤导致脊髓中央灰质和内侧白质出血坏死,或根动脉及脊髓前动脉供血障碍,使之支配的灰质前柱、侧柱及皮质脊髓束、脊髓丘脑束等组织缺血、缺氧。中老年颈椎病变及椎管狭窄者更易发生。其恢复顺序是下肢运动功能-膀胱功能-上肢运动功能。本综合征一般预后较好。

(2)脊髓半切损伤综合征:系一侧脊髓损伤。表现为同侧运动丧失,出现痉挛性瘫痪,深反射亢进,有病理反射,同侧本体感觉、振动觉及触觉丧失,感觉过敏;损伤对侧痛、温觉消失,但触觉不受影响。若脊髓损伤平面在 T_1、T_2,同侧头面部可出现血管运动障碍,也可以出现 Horner 综合征。腰骶髓一侧损伤不产生本综合征,因为在此处脊髓各节段紧密连接,感觉传导束纤维很少能在病变以下达到对侧,故病变在同侧。

(3)前脊髓综合征:脊髓前侧受损,包括全部灰质及中部以前的白质,损伤平面以下运动丧失为主,浅感觉如痛温觉减退或丧失。后索白质保存,即深感觉、本体感觉存在。多见于爆裂骨折,亦可见于后伸损伤,可由椎间盘突出压迫脊髓前动脉导致脊髓前部缺血受损引起。

(4)后脊髓综合征:表现损伤平面以下的深感觉、振动觉、位置觉丧失,而痛温觉和运动功能完全正常。多见于椎板骨折,少数患者出现锥体束征。

(5)脊髓圆锥综合征:系骶髓段相当于 S_1 椎体节段损伤,此处圆锥与骶神经根均受损时截瘫平面在 S_1 损伤半面以下运动功能丧失,呈弛缓性瘫痪,痛温觉功能丧失,触觉存在。当仅损伤圆锥时,则支配下肢感觉及运动的神经均可存在,跟腱反射可消失,仅会阴、骶区感觉障碍与运动包括尿道括约肌、肛管括约肌、膀胱逼尿肌等瘫痪。

(6)马尾综合征:脊髓在 S_1 以下缩小呈圆锥形,形成脊髓圆锥,以下主要为马尾神经。严重的骨折错位才能引起马尾神经挫伤或断裂。损伤后其瘫痪症状多不完全。轻度损伤时可以完全恢复。如完全断裂则于其分布区出现肌肉的弛缓性瘫痪,腱反射消失。马尾神经损伤后,膀胱括约肌障碍不易恢复。

3.暂时性神经功能抑制

如脊髓震荡伤,是由于脊髓神经细胞受强烈刺激而发生超限抑制,脊髓功能暂时处于生理停滞状态。大体标本上看不到明显的器质性改变或仅有轻度水肿。光镜下无明显解剖结构改变。伤后早期表现为损伤平面以下完全性弛缓性瘫痪,3～6周完全恢复,不留任何神经系统后遗症。

(二)根据解剖学分类

1.颈髓损伤

(1)上颈髓损伤($C_{1\sim4}$):上颈髓为延髓的延续。损伤后因波及呼吸中枢或膈肌麻痹而致呼吸麻痹、呼吸困难,可迅速致命;存活者损伤平面以下四肢呈痉挛性瘫痪;伴有延髓受损者表现血管运动和其他内脏功能严重紊乱。

(2)中颈髓损伤($C_{5\sim7}$):为颈膨大部。表现为四肢瘫痪,上肢弛缓性瘫痪,肩胛抬高上臂外展,前臂内收,下肢呈痉挛性瘫痪。

(3)下颈髓损伤($C_8\sim T_1$):为颈髓和胸髓的连续部分,属颈膨大的下端,主要表现为下肢瘫痪及手的小肌肉变化。

2.胸腰髓损伤($T_2\sim L_2$)

大部分由胸椎骨折、脱位造成,损伤平面以下的运动、感觉、膀胱和直肠功能障碍,早期下肢呈弛缓性瘫痪,反射消失或减弱、后期呈痉挛性瘫痪。

3.腰骶段(圆锥)及马尾损伤

本节段损伤包括腰3节以下腰椎骨折、骶骨骨折、脱位致圆锥和马尾损伤。马尾神经损伤大多为不完全性瘫痪。此节段损伤常出现圆锥综合征和马尾综合征。

四、Frankel 功能评估分级

1967 年,最初由 Frankel 提出。1992 年,经美国损伤学会(ASI A)修订,目前是对 SCI 的伤情和预后的经典评定标准。

(1)A 级:损伤平面以下深浅感觉完全消失。

(2)B 级:损伤平面以下深浅感觉完全消失,仅存某些骶区感觉。

(3)C 级:损伤平面以下仅有某些肌肉运动功能,无有用功能存在。

(4)D 级:损伤平面以下肌肉功能不全,可以扶拐走。

(5)E 级:深浅感觉、肌肉功能及大小便功能良好,可有病理反射。

五、脊髓损伤的鉴别诊断

(一)完全性脊髓损伤和脊髓休克的鉴别

脊髓休克为脊髓功能上短时间的可逆性损害,临床表现与完全性脊髓损伤相似,但两者处理方法迥然不同,两者应从以下几点鉴别。

(1)一般脊髓休克在伤后 24 小时后逐渐出现,最长持续 3～6 周。

(2)脊髓休克时,肛门反射可保留。脊髓休克结束后,反射活动最早恢复的是足趾反射或球海绵体反射。一般规律为:反射活动恢复是从骶段向头部方向发展。因此,跟腱反射恢复多早于腱反射恢复。脊髓损伤平面以下脊髓反射活动的恢复是脊髓休克结束的标志。

(二)脊髓完全性横贯与不完全横贯损伤的鉴别

如表 7-2 所示。

表 7-2　脊髓完全性横贯与不完全横贯损伤的鉴别

损伤情况	下肢畸形	下肢位置	巴宾斯基征	全部反射	肌张力	感觉改变
完全横贯	屈曲、恢复胚胎原始状态	稍屈曲	常为各趾跖屈	下肢任何部位均可引出	大部增高,少部减少	完全消失
不完全横贯	伸直,如防御反射	伸直	各趾背伸、巴宾斯基征阳性	膝上不能引出	增高	部分消失

(三)上、下运动神经元瘫痪的鉴别

如表 7-3 所示。

表 7-3　上、下运动神经元瘫痪的鉴别

瘫痪类型	瘫痪范围	肌张力	肌萎缩	病理反射	皮肤营养障碍	腱反射	锥体束征	肌电图
上运动神经元	以整个肢体瘫痪为主	增高	轻微	有	多无	亢进	阳性	神经传导正常,无失神经电位
下运动神经元	以肌肉或肌群瘫痪为主	降低	明显,早期即出现	无	多有	减退或消失	阴性	神经传导异常,有失神经电位

六、脊髓损伤的外科治疗

尽管实验研究不断取得进展,干细胞治疗的研究是当前的热点课题,但目前临床上仍没有能确实有效的促进脊髓再生的可行方法。

临床上,脊髓损伤的治疗原则是:争分夺秒,尽早治疗;维持脊柱稳定、整复脊柱骨折脱位;综合治疗;防治并发症;功能重建与康复。

(一)脊髓损伤椎管减压的手术治疗

1.前路减压术

适用于脊髓损伤伴有椎间盘突出或碎骨块突入椎管压迫脊髓前方者。前路减压术越早越好,应尽可能在发现压迫的 8 小时内手术,伤后 5~8 天因脊髓水肿手术效果不佳,伤后 2 周若脊髓压迫持续存在,亦可行前路减压,其恢复率约为 20%。

2.侧方减压术

适用于胸椎或胸腰椎损伤从椎管前方压迫脊髓者。因胸椎管相对狭小,手术中操作应更轻柔、耐心,以免加重脊髓损伤。

3.后路减压术

适应证有:①椎板骨折下陷或脱位前移,压迫脊髓后方者。②原有颈椎病且呈多节段、椎管狭窄、脊髓受压症状迅速恶化。③下腰椎骨折脱位或有马尾损伤。④有硬膜外出血,需行血肿清除。⑤不完全性损伤在观察过程中进行性加重。⑥闭合牵引复位后症状无好转,经检查椎管内仍有来自后方的骨折片和软组织压迫。⑦在开放复位时发现椎板、棘突损伤严重,碎骨块进入椎管或有进入椎管的危险时,应同时做椎板切除减压。⑧钝器或火器伤,疑有椎管内致压物者。

椎板切除范围应以损伤节段为中心,减少不必要的结构丧失和暴露,以免加重脊柱不稳定,甚至导致畸形,必要时可减压同时行椎管成形术。

(二)脊髓损伤的药物治疗

急性脊髓损伤主张使用大剂量甲泼尼龙治疗。伤后 8 小时内开始使用,首剂 30 mg/kg,继之5.4 mg/(kg·h),维持伤后给药 24～48 小时。另外可应用甘露醇、呋塞米减轻脊髓水肿。

七、脊髓损伤急重并发症的处理

(一)排尿障碍

排尿中枢位于圆锥和骶 2～4 神经根,通常位于第一腰椎水平。排尿中枢以上的脊髓损害由于截断了大脑和排尿中枢的联系,相当于反射性膀胱,表现为可以排尿,但不受意识控制,排尿不完全,可以有残余尿,当下肢某一部位受到一定刺激,可以引起排尿。排尿中枢的损伤引起的排尿障碍为下运动神经元损伤,相当于自律性膀胱,表现为尿道外括约肌松弛,腹肌用力或挤压下腹部可排出尿液,排尿后往往膀胱内仍有较多残余尿,易引起尿路感染。

治疗主要是针对尿液的引流和感染的防治。脊髓损伤早期以留置导尿为好,既可防止膀胱过度膨胀,又便于观察尿量。康复期对于完全不能排尿、排空,残余尿大于 100 mL 尿失禁的患者可采用间歇导尿有利于训练排尿功能和预防泌尿系感染,每 4～6 小时导尿 1 次,不留置尿管。

(二)呼吸障碍

颈髓损伤后,位于脑干、延髓网状结构的呼吸中枢下行传导束丧失功能,呼吸的自主节律和深度因不能自主而出现呼吸障碍。$C_{3\sim5}$(主要 C_4)组成支配膈肌的膈神经丧失功能,使膈肌的运动受限。自主神经系统紊乱,副交感神经功能活跃可导致气管、支气管内壁分泌物增多,如患者体位不妥,分泌物难以排除,亦可加重呼吸障碍。

治疗以改善呼吸道通畅,排出分泌物和防止肺内误吸为主要目的。在 $C_{3\sim5}$ 水平以上的损伤,如早期无法判断完全或不完全瘫,患者肺活量低于 500 mL 者,应行气管切开术。如经对症处置后血气结果和临床症状仍不能改善者应及时使用机械通气,以防止急性呼吸衰竭和心搏骤停。

(三)脊髓损伤后疼痛综合征

脊髓损伤后疼痛指损伤平面的神经根和脊髓本身的病理改变,导致临床表现剧烈疼痛,其疼痛性质可为钝痛、针刺样痛、抽搐痛、灼性痛和幻觉痛。

对于轻度疼痛可服用止痛药对症治疗。如出现顽固性剧烈疼痛,频繁发作,应行手术治疗。如发现神经根受到破裂的椎间盘或骨折碎片压迫,行椎板切除减压或椎间盘摘除椎体融合术,多能解决问题。亦可行选择性切除引起疼痛的神经后根和神经根的粘连松解。

(四)脊髓损伤其他常见并发症

如褥疮、肠道功能障碍、体温调节障碍、异位骨化、自主神经过反射、深静脉血栓形成和性生活障碍等均应引起足够的重视,并做相应处置。

第八章　颅脑肿瘤

第一节　垂体腺瘤

一、概述

垂体腺瘤是发生于腺垂体的良性肿瘤,也是颅内最常见的肿瘤之一。根据肿瘤细胞的分泌功能,垂体腺瘤可分为分泌性(功能性)腺瘤和无分泌性(无功能性)腺瘤两大类。分泌性腺瘤占垂体腺瘤的65%～80%,根据肿瘤细胞产生激素的不同又分为营养腺瘤和促激素性激素腺瘤两类。营养性激素腺瘤肿瘤细胞分泌无周围靶腺的垂体激素,包括泌乳素(PRL)腺瘤和生长激素(GH)腺瘤两种;促激素腺瘤肿瘤细胞分泌有周围靶腺的垂体促激素类激素,包括促肾上腺皮质激素(ACTH)腺瘤、促甲状腺激素(TSH)腺瘤和促性腺激素(GnH)腺瘤。无分泌性腺瘤占垂体腺瘤的20%～30%,肿瘤细胞无分泌激素功能或虽有分泌功能但目前技术尚不能检测。

近半个世纪特别是近二十年来随着垂体激素放射免疫检测、CT和MR的临床应用,特别是对垂体微腺瘤认识的深入,垂体腺瘤特别是泌乳素腺瘤的发病率逐年增加。一份流行病学调查表明泌乳素腺瘤的发病率在女性竟高达1:1050,在男性也高达1:2800;而尸体解剖研究发现泌乳素腺瘤的检出率为7%～21%。这些数据看起来有些危言耸听,但也确实从一个方面反映了垂体腺瘤发病率之高。

二、病理

(一)垂体腺瘤的病理分类

1892年,Schoneman根据HE染色将垂体腺瘤分为嫌色性、嗜酸性、嗜碱性及混合性腺瘤,这种方法一直沿用至今。1974年,Trovillas将垂体腺瘤分为有分泌活性和无分泌活性腺瘤两类;1975年,Sager又将垂体腺瘤分为嗜酸性、黏液性、嫌色性及瘤细胞瘤四类。根据免疫组化技术,垂体腺瘤分为泌乳素细胞腺瘤、生长激素细胞腺瘤、促肾上腺皮质激素细胞腺瘤、促甲状腺激素细胞腺瘤、促卵泡激素,黄体生成素细胞腺瘤、多功能细胞腺瘤和无功能细胞腺瘤,这是最常用的分类方法。

根据超微结构特点,垂体腺瘤可以分为以下几种。

(1)生长激素细胞和泌乳素细胞腺瘤:分为颗粒密集型生长激素细胞腺瘤、颗粒稀疏型生长激素细胞腺瘤、颗粒密集型泌乳素细胞腺瘤、颗粒稀疏型泌乳素细胞腺瘤、混合性生长激素和泌乳素细胞腺瘤等。

(2)促肾上腺皮质激素细胞腺瘤:可分为伴有Cushing综合征的促肾上腺皮质激素细胞腺瘤、伴有Nelson综合征的促肾上腺皮质激素细胞腺瘤、静止的促肾上腺皮质激素细胞腺瘤等。

(3)促性腺激素细胞腺瘤:可同时产生促卵泡激素和黄体生成素,但不一定相等。

（4）促甲状腺激素细胞腺瘤：免疫组化促甲状腺激素不一定阳性，原因不明，分泌颗粒电子致密核心与界膜之间有明显电子透亮空晕是其特征。

（5）其他：包括无特征性细胞腺瘤、嗜酸性粒细胞瘤、未分化腺瘤等。

（二）垂体腺瘤的组织发生

目前认为垂体腺瘤来源于腺垂体细胞，在同一种细胞内具有能与生长激素和泌乳素两种激素抗体结合的颗粒，说明两种激素可以同时在同一垂体细胞内产生。促卵泡激素和黄体生成素可由同一种细胞分泌。垂体内一种细胞不是只能分泌一种相应的激素。这类多激素细胞腺瘤，称之为"异源性垂体腺瘤"。其发生机制一般认为与瘤细胞的基因表达有关。

（三）垂体增生

垂体增生是垂体病理中最有争议的问题，其是否能单独存在目前还不能肯定。垂体增生是非肿瘤细胞数量的增加，分弥散性增生和结节性增生，前者应与正常垂体区别，后者应与腺瘤区别。一般来说，垂体腺瘤与周围非肿瘤性腺垂体有明显分界，非肿瘤性腺垂体在腺瘤附近受挤压，网状纤维缺乏、不规则和退化。腺瘤除多激素来源的混合性腺瘤外，主要由一种细胞组成。在腺瘤的附近还可见到一些非肿瘤性细胞，而这些现象在垂体增生是不多见的。

（四）恶性垂体腺瘤（垂体腺癌）

关于恶性垂体腺瘤尚无一致的看法。一般认为，凡肿瘤细胞有明显异型性，易见到核分裂，特别是侵及邻近脑组织和颅内转移者，应视为恶性垂体腺瘤。

三、临床表现

垂体腺瘤主要表现为内分泌功能障碍和局部压迫两组症状。

（一）内分泌功能障碍

垂体腺瘤的内分泌功能障碍包括分泌性垂体腺瘤相应激素分泌过多引起的内分泌亢进症状，和无分泌性垂体腺瘤及分泌性垂体腺瘤压迫、破坏垂体造成的正常垂体激素分泌不足所致的相应靶腺功能减退两组症状。

1.垂体肿瘤激素分泌过多产生的内分泌症状

见于分泌性垂体腺瘤，且随肿瘤分泌激素种类的不同而表现为相应症状。

（1）泌乳素腺瘤。

女性泌乳素腺瘤：多见于20～30岁，典型临床表现为闭经、泌乳、不育三联症。①闭经：闭经或月经稀少几乎见于所有病例，这主要是由高泌乳素血症所致。青春期前发生泌乳素腺瘤可引起发育延迟和月经初潮延迟，随后月经稀少最终闭经；青春期后发生泌乳素腺瘤表现为继发性闭经，即早期为正常排卵性月经，随后发展为虽有排卵而黄体期缩短，进而出现无排卵月经，最后月经稀发、闭经。②泌乳：多数患者表现为自发性泌乳，部分患者则需挤压乳头后才出现少量乳汁；多数表现为双侧泌乳，少数患者并未自己觉察而在检查时发现。闭经伴泌乳素水平增高不一定有泌乳，有乳溢者也可无闭经。③不孕：泌乳素腺瘤目前已成为不孕症的最常见原因之一。④更年期症状：部分患者可因雌激素水平低落，出现面部阵发性潮红，性情急躁，性欲减退，阴道干燥，性感丧失，性交困难等。⑤其他症状：泌乳素腺瘤特别是病程较长的泌乳素腺瘤患者常常表现为肥胖和高血压，目前还不清楚是与泌乳素本身有关，还是其他因素所致。

男性泌乳素腺瘤：男性泌乳素腺瘤并不少见，由于临床症状较为隐袭，内分泌症状易于忽视,早期诊断较为困难,往往发展至大腺瘤时才做出诊断。早期主要症状为性功能减退,表现为性欲减退或缺失、阳痿、精子减少。可能与促性腺激素分泌不足或泌乳素影响雄性激素的生成和代谢以及对精子生成的直接干扰有关。部分患者表现为男性乳房发育、泌乳、不育、睾丸萎缩等表现。

(2)生长激素腺瘤:生长激素腺瘤在青春期以前发生表现为巨人症和肢端肥大症,在青春期以后发生则只表现为肢端肥大症。

肢端肥大症:女性略多于男性,常于 30～50 岁起病,病程一般较为缓慢,早期诊断较为困难。①肢端肥大:肢端肥大常常是患者最早出现的临床表现,由于肿瘤长期大量分泌生长激素,全身骨和结缔组织过度增生、组织间液增加,造成特征性的容貌改变和全身组织器官肥大。②内分泌代谢紊乱:肢端肥大症患者甲状腺常常肿大,但功能多为正常。基础代谢率往往增高,可能与生长激素的代谢促进作用有关。至疾病后期,伴发垂体功能减退时,基础代谢率降低。绝大多数女性患者表现有月经失调,甚至闭经。患者一般无排卵功能,不能生育。男性患者在疾病早期可呈性欲亢进,生殖器增大,随着病程的进展,性欲逐渐减退以至完全消失,并逐渐出现生殖器萎缩。性腺功能减退及腺体萎缩的原因,可能与继发性垂体功能低下有关。约80%的患者胰岛素耐受性增加,30%～60%的患者糖耐量异常,30%患者患有糖尿病。少数患者血糖浓度可显著增高,但患者临床耐受性较好。糖尿病的发生主要与肿瘤细胞长期大量分泌的生长激素有关,多数随生长激素水平的控制而逐渐好转。

心血管系统表现:肢端肥大症患者全身脏器增生肥大,但心脏肥大的程度往往比其他脏器更为明显,心脏重量常在 500 g 以上。患者常有动脉硬化,尤其是冠状动脉粥样硬化。1/3 的患者存在肥大性心脏病,主要表现为左室肥厚、充血性心力衰竭、心律失常,甚至心肌梗死。其发生的机制与合并糖尿病和异常高浓度生长激素直接作用于心脏有关。18%～48%的患者常伴高血压。

垂体性巨人症:生长激素腺瘤在儿童期起病表现为巨人症,在少年期起病者表现为肢端肥大性巨人症,即身体既高大,又有肢端肥大症的表现。

生长过度:在儿童期或少年期起病后,生长异常迅速,可持续到青春期以后,患者身高可达 2 m。由于生长主要从长骨的骨骺开始,所以大多数患者肢体特别长,下部量较上部量为大。也可出现内脏增大及软组织增厚。至成年期骨骺闭合后,则出现肢端肥大症的表现。生长激素分泌过度和性激素分泌不足是造成肢体过度发育的原因。

(3)促肾上腺皮质激素腺瘤:库欣综合征又称皮质醇增多症,是由于肾上腺皮质激素分泌过多所产生的一组临床症状群,它可以由垂体促肾上腺皮质激素分泌增多、肾上腺皮质肿瘤、肾上腺皮质结节性增生、异位促肾上腺皮质激素或促肾上腺皮质激素释放因子(CRF)分泌性肿瘤等多种原因引起。其中因垂体促肾上腺皮质激素分泌增多导致双侧肾上腺皮质增生所引起的库欣综合征,称为库欣病(Cushing病)。本病多见于女性,男女之比为 1∶(3.5～8)。任何年龄均可发病,以 20～40 岁居多,约占 2/3。起病大多缓慢,从起病到明确诊断一般为 2～5 年。①一般表现:肥胖是最常见的临床表现(85%～96%),典型患者表现为以躯干为主的向心性肥胖、面部、颈部、躯干和腹部的皮下脂肪积聚导致满月脸、水牛背、锁骨上窝脂肪垫增厚和腹壁脂肪肥厚。重度肥胖比较少见。某些患者也可表现为全身性肥胖,儿童患者常表现为全身性肥胖和线性增长停滞。多数患者体重增加,某些患者虽然体重并不增加,但总是有向心性肥胖和特征性的脸部征象。75%～85%的患者有高血压,50%以上的患者舒张压＞100 mmHg(13.33 kPa),高血压可以发生冠心病、脑卒中等并发症,是本病患者的主要死亡原因之一。水肿的发生率较低,约在20%以下。②皮肤改变:表皮及皮下结缔组织萎缩导致面部潮红,皮肤菲薄透亮,皮下血管清晰可见。血管脆性增加使皮肤稍受外力即可出现瘀斑,静脉穿刺处有时也可出现广泛的皮下出血。紫纹的发生率约为50%,最常见于下腹部,也可发生于大腿部、乳房、臀部、髋部和腋窝等处,表现为中间宽、两端细、表皮菲薄的紫色裂纹。然而这种紫纹也可见于短期内明显肥胖的年轻人。一般紫纹越宽、颜色越深,诊断意义越大。紫纹多见于年轻患者,老年患者相对少见。轻微的外伤及手术刀口愈合甚慢。50%的患者有表浅真菌感染。一般的细菌感染也不易局限,往往趋慢性经过或向周围扩散。由于高浓度的氢化可的松的作用,感染的症状和发热反应等常比同等感染程度的一般人为轻,应引起重视。多毛见于65%～70%的女性患者,但程度一般不重,表现为眉毛浓黑,阴毛增多、呈男性分布,面颊和两肩毳毛增多,在须眉区或胸腹部也可出现粗毛。35%的患者有痤疮。但男性化少见,明显的男性化更常见于肾上腺肿瘤。皮肤色素沉着较少见,常在膝、肘及指间关节的伸侧面比较显著。明显的色素沉着常见于异位促肾上腺皮质激素分泌性肿瘤。③精神症状:85%的患者出现精神症状,可表现为情感障碍(抑郁症、欣快)、认知障碍(注意力和记忆力减退)和自主神经功能障碍(失眠、性欲减退)等。④性腺功能障碍:性腺功能减低是比较常见的症状,在病程较长的患者中尤为明显。75%的绝经期前患者有月经稀少或闭经,常常伴有不育。男性患者表现为性欲低下和阳痿,精子生成减少,但女性化极为少见。⑤肌肉骨骼症状:40%的患者有腰背疼痛,肌肉无力也比较常见。X线检查,50%的患者可见骨质疏松,如果定量测量骨密度则为80%～90%。16%～22%的有脊柱压缩性骨折。⑥代谢障碍:75%～90%的患者糖耐量降低,其中多数只表现为服用葡萄糖后3小时血糖水平不能恢复正常;20%的有显性糖尿病,糖尿病性微血管病变和酮症较少见;10%的患者有肾结石,可能与氢化可的松诱导的高钙血症有关。10%的患者有多饮多尿,可能与高钙血症及糖尿病有关。

(4)促甲状腺激素腺瘤:真性促甲状腺激素腺瘤极为少见,临床表现为垂体性甲状腺功能亢进症,学者统计的900余例垂体手术中仅见1例。多数为假性促甲状腺激素腺瘤,是由于原发性甲状腺功能减退,甲状腺激素对下丘脑的反馈性抑制减弱导致的垂体促甲状腺激素细胞的反应性增生。由于下丘脑分泌的促甲状腺激素释放激素(TRH)对泌乳素的分泌有很强的激动作用,临床除表现为甲状腺功能低下症状外,还有高泌乳素血症的典型表现,可误诊为泌乳素瘤。

2.腺垂体功能减退症状

分泌性垂体腺瘤和无分泌性垂体腺瘤均可产生腺垂体功能减退症状,这是由于肿瘤对正常垂体的压迫、破坏所造成的。研究表明,腺垂体破坏50%一般情况下不产生明显垂体功能低下症状,破坏60%产生轻微症状,破坏75%产生中度症状,破坏95%产生严重功能低下症状。因此垂体腺瘤必须达到一定体积,才能影响垂体功能出现垂体功能低下症状,所以明显的垂体功能低下多见于垂体大腺瘤特别是巨大腺瘤。

根据对正常人体生理功能影响的不同,腺垂体功能分为主要功能和次要功能。主要功能包括对肾上腺和甲状腺的调控,而次要功能则包括对性腺和生长等功能的调控。促性腺激素分泌不足,在男性表现为性欲减退、阳痿、外生殖器萎缩、睾丸和前列腺萎缩、精子量减少、第二性征不明显、皮肤细腻、体毛黄软稀少和阴毛女性分布;在女性则主要表现为月经稀少或闭经、不孕、子宫和附件萎缩、性欲减退、阴毛和体毛稀少。促甲状腺激素分泌不足主要表现为畏寒、疲劳乏力、精神不振、食欲减退、嗜睡。促肾上腺皮质激素分泌不足主要表现为虚弱无力、厌食、恶心、抵抗力差、血压偏低、低血糖;在急性严重肾上腺功能不足时表现为极度淡漠、无力、甚至急性腹泻水样便。生长激素分泌不足在儿童可影响生长发育。神经垂体激素分泌不足极为少见,垂体腺瘤术前出现尿崩极为罕见。

(二)局部压迫症状

1.头痛

头痛常位于双颞、前额或眼球后,呈间歇性发作或持续性隐痛。头痛与肿瘤大小有关,垂体微腺瘤头痛常常较为显著,可能是肿瘤刺激局部鞍膈和硬膜所致,一旦肿瘤明显鞍上发展,头痛也随之减轻;头痛也与肿瘤的分泌类型有关,生长激素腺瘤头痛常常较为显著,可能与生长激素异常大量分泌造成骨及软组织增生有关。

2.视力损害

由于鞍膈与视神经之间一般有2~10 mm的间距,因而垂体腺瘤需要达到一定体积、向鞍上发展到一定程度才能接触视神经,再继续发展一定程度才能因为直接压迫视神经、视交叉和视束的视觉传导纤维或影响视觉传导纤维的血液供应而造成视力障碍,因而视力损害主要见于垂体大腺瘤。初期主要表现为视野障碍,随后再出现视力受损。视野障碍的类型与肿瘤向鞍上生长的方式及视交叉的位置有关,当肿瘤在视交叉前下方向上压迫视交叉,则视野以颞上象限→颞下象限→鼻下象限→鼻上象限的顺序发展,双颞侧偏盲为最常见的视野障碍,两侧视野改变的程度可以并不相同,当肿瘤偏侧向鞍上发展时可表现为单侧视野障碍。视力减退:尽管多数肿瘤向鞍上生长的形态较为规则,然而视力减退几乎总是从一侧开始。视力减退可以是渐进性的,也可以是迅速发展的,经眼科治疗可以有一过性好转。眼底改变:垂体腺瘤的眼底改变表现为视神经萎缩。视神经萎缩的程度一般与视力损害的程度成比例。

3.邻近其他结构受压表现

肿瘤显著向海绵窦内发展,可以影响展神经或动眼神经出现患侧眼球内斜或患侧上睑下垂、瞳孔散大、眼球内斜。肿瘤显著向鞍上发展,可以影响下丘脑出现嗜睡、多食、肥胖、行为异常等症状。肿瘤向蝶窦和鼻腔发展,可出现鼻出血、脑脊液漏。但即使肿瘤体积巨大也极少引起颅内压增高和梗阻性脑积水。

四、诊断

(一)临床表现

垂体腺瘤的临床症状包括垂体功能障碍和垂体邻近结构受压两组症状。临床上对闭经、泌乳、不孕,阳痿、性功能障碍,身体过度发育、肢端肥大,氢化可的松增多表现,视力视野障碍、眼底萎缩,以及头痛等症状的患者,应该考虑有垂体腺瘤的可能,需要进行进一步的内分泌检查和神经影像学检查。

（二）内分泌学检查

内分泌学检查是诊断垂体腺瘤的重要依据。详细的内分泌学检查不仅可以检测异常增高的肿瘤激素，为定性诊断和判断病情提供依据；而且还可以了解正常垂体功能受肿瘤累及的程度，确定是否需要替代治疗。

1. 分泌性垂体腺瘤的内分泌学检查

（1）泌乳素腺瘤：血清泌乳素水平检测是诊断垂体泌乳素瘤特别是泌乳素微腺瘤重要的内分泌学指标，也是判断疗效的可靠指标。明显升高（＞200 ng/mL）的泌乳素水平可以肯定垂体泌乳素瘤的诊断。一般情况下血清泌乳素水平与肿瘤大小和内分泌症状之间有一定正相关关系，垂体微腺瘤患者血清泌乳素水平多为轻度升高，一般不超过 100 ng/mL，明显升高提示肿瘤向海绵窦内侵袭生长。在肿瘤坏死、出血、囊变时血清泌乳素水平则相应减低。

除垂体泌乳素瘤外，某些生理因素、药物和病理过程均可影响泌乳素的分泌，造成不同程度的高泌乳素血症。妊娠、哺乳、服用精神药物（多巴胺拮抗剂）、雌激素制剂、利血平等，患有原发性甲状腺功能减退、多囊卵巢综合征、空蝶鞍综合征等，均可导致高泌乳素血症。另外，泌乳素检测的实验室误差较大，对可疑患者应进行多次检测进行综合分析判断。

（2）生长激素腺瘤：基础生长激素水平是目前诊断垂体生长激素腺瘤和反映肿瘤活动程度的主要内分泌学指标。明显升高（＞30 ng/mL）和显著降低（＜2 ng/mL）的基础生长激素水平可以肯定或排除活动性肢端肥大症。正常人体在生理状态下生长激素也可呈阵发性大量分泌，所以轻度升高的生长激素水平也可见于正常人，特别是激烈运动、应激状态和睡眠时；另外，活动性生长激素腺瘤患者中 20％ 生长激素浓度＜10 ng/L，5％ 生长激素浓度＜5 ng/L。一般情况下血清生长激素浓度与肿瘤大小和疾病活动程度之间呈一定正相关关系。

（3）促肾上腺皮质激素腺瘤：过去内分泌学检查对垂体促肾上腺皮质激素腺瘤的诊断和鉴别诊断处于重要地位，通过促肾上腺皮质激素和氢化可的松的测定结合各种抑制和刺激试验，一般均可明确诊断。现在由于高分辨 CT 和 MRI 已可显示小至 3～5 mm 的微腺瘤，影像学检查也成为诊断垂体促肾上腺皮质激素腺瘤的重要方法。①库欣综合征的筛选试验：氢化可的松是肾上腺皮质束状带分泌的主要糖皮质激素，占肾上腺各种皮质类固醇总量的 81％，在血浆中以结合和游离两种形式存在，即一种和皮质类固醇结合球蛋白及清蛋白结合，占 90％，无生物活性，不能通过肾小球，不随尿液排出；另一种以游离形式存在，有生物活性，可从肾脏滤过，当血中游离氢化可的松增加到超过肾脏重吸收的阈值时，尿中游离氢化可的松的排泄量也增加。受促肾上腺皮质激素分泌节律的影响，氢化可的松的分泌也有昼夜节律。白天工作夜间睡眠的正常人，血浆氢化可的松有明显的变化节律，午夜含量最低，清晨 4 时左右开始升高，6～8 时达到高峰，以后逐渐下降，晚上入睡后逐渐降至最低水平。隔夜地塞米松抑制试验：隔夜地塞米松抑制试验比血浆氢化可的松的测定更有诊断价值。午夜口服地塞米松 1 mg 能够抑制 90％ 以上的正常人清晨促肾上腺皮质激素的分泌，从而降低血浆氢化可的松浓度 50％ 以上。尽管少数正常人血浆氢化可的松的抑制达不到这一水平，但几乎所有的库欣综合征患者均不能抑制到这一水平。综合文献，隔夜地塞米松抑制试验对库欣病的敏感性为 92％，特异性为 100％，诊断准确性为 93％。隔夜地塞米松抑制试验不能抑制的患者高度提示为库欣综合征，应进一步行库欣综合征的确诊试验。②库欣综合征的确诊试验：对隔夜地塞米松抑制试验不能抑制,或尿游离氢化可的松或氢化可的松代谢产物升高的患者,应进一步行小剂量地塞米松抑制试验以肯定或排除库欣综合征。也有人认为尿游离氢化可的松增高即可肯定诊断而无须行此试验。方法是试验前 1~2 天收集 24 小时尿测定尿游离氢化可的松和(或)17-羟类固醇、17-酮类固醇,试验第一天上午 9 点开始口服地塞米松 0.5mg,每 6 小时 1 次,共八次,同时收集 24 小时尿标本,正常情况下,服药第 24~48 小时的尿游离氢化可的松或氢化可的松代谢产物应抑制 50%以上,如不能抑制,即可确诊为库欣综合征。

(4)促甲状腺激素腺瘤:详细的内分泌学检查是区别真性与假性促甲状腺激素腺瘤的重要步骤。真性和假性促甲状腺激素腺瘤患者血清促甲状腺激素均明显升高。然而,真性促甲状腺激素腺瘤患者在血清促甲状腺激素显著增高的同时,血清甲状腺激素水平也明显升高;假性促甲状腺激素腺瘤患者虽然血清促甲状腺激素也显著升高,但血清甲状腺激素水平却显著降低。

2.垂体功能检测

正常垂体功能检测包括垂体激素检测和促激素类激素靶腺功能检测两方面内容。目的在于反映正常垂体及其靶腺受肿瘤激素及肿瘤本身的直接破坏所造成的功能障碍和程度,为垂体功能评估和替代治疗提供依据。包括促肾上腺皮质激素和肾上腺功能(肾上腺皮质激素)检测、促甲状腺激素和甲状腺功能(甲状腺激素)检测、促性腺激素(黄体生成素 LH 和促卵泡激素 FSH)水平检测、生长激素水平检测和泌乳素水平检测。

(三)垂体腺瘤的影像学表现

1.正常垂体的 CT 和 MRI 表现

熟悉正常垂体的影像学表现是诊断垂体微腺瘤等垂体微小病变的先决条件。垂体由腺垂体和神经垂体两部分组成。腺垂体又包括远侧部、结节部和中间部;神经垂体则包括漏斗部和神经部。远侧部又称垂体前叶,神经部称为垂体后叶,漏斗和结节部组成垂体柄。前叶约占垂体体积的 3/4,占据垂体窝的大部分,部分包绕中间叶和后叶。垂体的血液供应极为丰富,接受双侧垂体上动脉、垂体下动脉和下被囊动脉的供血。

(1)垂体高度:一般认为,正常垂体的高度男性≤5 mm,女性≤7 mm。垂体高度与年龄呈负相关,青春期或生育期由于内分泌功能活跃,垂体高度较高。一般认为正常垂体高度应≤8 mm,而垂体高度≥10 mm则可肯定为异常。

(2)垂体密度(信号):正常垂体也可呈不均匀的混杂密度(信号),增强扫描垂体强化的程度主要取决于其血液供应,血供越丰富密度(信号)越高;其次,也与垂体的组织结构有关,组织结构越致密密度(信号)越高。前叶的血供较后叶丰富,且组织结构较后叶致密,因而密度(信号)较高。研究表明,64%的正常垂体密度(信号)比较均匀,其中 26%呈均匀一致的高密度(信号),38%呈筛网状;36%可出现局部低密度(信号)区,其中多数极小而无法用光标测量。明显的低或高密度(信号)区常见于垂体的中后部。正常情况下局部异常密度(信号)区的大小应小于垂体体积的 1/3 或直径在 3 mm 以下。明显的局部低密度(信号)区常为一些先天性变异如中间部囊肿等。

(3)垂体上缘形态:正常垂体多数上缘平坦或稍微凹陷,少数上缘膨隆。研究表明,51%的正常垂体上缘平坦,31%上缘凹陷,18%上缘膨隆。垂体上缘膨隆多见于年轻女性,而上缘凹陷多见于老年人,且与鞍膈孔较大、鞍上池压迫垂体有关。

(4)垂体柄:一般认为,绝大多数垂体柄居中或稍微偏离中线。但详细的 MR 研究发现,46％的正常垂体柄可以或多或少地偏离中线。根据垂体与垂体柄及大脑中线(纵裂)的关系,垂体柄的位置可分为 3 种类型:①垂体居中,垂体柄无偏斜,占 54％;②垂体偏离中线,垂体柄仍在垂体中线进入垂体,致使垂体柄倾斜,占 34％;③垂体居中,垂体柄偏离垂体中线进入垂体,垂体柄因而偏斜,占 12％。由此可见,部分正常人的垂体柄也可稍微偏离中线,只有当垂体柄明显偏离中线,或伴有其他异常时才可以认为异常。

2.垂体微腺瘤的 CT 和 MRI 表现

(1)直接征象:垂体内低密度(信号)区是诊断垂体微腺瘤的可靠征象。低密度(信号)区在 3 mm 以上或超过垂体体积的 1/3 即可诊断为垂体微腺瘤。低密度(信号)区的显示与垂体及肿瘤的造影剂充盈方式有关。造影剂快速增强扫描时,由于垂体的血供极其丰富,且无血-脑脊液屏障,注入造影剂后可立即增强,其增强的程度与海绵窦及颈内动脉相接近。而肿瘤组织的血供不及垂体丰富,增强不及垂体迅速,肿瘤密度(信号)增加缓慢,因而在注入造影剂的一瞬间,肿瘤与邻近垂体组织或海绵窦相比呈低密度(信号)。随着时间的推移,循环血中的造影剂浓度逐渐降低,垂体与海绵窦的密度(信号)均逐渐下降,肿瘤组织逐渐呈等密度(信号)。因此,快速增强扫描可使低密度(信号)区的显示最佳,而延长注射造影剂至扫描完成的时间则会造成漏诊。少数微腺瘤表现为或高密度(信号)区,表现为等密度(信号)区的微腺瘤只能依据占位征象进行诊断。

(2)占位征象:①垂体增高和(或)上缘膨隆:垂体高度超过 8 mm 即提示可能存在微腺瘤。但正常垂体高度也可能＞8 mm。另外,垂体高度正常也不能否定微腺瘤的存在,因此不能单纯用垂体高度作为微腺瘤是否存在的唯一标准,必须结合其他 CT 表现。垂体增高且上缘膨隆,则高度提示微腺瘤的存在,若垂体上缘的隆起不对称,则更支持微腺瘤的诊断。有人报道,垂体增高且上缘隆起不对称,91％有肿瘤存在。垂体上缘呈普遍性隆起只有部分病例中线区有肿瘤存在。因为正常垂体上缘也可膨隆,故观察垂体上缘形态也需结合其他征象。②垂体柄移位:肿瘤的占位效应可将垂体柄推向对侧,但在少数情况下,垂体柄也可向肿瘤同侧移位。另外,动态增强扫描可见垂体柄周围毛细血管丛,微腺瘤的占位效应也可导致此毛细血管丛的移位。垂体柄偏离中线 2 mm 以上,常常提示微腺瘤的存在。同样,在分析垂体柄的变化时也需结合其他 CT 征象,因为微腺瘤患者垂体柄可以不移位,而正常人的垂体柄又可略偏离中线。③神经垂体消失:冠状 CT 扫描在通过垂体后缘的层面上,在鞍背前方常可见到略低密度的卵圆形后叶;而 MRI 检查可更清晰地显示神经垂体。微腺瘤的占位效应常导致后叶受压缩小而不能显示,或被挤向一侧。但若肿瘤发生于前叶前部,体积又较小,其占位效应不重,则仍可见到后叶。故神经垂体消失常常提示有微腺瘤,而后叶显示良好也不能完全排除微腺瘤。④鞍底骨质的变化:微腺瘤可导致鞍底骨质的吸收或破坏,使鞍底两侧厚度不一,CT 表现为鞍底一侧变薄或破坏。但正常人鞍底厚度有较大变异,只有骨质改变伴有相应部位的其他异常表现时,才可认为异常。

总之,垂体是否异常或是否存在微腺瘤,应从垂体高度、上缘形态、内部密度(信号)、异常密度(信号)区的存在及其大小、密度(信号)及边界、垂体柄的移位、神经垂体及鞍底骨质的变化等几方面进行仔细观察,还应结合临床表现进行综合分析。如果临床有闭经-泌乳、肢端肥大或巨人症、库欣病等内分泌障碍的症状和体征,放免检查有相应激素的分泌异常,CT 或(MRI)检查显示垂体局部低密度(信号)区大小超过垂体体积的 1/3 或大小在 3 mm 以上;或垂体高度>8 mm,上缘呈普遍或不对称隆起,内部密度(信号)不均匀,即可诊断为垂体微腺瘤。垂体柄移位、后叶消失及鞍底骨质的变化,仅提示有微腺瘤存在。

3.垂体大腺瘤的 CT 和 MRI 表现

CT 和 MRI 检查是诊断垂体腺瘤最主要的影像学方法,不仅可以做出定性诊断,而且还可以了解肿瘤的大小、形态、质地以及与周围结构之间的关系,为治疗方法的选择提供依据。

非增强扫描可见蝶鞍扩大,鞍底和鞍背骨质吸收变薄、倾斜;肿瘤位于脑外,由鞍内向鞍上生长,占据鞍上池、第三脑室前部,甚至达室间孔水平,但极少因此出现梗阻性脑积水;肿瘤可呈实体性或囊实性,无钙化,边界清楚,呈类圆形或哑铃形;两侧海绵窦受肿瘤推移挤压外移,少数肿瘤侵袭海绵窦腔包绕颈内动脉,甚至使该侧海绵窦明显外移;有时肿瘤可明显向额叶或颞叶发展,或者突入蝶窦。增强扫描可见实体性肿瘤呈均一中度强化,囊性肿瘤呈周边强化,中小体积肿瘤在肿瘤周边可见残存垂体。

4.垂体腺瘤的放射学分类

(1)根据垂体腺瘤的大小将之分为微腺瘤(<10 mm)、大腺瘤(10～40 mm)和巨腺瘤(>40 mm)。

(2)根据垂体腺瘤蝶鞍断层表现,分为局限型和浸润型两种。

局限型:肿瘤限于蝶鞍硬膜的范围内,鞍底完整。

Ⅰ级:肿瘤≤10 mm,蝶鞍大小正常(小于 16 mm×13 mm),但可见一侧鞍底下沉或局部变薄、凹陷。肿瘤直径在 10 mm 以内,即微腺瘤。

Ⅱ级:蝶鞍不同程度扩大,但鞍底完整。

浸润型:肿瘤破坏鞍底突入蝶窦内。

Ⅲ级:蝶鞍不同程度扩大,但鞍底骨质有局限性侵蚀或破坏。

Ⅳ级:鞍底骨质弥散性侵蚀和破坏,蝶鞍诸壁轮廓不清而呈幻象蝶鞍。

(3)对于向鞍上发展的肿瘤,根据其向鞍上发展的程度分为四级。

A 级:肿瘤位于蝶骨平台上方 10 mm 以内,占据视交叉池,尚未推移第三脑室。

B 级:肿瘤位于蝶骨平台上方 10～20 mm,占据第三脑室前下部。

C 级:肿瘤位于蝶骨平台上方 20～30 mm,占据第三脑室前部。

D 级:肿瘤位于蝶骨平台上方 30 mm 以上,达室间孔水平;或 C 级伴有不对称的侧方或多处扩展。

(4)根据 CT、蝶鞍断层和其他神经放射学检查及临床症状,将垂体腺瘤分为两型六级。

局限型有 0～Ⅱ级。

0 级:肿瘤直径≤4 mm,蝶鞍大小正常,鞍结节角正常≥110°,CT、MRI 检查难以检出。

Ⅰ级(微腺瘤):肿瘤直径≤10 mm。蝶鞍大小正常,鞍结节角减小,鞍底有局限性骨质变薄、下凹,双鞍底,病侧鞍底倾斜。CT 可以发现肿瘤,此型仅有内分泌障碍症状。

Ⅱ级(鞍内型):肿瘤直径>10 mm。位于鞍内或轻度向鞍上生长,蝶鞍扩大,不对称,鞍结节角≤90°。鞍底局限性变化明显,病侧鞍底下沉呈双鞍底。CT 扫描显示肿瘤位于鞍内或扩展到鞍上池前部。临床可有内分泌症状,无视力、视野改变。

侵蚀型有Ⅲ～Ⅴ级。

Ⅲ级(局部侵蚀型):肿瘤直径＞2 cm,向鞍上生长,蝶鞍扩大较著,鞍底骨质有局限性侵蚀、破坏。CT 扫描可见肿瘤扩展至视交叉池,第三脑室轻度抬高,临床有或无明显视觉障碍。

Ⅳ级(弥漫侵蚀型):肿瘤直径达 4 cm,肿瘤向鞍上或蝶窦内生长,蝶鞍显著扩大,鞍壁骨质弥散性破坏,呈幻影蝶鞍,第三脑室前下部明显抬高。

Ⅴ级(巨大腺瘤):肿瘤直径＞5 cm,肿瘤除向鞍上或蝶窦生长外,并可向前、中、后颅窝及海绵窦生长,第三脑室室间孔阻塞,有脑积水。

五、鉴别诊断

(一)垂体腺瘤

垂体腺瘤多见于成年人;表现为闭经泌乳、肢端肥大、巨人症、氢化可的松增多症等特征性表现;少见于儿童及青少年,表现为闭经泌乳、巨人症、氢化可的松增多症等明显内分泌异常;视力损害多在中晚期出现,即在肿瘤体积达到相当程度以后才出现视力损害;早期表现为肿瘤激素亢进症状,晚期才出现垂体功能低下表现;颅内压增高和尿崩症状极为罕见,眼球运动障碍仅见于极少数病例;详细的内分泌学检查可见肿瘤激素增高,晚期才出现垂体功能低下;X 线片蝶鞍球形扩大,骨质吸收破坏,肿瘤钙化极为少见;CT 和 MRI 检查显示蝶鞍扩大,肿瘤由鞍内向鞍上发展,易囊变,但无钙化,实体部分呈等或略高密度,中等程度增强。

(二)颅咽管瘤

颅咽管瘤多见于儿童,也可见于成年人;造釉细胞型颅咽管瘤可见于儿童和成人,特点是有钙化、易囊变;鳞状乳头型仅见于成人,无钙化和囊变。无垂体功能亢进症状,而表现为垂体功能低下如发育迟滞、性征发育不良等,1/3 的患者有尿崩,易出现颅内压增高症状;蝶鞍正常或呈盆性扩大,2/3 的患者有鞍上钙化斑块,蛋壳样钙化对确诊更有价值;CT 和 MRI 检查肿瘤多发生于鞍上,向鞍上池、第三脑室和鞍内生长;70％～90％为囊性,壁薄呈环状强化,多有钙化。

(三)鞍结节脑膜瘤

鞍结节脑膜瘤多见于中老年女性,内分泌症状阙如,以视力损害为突出表现,且视力损害的程度与肿瘤大小不成比例;蝶鞍无扩大,几无骨质破坏,肿瘤向鞍后发展显著时可见鞍背上端骨质吸收;CT 呈高密度影像,显著均匀强化,由于肿瘤起源于鞍结节,因而肿瘤主要位于鞍上且偏前,肿瘤与垂体之间有间隙;矢状重建图像或 MRI 检查可见肿瘤位于鞍上池内、垂体上方,基底位于鞍结节,多数向鞍结节后上方发展较著,可见特征性的"燕尾征"。

(四)鞍区动脉瘤

鞍区动脉瘤临床少见,偶见于中老年人;缺乏内分泌障碍表现,以眼球运动障碍和视力损害为主要表现,且视力损害的程度和眼球运动障碍的出现与病变大小不成比例;蝶鞍多无明显改变,偶尔可见扩大;CT 扫描病变边缘清晰,显著增强,且与颈内动脉等脑底动脉关系密切;MRI 扫描可见病变内部的流空效应,病变和脑底动脉环相连,可有附壁血栓;DSA 检查可以明确诊断。但要警惕垂体腺瘤合并动脉瘤的情况。

(五)脊索瘤

脊索瘤多见于成年人;无垂体功能亢进症状,可见垂体功能低下表现,眼球运动障碍较为显著,向鞍上发展较著时可出现视力损害。平片检查可见蝶鞍及邻近蝶骨体、蝶骨大翼和枕骨基底部广泛骨质破坏;CT和MRI检查显示肿瘤主要位于颅底,骨质破坏范围广泛,蝶窦、蝶鞍、斜坡等部位被肿瘤侵蚀破坏,呈低密度病灶,中度增强,内有残存的被破坏的碎骨片。

(六)空蝶鞍综合征

本病未单独列出,在此略做介绍。空蝶鞍综合征(ESS)是指鞍膈扩大或阙如,鞍上蛛网膜下腔疝入蝶鞍内,导致蝶鞍扩大、垂体受压变形而引起的临床综合征。多发生于中年肥胖及长期高血压的经产妇,病因及发病机制未完全明了,可分为原发性和继发性两类。原发性空蝶鞍综合征原因不明确,目前有多种学说,包括:①先天性鞍膈缺损;②垂体腺退化变性;③脑积水;④鞍内囊肿破裂;⑤垂体腺缺血坏死;⑥垂体淋巴炎等。继发性空蝶鞍综合征指发生于鞍区手术及放疗后患者。根据病变程度又将空蝶鞍综合征分为部分性(鞍内尚可见到腺垂体)和完全性(腺垂体完全消失)。

原发性空蝶鞍综合征绝大多数处于良性状态,患者无任何症状或仅有轻微症状。继发性空蝶鞍综合征通常呈良性过程,但易发生较严重并发症。其症状主要因蛛网膜下腔脑脊液冲击鞍区组织受牵拉、移位引起。其主要表现为:①偏头痛:为非特异性,一般认为由于鞍内脑脊液搏动,对硬脑膜及周围结构压迫和硬膜扩张引起。②视力下降、视野缺损:有时可在影像学上发现视神经、视交叉及视束经过鞍膈孔部分或完全陷入鞍内,造成视路结构压迫。导致视力下降、视野缺损。有的在影像学上没有视路下疝而出现视野缺损,或有视路下疝而视力正常。有人认为,此临床表现可能是由于牵拉垂体柄,使视觉通路或血管出现显微结构变化所致。③非创伤性脑脊液漏:长期脑脊液搏动压迫。使鞍底骨质受侵蚀、变薄,甚至出现脑脊液鼻漏、颅内感染。④垂体功能低下:腺垂体受挤压、萎缩严重,导致腺垂体激素分泌减少。⑤高泌乳素血症:为合并泌乳素腺瘤或腺垂体过度分泌所致。⑥尿崩:牵拉垂体柄,使抗利尿激素无法到达垂体所致。⑦合并垂体腺瘤时,可有肢端肥大、Cushing病等表现。

CT及MRI为诊断空蝶鞍综合征的可靠方法,尤其是MRI诊断准确率最高,其可清晰显示垂体受压变薄、向后下方移位,主要表现为:①蝶鞍增大或正常,鞍底下陷;②鞍内充满脑脊液信号,与鞍上池蛛网膜下腔相通;③垂体对称性受压变扁,高度<3 mm,紧贴于鞍底;垂体上缘凹陷,矢状面呈新月形,冠状面垂体柄与受压的垂体共同构成锚形;④平扫及增强扫描垂体内信号均无异常,也可仅见蝶鞍内均匀一致的长 T_1、长 T_2 脑脊液信号充填,但看不到垂体信号显示(完全性空蝶鞍);⑤垂体柄延长直达鞍底,居中或后移;⑥视神经上抬,垂体与视神经的距离延长。X线平片结合气脑造影曾是空蝶鞍综合征的主要诊断方法,可见蝶鞍扩大呈球形或方形,骨质疏松,造影时气体可进入鞍内。

空蝶鞍综合征无症状者无须特殊处理,但应定期随访。有症状者应行对症治疗,包括激素替代治疗及用溴隐亭纠正高泌乳素血症等,必要时行手术治疗,其指征:①顽固头痛;②进行性视力下降或视野缺损;③脑脊液鼻漏;④明显的内分泌功能紊乱。手术方式为空蝶鞍填充术,手术可经额或鼻蝶入路行蝶鞍内填塞,以消除鞍内异常扩大的蛛网膜下腔,解除垂体受压,抬高隔鞍,减轻视神经张力,进而改善视力障碍、视野缺损。其目的为:①消除鞍内异常的蛛网膜下腔,解除脑脊液搏动对垂体组织及骨质的压迫;②抬高陷入鞍内的视路结构,减轻垂体柄的牵拉。鞍内填充物包括肌肉、脂肪、吸收性明胶海绵等,因生物材料可被吸收致空蝶鞍综合征复发,故有人采用惰性材料如可脱性球囊、硅橡胶等。有人采用肌肉-骨骼-肌肉制成的"三明治"样填充物,术后 5 年复查,未见明显吸收表现,短期疗效较显著,可即刻改善头痛、视野缺损等症状。长期疗效有待大组病例长期随访观察。

六、治疗

(一)经蝶窦切除垂体腺瘤

1.经蝶窦切除垂体腺瘤的适应证和禁忌证

近年来由于对蝶鞍局部解剖研究的深入、CT 和 MR 的临床应用、经蝶窦垂体腺瘤切除手术经验的积累、手术显微镜和 X 线定位设备的临床应用,经蝶窦垂体腺瘤切除术变得相当安全和简单。绝大多数垂体腺瘤均适合经蝶窦手术切除;对垂体微腺瘤和侵蚀蝶鞍主要向蝶窦内生长的肿瘤更应该采用经蝶窦手术切除。

对显著向额叶或颞叶发展的垂体腺瘤、合并蝶窦急性化脓性炎症的垂体腺瘤,不适合经蝶窦手术。根据手术条件和经验的不同,蝶窦发育较差和合并蝶窦慢性炎症的垂体腺瘤应列为经蝶窦手术的相对禁忌证。

对显著向两侧海绵窦和邻近结构如上颌窦内侵袭生长的垂体腺瘤,经蝶窦手术不能全切;肿瘤向鞍上发展部分与鞍内部分连接处显著狭窄的垂体腺瘤,经蝶窦手术常常难以切除鞍上发展的部分,手术疗效不满意。但这两种情况采用经颅手术时在绝大多数情况下并不能比经蝶窦手术切除更多的肿瘤。鉴于两者在手术创伤、并发症等方面的悬殊差异,仍以采用经蝶窦手术为好。

垂体微腺瘤由于蝶鞍扩大不明显,术中蝶鞍定位要求较高,鞍底硬膜出血常常较剧烈,脑脊液漏和尿崩等并发症相对较多;主要向蝶窦内生长的垂体腺瘤和经蝶窦手术后复发的垂体腺瘤,由于局部解剖关系不清,比切除一般垂体腺瘤需要更娴熟的技巧。建议初次开展经蝶窦切除垂体腺瘤手术的医师,谨慎选择此类患者。

2.经蝶窦垂体腺瘤切除的术前准备

(1)X 线平片和断层检查:X 线平片可以提供蝶鞍局部骨质结构的全貌,应作为垂体腺瘤患者术前的常规检查,不能因为已进行 CT 或 MRI 检查而忽略。注意观察以下内容:①蝶鞍的大小、形态、左右及前后位的倾斜度,鞍底骨质的厚度及是否完整;蝶窦气化的类型,蝶窦与蝶鞍特别是蝶窦前上、后下与蝶鞍的相互位置关系。指导术中准确辨认蝶鞍;确定鞍底打开的前后位置。②观察蝶窦隔的位置、数目、形态、厚度,根据蝶窦隔与鞍底的相互位置关系,指导术中确定鞍底打开的左右位置。

(2)CT 扫描或 MRI 检查:CT 扫描或 MRI 检查能清楚显示肿瘤的直接征象及其与周围结构之间的关系,是垂体腺瘤患者最重要的影像学检查,注意观察以下内容:①对垂体微腺瘤要注意垂体的高度、上缘形态、垂体柄的位置,肿瘤的大小、位置、形态、与垂体前叶及后叶的位置关系、与海绵窦的关系。②对垂体大腺瘤要注意肿瘤大小、形态、内部质地;向鞍上发展的程度、方向;海绵窦受累的类型(推移挤压或侵袭窦腔)、位置、程度,肿瘤与颈内动脉的关系;蝶鞍周围脑池、视神经、鞍上动脉、间脑、脑干等受压的程度及其相互位置关系;残存垂体的位置、大小。③蝶鞍大小、形态、鞍底是否完整,蝶窦气化的类型、有无炎症息肉,蝶鞍与蝶窦的相互位置关系,蝶窦隔与鞍底的位置关系,肿瘤突入蝶窦的位置、大小、鼻腔内有无炎症息肉、鼻中隔有无偏曲、鼻甲是否肥大、两侧鼻腔的大小。

(3)垂体功能检查:详细的内分泌学检查,一方面可以了解肿瘤激素分泌水平,为疗效判断提供依据;另一方面可以了解正常垂体功能情况,明确是否需要替代治疗,为手术创造安全条件。

(4)神经眼科学检查:检查视力、视野和眼底情况,了解患者术前视功能的损害程度,作为推断和观察手术疗效的依据。术前视力损害越重(如小于4.0)术后恢复越慢且很难恢复至理想水平;如视力仅为光感或手动,少数患者术后视力有可能没有恢复,甚至完全丧失。

(5)耳鼻喉科检查:了解鼻腔有无炎症、息肉,鼻中隔有无偏曲,鼻甲是否肥大,鼻窦有无炎症。

(6)鼻腔准备:如鼻腔、鼻窦内有炎症术前要予以控制;术前要剪鼻毛。

(7)控制并发症:高血压、糖尿病是垂体腺瘤常见的并发症,术前要仔细观察,系统治疗,待病情控制以后再考虑手术。

3.经口鼻蝶窦入路切除垂体腺瘤

(1)手术器械:双极电凝、手术显微镜或头灯、消毒钳、针持、枪状镊子、吸引器、拉钩、刀柄、剥离子、鼻腔牵开器、髓核钳、椎板咬骨钳、骨凿、锤子、刮钩、钩刀、刮匙、取瘤钳或取瘤镊。

(2)手术步骤:全麻→保护角膜→消毒面部,铺无菌巾→消毒双侧鼻腔、口腔→填塞口咽部→局麻上唇黏膜→上唇黏膜切口至上颌骨牙槽突骨膜→剥离上颌骨牙槽突骨膜至梨状孔→剥离鼻中隔前端→剥离双侧鼻中隔黏膜(或一侧鼻中隔软骨部、两侧骨部黏膜)至蝶窦腹侧壁→剥离双侧鼻底黏膜→放置鼻腔牵开器,修正方向→咬除鼻中隔(或仅咬除骨性鼻中隔)→开放蝶窦腹侧壁→切开蝶窦黏膜,探查鞍底位置,修正方向→扩大蝶窦腹侧壁开口,咬除蝶窦隔,显露鞍底→鞍底开窗→鞍内穿刺→切开鞍底硬膜及垂体→刮除肿瘤→止血→扩大切除微腺瘤→修补脑脊液漏→撤出鼻腔牵开器→复位黏膜,再次消毒鼻腔,双侧鼻腔填塞纱条。

(3)手术方法:①一般准备:全麻后平卧位,头略后仰。常规消毒面部皮肤,铺无菌单;放置手术显微镜;用1%威力碘消毒双侧鼻腔、口腔;湿绷带填塞口咽部。②上唇黏膜切口和显露梨状孔:用拉钩牵开上唇,用含有肾上腺素的局麻药或生理盐水注入上唇近齿龈部黏膜下和骨膜下;再经鼻前庭注入双侧鼻中隔和鼻底部骨膜下,以此将黏膜自骨和软骨表面分离。沿上唇距齿龈0.5 cm两侧犬齿间做横行切口,第一刀与黏膜垂直达黏膜下,第二刀由黏膜下与上颌骨牙槽突表面垂直直达骨质表面。剥离上颌骨牙槽突骨膜至梨状孔下缘,然后剥离前鼻棘和鼻中隔前下缘的皮肤和黏膜,显露鼻中隔软骨前下缘,注意保持皮肤和黏膜的完整,以免形成面部瘢痕。③剥离鼻中隔和鼻底黏膜:紧贴软骨面于骨膜下剥离鼻中隔前下缘右侧黏膜至蝶窦腹侧壁,再沿梨状孔下缘于骨膜下剥离右侧鼻底黏膜,最后剥离右侧鼻中隔与鼻底黏膜交界处,即鼻中隔软骨与硬腭连接处。该处黏膜与骨质粘连紧密,应从前往后直视下自上而下(沿鼻中隔向鼻底)和自下而上(自鼻底向鼻中隔)逐渐剥离,必要时紧贴骨质表面锐性分离。采用相同的方法剥离左侧鼻中隔和鼻底黏膜。注意黏膜的剥离必须在骨膜下进行,尽量保持骨膜的完整,以防鼻中隔穿孔。为防治鼻中隔穿孔,可采用保留鼻中隔软骨的方法,即在剥离左侧鼻中隔黏膜时,从右侧将鼻中隔软骨与前鼻棘和硬腭骨质的连接处向左侧折断,直至鼻中隔骨部(犁骨),然后向上方将鼻中隔软骨与骨部(犁骨)连接处分离,将鼻中隔软骨和左侧鼻中隔黏膜作为一层结构与鼻底黏膜分离。有学者推荐采用保留鼻中隔软骨的方法。④扩大梨状孔和确定进路方向:绝大多数情况下不需要扩大梨状孔,但如牵开器太粗而患者梨状孔又太小,可咬除梨状孔下缘和外侧少许骨质扩大梨状孔。前鼻棘并不妨碍手术操作,应原位保留以防术后鼻小柱偏斜。根据以前鼻棘为基点硬腭与蝶鞍前壁之间的角度可以确定前鼻棘与蝶鞍前壁之间的连线,该线即大致为手术进路,沿此方向向后上方剥离鼻中隔黏膜即可到达蝶窦腹侧壁,自中线向外侧剥离蝶窦腹侧壁黏膜,在蝶窦前壁上份外侧可找到蝶窦口,沿此方向安放牵开器绝大多数情况下均可满足切除肿瘤的需要。犁骨恒定位于中线,牵开器前端距犁骨两侧的距离应该相等,以防侧向偏斜。少数患者蝶窦腹侧壁骨质菲薄,特别是肿瘤向蝶窦内生长时骨质吸收使蝶窦腹侧壁更为薄弱,剥离过程中容易捣碎蝶窦腹侧壁而难以准确确定蝶窦腹侧壁和蝶窦口,手术操作中应引起注意。⑤切除鼻中隔、进入蝶窦:用髓核钳咬除鼻中隔骨部(犁骨),注意保留犁骨后部作为确定中线的标志。如骨质较厚可用骨凿凿开,而不要用髓核钳左右摇曳以防将犁骨完全取下。咬除蝶窦腹侧壁骨质即可进入蝶窦,切开蝶窦黏膜,探查蝶鞍的位置,根据蝶鞍的位置确定蝶窦腹侧壁开窗的位置,一般蝶窦腹侧壁开窗(1～1.5)cm×(1～1.5)cm即可满足手术切除肿瘤的需要。蝶窦膈的变异甚多,约半数患者蝶窦有多个纵隔、斜隔,甚至横隔,术前应根据影像学检查仔细分析,以免术中定位困难。蝶窦黏膜应尽量保留,学者们通过近千例经蝶窦垂体手术尚未发现形成蝶窦黏液囊肿。⑥确定鞍底开窗的位置和大小:根据影像学显示的蝶窦隔与蝶鞍的相互关系,进一步确定中线和鞍底开窗的左右位置和大小,对偏于一侧生长的肿瘤特别是微腺瘤,鞍底开窗可向该侧适当扩大,但两侧尽量不要显露海绵窦;根据肿瘤与蝶鞍的相互关系,确定鞍底开窗的前后位置,一般应以蝶鞍前壁与下壁转折处为中心咬除骨质,或向后方略多于前上方,前上方不宜过高,应在鞍膈或鞍结节下方。垂体大腺瘤蝶鞍扩大骨质吸收变薄,咬除蝶窦隔时多可同时打开鞍底,垂体微腺瘤或鞍底骨质较厚时则需要用骨凿凿开,然后用椎板咬骨钳扩大鞍底开窗至(1～1.2)cm×(1～1.2)cm即可满足手术切除肿瘤的需要。核实手术方向及诊断:用长针选择鞍底中部无血管区穿刺鞍内,以排除鞍内动脉瘤(抽出新鲜动脉血液)或手术方向偏斜(抽出脑脊液或新鲜静脉血液),如穿出肿瘤组织或陈旧性血液或囊液则可明确诊断。⑦切除肿瘤:"X"形切开鞍底硬膜,在接近海绵窦时硬膜增厚不要损伤,海绵间窦出血可以电凝或压迫止血。切开硬膜以后,即可见质地细软的灰白色肿瘤组织涌出。用刮匙分块刮除肿瘤,先切除鞍内肿瘤,然后切除向两侧海绵窦发展的肿瘤,最后切除向鞍上发展的肿瘤。切除明显向海绵窦发展的肿瘤时常常可触及颈内动脉,注意轻柔操作以免损伤颈内动脉和展神经。对显著向鞍上发展的肿瘤,不要急于向鞍上搔刮,只要肿瘤鞍内与鞍上部分连接处不十分狭窄,在鞍内肿瘤切除后鞍上部分会自动垂落入鞍内,必要时可在鞍内肿瘤切除后通过增加颅内压的方法促使肿瘤进入鞍内。肿瘤切除后可见肿瘤上壁翻入鞍内,肿瘤较小时肿瘤上壁多为质地粗糙似横纹肌样的红色残存垂体和鞍膈;肿瘤较大时肿瘤上壁则为增厚并透射上方鞍上池灰暗色彩的蛛网膜,注意不要撕破造成脑脊液漏。⑧瘤床处理:肿瘤切除后大多数瘤床没有明显出血,少数出血用凝血酶盐水浸泡顷刻即可,个别仍有活动性出血者最好电凝出血点或用吸收性明胶海绵压迫。仔细观察有无脑脊液漏,如无脑脊液漏则无须填塞蝶鞍和蝶窦,如有脑脊液漏则取自体肌肉制成肌肉浆覆盖漏液部位,然后填塞吸收性明胶海绵。无须重建鞍底。不填塞蝶窦。⑨鼻腔处理:撤出牵开器,复位鼻中隔和鼻黏膜,清理鼻腔内分泌物,再次消毒鼻腔,双侧鼻腔内填塞油纱。⑩术后处理:术后预防性应用抗生素,全麻清醒后即可进食和下地活动,2～3天后拔除纱条。

4.经单侧鼻腔-蝶窦入路切除垂体腺瘤

经口鼻蝶窦入路切除垂体腺瘤是国内外经蝶窦切除垂体腺瘤的常规手术方式,也有由此派生的经鼻蝶入路等手术方式。虽然上述手术方式较开颅手术有很大的优越性,但仍存在手术创伤大、时间长、局部并发症多等缺点。有学者1994年3月开始采用经单侧鼻腔蝶窦入路切除垂体腺瘤,取得了满意疗效。

(1)手术器械:经单侧鼻腔-蝶窦入路切除垂体腺瘤所需器械与经口鼻蝶窦入路切除垂体腺瘤类似。

(2)手术步骤:全麻→保护角膜→消毒面部,铺无菌巾→消毒双侧鼻腔,收敛手术侧鼻腔黏膜→沿手术侧鼻腔探查蝶窦下壁及前壁,寻找蝶窦口,确定进路方向→放置鼻腔牵开器→填塞鼻后孔→切开并剥离蝶窦腹侧壁黏膜→折断犁骨根部,剥离对侧蝶窦腹侧壁黏膜→开放蝶窦腹侧壁骨质→切开蝶窦黏膜,探查鞍底位置,修正方向→扩大蝶窦腹侧壁开口,咬除蝶窦隔,显露鞍底→鞍底开窗→鞍内穿刺→切开鞍底硬膜及垂体→刮除肿瘤→止血→扩大切除微腺瘤→修补脑脊液漏→取出鼻后孔棉条,再次消毒鼻腔→复位黏膜,撤出鼻腔牵开器→双侧鼻腔后上部填塞纱条。

(3)手术方法:①一般准备:全麻后仰卧位,头部略后仰,常规消毒面部皮肤,铺无菌单;放置手术显微镜;用1%威力碘消毒双侧鼻腔。②选择入路鼻腔:一般根据习惯选择左侧或右侧鼻腔入路,多数情况下习惯采用左侧鼻腔入路。但如肿瘤生长明显偏向右侧或左侧则分别选择左侧或右侧鼻腔入路,即选择肿瘤生长偏向的对侧鼻腔入路。③确定进路方向:经术侧鼻腔用剥离子沿鼻后孔向前上方触摸蝶窦下壁,沿蝶窦下壁继续向前上方即到达蝶窦前壁,再用剥离子在蝶窦前壁自下而上于中线外侧寻找蝶窦开口,确定蝶窦开口后沿此方向将牵开器徐徐放入,直至蝶窦腹侧壁,并使牵开器前端上缘位于蝶窦口附近。④扩大术野进入蝶窦:用牵开器前端自鼻中隔根部向对侧折断部分犁骨(鼻中隔根部),再向外侧折断同侧中鼻甲,撑开牵开器扩大术野。弧形切开鼻中隔根部和蝶窦腹侧壁黏膜后翻向外侧;咬除鼻中隔根部少许骨质即进入蝶窦,切开蝶窦黏膜,用刮匙确定蝶鞍前壁与下壁的转折处,然后修正牵开器的指向,使之正好指向蝶鞍前壁与下壁转折处。扩大蝶窦开窗至(1～1.5)cm×(1～1.5)cm,蝶窦开窗宜中线两侧等大或手术侧稍大,注意保留后下部犁骨作为确定中线的参考标志。

以下步骤与经口鼻蝶窦入路切除垂体腺瘤类似,不再赘述。

经口鼻蝶窦入路切除垂体腺瘤自上唇切口剥离上颌骨牙槽突骨膜达梨状孔,然后剥离双侧鼻底和鼻中隔黏膜至蝶窦前下壁,因而手术路径长、创伤大、定位难、出血多、时间长,不仅增加了手术难度,而且术后上切牙麻木、鼻中隔穿孔等局部并发症多。

与常规经蝶窦入路垂体腺瘤切除术相比,经单侧鼻腔蝶窦入路具有以下优点:①无须切开上唇黏膜,无须剥离双侧鼻底和鼻中隔黏膜,没有上切牙麻木、鼻中隔穿孔、鼻黏膜萎缩等并发症。②创伤极小,失血量明显减少,一般只有几十毫升。③手术时间明显缩短。④无须术中

X 线定位,免除了患者及医护人员的放射损伤与防护问题。⑤由于手术未剥离鼻底和鼻中隔黏膜,纱条仅填塞鼻腔后上部的上中鼻道即可,术后仍然可以用鼻腔呼吸,免除了鼻腔不通用口呼吸的痛苦,有利于术后呼吸管理;而且术后鼻腔纱条留置时间明显缩短,手术当天或次日即可拔除鼻腔纱条。⑥术后无明显刀口疼痛;全麻清醒后即可进食和下地活动。

5.经蝶窦切除垂体腺瘤术中蝶窦和蝶鞍定位技巧

准确定位蝶窦和蝶鞍是经蝶窦切除垂体腺瘤的先决条件。多年以来经蝶窦切除垂体腺瘤手术定位的常规方法为术中 X 线定位,以确保准确进入蝶鞍切除肿瘤。常规的 X 线定位设备为 X 线电视,可以进行实时动态的连续观察,手术定位十分简单;对于具有相当经蝶窦垂体手术经验的医师,也要求具备大功率床边 X 光机,以便必要时摄片定位。然而,X 线定位设备价格昂贵,这是经蝶窦垂体手术至今未能在国内普遍开展的主要原因;另外,X 线术中定位还涉及患者及医护人员的放射损伤与防护问题。

有学者 1991 年在没有任何术中 X 线定位设备的条件下,依靠蝶鞍局部的解剖关系,开展了经蝶窦垂体腺瘤切除术,除早期 1 例定位偏向斜坡并随即纠正外,其余病例均定位准确。利用局部解剖关系定位简单实用,分为蝶窦定位和蝶鞍定位两步。

(1)蝶窦定位:蝶窦的定位方法是:①在蝶鞍侧位片上以前鼻棘为基点,向蝶鞍前壁引一直线,即大致为手术进路,该线与硬腭之间的扇形区域即为经口鼻蝶窦入路时需要剥离的鼻中隔黏膜区域,该角度一般在 30°～45°。②蝶窦口位于蝶窦前壁上份鼻中隔两侧、中鼻甲后上方,用弯头剥离子沿蝶窦前壁向外上方探查即可找到蝶窦口,找到蝶窦口即可准确进入蝶窦;蝶窦口是牵开器前端上缘的安放位置,也是蝶窦开窗的上缘界限。③用剥离子沿一侧鼻腔下鼻道向后方找到鼻后孔,沿鼻后孔向上方可触及水平位的鼻咽顶部即蝶窦下壁,沿蝶窦下壁向前上方移动可感到水平位的蝶窦下壁逐渐移行为呈垂直位的蝶窦前壁,多数情况下牵开器前端指向蝶窦前壁下部或中下部即可。④在鼻腔外侧壁由下向上依次辨别下鼻道、下鼻甲、中鼻道、中鼻甲和上鼻甲,多数情况下牵开器前端安放在适对中鼻甲后端或稍微偏向上方显露出部分上鼻甲即可。

大多数垂体腺瘤患者蝶窦气化良好,蝶鞍扩大,根据上述方法定位进入蝶窦基本可以满足打开蝶鞍切除肿瘤的需要。为进一步使蝶窦打开的位置更为适合切除肿瘤的需要,术前应根据影像学检查仔细分析肿瘤与蝶鞍、蝶鞍与蝶窦、蝶窦腔与蝶窦诸壁、蝶窦前下壁与鼻腔的相互位置关系,调整牵开器前端的安放位置。一般情况下如垂体腺瘤较小,蝶鞍扩大不明显,牵开器前端的安放位置宜稍微上移,如肿瘤体积较大,蝶鞍下沉较明显,牵开器前端的安放位置宜稍微下移。当然最重要的是打开蝶窦以后的调整。

(2)蝶鞍定位:蝶鞍的定位方法是:①根据蝶鞍矢状断层、CT 矢状重建或矢状 MR 图像显示的蝶鞍与蝶窦的相互位置关系,进入蝶窦后首先探查蝶窦的最前上部和最后下部,即可确定蝶鞍的位置和鞍底开窗的高度及宽度。②犁骨恒定位于中线,是确定中线避免左右偏斜的主要解剖标志。③冠状 CT 和蝶鞍冠状断层图像可显示蝶窦隔与鞍底的相互位置关系,是确定中线的准确标志,对垂体微腺瘤可以利用这一定位关系仅仅打开局部鞍底,切除肿瘤。④鞍底硬膜总是具有一定的弧度,据此可进一步确定蝶鞍。如打开鞍底后见硬膜呈与影像学检查相符合的弧形,则可确定为鞍底硬膜;反之,如硬膜呈平坦而无蝶鞍弧形的冠状位或水平位,则可能偏斜至斜坡或蝶骨平台。对甲介型蝶窦,也可在准确安放牵开器后,用骨凿和咬骨钳去除未气化的骨质,到达蝶鞍。该处为松质骨因而易于切除,出血也不太多,可用骨蜡涂抹止血。根据硬膜形态的变化可以确定蝶鞍。

6.经蝶窦切除垂体腺瘤的术后处理

(1)一般处理:①吸氧:吸氧的主要原因是防止因全麻对呼吸的抑制所造成的缺氧,一般6~8小时即可。②体位:麻醉完全清醒以前取平卧位,麻醉清醒以后取自由体位。对少数眼睑肿胀较明显者取头高位,以利面部肿胀的消退。③应用抗菌药物预防感染。④经单侧鼻腔:纱条拔出以后注意观察鼻腔渗液的情况,对术中出现脑脊液漏者尤应注意观察有无脑脊液漏。纱条拔出以后鼻腔滴注氯麻液或呋麻液,以减轻鼻腔黏膜肿胀和预防鼻腔感染,注意每天清理鼻腔分泌物。⑤记尿量:对绝大多数垂体大腺瘤患者,术后尿崩的发生率极低,不需要记录尿量或仅记录术后第一天尿量即可。对垂体微腺瘤,特别是行垂体微腺瘤扩大切除的患者,则应记录每小时或每两小时尿量,以便为术后尿崩的诊断与治疗提供依据。同时还应注意尿液的颜色、比重,甚至电解质含量等情况。尿液的颜色对诊断术后尿崩比尿量更为直观和方便。如尿液颜色正常或较深,则基本可以排除尿崩。⑥垂体激素检测:垂体激素检测应分别在术后不同时间重复进行。目的一是了解垂体肿瘤激素分泌是否恢复正常,或减轻的程度,为判断疗效和进行进一步治疗提供依据;二是了解手术对垂体功能的影响,为术后是否需要替代治疗提供依据。

(2)脑脊液鼻漏的诊断与处理:脑脊液鼻漏是经蝶窦垂体腺瘤切除术后最为常见的并发症,多见于垂体微腺瘤。脑脊液鼻漏如不及早愈合,有可能由此造成颅内感染。

原因:部分性空蝶鞍、鞍膈孔过大和鞍膈下方残存垂体太少是经蝶窦切除垂体腺瘤发生脑脊液漏的解剖学基础,手术操作本身对鞍上池蛛网膜的直接损伤是发生脑脊液漏的直接原因。因而脑脊液漏多见于垂体微腺瘤,常在术中用刮匙搔刮鞍膈下方肿瘤时发生,偶尔也发生在用组织钳或刮匙镊子进入鞍内取出肿瘤之时。垂体大腺瘤由于鞍上池蛛网膜显著增厚所以极少发生脑脊液漏。

预防:多数情况下脑脊液漏的发生是可以避免的,由于绝大多数肿瘤质地细软,术中轻轻搔刮即可切除肿瘤。所以搔刮鞍膈下方肿瘤时应尽量轻柔;先用刮匙将肿瘤刮到鞍外再用组织钳或刮匙镊子取出肿瘤;采用双极电凝替代机械切割的方法实行垂体微腺瘤扩大切除;特别是采用显微手术,术中早期发现鞍上蛛网膜及其深部呈灰蓝色的脑池,可最大限度地减少脑脊液漏的发生。

诊断:术中出现脑脊液漏,当蛛网膜漏口较小时,表现为鞍内持续流出暗色液体;漏口较大时,表现为术野中突然涌入大量暗色液体,此时不要误认为损伤了重要血管而惊慌失措,脑脊液的颜色较出血更为灰暗。用吸引器吸除术野内的液体,随之可见脑搏动,涌入术野内的脑脊液的量也逐渐减少。此时如没有处理完肿瘤可继续切除肿瘤,随后自患者股部取肌肉用针持反复钳夹成肌肉浆,填入漏口部位,如有组胶可将其注入肌肉浆周围。如瘤床较大可再填入吸收性明胶海绵。提高颅内压,观察无脑脊液漏后即可结束手术。单纯用吸收性明胶海绵或自体脂肪填堵脑脊液漏效果并不理想;由于漏口部脑脊液的存在,EC耳脑胶常常难以封闭漏口,或虽于术中堵住漏口,但术后患者喷嚏等动作时急剧的颅内压变化有可能使胶与漏口脱离而再次出现脑脊液漏。

一般只有在术中出现了脑脊液漏的情况下,术后才有可能出现脑脊液鼻漏;在罕见的情况下脑脊液鼻漏也见于术中无脑脊液漏的患者。术后是否存在脑脊液鼻漏需要在术后拔出鼻腔纱条以后才能做出诊断。表现为头部位置变化如由仰卧位变为侧卧位和坐位时由鼻孔连续滴出数滴无色或淡血性水样液体。但应与鼻腔渗出液和泪液两种情况相鉴别。

脑脊液鼻漏与渗出液的鉴别:由于对鼻腔及蝶窦黏膜的刺激和损伤,术后短期常有渗液自鼻腔流出,如经验不足可能难以与脑脊液漏鉴别。两者的鉴别要点是:①脑脊液鼻漏时流出的脑脊液为无色或淡血性的水样液体,而渗液为黏稠的黄色液体。②脑脊液鼻漏为间断性的,常与体位变化有关;而渗液为持续性的,与体位变化关系不大。③脑脊液鼻漏量较多,一次可能滴出数滴,甚至更多;而渗液量较少,常为一滴黏稠液体缓慢向下流动。④脑脊液糖定性检查(用尿糖试纸)为＋～＋＋;而渗液糖定性为阴性。

脑脊液鼻漏与泪液的鉴别:由于手术消毒时对眼睛结膜的刺激使泪液产生增多,而鼻腔的手术操作及术后的鼻腔填塞又使泪液经鼻泪管由中鼻道的流出受到影响,因而脑脊液鼻漏还要与泪液鉴别。泪液也可呈间断外流,无色水样,但量较少,见于双侧。

处理:漏液较轻时1～2天多可自行愈合,无须特殊处理。漏液较重或虽然漏液较轻但3天后仍未减轻或停止者,由于漏道周围组织浸泡在脑脊液中往往很难愈合,而一旦继发颅内感染则可能危及患者生命,因此应行腰穿蛛网膜下腔置管持续体外引流。

方法:将18号硬膜外麻醉穿刺针末端磨成30°锐角以利穿透硬脊膜。取 $L_{3\sim4}$ 或 $L_{2\sim3}$、$L_{4\sim5}$ 间隙常规腰椎穿刺,见有脑脊液通畅外流后向尾侧放置塑料或硅胶硬膜外麻醉导管,拔出穿刺针后蛛网膜下腔留管5～10 cm,用纱布覆盖穿刺点后胶布固定或直接用护肤膜覆盖,引流管外接常压闭式引流袋,调整引流袋高度即可调节脑脊液的引流量。引流袋平放于床平面时每天可引流脑脊液300～450 mL,如患者出现明显头痛、呕吐等低颅内压症状则暂时夹闭并随后抬高引流袋高度,但不宜超过室间孔高度(相当于外耳孔和冠状缝连线)。

一般引流5天左右均可治愈脑脊液漏。引流期间平卧位,全身应用抗生素。引流管不通时多数将引流管向外拔出少许即可,偶尔被蛋白质凝块等堵塞可用盐水冲洗。一般置管引流后数小时脑脊液漏即停止,持续3天无脑脊液漏则抬高引流袋高度至接近室间孔水平,如24小时内仍无脑脊液外漏即可夹闭引流管,夹管24小时仍无脑脊液漏即可拔管,抬高和夹闭引流过程中一旦出现脑脊液漏则应再次低位引流。

腰穿蛛网膜下腔置管持续体外引流将脑脊液引流至体外,从而避免脑脊液对漏道周围组织的浸泡,促进漏口早日愈合,是处理术后脑脊液漏简单、安全、有效的方法。

对腰穿蛛网膜下腔置管不成功者,可再次行经蝶窦手术取自体肌肉修补。

(3)尿崩的诊断与处理:尿崩是经蝶窦垂体腺瘤切除术后比较常见的并发症,几乎均见于垂体微腺瘤。

原因:垂体微腺瘤由于瘤体较小,对垂神经体功能影响较轻,机体尚没有对后叶功能进行代偿。术中的机械性搔刮有可能损伤垂体下动脉、神经垂体,甚至垂体柄而发生尿崩。更常见的原因是行垂体微腺瘤扩大切除、特别是采用机械性方法切割瘤周垂体时,直接切割神经垂体而发生尿崩。垂体大腺瘤由于瘤体较大,对神经垂体功能损伤较重,神经垂体功能已经代偿,因而术后尿崩较为少见。

预防：预防的关键在于避免损伤神经垂体、垂体柄和神经垂体供血血管。垂体腺瘤质地细软，轻轻搔刮即可切除，而神经垂体质地较韧，需用力搔刮才能切除，因而切除肿瘤时动作要尽量轻柔。采用显微手术很容易区别灰白色质地细软的肿瘤和浅黄色质地致密的神经垂体；在高倍放大下采取用双极电凝依次电灼瘤周垂体的方法替代机械性切割瘤周可能受肿瘤侵袭结构的方法，均可显著减少尿崩的发生或尿崩的程度。

诊断：尿崩的诊断主要依据尿量、脉搏血压变化、皮肤脱水情况和患者自觉症状来进行综合分析和判断。尿崩多见于术 3 小时以后，表现为尿量持续在 300 mL/h 以上，脉搏逐渐加快、血压逐渐降低、脉压逐渐缩小，皮肤黏膜弹性较差，患者自觉烦渴难忍。尿崩须与术后一过性多尿相鉴别，后者是由于入量过多所致，患者尽管尿量增多，但无明显口渴，脉搏血压平稳，无脱水征象。除观察尿量以外，尿液的颜色对诊断术后尿崩比尿量更为直观和方便，尿崩时尿液呈无色水样，如尿液颜色正常或较深，则基本可以排除尿崩。术后尿崩的诊断多年来一直存在认识上的误区，主要原因是对术后尿崩缺乏深入研究，没有发现术后尿崩的特殊性，生搬硬套一般尿崩症的诊断和治疗原则来处理术后尿崩问题。一般尿崩症患者由于长期尿崩，体内电解质大量丢失，尿液为低渗尿且氯化钠等电解质含量极低。然而术后尿崩为急性尿崩，体内电解质储备相对较好，再加上为纠正多尿、循环血量不足而大量补液，尿比重和尿液中电解质特别是氯化钠含量并不明显降低反而可能升高，因而在尿崩早期甚至尿崩已相当严重时仍不能做出正确诊断，延误治疗。

处理：对尿崩症的治疗多年来也存在认识上的误区，一是认为由于抗利尿激素缺乏，尿液浓缩功能障碍，尿液成分几乎均为水，电解质含量极低，因而治疗上单纯补充大量水分如 5% 葡萄糖溶液即可；二是认为术后尿崩为一过性，治疗上不宜使用垂体后叶粉等长效药物。有学者研究发现，术后尿崩患者尿液电解质（主要是氯化钠）含量约相当于血浆的一半。

术后尿崩多为一过性，如处理正确及时，多在 1~3 天稳定、1~2 周好转。治疗中注意以下原则。①控制尿量：对轻度尿崩，口服氢氯噻嗪（25~50 mg，每天 3~4 次）可将尿量控制在 4000 mL/d 左右。氢氯噻嗪为噻嗪类利尿药，主要通过抑制磷酸二酯酶的活性来增加肾脏远曲小管和集合管细胞对水的通透性，因而能明显减少尿崩患者的尿量。②对中重度尿崩，则应使用加压素来控制尿量。加压素为油制鞣酸加压素，直接补充体内抗利尿激素的不足，因而作用迅速而显著。术后急性期用量 30~60 U 多可在 1~2 小时将尿量控制正常，必要时可重复使用；注意从小剂量开始，如用量过大可用呋塞米等利尿药拮抗。根据术中情况估计术后肯定会发生尿崩时可于术后预防性应用小剂量垂体后叶粉。尿崩基本控制后改用氢氯噻嗪口服。③纠正水电解质紊乱：尿崩急性期即予以控制则一般不会发生水电解质紊乱。如尿量控制不满意，术后急性期按尿量的一半补充等渗电解质溶液即可将血浆渗透压控制在大致正常范围内；亚急性期由于患者长期多尿、大量电解质丢失，再加上口服和静脉补液时电解质补充不足，因而临床几乎均表现为低渗性脱水。对术后尿崩导致的低渗性脱水用等渗盐水很难纠正，必须用 3%~5% 高渗盐水才能产生良好效果。根据当日血浆氯化钠浓度计算出累计丧失量于当日 1 次或分次补给，可阻断低渗→多尿→低渗的恶性循环，水电解质紊乱 1~3 天即可纠正。在输注高渗盐水的过程中，伴随着血浆渗透压的提高，细胞内水分外移，尿量随之增多为正常

· 142 ·

现象,不必过多补液而影响高渗盐水的疗效。在补充氯化钠的同时还要注意钾的补充。

(4)其他并发症的处理:经蝶窦切除垂体腺瘤的常见并发症主要有脑脊液鼻漏和尿崩两种。其他并发症较为少见。眼球运动神经损害偶见于展神经,常发生在切除显著侵袭海绵窦腔特别是包裹颈内动脉和展神经的肿瘤之时,表现为患侧眼球内斜和复视,多于术后1~2周好转。术后视力损害加重主要见于术前视力极差如光感或手动的患者,一般不能恢复。其他更为少见的并发症有误入海绵窦损伤颈内动脉造成大出血、动眼神经损伤、鞍上血管损伤、下丘脑损伤、垂体功能低下等。

(二)经颅切除垂体腺瘤

经颅入路切除垂体腺瘤包括经额下入路、翼点入路和额蝶入路切除垂体腺瘤。随着经蝶窦入路切除垂体腺瘤手术的逐渐普及,经颅切除垂体腺瘤的应用已越来越少。目前经颅切除垂体腺瘤主要用于不适合经蝶窦入路切除的垂体腺瘤如明显向额颞叶发展的垂体巨大腺瘤和蝶窦发育不良或伴发蝶窦炎症的患者;另外,在缺乏开展经蝶窦垂体手术条件的单位或缺乏开展经蝶窦垂体手术经验的医师仍采用这一传统的方法切除垂体腺瘤。

经颅切除垂体腺瘤的手术操作与一般开颅手术基本相似,但应注意以下几个方面技巧。

1.手术入路选择

额下入路是经颅切除垂体腺瘤的经典方法,优点是显露充分,能同时显露双侧视神经、视交叉和颈内动脉,具备切除肿瘤的良好角度;在前置位视交叉或视交叉前间隙狭小时,可以结合额蝶入路切除肿瘤。缺点是需要抬起额叶造成手术对脑组织牵拉较重,易于损伤嗅神经。翼点入路是近年来鞍区手术采用较多的手术入路,优点是通过打开侧裂池利用额颞叶之间的间隙进入鞍区,对脑组织的机械性牵拉较轻,不易损伤嗅神经;尽管也可以经视交叉前间隙和颈内动脉内外侧间隙切除肿瘤,但对肿瘤和邻近结构的显露和切除角度不如额下入路,手术技巧要求相对较高。

额下入路取双额冠状切口,骨窗下缘尽量与前颅底齐平以尽量减少对脑组织的牵拉;同时头后仰15°~30°,使额叶借其重力自然垂落进一步减轻对额叶的牵拉。翼点入路骨窗宜略向前上方扩大以利于从视交叉前间隙切除肿瘤。

如肿瘤外形比较规则,常规采用右侧入路;如肿瘤明显向侧方扩展,则根据扩展部位的不同采用不同侧其他入路:肿瘤明显侵入一侧额颞叶脑内时行同侧入路;肿瘤明显侵入海绵窦时取对侧入路可能更有利于从视交叉前间隙切除肿瘤;肿瘤明显侵入双侧额颞叶脑内时行一侧或双侧入路。

在显露鞍区时,应首先缓慢放出脑脊液,降低脑压,避免过度牵拉脑组织。在嗅结节及前穿质附近,由额叶内侧至前脑内侧束的下行传导束及由隔区至中脑背盖的投射纤维紧靠脑表面走行,过度牵拉或损伤大脑前动脉的穿动脉,均可直接或间接损伤这些结构而出现意识障碍。

2.切除肿瘤的途径

在绝大多数情况下,均经视交叉前间隙切除肿瘤。当肿瘤向前上方发展较著时,此间隙显得较为狭小,当肿瘤被部分切除后,向前上方移位的视神经及视交叉复位,视交叉前间隙则明显扩大。如确为前置位视交叉,可以采用经额蝶入路切除肿瘤,或经颈内动脉-视神经间隙切除肿瘤。但应注意,颈内动脉在此发出一组垂体上动脉,主要分布于垂体柄和前叶,也发支分布于视神经、视交叉、视束前部、乳头体及灰结节等部,应尽量避免损伤以免出现供血区域的功能障碍。另外,颈内动脉在此段还发出后交通动脉和脉络膜前动脉,一旦损伤将产生严重后果。一般情况下不推荐经终板入路切除肿瘤。终板本身虽无重要结构,但终板周围存在许多调整人体体液平衡及生殖功能的高级中枢,视上核和穹隆柱位于视交叉后上方终板侧方,是重要的体液平衡中枢并参与记忆功能;终板血管器官位于前联合下方终板的中线部位,调节人体的体液平衡及生殖功能;穹隆下器官位于室间孔水平,也参与体液平衡的调节。上述结构的损伤均可产生严重的体液失衡,特别是水盐代谢障碍;穹隆柱及视上核的损伤还可出现记忆障碍,但可随尿崩的控制而改善。

3.切除肿瘤的方法

肿瘤切除的基本方法是先在鞍内分块切除,随着肿瘤鞍内部分的切除,向鞍上扩展的部分多可自动垂落进入鞍内。因此应耐心地于视交叉后下方分块切除鞍内各部位的肿瘤,最后再向上方切除上方残留的肿瘤。根据手术中的具体情况采用不同角度和大小的刮匙切除肿瘤。注意肿瘤本身并不形成瘤壁,所谓的瘤壁实际上是肿瘤周围的正常结构特别是垂体受肿瘤推移挤压而形成的,一旦切除将造成正常垂体功能的进一步损害。在切除蝶鞍后上方、入路同侧、前方的肿瘤时,可用不同角度和大小的间接鼻咽镜观察,以正确判断肿瘤存留的大小及与周围结构的关系。

4.手术并发症

(1)下丘脑损伤:垂体大腺瘤特别是巨大腺瘤均累及第三脑室及其周围的下丘脑,下丘脑室周带的直接或间接损伤是垂体巨大腺瘤手术死亡的主要原因。因为调整人体生存及生殖的神经内分泌核团、调整人体水盐代谢及糖代谢的化学感受区均位于室旁带。神经内分泌核团主要包括室旁核、弓状核及视上核,室旁核是自主神经系统及内分泌系统的高级整合中枢,调整机体适应内外环境改变的神经肽及胺类几乎均产生于室旁核。因此,下丘脑,特别是双侧下丘脑的损伤必将影响人体基本生命活动的维持。由于肿瘤组织的长期压迫,下丘脑的功能代偿多有程度不同的障碍,术中过分牵拉或间接损伤下丘脑,势必加剧原有的功能障碍而出现基本生命活动的紊乱,因此在切除上部肿瘤时必须谨慎细致,突入鞍内的肿瘤上壁往往包括下丘脑的一部分,一定要妥善保护不可切除。下丘脑的间接损伤继发于供应下丘脑的血管损伤。脑底动脉各部几乎均发出穿动脉供应下丘脑及丘脑、基底核或内囊。在前穿质附近,有大量发自颈内动脉终末段、大脑中动脉主干、后交通动脉、大脑前动脉及前交通动脉的穿动脉穿经入脑;在下丘脑视束沟、灰结节外侧部以及视束、大脑脚与乳头体之间的区域集中了大量发自颈内动脉终末段、脉络膜前动脉、后交通动脉及大脑后动脉的穿动脉。这些穿动脉之间几乎没有吻合,其中任何一支损伤,接受供血的区域将发生梗死。垂体巨大腺瘤常常累及这些区域,由于这些穿动脉多数直径不足 1 mm,应引起高度重视。

(2)脑底血管损伤:脑底血管损伤虽然少见,但常常造成术中难以控制的出血。少数颈内动脉海绵窦段可突入鞍内,尽管钝性操作一般不致损伤,但切除肿瘤之前鞍内穿刺时进入血管腔可抽得动脉血,不要将此误认为鞍内动脉瘤而放弃肿瘤切除。垂体巨大腺瘤合并鞍内动脉瘤极为少见。大脑前动脉近侧段越过视交叉或视神经上面行向内上方;在视交叉的前方、上方,少数在视交叉一侧与对侧大脑前动脉借前交通动脉相连,在解剖鞍上池特别是经颈内动脉内外侧间隙切除肿瘤时,应注意保护大脑前动脉、前交通动脉及其穿动脉。在处理蝶鞍前外侧部肿瘤时,应注意勿损伤眼动脉。垂体巨大腺瘤常常挤压或部分包绕眼动脉,而此处又为经颅入路的视线死角,容易遗漏肿瘤,可用刮匙反复搔刮,配合鼻咽镜下的间接观察,方可切除该处肿瘤而不损伤眼动脉。如肿瘤自海绵窦上方向额颞叶脑内生长,应注意勿损伤大脑前动脉、大脑中动脉、后交通动脉、脉络膜前动脉及其穿动脉。垂体大腺瘤常常累及海绵窦,其中多数为由内向外挤压海绵窦内壁,占据海绵窦内侧、前下、后上,甚至外侧腔隙;少数侵蚀海绵窦内壁进入海绵窦腔包绕颈内动脉和展神经。重者海绵窦外壁可明显向外膨隆,但极少突破海绵窦壁进入脑内,出现海绵窦内神经症状者也较少。处理明显侵入海绵窦内的肿瘤是垂体巨大腺瘤手术的又一困难之处。在切除颈内动脉周围的肿瘤时应尽量使用钝性操作,用刮匙分块刮除,避免损伤颈内动脉海绵窦段及其分支。前下间隙肿瘤的切除最为困难,肿瘤常常侵入眶上裂,该处又为视线死角,应在间接鼻咽镜观察下反复搔刮,多能全切,一般不主张磨除前床突、切开海绵窦壁进入海绵窦腔。

(3)垂体功能障碍:多数术后垂体功能维持原状或略有好转,加重是术后较为少见的并发症。由于肿瘤组织的挤压,残存垂体位于肿瘤周边,特别是鞍膈下及鞍背前方;垂体柄多数位于肿瘤的后方或后外方;注意避免误切,尽量做到保留垂体的选择性全切或选择性次全切除。一般认为,如能保留正常垂体的1/3,即可维持一般的生理需要。

(4)术后视力障碍:加重并不多见。由于肿瘤体积巨大,鞍上扩展明显,视神经常严重受压、变扁、向前上方移位,有时可宽达1 cm,极薄,贴附于肿瘤表面而不易辨认;有时可误认为增厚的蛛网膜束带,从视神经管颅口处仔细观察可以辨别为视神经而避免损伤;有时肿瘤可自明显变宽的视神经或视交叉、视束中间向上突出,多数可从视神经下方切除。另外,还应注意勿损伤视神经、视交叉及视束的供血血管,以免术后残存视力进一步下降。

第二节 脑 膜 瘤

一、概述

脑膜瘤系起源于脑膜的中胚层肿瘤,目前普遍认为脑膜瘤主要来源于蛛网膜的帽细胞,尤其是那些形成蛛网膜绒毛的细胞,可以发生在任何含有蛛网膜成分的地方。

脑膜瘤曾有不同的命名,如蛛网膜纤维母细胞瘤,硬膜内皮瘤,脑膜纤维母细胞瘤,沙样瘤,血管内皮瘤,硬膜肉瘤,脑膜间皮瘤等。20世纪初,医学家认为凡发生于蛛网膜颗粒的蛛网膜绒毛内皮细胞的肿瘤统称为脑膜瘤。

脑膜瘤切除术始于18世纪。1887年,美国报道首次成功地切除颅内脑膜瘤。20世纪初,医学家根据病理改变不同将脑膜瘤分为不同类型。

(一)发病率

脑膜瘤的人群发生率为2/10万,约占颅内肿瘤总数的20%,仅次于脑胶质瘤(占40%～45%),居第二位。发病高峰年龄为30～50岁,约占全部脑膜瘤的60%。脑膜瘤在儿童中少见。小的无症状的脑膜瘤常在老年人尸检中发现。近20年来,随着CT及MRI技术的发展,脑膜瘤的发生率有所升高,许多无症状的脑膜瘤多为偶然发现。多发性脑膜瘤并非罕见,不少文献中报道有家族史,同时鲜有合并神经纤维瘤(病)、胶质瘤、动脉瘤等。

(二)病因

脑膜瘤的发生可能与颅脑外伤、病毒感染等因素有关,亦可能与体内特别是脑内环境的改变和基因变异有关。这些因素的共同特点是使染色体突变,或使细胞加速分裂,致使通常认为细胞分裂速度很慢的蛛网膜细胞加快了细胞分裂速度。这可能是使细胞变性的早期阶段。

近年来,研究证实,脑膜瘤的染色体异常最常见是第22对染色体缺乏一个基因片段。基因片段的缺失,影响细胞的增生、分化和成熟,从而导致肿瘤的发生。

(三)病理学特点

脑膜瘤多呈不规则球形或扁平形生长。颅底部脑膜瘤多呈扁平形。有包膜表面光滑或呈分叶状,与脑组织边界清楚。瘤体剖面呈致密的灰白色或暗红色,多呈肉样,富有血管,偶有小的软化灶,有时瘤内含有钙化颗粒。其邻近的颅骨常受侵犯表现有增生,变薄或破坏,甚至肿瘤组织侵蚀硬脑膜及颅骨,而突出于皮下。肿瘤大小不一,瘤体多为球形、扁平形、锥形或哑铃形。

按显微镜下的组织结构和细胞形态的不同,目前将脑膜瘤分为7种亚型。

1.内皮型

肿瘤由蛛网膜上皮细胞组成。细胞的大小形态变异较大,有的细胞很小呈梭形,排列紧密;有的细胞很大,胞核圆形,染色质少,可有1～2个核仁,胞质丰富均匀,细胞向心形排列呈团状或条索状,无胶原纤维,细胞间血管很少,是临床上最常见的类型。

2.成纤维细胞型

瘤细胞呈纵排列,由成纤维细胞和胶原纤维组成,细胞间有大量粗大的胶原纤维,常见砂粒小体。

3.砂粒型

瘤组织内含有大量砂粒体,细胞排列呈漩涡状,血管内皮肿胀,呈玻璃样变性、钙化。

4.血管母细胞型

有丰富的血管及很多血窦,血管外壁的蛛网膜上皮细胞呈条索状排列,胶原纤维很少;肿瘤生长快时,血管内皮细胞较多,分化不成熟,常可导致血管管腔变小或闭塞。

5.异行型或混合型

此型脑膜瘤中含有上述4种成分,不能确定是以哪种成分为主。

6.恶性脑膜瘤

肿瘤开始可能属良性,而以后出现恶性特点,有时发生颅外转移,多向肺转移,亦可以经脑脊液在颅内种植转移。脑膜瘤生长较快,向周围组织内生长,常有核分裂象,易恶变成肉瘤。

7.脑膜肉瘤

临床上少见,多见于儿童,肿瘤位于脑组织中,形状不规则,边界不清,呈浸润生长,瘤内常有坏死出血及囊变。瘤细胞有3种类型,即多形细胞,纤维细胞,梭状细胞,其中以纤维型恶性程度最高。

（四）发病部位

脑膜瘤是典型的脑外生长的颅内肿瘤，其好发部位与蛛网膜绒毛分布情况相一致。总的可分为颅盖（大脑凸面，矢状窦旁，大脑镰旁）、颅底（嗅沟，鞍结节，蝶骨嵴，颅中窝，横窦区和小脑脑桥角）和脑室内。据统计，大约 50% 的颅内脑膜瘤位于矢状窦旁，位于矢状窦前 2/3 者占大部分，多发性脑膜瘤占 0.7%～5.4%。

（五）临床表现

脑膜瘤的临床表现是病程进展缓慢，自首发症状出现到手术，可达数年。有人报道脑膜瘤出现中期症状平均约 2.5 年。由于初期症状不明显，容易被忽略，所以肿瘤实际存在时间可能比估计的病程更长，甚至终生无临床症状，直到尸检时意外发现肿瘤存在。说明脑膜瘤的临床过程比较良性。

脑膜瘤的临床表现可归为两大类，即颅内压增高及肿瘤局部压迫的脑部症状。

1.颅内压增高症状

如头痛、呕吐、视力和眼底改变等，是脑膜瘤最常见的症状，可分为阵发性、持续性、局限性和弥散性等不同类型。一般早期为阵发性头痛，病程进展间隔时间变短，发病时间延长，最后演变为普遍性。有时患者眼底水肿已很严重，甚至出现继发性视神经萎缩，而头痛既不剧烈，又无呕吐，尤其在高龄患者，颅内压增高症状多不明显。

2.局部症状

取决于肿瘤生长部位。颅盖部脑膜瘤经常表现为癫痫，肢体运动障碍和精神症状。颅底部脑膜瘤以相应的脑神经损害为特点，如视野缺损，单侧或双侧嗅觉丧失，视盘原发萎缩，一侧眼球活动障碍，继发性三叉神经痛等。在老年人，以癫痫发作为首发症状多见。

3.脑膜瘤对颅骨的影响

脑膜瘤极易侵犯颅骨，进而向颅外生长。可表现为局部骨板变薄，破坏或增生，若穿破颅骨板侵蚀到帽状腱膜下，局部头皮可见隆起。

（六）特殊检查

1.头颅 X 线平片

由于脑膜瘤与颅骨的密切关系，极易引起颅骨的改变，头颅 X 线平片定位出现率可达 35%，颅内压增高症可达 70%，局限性骨质以破坏和增生同时存在是脑膜瘤特征性改变，其发生率约为 100%。偶尔瘤内含砂粒体或钙化可见到斑点状或团块状致密影。肿瘤压迫颅骨内板，板障及外板可显示局部变薄和膨隆，有些颅底片可见蝶鞍的凹陷，骨质边缘的侵蚀、卵圆孔和视神经管扩大。肿瘤穿破颅骨可见骨质破坏、骨质硬化和局部肿块穿过颅骨外板可产生太阳光样骨针。多数脑膜瘤通过其与硬脑膜附着处获得脑外动脉的供血，当脑膜动脉供血增多，平片上可见颅骨内板上脑膜动脉的沟纹增粗、增深、迂曲；当肿瘤由脑膜中动脉供血且血流增多时，可见单侧棘孔扩大，脑膜中动脉远端分支增粗，与主干的径线相近，失去分支逐渐变细的特征；如脑膜瘤由较多的颅骨穿支动脉供血，可见增生的小动脉在颅骨形成多个小圆形透光区；脑膜瘤引起板障静脉异常增多时，可见板障内许多扭曲、增粗的透光区。

2.脑血管造影

在 CT 临床应用以前，脑血管造影是诊断脑膜瘤的主要方法。近几年来数字减影血管造影(digital subtract angiograghy)和超选择血管造影,对证实脑膜瘤血管结构,肿瘤血供程度,重要脑血管移位,以及肿瘤与重要的硬脑膜窦的关系,为术前检查提供了有利的条件,亦为减少术中出血提供了有力的帮助。

由于脑膜瘤为多中心肿瘤,坏死囊变者很少,脑血管造影能对多数较大的脑膜瘤做出肯定的诊断。脑膜瘤的脑血管造影表现如下。

(1)肿瘤中心血管影:脑的血供特点为动脉在肿瘤中心分支,经过丰富的毛细血管网,血液回流到包膜上的静脉。表现为动脉期瘤内出现较细的异常小血管网,可为帚状或放射状,位于瘤体中心,由硬脑膜附着处的脑膜动脉或颅外动脉的分支引入,以颈外动脉造影显示较佳;也可为半圆形网状血管影,分布于瘤体的外层,内由脑动脉分支供给。以颈内动脉造影显示较清楚。在微血管期至静脉期,肿瘤多表现为明显的染色,呈圆形或半圆形高密度肿块影,基底贴近颅骨,显示出肿瘤的位置、大小和范围。肿块的周围可见粗大迂曲的静脉环绕,此为肿瘤包膜的导出静脉,勾画出肿瘤的轮廓。

(2)来源于脑外的供血:脑膜瘤可为脑内供血,也可为脑外供血,或脑内外双重供血。脑血管造影发现肿瘤脑外供血或脑内外双重供血是脑膜瘤的重要特征。脑内动脉供应肿瘤的外围,肿瘤的中心常由脑外动脉的分支——颅内的脑膜动脉、颅外的颞浅动脉和枕动脉等供应。当疑为脑膜瘤时,应做颈总动脉造影或分别做颈内、颈外动脉造影,如肿瘤有颅外动脉供血,几乎都为脑膜瘤。

(3)肿瘤循环慢于脑循环:约有50%的脑膜瘤表现为瘤内有大量造影剂潴留,形成较长久的肿瘤染色,即为迟发染色(delayed blush)。瘤区脑皮质的引流静脉常晚于其他处皮质静脉显影。

(4)邻近脑血管受压移位:肿瘤所在的部位受压被推移,邻近的血管呈弧形聚拢、包绕,勾画出肿瘤的轮廓。

3.脑室造影

脑膜瘤由于本身肿块的占位及脑水肿改变,可压迫相应部位的脑室和蛛网膜下腔,使该部位受压变窄、移位变形;也可使脑脊液循环通路受阻,引起梗阻部位以上的脑室扩大,不同部位的肿瘤又有其不同的特点:①脑室受压变形:脑膜瘤愈接近脑室则压迫愈明显,甚至完全闭塞。若肿瘤已突入脑室,则表现为脑室内有充盈缺损。②脑室扩大:若肿瘤压迫、阻塞脑室,必然产生阻塞部位以上的脑室扩大,鞍区脑膜瘤向后上生长,可使室间孔狭窄甚至梗阻,使双侧侧脑室对称性扩大。③脑室移位:移位的程度与占位病变的大小、脑水肿的程度有相应关系。④蛛网膜下腔变形:由于脑膜瘤本身的占位效应,使脑池受压变窄、闭塞或移位,或由于脑外积水出现局部脑池的扩大。

4.CT

脑膜瘤平扫表现为一边缘清楚的肿块,圆形或卵圆形,少数为不规则形。多数为高密度,有时为等密度,偶尔为低密度。多数密度均匀,瘤体内可有大小不等的低密度区,这些低密度区多为肿瘤的囊变坏死区,少数为胶原纤维化区、陈旧出血或脂肪组织。瘤内钙化发生率大约为15%,表现为肿瘤边缘弧形或瘤内斑点状钙化,当肿瘤内含砂粒体很多且都发生钙化时可显示为整个肿瘤钙化,呈致密的钙化性肿块。注射造影剂后多数肿瘤明显强化,CT值常达

60Hu 以上,少数轻微强化。平扫密度均匀者一般呈均匀性强化,平扫显示之低密度区无明显增强,一般平扫密度较高者强化较明显。增强后肿瘤的边界明显变清楚。少数肿瘤边缘有一环形的明显强化区,可能为肿瘤的包膜血供较丰富或肿瘤周围的静脉血管较多之故。

(1)肿瘤周围的低密度区:多数脑膜瘤周围出现环形低密度区,形成的主要原因是肿瘤周围脑组织的水肿,也可能为周围软化灶、扩大的蛛网膜下腔、包绕肿瘤的囊肿和脱髓鞘所致。通常将肿瘤周围的低密度区称为水肿区。脑膜瘤周围的水肿程度与肿瘤的部位和病理类型有关,而与肿瘤大小无关,矢状窦旁、大脑镰和大脑凸面的脑膜瘤水肿较明显,而近颅底及脑室内的脑膜瘤水肿较轻或无水肿。临床上一般将窄于 2 cm 的水肿称为轻度水肿,宽于 2 cm 的水肿为重度水肿。

(2)提示肿瘤位于脑外的征象:该征象对脑膜瘤的定性诊断有重要意义。①白质塌陷征:脑膜瘤生长在颅骨内板下方,并嵌入脑灰质,使灰质下方的白质受压而变平移位,白质与颅骨内板之间的距离加大,这一征象是病变位于脑外的可靠征象,称白质塌陷征。②广基与硬脑膜相连:脑膜瘤多以广基与硬脑膜相连,因此肿瘤外缘与硬脑膜连接处常为钝角,而脑内肿瘤邻近硬膜时,此角为锐角。③骨质增生:脑膜瘤附着部位的颅骨内板增厚、毛糙或颅骨全层均增厚,分不清内板板障及外板。颅骨改变一般发生在硬脑膜附着处,亦可离肿瘤一定距离,这可能与肿瘤造成局部血管扩张和血液淤滞刺激成骨细胞有关。④邻近脑沟、脑池的改变:肿瘤所在的脑沟脑池闭塞,而邻近的脑沟脑池扩大。⑤静脉窦阻塞:脑膜瘤可压迫、侵及邻近静脉窦,或形成血栓,致静脉窦不强化或出现充盈缺损。

(3)脑膜瘤的组织学类型与 CT 表现:如能根据其 CT 表现做出肿瘤亚型的判断,对肿瘤治疗方法的选择和预后的估计有着重要意义。但是目前尚不能肯定 CT 表现与组织学类型有特定的关系,部分学者认为 CT 表现与肿瘤类型有某种程度的联系,另一些学者认为两者联系不大。

(4)常见部位脑膜瘤的 CT 表现:脑膜瘤属脑外生长的肿瘤,多为单发,少数可多发。由于各部位结构和解剖不同,邻近结构不同,故除具备脑膜瘤一般特点外,有其各自特征性表现:如大脑凸面脑膜瘤,肿瘤基底与颅骨相连,局部骨质常有明显增生,可伴有骨质破坏。最常见于额、顶及颞枕区,周围常有轻中度水肿,占位效应明显,可引起脑室及中线移位。冠状位扫描有助于显示肿瘤与颅骨及邻近结构的关系。

5.磁共振头颅扫描

磁共振扫描(MRI)对脑膜瘤的定位定性诊断明显优于 CT。MRI 可显示脑膜瘤邻近结构的受压、变形与移位,位于颅底的肿瘤冠状位可清晰显示。通常,脑膜瘤在 T_1 加权像呈稍低或等信号;在 T_2 加权像呈稍高信号或等信号,约 20% 的脑膜瘤在 T_2 加权像呈低信号。肿瘤的 MRI 信号均匀性与肿瘤大小及组织学类型有关,若肿瘤较小,尤其是纤维型、上皮型脑膜瘤,其信号往往是均匀的。若肿瘤较大,属于砂粒型,血管母细胞型,尤其是肿瘤内发生囊变、坏死时,其信号强度不均匀。肿瘤内的囊变、坏死部分产生长 T_1 长 T_2 信号;纤维化、钙化部分出现低信号;富血管部分呈典型的流空现象。与脑血管造影所见相吻合,脑膜瘤引起的周围水肿在 MRI 呈长 T_1 长 T_2 表现,以 T_2 加权像最明显。有 30%~40% 的脑膜瘤被低信号环所包绕,其介于肿瘤与灶周水肿之间,被称为肿瘤包膜,在 CT 上显示为低密度晕,在 MRI 的 T_1

加权像呈低信号环,包绕瘤周围的小血管、薄层脑脊液、胶质增生等均是肿瘤包膜形成的原因。这是脑外肿瘤的特征性表现。对于小的无症状脑膜瘤水肿不明显,尤其是在靠近颅顶部者;多发性脑膜瘤的小肿瘤;有时增强 MRI 扫描也难以发现。但脑膜瘤极易增强,经注射(Gd-DTPA)造影剂,就可以充分显示。同时增强扫描不仅可区分肿瘤与水肿,而且可进一步识别肿瘤内部结构包括瘤体的灌注、血供以及有无囊变、坏死。MRI 被列为首选检查方法。

(七)诊断

(1)根据病史长,病情进行缓慢的特点及查体出现的定位体征,进行 CT 或 MRI 检查。

(2)肿瘤在 CT 上的密度及 MRI 的信号强度,以及其增强后的表现,是脑膜瘤的诊断依据。

(3)典型的脑膜瘤 CT 表现为等密度或稍高密度,有占位效应。MRI T_1 像上约 2/3 的肿瘤与大脑灰质信号相同,约 1/3 为低于灰质的信号。在 T_2 加权像上,约一半为等信号或高信号,余者为中度高信号,或混杂信号。肿瘤内坏死、出血或钙化等可出现异常信号。脑膜瘤边界清楚,呈圆形、类圆形或不规则分叶形,多数瘤周存在一环形或弧形的低信号区,强化或增强后呈均匀明显强化。

(八)治疗

1.手术治疗

脑膜瘤绝大部分位于脑外,有完整包膜,如能完全切除是最有效的治疗手段。随着显微手术技术的发展,手术器械如双极电凝,超声吸引器,及颅内导航定位及 X 刀、γ 刀的应用和普及,脑膜瘤的手术效果不断提高,绝大多数患者得以治愈。

(1)术前准备:①由于脑膜瘤血运丰富,体积往往较大,有时黏附于邻近的重要结构,功能区及大血管,手术难度较大。因此术前影像检查是必不可少的。除 CT 扫描外,特殊部位的脑膜瘤进行 MRI 检查是必需的,术前对肿瘤与周围脑组织的毗邻关系做到充分了解,对术后可能发生的神经系统功能损害有所估计。对血供丰富的脑膜瘤,脑血管造影也是不可缺少的。②术前对患者的一般状态及主要脏器功能充分了解,若有异常术前应尽快纠正,对于个别一时难以恢复正常者,可延缓手术。③肿瘤接近或位于重要功能区,或有癫痫发作,要在术前服用抗癫痫药物,有效地控制癫痫发作。④肿瘤较大伴有明显的脑组织水肿,术前适当应用脱水及激素类药物,对减轻术后反应是非常重要的。

(2)麻醉:采用气管内插管全身麻醉,控制呼吸,控制性低血压,对于血供丰富的脑膜瘤,可采用过度换气的办法,降低静脉压,使术中出血减少。

(3)手术原则。①体位:根据脑膜瘤的部位,侧卧位、仰卧位、俯卧位都是目前国内常采用的手术体位。头部应略抬高,以减少术中出血。许多医院采用坐位,特别是切除颅后窝的脑膜瘤,但易发生空气栓塞。②切口:切口设计,应使肿瘤恰好位于骨窗的中心,周边包绕肿瘤即可,过多的暴露肿瘤四周的脑组织是不必要的。③骨瓣:颅钻钻孔后以线锯或铣刀锯开颅骨,骨瓣翻向连接肌肉侧,翻转时需将内板与硬脑膜及肿瘤的粘连剥离。对于顶枕部凸面的脑膜瘤骨瓣翻转时可取下,手术结束关颅前再复位固定,可减少出血。④硬脑膜切口:可采用"U"形、"十"字形或放射状切口。若硬脑膜已被肿瘤侵蚀,应以受侵蚀的硬脑膜为中心至正常边缘略向外 2～3 mm,将侵蚀及瘤化的硬脑膜切除,四周硬脑膜放射状切开,待肿瘤切除后,用人工脑膜或帽状腱膜修补硬脑膜。⑤对于表浅肿瘤,周围无重要血管或静脉窦,可沿肿瘤周边仔细分离,将肿瘤切除。对于体积较大的肿瘤,单纯沿肿瘤四周分离,有时比较困难,应先在瘤内反复分块切除,使瘤体缩小后再向四周分离。此时应用显微镜及超声吸引器是十分有益的,可减少不必要的牵拉,术中应用激光(CO_2 和 $Nd:YAG$ 激光)使脑膜瘤的全切或根除深部脑膜瘤得以实现。

（4）术后处理:①在一些有条件的医院,术后患者最好放在重症监护病房(intensive care unit,ICU)。ICU 是医院内的特殊病房,配心电、呼吸以及颅内压各种监护装置,有人工呼吸机、除颤及各种插管抢救设备。在这样的环境下,脑膜瘤术后的患者会平稳地度过危险期,对患者的治疗及抢救是高质量的,病情稳定后,再转入普通病房。②合理选用抗生素,预防感染。③应用降低颅内压药物。脑膜瘤切除术后会出现不同程度的脑水肿。术后给予甘露醇、呋塞米、高渗葡萄糖和激素等对于减轻和消除脑水肿是十分必要的。④给予脑细胞代谢剂及能量合剂。⑤抗癫痫治疗。对于脑膜瘤患者,位于或靠近大脑中央前后区的患者,特别是对术前有癫痫发作的患者,术后应给予抗癫痫治疗,在术后麻醉清醒前给予肌内注射苯巴比妥钠,直至患者能口服抗癫痫药物为止。

2.放射治疗

良性脑膜瘤全切除效果最好,由于位置不同仍有一些脑膜瘤不能全切除。这种情况就需要手术后加放射治疗。1982 年,医学家对 43 例未分化的脑膜瘤放射治疗并随访 3 年未见肿瘤发展。另有医学家对未全切除的脑膜瘤进行放射治疗,5 年后的复发率为 29%,未经放射治疗者复发率为 74%。以上资料表明,手术未能全切除的脑膜瘤术后辅以放射治疗,对延长肿瘤的复发时间及提高患者的生存质量是有效的。放射治疗特别适合于恶性脑膜瘤术后和未行全切除的脑膜瘤。

伽马刀(γ 刀)治疗:适用于直径小于 3 cm 的脑膜瘤。γ 刀与放射治疗一样,能够抑制肿瘤生长。γ 刀治疗后 3~6 个月开始出现脑水肿,6 个月至 2 年才能出现治疗结果。X 刀(等中心直线加速器)适用于位置深的脑膜瘤,但直径一般也不宜大于 3 cm。

（九）脑膜瘤的复发

脑膜瘤复发的问题,迄今为止尚未得到解决。首次手术后,若在原发部位有肿瘤组织残留,有可能发生肿瘤复发。肿瘤残存原因有两方面:一是肿瘤局部浸润生长,肿瘤内或肿瘤的周围有重要的神经、血管,难以全部切除;二是靠近原发灶处或多或少残存一些肿瘤细胞。有人报道脑膜瘤复发需 5~10 年,恶性脑膜瘤可在术后几个月至 1 年内复发。医学家随访 657 例脑膜瘤,20 年总复发率为 19.5%。处理复发性脑膜瘤目前首选方法仍然是手术治疗,要根据患者的身体素质,症状和体征以及肿瘤的部位,决定是否进行二次手术。术后仍不能根治,应辅以放射治疗等措施,延长肿瘤复发时间。

（十）预后

脑膜瘤预后总体上比较好,因为脑膜瘤绝大多数属于良性,即使肿瘤不能全切除,只要起到局部减压或降低颅内压的作用,患者仍可维持较长的生存时间,从而使之有再次或多次手术切除的可能。有人报告脑膜瘤术后 10 年生存率为 43%~78%。脑膜瘤的根治率取决于手术是否彻底,后者主要与肿瘤发生部位有关。如矢状窦和大脑镰旁脑膜瘤向窦腔内侵犯时,除非位于矢状窦前 1/3 或肿瘤已完全阻塞窦腔,否则不易完全切除肿瘤。颅底部扁平生长的脑膜瘤,也会给肿瘤全切除带来实际困难。恶性脑膜瘤同其他系统恶性肿瘤一样易复发,虽然术后辅以放射治疗或 γ 刀及 X 刀治疗,其预后仍较差。总之影响脑膜瘤预后的因素是多方面的,如肿瘤大小、部位、肿瘤组织学、手术切除程度等。手术后死亡原因主要与术前患者全身状况差,未能全切除肿瘤,术中过分牵拉脑组织,结扎或损伤重要血管等均有关系。

二、矢状窦旁脑膜瘤

矢状窦旁脑膜瘤是指基底位于上矢状窦壁的脑膜瘤。其瘤体常突向一侧大脑半球,肿瘤以一侧多见,也可以向两侧发展。临床上常见的肿瘤生长方式有以下几种:①肿瘤基底位于一侧矢状窦壁,向大脑凸面生长,肿瘤主体嵌入大脑半球内侧;②肿瘤同时累及大脑镰,基底沿大脑镰延伸,肿瘤主体位于一侧纵裂池内;③肿瘤由矢状窦旁向两侧生长,跨过上矢状窦并包绕之。矢状窦旁脑膜瘤常能部分或全阻塞上矢状窦腔,肿瘤常侵蚀相邻部位的硬脑膜及颅骨,使颅骨显著增生,向外隆起。

(一)发病率

矢状窦旁脑膜瘤是临床上最常见的脑膜瘤类型之一,占颅内脑膜瘤的 17%～20%。国内外不同研究机构报道的矢状窦旁脑膜瘤的发生率相差较多,原因是有些学者将靠近上矢状窦的一部分大脑镰旁和大脑凸面脑膜瘤也归于矢状窦旁脑膜瘤。矢状窦旁脑膜瘤在窦的不同部位发生率也不尽相同,以矢状窦的前 1/3 和中 1/3 最为多见。国内的报道中,位于上矢状窦前 1/3 的肿瘤占 46.6%,中 1/3 占 35.4%,后 1/3 占 18.0%。发病高峰年龄在 31～50 岁,男性患者略多于女性。

(二)临床表现

矢状窦旁脑膜瘤生长缓慢,早期肿瘤体积很小时常不表现出任何症状或体征,只是偶然影像学检查时发现,或仅在尸检中发现。随着肿瘤体积增大,占位效应明显增强,并逐渐压迫邻近脑组织或上矢状窦,影响静脉回流,逐渐出现颅内压增高、癫痫和某些定位症状或体征。

癫痫是本病的最常见症状,临床上有半数以上的患者以此为首发症状。肿瘤的位置不同,癫痫发作的方式也略有不同。位于矢状窦前 1/3 的肿瘤患者常表现为癫痫大发作,中 1/3 的肿瘤患者常表现为局灶性发作,或先局灶性发作后全身性发作;后 1/3 的肿瘤患者癫痫发生率较低,可有视觉先兆后发作。

颅内压增高症状也很常见,多因肿瘤的占位效应以及阻塞上矢状窦和回流静脉引发静脉血回流障碍造成的,尤其是肿瘤发生囊变或伴有瘤周脑组织水肿时。表现为头痛、恶心、呕吐、精神不振,甚至出现视力下降,临床检查可见视盘水肿。

患者的局部症状虽然比较少见,但有一定的定位意义。位于矢状窦前 1/3 的肿瘤患者,常可表现为精神症状,如欣快,不拘礼节,淡漠不语,甚至痴呆,性格改变等。矢状窦中 1/3 的肿瘤患者可出现对侧肢体无力,感觉障碍等,多以足部及下肢为重,上肢及面部较轻。若肿瘤呈双侧生长,可出现典型的双下肢痉挛性瘫痪,肢体内收呈剪状,应与脊髓病变引发的双下肢痉挛性瘫痪相鉴别。后 1/3 的肿瘤患者常因累及枕叶距状裂,造成视野缺损或对侧同向偏盲。双侧发展后期可致失明。

有些患者还可见肿瘤部位颅骨突起。

(三)诊断

头颅 X 线平片在本病的诊断上有一定意义,在 CT/MRI 应用以前,颅骨平片可确定约 60％的上矢状窦旁脑膜瘤。表现有局部骨质增生或内板变薄腐蚀,甚至虫蚀样破坏;血管变化可见患侧脑膜中动脉沟增深迂曲,板障静脉扩张,一些肿瘤可见钙化斑。

CT 或 MRI 扫描是本病诊断的主要手段。CT 扫描可显示出上矢状窦旁圆形、等密度或高密度影,增强扫描时可见密度均匀增高,基底与矢状窦相连。有些患者可见瘤周弧形低密度水肿带。另外,CT 扫描骨窗像可显示颅骨改变情况。MRI 与 CT 相比,在肿瘤定位和定性方面均有提高。肿瘤在 T_1 加权像上多为等信号,少数为低信号;在 T_2 加权像上则呈高信号、等信号或低信号;肿瘤内部信号可不均一;注射 Gd-DTPA 后,可见肿瘤明显强化。MRI 扫描还可清楚地反映肿瘤与矢状窦的关系。

脑血管造影可见特征性肿瘤染色和抱球状供血动脉影像。在 CT/MRI 广泛应用的今天,脑血管造影则更多地被用来显示肿瘤的供血情况。在造影的动脉期可见肿瘤的供血动脉,位于矢状窦前 1/3 和中 1/3 的肿瘤主要由大脑前动脉供血,后 1/3 肿瘤主要由大脑后动脉供血,还可见脑膜中动脉及颅外血管供血。在造影的静脉期和窦期,可见相关静脉移位,有时可见上矢状窦受阻塞变细或中断,这对于术前准备及术中如何处理矢状窦有很大帮助。

(四)手术治疗

矢状窦旁脑膜瘤的生长情况比较复杂,因此术前准备需要更加充分。术前行脑血管造影,了解肿瘤的供血情况及上矢状窦、回流静脉的通畅与否对手术有一定的指导作用。有些患者需同时行肿瘤主要供血动脉栓塞术,再手术切除肿瘤,以减少术中出血。另外,术前需详细了解肿瘤所在部位的解剖关系,了解肿瘤与上矢状窦,大脑镰和颅骨的关系。

一侧生长的矢状窦旁脑膜瘤可采用一侧开颅,切口及骨窗内缘均抵达中线。为避免锯开骨瓣或掀起骨瓣时矢状窦及周围血管撕裂引起大出血,尤其是肿瘤侵透硬脑膜和侵蚀颅骨并与之粘连紧密时,可在矢状窦一侧多钻数孔,用咬骨钳咬开骨槽的办法代替线锯锯开,并轻轻分离与颅骨的粘连,可以减少血管及矢状窦撕裂的机会。矢状窦旁脑膜瘤血供丰富,术中止血和补充血容量是手术成功的关键因素之一。除了术前可行供血动脉栓塞外,术中还可采取控制性低血压的方法。矢状窦表面出血可用吸收性明胶海绵压迫止血,硬脑膜上的出血可以用电凝或压迫的方法,也可开颅后先缝扎脑膜中动脉通向肿瘤的分支。双侧生长的肿瘤可采用以肿瘤较大一侧为主开颅,切口及骨瓣均过中线。肿瘤与硬脑膜无粘连或粘连比较疏松时,可将硬脑膜剪开翻向中线,如粘连紧密则要沿肿瘤周边剪开硬脑膜。对于体积较小的肿瘤,可仔细分离肿瘤与周围脑组织的粘连,在显微镜下沿肿瘤包膜和蛛网膜层面分离瘤体,由浅入深,逐一电凝渗入肿瘤供血的血管,并向内向上牵拉瘤体,找到肿瘤基底,予以分离切断,常可将肿瘤较完整地取出。

对于体积较大的肿瘤,尤其是将中央沟静脉包绕在内的肿瘤,为避免损伤中央沟静脉及邻近的大脑皮质功能区,可沿中央沟静脉两侧切开肿瘤并将之游离后,再分块切除肿瘤。术中应尽量保护中央沟静脉及其他回流静脉,只有在确实完全闭塞时方可切除。

对残存于矢状窦侧壁上的肿瘤组织有效而又简单易行的方法就是电灼,电灼可以破坏残留的肿瘤细胞,防止复发,但要注意电灼时不断用生理盐水冲洗,防止矢状窦内血栓形成。若肿瘤已浸透或包绕矢状窦,前1/3的上矢状窦一般可以结扎并切除,中、后1/3矢状窦则要根据其通畅与否决定如何处理。只有在术前造影证实矢状窦确已闭塞,或术中夹闭矢状窦15分钟不出现静脉淤血,才可考虑切除矢状窦,否则不能结扎或切除。也可以将受累及的窦壁切除后用大隐静脉或人工血管修补。也有学者认为窦旁脑膜瘤次全切除术后肿瘤复发率较低,尤其在老年患者中,肿瘤生长缓慢,即使复发后,肿瘤会将矢状窦慢慢闭塞,建立起有效的侧支循环,再行二次手术全切肿瘤的危险性要比第一次手术小得多。

肿瘤受累及的硬脑膜切除后需做修补,颅骨缺损可根据情况行一期或延期手术修补。

(五)预后

矢状窦旁脑膜瘤手术效果较好。术中大出血和术后严重的脑水肿是死亡的主要原因。只要术中避免大出血,保护重要脑皮质功能区及附近皮质静脉,就能降低手术死亡率和致残率。肿瘤全切后复发者很少,但累及上矢状窦又未能全切肿瘤的患者仍可能复发,复发率随时间延长而升高,术后辅以放疗可以减少肿瘤复发的机会。

近年来,采用显微外科技术,有效地防止了上矢状窦、中央沟静脉及其他重要脑结构的损伤,减少了手术死亡率和致残率,提高了肿瘤全切率。

三、大脑凸面脑膜瘤

大脑凸面脑膜瘤系指大脑半球外侧面上的脑膜瘤,主要包括大脑半球额、顶、枕、颞各叶的脑膜瘤和外侧裂部位脑膜瘤,在肿瘤和矢状窦之间有正常脑组织。肿瘤多呈球形,与硬脑膜有广泛的粘连,并可向外发展侵犯颅骨,使骨质发生增生、吸收和破坏等改变。

(一)发病率

大脑凸面脑膜瘤在各部位脑膜瘤中发病率最高,约占全部脑膜瘤的1/3(25.8%~38.4%)。大脑前半部的发病率比后半部高。

(二)临床表现

因肿瘤所在的部位不同而异,主要包括以下几个方面。

1. 颅内压增高症状

颅内压增高症状见于80%的患者,由于肿瘤生长缓慢,颅内高压症状一般出现较晚。肿瘤若位于大脑"非功能区",如额极,较长时间内患者可只有间歇性头痛,头痛多位于额部和眶部,呈进行性加重,随之出现恶心、呕吐和视神经盘水肿,也可继发视神经萎缩。

2. 癫痫发作

额顶叶及中央沟区的凸面脑膜瘤可致局限性癫痫,或由局限性转为癫痫大发作。癫痫的发作多发生于病程的早期和中期,以癫痫为首发症状者较多。

3. 运动和感觉障碍

运动和感觉障碍多见于病程中晚期,随着肿瘤的不断生长,患者常出现对侧肢体麻木和无力,上肢常较下肢重,中枢性面瘫较为明显。颞叶的凸面脑膜瘤可出现以上肢为主的中枢性瘫痪。肿瘤位于优势半球者尚有运动性和感觉性失语。肿瘤位于枕叶可有同向偏盲。

4. 头部骨性包块

因肿瘤位置表浅,易侵犯颅骨,患者头部常出现骨性包块,同时伴有头皮血管扩张。

(三)诊断

颅骨 X 线平片常显示颅骨局限性骨质增生或破坏,脑膜中动脉沟增宽,颅底片可见棘孔也扩大。

1.脑血管造影

脑血管造影可显示肿瘤由颈内、颈外动脉双重供血,动脉期可见颅内肿瘤区病理性血管,由于肿瘤血运丰富,静脉期肿瘤染色清楚,呈较浓的片状影,具有定位及定性诊断的意义。

2.CT 和 MRI 检查

CT 可见肿瘤区高密度影,因肿瘤血运丰富,强化后影像更加清楚,可做定位及定性诊断。MRI 图像上,肿瘤信号与脑灰质相似。T_1 加权像为低信号到等信号,T_2 加权像为等信号或高信号,肿瘤边界清楚,常可见到包膜和引流静脉,亦可见到颅骨改变。

(四)鉴别诊断

大脑凸面各不同部位的胶质瘤,一般生长速度较脑膜瘤为快。根据其所处大脑凸面部位的不同,症状各异,但其相应症状的出现,都早于而且严重于同部位的脑膜瘤。额极部的胶质瘤在早期很难与同部位的脑膜瘤相区别,但是一旦其临床症状出现,则进展速度快。颅骨平片检查颅骨一般无增生破坏情况,也无血管沟纹增多或变宽。脑血管造影显示相应部位的血管位移。

(五)治疗与预后

大脑凸面脑膜瘤一般都能手术完全切除,且效果较好。与肿瘤附着的硬脑膜及受侵犯的颅骨亦应切除,以防复发。但位于功能区的脑膜瘤,术后可能残留神经功能障碍。

第三节　髓母细胞瘤

一、概述

髓母细胞瘤是儿童最常见的一种颅内肿瘤,约占儿童颅内肿瘤的 18%,占儿童后颅窝肿瘤的 29%,占所有年龄段颅内肿瘤的 3%～4%。儿童髓母细胞瘤占髓母细胞瘤总数的 94%,成年人只占 6%。髓母细胞瘤的发病率约为每年 6 人/100 万,按照我国 13 亿人口计算,我国每年新增儿童髓母细胞瘤约 7300 例。成人髓母细胞瘤比较少见,约占成年人颅内肿瘤的 1%。

髓母细胞瘤的发病年龄高峰在 6～10 岁,且有明显的性别优势,男孩发病多于女孩。国外统计了 2456 例儿童髓母细胞瘤的资料,5 岁以下发病占 37%,6～10 岁发病占 43%,11～15 岁发病占 20%;男孩发病占 60%,女孩发病占 40%。有学者统计了 174 例儿童髓母细胞瘤,男孩占 61%,女孩占 39%;5 岁以下发病占 26%(最小年龄 9 个月),6～10 岁发病占 45%,11～15 岁发病占 29%。

二、病理

传统上讲髓母细胞瘤为第四脑室肿瘤,实际上髓母细胞瘤的起源部位在小脑的下蚓部,肿瘤呈膨胀性生长,由于肿瘤后方硬膜和颅骨的抵抗,肿瘤主要向前方的第四脑室生长。这就是我们在影像学上看到肿瘤位于(实为长入)"第四脑室"的缘故。瘤体压迫第四脑室底,约 1/3 的肿瘤与脑室底有粘连。瘤体向下生长进入枕大池,少数可以长入椎管内,到达 S_1 水平。绝大多数肿瘤位于后颅窝的中线部位,5%~9%的肿瘤位于小脑半球,极少数位于小脑-脑桥角(CPA)。

髓母细胞瘤是中枢神经系统恶性程度最高的神经上皮性肿瘤之一,属于原始神经外胚层肿瘤(PNET)的一种,在 WHO 的神经系统肿瘤分级中属于Ⅳ级。显微镜下可见具有多能性分化的细胞成分,包括神经元、星形、室管膜、肌肉和黑色素细胞等。髓母细胞瘤来源于胚胎残余组织,一种可能是起源于胚胎时期小脑的外颗粒细胞层,这些细胞正常约在出生后半年内逐渐消失;另一种可能是起源于后髓帆室管膜增殖中心的原始细胞,这些细胞可能在出生后数年仍然存在。

在 2007 年 WHO 神经系统肿瘤分类中,髓母细胞瘤有 5 种组织学类型:经典型、促结缔组织(纤维)增生型、大细胞型、肌母型和黑色素型。

(一)经典型髓母细胞瘤

经典型髓母细胞瘤质地均匀、脆、软。肿瘤外表面无包膜,暗灰色或暗红色,与肿瘤富含毛细血管有关。肿瘤的内部可有小的灶性坏死,可有小的囊变。在显微镜下,肿瘤细胞丰富,少有结缔组织成分。肿瘤由胞质很少、呈裸核状、核深染的小篮细胞组成,细胞密集生长,核圆形或卵圆形,染色质丰富,核分裂多见。典型的成团肿瘤细胞排列成玫瑰花瓣形(Homer-Wright 花瓣形)的病例约 40%。

(二)促结缔组织(纤维)增生型髓母细胞瘤

促结缔组织(纤维)增生型髓母细胞瘤以中心硬结节为特点,肿瘤的外周质地软、脆,中心的肿瘤结节质地韧、硬,黄灰色,多纤维组织。在显微镜下,有小结节状的孤立岛,为纤维结缔组织成分,肿瘤细胞呈散在分布。由于肿瘤质地脆弱,表面的肿瘤细胞易于脱落造成蛛网膜下腔内播散。播散的肿瘤细胞可在蛛网膜表面、脑沟内和鞍区种植生长。3%~5%的病例有肿瘤出血。

(三)大细胞型髓母细胞瘤

大细胞型髓母细胞瘤大约占 4%。显微镜下肿瘤细胞的细胞核巨大,核仁明显,胞质较其他类型髓母细胞瘤丰富。有丝分裂象和坏死明显。此肿瘤预后比经典型髓母细胞瘤差。

(四)肌母型髓母细胞瘤

1930 年报道至今仅有数十例报道,儿童常见。

(1)肉眼观和经典髓母细胞瘤相似:肿瘤呈胶冻状,灰白色,内部见小灶状坏死。

(2)显微镜下:髓母肿瘤细胞小而排列紧密,胞质稀疏,免疫组化显示肿瘤细胞表达突触酶和神经胶质纤维酸性蛋白(GFAP)。瘤细胞周围有嗜酸性横纹肌细胞围绕。横纹肌细胞有两种类型:一种体积较大,形态不一,可呈梭形或带状;另一种体积较小,与典型髓母细胞瘤的细胞相似。横纹肌细胞无明显细胞分裂表现,而肿瘤细胞Ki-67/MIB-1指标表达很高,提示预后不佳。

(五)黑色素型髓母细胞瘤

这种类型非常少见,预后很差。肉眼观肿瘤具有同黑色素瘤相似的黑色外观,可沿脑表面播散性转移形成覆盖脑表面的黑色斑点。显微镜下见典型髓母细胞瘤中混杂有黑色素肿瘤细胞,后者构成腺管状样结构的上皮。这种肿瘤细胞可能来源于神经嵴、神经管或视网膜色素层细胞。

三、分子遗传学

通过对髓母细胞瘤分子生物学和基因学的研究发现,40%～50%的病例有等臂染色体17p缺失。另外还发现6q、9q、11p和16q等染色体的等位缺失。代表细胞增殖性的癌基因c-myc在髓母细胞瘤中的表达非常常见。由于以上变异在其他类型的肿瘤中也有发现,因此有人认为是继发性变异,但多数学者认为是髓母细胞瘤的原发性变异。

四、临床表现

髓母细胞瘤的病程较短,一般为4～6个月。患者在肿瘤的早期多没有临床表现,或轻微的头痛没有引起患者家长的注意,当患者出现临床表现时,影像学发现肿瘤已经非常大。80%以上患者的首发表现是高颅内压的症状:头痛和呕吐,精神萎靡。高颅内压的主要原因是肿瘤阻塞第四脑室和大脑导水管后引起的幕上脑积水。

主要的体征有视盘水肿、躯体性共济失调、步态异常、强迫头位、眼球震颤等。患者可有视力模糊或视力下降。当肿瘤主要侵犯上蚓部,患者多向前倾倒;肿瘤位于下蚓部时,患者向后倾倒。如肿瘤侵犯一侧的小脑半球,患者表现为肢体性共济失调,如手持物不稳、指鼻困难等。患者多有水平性眼球震颤,这是由于眼肌的共济失调所致。复视是由于高颅内压引起展神经麻痹所致。当肿瘤侵犯第四脑室底时,由于面丘受侵犯可导致面瘫。长入椎管内的肿瘤侵犯了脊神经,患者可表现为强迫头位。

约22.4%的患者身高明显地超过正常儿童,因此怀疑髓母细胞瘤是分泌型的肿瘤,可能分泌生长激素或生长因子等。

五、影像学

成年人和儿童髓母细胞瘤在影像表现上有明显不同。一般头颅CT和MRI检查对儿童髓母细胞瘤的正确诊断率在95%以上,而成年人容易误诊。

(一)儿童影像学表现

头颅CT扫描可发现后颅窝中线部位圆形占位,边界比较清楚,瘤体周围可有脑水肿带,平扫为等密度或稍高密度,增强表现比较均匀,瘤体巨大占据了第四脑室。部分肿瘤有瘤内坏死和小囊变。头颅CT的血管造影像(CTA)可显示肿瘤的供血血管。

头颅MRI扫描能确定肿瘤的大小和精确的解剖关系。绝大多数肿瘤位于小脑下蚓部,边界清楚,质地均匀,髓母细胞瘤增强扫描后呈比较均匀的信号,提示瘤体质地软,在T_1相肿瘤呈低信号,有明显的均匀增强,肿瘤向第四脑室生长,向前方压迫第四脑室底。瘤体在增强后为混杂信号,提示髓母细胞瘤可能为硬纤维型。由于阻塞了第四脑室,大脑导水管扩张,并有幕上脑积水引起的脑室对称性扩大。另外,MRI扫描可以发现沿蛛网膜下腔散播的转移灶,这有助于确定肿瘤的分期,是制订治疗方案和估计预后的重要依据。

根据影像学肿瘤的变化,并结合脑脊液的细胞学检查,可以将髓母细胞瘤进行分期(表8-1)。结合手术切除肿瘤的结果,可以对儿童髓母细胞瘤进行病情分级(表8-2)。在Choux的分级中,肿瘤侵犯脑干是一个因素。但在我们的临床实践中发现:髓母细胞瘤极少侵入脑干内部,多数是与第四脑室底粘连。因此,我们认为肿瘤细胞的蛛网膜下腔播散应是一个重要因素。此肿瘤分期和病情分级对于判定患者的预后有一定的帮助,分期越高和高危因素越多,患者的预后越差。

(二)成人影像学表现

儿童髓母细胞瘤典型表现:常见于小脑蚓部、均质、增强均匀,这些在成人髓母细胞瘤却不常见。

估计仅有一半的成人髓母细胞瘤位于小脑蚓部,其他大部分位于一侧小脑半球。另外有少数可位于桥小脑角区,容易被误诊为听神经瘤或脑膜瘤。也有报道多发的髓母细胞瘤,但极为罕见。

表 8-1　后颅窝髓母细胞瘤的分期

分期	
T_1	肿瘤直径小于 3cm;局限于蚓部、第四脑室顶或者部分侵入小脑半球
T_2	肿瘤直径不小于 3cm;进一步侵犯邻近结构或者部分填塞第四脑室
T_3	肿瘤侵入两个以上邻近结构或者完全填塞第四脑室(延伸至导水管、第四脑室后正中孔或两侧孔)并伴随明显的脑积水
T_4	肿瘤进一步通过导水管延伸至第三脑室或向下延伸至上段颈髓
M_0	无蛛网膜下腔转移的证据
M_1	脑脊液细胞学检查发现肿瘤细胞
M_2	在脑蛛网膜下腔或侧脑室、第三脑室发现结节性转移灶
M_3	在脊髓蛛网膜下腔发现结节性转移灶
M_4	中枢性神经系统外转移

表 8-2　儿童髓母细胞瘤的临床病情分级

高危因素	低危因素
年龄小于 3 岁	年龄大于 3 岁
大部切除肿瘤	全切或近全切除肿瘤
肿瘤侵犯脑干或转移	无脑干侵犯或转移

位于小脑蚓部的成人髓母细胞瘤 CT 检查表现为密度均一、均匀增强的肿块。而位于小脑半球部位的常呈非均一的混杂密度肿块,增强表现不均匀。MRI 检查,肿瘤 T_1 加权像为低信号,T_2 加权像为高信号,T_1 增强表现同样不均匀。小的囊变常见,大的囊变罕见。另外要引起注意,有一种少见的黑色素性髓母细胞瘤 MRI 表现很有特点,为 T_1 加权高信号、T_2 加权低信号,与典型病变正好相反,容易和出血相混淆。

六、诊断和鉴别诊断

对于 3~10 岁的儿童,如果短期内(4~6 个月)出现头痛、呕吐、走路不稳、眼球震颤等临床表现时要考虑髓母细胞瘤的可能,及时行影像学检查可以明确诊断。由于成人髓母细胞瘤影像学表现不像儿童那么典型,临床容易误诊,而术前正确的诊断和分期对制订治疗方案和估计预后有非常重要的意义。因此,对成人后颅窝脑实质内的占位要提高警惕。无论是儿童还是成人怀疑髓母细胞瘤时,要加全脊髓扫描确定有无转移灶。

主要应和以下病变进行鉴别。

(一)室管膜瘤

室管膜瘤为第四脑室内发生的肿瘤,主要见于 20 岁以下的儿童和青年人,特别多见于 5 岁以下儿童。特点是第四脑室底神经核团受压症状明显,小脑症状相对较轻:如耳蜗前庭核受累引起耳鸣、听力减退等症状;展神经核受累引起眼球外展障碍;迷走、舌下神经核受累引起声音嘶哑、吞咽困难、恶心、呕吐等。影像上肿瘤信号不均匀,常见钙化和较大的囊性变。

(二)小脑星形细胞瘤

典型的小脑星形细胞瘤多位于小脑半球,由于肿瘤生长较慢,小脑半球代偿能力较强。因此,患者的病史很长。影像学检查上有显著的囊性变,钙化也较常见。

其他还要和血管网织细胞瘤、脉络丛乳头状瘤、转移瘤等相鉴别。

七、治疗
(一)手术治疗

手术切除肿瘤是治疗髓母细胞瘤的首选方法,在影像学诊断后,应尽早手术治疗。70%～80%的患者合并有脑积水,现在不主张肿瘤手术前做分流术。可以在手术前 2～3 天做侧脑室持续外引流,待手术切除肿瘤后再去除脑室外引流。如肿瘤手术后 1～2 周头颅 CT 或 MRI 扫描显示脑室没有明显缩小,可以做脑室-腹腔分流术。对于脑室-腹腔分流术是否造成肿瘤的腹腔转移,目前仍有争论。当肿瘤有广泛的蛛网膜下腔转移或种植、不能首先进行肿瘤切除时,可做分流术。

肿瘤的手术全切除是治疗髓母细胞瘤的根本目标。一般讲,几乎所有原位生长的髓母细胞瘤都能做到全切除或近全切除。

做常规后颅窝枕下正中切口:上端在隆凸上 2cm,下端到 C_3 棘突水平。一般儿童没有明显的枕外隆凸,确定的方法是枕大孔向上 5cm 处,即枕外粗隆(窦汇)的位置。用铣刀取下骨瓣(术后骨瓣要复位),一般无须咬除 S_1 后弓。硬膜做"H"形切开,用丝线结扎上、下枕窦,此方法避免了"Y"形切开枕窦引起的大量出血和硬膜不能缝合的缺陷。肿瘤位于小脑蚓部的前方,部分瘤体长入枕大池内。切开小脑下蚓部2～3cm,前方即可看到暗红色的肿瘤。多数肿瘤质地软、脆,用粗吸引器快速吸除瘤体,肿瘤内有粗细不等的血管,应边吸除肿瘤边电凝血管,不可只强求止血。快速吸除肿瘤是止血的最好方法,当瘤体被大部吸除后,肿瘤出血自然减少或停止。

切除肿瘤的范围:上界到达导水管,两侧到达小脑半球。肿瘤与小脑半球无明确的边界,但有胶质增生层。全切除肿瘤后应看到导水管的开口。多数肿瘤与第四脑室底无粘连,第四脑室底表面光滑。如瘤体与第四脑室底有粘连,可残留粘连的少许瘤体,不可损伤第四脑室底。用止血纱布(如美国强生公司产品)覆盖手术创面止血,止血纱布与有轻微渗血的创面紧密粘连。不用止血海绵片止血,因其易于脱落。关颅时应将硬膜缝合或修补缝合,骨瓣复位、固定。

术后常见的并发症有皮下积液、缄默症(mutism)、颅内感染等。以往文献报道髓母细胞瘤的手术死亡率约 10%,由于现代影像技术和显微手术技术的发展,现在的手术死亡率几乎为零。术后 2～3 天时应检查切口情况,如发现有皮下积液应及时做抽液后加压包扎,一般每天穿刺抽液并加压包扎 2～3 次,枕部软组织与颅骨贴合后积液即可消失。如积液不能消失,可做皮下积液持续外引流,并局部加压包扎。如皮下积液仍然不消失,可做皮下积液-腹腔分流术。

缄默症的发生率较低,主要发生在巨大的髓母细胞瘤手术后。患者有两种不同的临床表现类型:多数患者表情呆滞、不说话、不回答问题;有极少数患者表现为哭闹,但无眼泪,在床上翻动,不说话。缄默症发生的时间可在术后即刻出现,也可在术后数天才出现。几乎所有的缄默症都能在半年以内恢复到正常状态。术后即刻出现的缄默症的恢复时间较长,一般要数周到半年。而术后数天才出现的缄默症的恢复较快,数天或数周即可恢复。发生缄默症的确切原因不十分清楚,可能与损伤小脑的齿状核有关系,齿状核的损伤原因可能因手术直接损伤和静脉循环损伤有关系。

(二)放射治疗

髓母细胞瘤的恶性程度很高,单纯手术治疗的效果很差,因此术后放疗是治疗髓母细胞瘤必不可少的治疗措施,可以明显地延长患儿的生存期。

但是早期实施的手术加局部放疗的效果也不理想。1936 年,Cutler 开始采用全中枢(CSI)放疗。1969 年,Bloom 报道了 71 例进行 CSI 的病例,5 年和 10 年生存率分别为 40% 和 30%。之后,大量的研究证明,无论儿童还是成人髓母细胞瘤,采用手术加 CSI 均可以显著提高生存期。

髓母细胞瘤对放疗很敏感,而且由于患者多为儿童,大剂量放疗将增加明显的不良反应,特别是引起患儿的神经系统发育障碍,因此目前已经不主张进行大剂量放疗。有较可靠研究显示,采用低剂量全中枢照射加后颅窝局部高剂量照射能够在不降低疗效的情况下减少放疗并发症。一般要求全脑＋全脊髓为 30～40 Gy,后颅窝总剂量不低于 50 Gy,近来的标准剂量为 50～58.8 Gy,每次的分割剂量为 1.75 Gy 或 1.8 Gy。没有可靠证据显示提高剂量能够提高疗效。术后开始放疗的时间越早越好,一般患者要在术后 3 周内接受放疗。对于高危病情的患者,尚需要在放疗后进行药物化疗,以提高患者的生存率。

放疗不良反应包括短期的和远期的。短期不良反应主要有恶心、呕吐、疲劳、脱发、骨髓抑制和咽喉疼痛等。远期不良反应主要是记忆力、计算力等认知功能下降,特别在儿童比较明显,其他较少见的还有垂体功能低下、引起第 2 肿瘤等。

(三)化疗

化疗一直是儿童髓母细胞瘤手术及放疗后的重要辅助治疗手段。一般不主张在放疗前做化疗,应在放疗后再化疗。自 1990 年以来,有医学家提出的 CCNU＋顺铂＋长春新碱方案在美国已经作为标准方案用于治疗髓母细胞瘤。这一方案的应用将儿童髓母细胞瘤的平均5 年生存期从 1973—1989 年的 50% 左右提高到 1990—1999 年的 70% 左右。化疗的主要不良反应包括外周神经炎、听觉损伤、肾脏损害和骨髓抑制等。

由于放疗加化疗将大大增加不良反应,人们开始尝试在化疗辅助下减少放疗剂量的方案。初步的研究显示,对儿童髓母细胞瘤患者,这一方案可以在不降低长期生存率的情况下明显降低放射治疗造成的儿童认知功能障碍。但是这一方案在成人髓母细胞瘤治疗中的作用还存在争议,因为:①成年人单纯接受手术加放疗的 5 年无病生存率(PFS)可以达到 60%;②放疗对成人神经认知功能的影响远没有儿童那么严重;③目前还没有可靠证据证明在手术+放疗后加用化疗可以有效提高成人髓母细胞瘤的疗效;④Packer 方案可能引起的化疗不良反应(如恶心、呕吐、周围神经炎、骨髓抑制、肾脏损害等)在成年人更容易出现。因此,对于成人髓母细胞瘤的治疗方案目前的共识是手术加术后放疗,化疗的作用和最佳方案及何时开始化疗等问题还需要进一步的研究。

八、预后

影响髓母细胞瘤的预后因素很多,如肿瘤的基因改变、肿瘤细胞蛛网膜下腔转移程度、肿瘤局部侵犯的范围、患者的年龄、患者的性别、手术切除肿瘤的程度、术后放疗剂量、药物化疗的应用等。一般来讲,女孩的预后明显好于男孩,年龄小的患者预后差于年龄大的患者。

由于显微手术技术的提高、放射设备和方法的改进及化疗药物的应用,使得儿童髓母细胞瘤的治疗效果达到了非常理想的水平。个别报道患者 5 年生存率可以达到 95%。

所有髓母细胞瘤的患者都应做长期的随访,定期做头颅 CT 或 MRI 扫描是早期发现肿瘤复发的根本措施。多数髓母细胞瘤的复发在手术后 3 年内,因此,在术后的 4 年内,每 6 个月做 1 次头颅 CT 或 MRI 扫描检查,4 年以后每 1 年做 1 次 CT 或 MRI 扫描。定期做脑脊液的细胞学检查也是随访髓母细胞瘤的重要方法,其发现肿瘤复发可能会在影像学发现复发的肿瘤占位之前。髓母细胞瘤复发后的生存时间很短,有临床症状的患者平均生存 5 个月,有影像学占位而没有临床症状的患者平均生存 20 个月。

肿瘤的复发部位根据手术的切除程度有所不同。肿瘤大部切除的病例几乎都是在原位复发;而全切除或近全切除的髓母细胞瘤很少有原位复发,肿瘤的复发多在前颅窝(如鞍区、额叶纵裂处)和脊髓等部位。可能是这些部位位于放射野的边缘,已经有蛛网膜下腔播散的肿瘤细胞残存在这些部位引起肿瘤的复发。应根据颅内复发肿瘤的大小决定治疗方法,如再次手术、放疗或化疗。

髓母细胞瘤在中枢神经系统外的复发(转移)率约 5.6%,主要部位:骨(82%)、淋巴结(28.7%)和内脏器官(23.5%),治疗的方法为化疗和放疗,一般不适合手术治疗。

第四节　生殖细胞肿瘤

生殖细胞肿瘤系指发源于胚生殖细胞的肿瘤。依照世界卫生组织(WHO,1990)所提出的颅内肿瘤分类方案,生殖细胞肿瘤包括生殖细胞瘤、畸胎瘤、恶性畸胎瘤、内皮窦瘤及绒毛膜上皮癌等。其中,以生殖细胞瘤最为多见,其次为畸胎瘤(包括恶性畸胎瘤),而内皮窦瘤和原发于颅内的绒毛膜上皮癌十分少见。

一、流行病学

生殖细胞肿瘤发病率占颅内肿瘤的 0.5%~2%,在相关医学综合分析 389 例颅内生殖细胞肿瘤的统计中,生殖细胞瘤占 65%,畸胎瘤占 18%,恶性畸胎瘤占 5%,内皮窦瘤及绒毛膜上皮癌分别为 7% 和 5%。约有 95% 的生殖细胞肿瘤的原发部位起源于中线附近,48% 在松果体区,37%左右发生在鞍上池,比较少见者在丘脑下部、脚间池、小脑脑桥角、小脑蚓部、丘脑甚至大脑半球各部位均可见到。

生殖细胞肿瘤在新生儿至老年人均可发生,但以青少年多见,不同病理类型的肿瘤之间的最小年龄与平均年龄略有差异,生殖细胞瘤年龄最小6岁,发病高峰12～14岁,平均年龄10岁;畸胎瘤最小年龄3岁,发病高峰7～8岁,平均年龄为9岁。生殖细胞瘤的性别比率约为2.24∶1(男∶女),发生在松果体区的生殖细胞肿瘤以男性占绝大多数,而在鞍上生殖细胞瘤中则以女性较为多见。

病理特点:颅内生殖细胞肿瘤最多见于松果体区,因此,长期被称"异位松果体瘤"。但由于生殖细胞肿瘤的组织学、生物学特性及临床表现与松果体实质细胞来源的肿瘤(松果体细胞瘤和松果体母细胞瘤)有明显不同,近几年来已经将两者的名称严格分开。

对于生殖细胞肿瘤的起源、病理分类及发生机制的研究均表明与性腺外生殖细胞直接有关。该类肿瘤源自胚胎发生的最初数周内退化的原始生殖细胞,而其生物学特性与起源于性腺的生殖细胞肿瘤亦大致相似,提示两者皆为起源自同类组织来源的不同类型的肿瘤。

二、临床特点

生殖细胞肿瘤多见于松果体区及鞍上,本节着重于对松果体区生殖细胞肿瘤进行讨论。

患者的病程取决于肿瘤的发生部位、体积大小及组织学类型,但一般自然病程较短,平均为6个月左右,而病程在3个月之内者占1/3。

由于松果体区生殖细胞肿瘤生长于大脑大静脉池内,上方为胼胝体压部,前下方为中脑四叠体,后下隔小脑幕与小脑上蚓部相邻近。在肿瘤的发展过程中所产生的临床症状始终基于以下3种主要原因:①颅内压增高;②邻近结构受压;③内分泌紊乱。现分述如下。

(一)颅内压增高

肿瘤突向第三脑室后部梗阻中脑导水管上开口,或向前下发展使得导水管狭窄及闭锁,皆可导致早期发生梗阻性脑积水而出现颅内压增高。患者可表现头痛、呕吐及视盘水肿,亦可出现视力减退、展神经麻痹等症状。在儿童亦可表现头颅增大、前囟张力增高等。

(二)邻近结构受压征

1.Parinaud综合征

肿瘤压迫四叠体上丘可致眼球上下运动障碍、瞳孔散大或不等大。Parinaud首先指出松果体区肿瘤可造成眼球上视不能并伴有瞳孔散大及光反应消失,但瞳孔调节反应存在,故而得名。但实际临床工作中,完全典型Parinaud综合征并不多见,所以有时将单纯上视不能亦被称Parinaud综合征。

2.听力障碍

肿瘤生长较大时可压迫下丘及内侧膝状体而产生耳鸣及听力减退,但可能因为儿童的症状表述较差及临床检查的合作程度的影响,听力障碍的阳性率不高。

3.共济障碍

肿瘤向后下发展可影响小脑上蚓部和小脑上脚,因而出现躯干性共济障碍及眼球震颤,可表现为步态不稳,协调动作迟缓及Romberg征阳性,在出现颅内压增高伴有共济运动障碍者,应注意与颅后窝肿瘤的鉴别。

4.丘脑下部损害

主要表现为尿崩症,肿瘤细胞沿脑脊液发生播散性种植到丘脑下部是产生此症状的重要因素,有人报道肿瘤的直接压迫亦可导致尿崩症。此外,少数患者可表现嗜睡等。

(三)内分泌紊乱

松果体区生殖细胞肿瘤的内分泌改变表现是性征发育紊乱,主要为性早熟。正常松果体细胞可分泌褪黑激素,后者可降低促性腺激素的含量并减少该激素的分泌,使得性征发育与全身功能的发育相协调。肿瘤的破坏使得褪黑激素的合成与分泌减少,上述正常生理平衡发生紊乱。此部位的畸胎瘤则表现为性早熟;起源于松果体实质细胞的肿瘤则可表现为性征发育迟缓。

(四)其他症状

松果体区生殖细胞肿瘤患者可因颅内压增高及中脑受压而出现锥体束征和意识障碍等症状。由于生殖细胞瘤易于发生肿瘤细胞的播散性种植,除可种植在鞍上漏斗隐窝处产生多饮多尿症状之外,亦可能在蛛网膜下腔广泛种植而产生相应的临床症状。本病主要临床特征是头痛、听力障碍、共济失调。

三、辅助检查

(一)实验室检查

1.脑脊液脱落细胞学检查

由于生殖细胞肿瘤除畸胎瘤外均易发生肿瘤细胞脱落,并沿蛛网膜下腔发生播散种植,所以生殖细胞肿瘤的脑脊液中可找到脱落的肿瘤细胞,这对于患者的诊断及治疗方案的确立都有相当重要的意义。在临床实际工作中,应注重脑脊液细胞学检查,为提高检出率,可采取标本离心等措施,并应尽量在标本留取后立即送病理科检查瘤细胞。

2.肿瘤标志物检测

免疫组织化学技术可检测出某些生殖细胞肿瘤患者的血清及脑脊液中的甲胎蛋白(AFP)、绒毛膜促性腺激素(HCG)及癌胚抗原(CEA)升高。AFP 是胚胎癌与内皮窦肿瘤公认的生物标志物,HCG 则主要由合胞体滋养层细胞分泌。文献中认为在原发颅内生殖细胞瘤中上述肿瘤标志物的血清与脑脊液水平与肿瘤的组织类型有关,其中,HCG 的升高以绒毛膜上皮癌最明显,然后依次是生殖细胞瘤、胚胎癌及内皮窦瘤。AFP 升高见于颅内生殖细胞瘤、畸胎瘤、内皮窦瘤及绒毛膜上皮癌。上述异常改变在肿瘤得到治疗后可恢复到正常水平,而在肿瘤复发或播散时又可再度升高,因而目前多将之作为疗效评定及复发监测的重要手段。除此之外,黄体生成素(LH)的异常升高亦见于颅内生殖细胞瘤、畸胎瘤和绒毛膜上皮癌。但是上述变化并非见于所有生殖细胞肿瘤患者,而对其特异性及阳性率的统计亦有较大差异,对预后的判断亦存在较多争议,目前有研究表明褪黑激素及其合成酶(HIOMF)或 5-羟色胺(5-HT)及黄体生成素释放激素(LFIRH)对生殖细胞肿瘤的诊断及预后的判断有一定价值。可以认为,随着检测技术与检测方法的不断进步,肿瘤标志物的检测在生殖细胞肿瘤的诊断、疗效评价及预后判定、复发监测诸方面将发挥日益重要的作用。

(二)神经影像学检查

1.颅骨 X 线平片检查

松果体区生殖细胞瘤的颅骨 X 线平片主要有颅内压增高征象及松果体区异常钙化。正常人的松果体钙化在 10 岁以下的儿童极为少见,若此时出现松果体区钙化斑或 10 岁以上且直径超过 1cm 者,应高度怀疑松果体区肿瘤的可能性。

2.脑室造影及脑血管造影

松果体区生殖细胞肿瘤脑室造影常表现为侧脑室对称性扩大及第三脑室前部亦扩大,而第三脑室后部则呈肿瘤所致的充盈缺损,当肿瘤体积较小而导水管尚未完全闭塞时,造影可见到变细及向前下方移位的中脑导水管。比较典型的肿瘤影像为半圆形且表面光滑的充盈缺损,其下的导水管呈笔尖样收缩。脑血管造影除表现脑积水征象外,静脉期可表现大脑内静脉和 Galen 静脉移位。

3.CT 检查

松果体区生殖细胞肿瘤的 CT 征象因不同的病理组织类型而异,可表现为类圆形、圆形或分叶状,可呈等密度、混杂密度或均匀稍高密度、等高混杂密度或均匀稍高密度。生殖细胞瘤多有钙化,边界不甚规则,有时呈蝴蝶状;畸胎瘤因含脂肪、牙齿及骨骼而呈混杂密度,低密度区 CT 值可低于脑脊液而高密度区可接近骨质,混合型肿瘤的表现可为多囊性病灶,生殖细胞瘤多表现均匀一致的明显强化,而畸胎瘤多为非均匀强化。此外,可因肿瘤大小及生长方向的不同而呈程度不同的梗阻性脑积水征象。

4.MRI 检查

由于松果体区生殖细胞肿瘤基本上位于中线,MRI 较 CT 能更好地显示肿瘤的大小和部位。较小的肿瘤在 CT 扫描时容易遗漏。由于中脑导水管受压或位于其上的大脑大静脉受压,在 MRI 上表现出上述流空效应减弱,这是较小的肿瘤因轻度占位效应而造成较早的间接征象,而一些正常人的松果体可以呈囊性,大小为 10～15mm,T_1 加权像与 T_2 加权像均比脑脊液信号高。生殖细胞瘤在 T_1 加权像呈等信号,注药后有显著的异常对比增强。由于肿瘤可沿脑脊液种植播散,因此,检查时应包括矢状位及冠状位,尽可能将颈段椎管包括一部分,若有怀疑,应做 Gd-DTPA 增强扫描。生殖细胞瘤对放射治疗极为敏感,治疗后 MRI 异常信号可消失。畸胎瘤一般呈短 T_1 及等 T_2 信号,但因不同的组成成分而表现不同的信号强度。恶性畸胎瘤边缘不清楚,有时有出血倾向,可含有脂肪组织,异常对比增强一般比较明显。

四、治疗方法

(一)治疗原则

颅内生殖细胞肿瘤多数位置深在,且邻近重要脑组织结构及深部血管,手术切除病死率较高,故传统上多数作者主张行保守治疗,其理由为:①直接手术死亡率 30%～70%;②95%的生殖细胞肿瘤为恶性肿瘤而不能全切除,且同样约 95%的患者对放疗敏感;③手术增加了肿瘤发生蛛网膜下腔播散的可能。基于这种原则所制订的治疗方案在 20 世纪 90 年代取得了比较满意的疗效,分流术后患者病死率低于 5%,5 年生存率为 60%～95%,因此,至今仍然有人坚持此观点。但由于不能做到肿瘤的病理诊断,难免存在治疗上的盲目性;另一方面放疗的不良反应包括智力及精神后遗症、垂体前叶及下丘脑功能障碍,尤其是对于迅速生长发育期的儿童影响更为突出,加之部分患者在分流术后虽颅内压增高得到了缓解,但中脑受压体征却更加明显,此时必须施以直接手术来解除脑干受压。为了克服保守治疗的缺点,近年来许多学者采用的治疗是首先行分流手术控制颅内压增高,随之应用临床、肿瘤标志物检测及神经影像学检查将肿瘤加以筛选,然后鉴别肿瘤的病理性质而采用不同的治疗措施,具体方法包括:①脑脊液细胞学检查;②肿瘤立体定向活检;③试验性放疗。应用 20 Gy 的小剂量射线作为诊断性治疗。近年来,生殖细胞肿瘤的药物化疗的研究增多,并取得了较为满意的近期疗效。综上,松果体区生殖细胞肿瘤的现代治疗应包括手术、放射治疗及化疗的综合治疗。

(二)手术治疗

1.直接手术

随着现代神经影像学诊断方法及麻醉学、显微神经外科技术的发展与日趋完善,及对局部显微解剖的深入研究,松果体区肿瘤直接手术的死亡率、致残率不断降低。医学相关报道 34 例中仅 1 例死亡,也有医学报道的病死率亦在 5% 以下。因此,目前有越来越多的作者主张采用直接手术探查,应用显微手术技术可对一部分患者达到全切除肿瘤的目的,对于不能完全切除者,手术可提供组织学诊断,争取时间进行放疗及化疗。

松果体区肿瘤比较常用的手术入路可归纳为两类。一类是经脑室入路,其中包括额部经侧脑室入路、顶枕部经胼胝体入路及颞顶枕经三角区入路;另一类是不经过脑室的手术入路,包括枕部经小脑幕入路和幕下小脑上入路。根据神经影像学检查所提示的肿瘤部位选择合理的手术入路是手术成功的关键,基本原则有二:一是选择距肿瘤最近的入路;二是手术能够清楚暴露肿瘤从而对周围结构损伤较小。经过实践我们发现,顶部经胼胝体入路对大脑半球牵拉较重,有时会影响中央静脉的回流而产生偏瘫等严重并发症。经侧脑室三角区入路只适用于肿瘤大而侧脑室扩大明显者,手术由侧方到达肿瘤,解剖关系不清,肿瘤对侧面的出血不易处理。额部经侧脑室入路对肿瘤偏前者较为适用。肿瘤偏后者可应用幕下小脑上入路,当肿瘤不能完全切除时,便于行经侧脑室枕大池分流术,其缺点是术野比较狭窄,不易直视下保护大脑内静脉,而采用经枕部经小脑幕入路由于克服了上述不足,近年来受到越来越多的学者的推崇。

2.分流手术

行分流手术的目的在于缓解颅内压增高,为进一步的放射治疗或直接手术做准备。在分流的方式与时机的选择上同样存在争议。Stein 因多用幕下小脑上入路而认为术前分流对于可达全切除肿瘤打通脑脊液循环者已非属必要,而若有必要时可行脑室脑池引流术以重建脑脊液循环。同时,术前分流尤其不适于准备经脑室入路的直接肿瘤切除者,因分流管可被手术时空气或血液阻塞,并且若患者采用坐位手术时,可能因脑皮质的过度塌陷、桥静脉断裂而发生硬膜下出血。另外,他们同时认为脑室腹腔分流(V-Pshum)优于其他方式,尽管有经分流管种植播散的潜在危险,但在临床上这种情况的发生率并不高,较之脑室心房分流的并发症危险性要小得多。与上述观点相反,近几年来,多数学者则认为分流手术应在直接手术之前 10 ～14 天进行。

3.立体定向肿瘤病检

如前所述,松果体区肿瘤治疗方案的选择在很大程度上取决于对肿瘤的组织学诊断的确定,立体定向活检术近年来发挥着重要的作用,有医学者提出松果体区肿瘤的治疗应由立体定向病检开始,根据病理结果选择适当的治疗方案。但另一方面由于肿瘤的部位、性质的关系,立体定向穿刺所致潜在的损伤、出血等危险依然不可忽视,同时由于肿瘤的病理组织异常性质所决定,少量组织对病理诊断所造成的困难尚未完全解决。故医学家指出,立体定向活检的主要适应证应为:①肿瘤侵犯丘脑或中脑;②高危患者或年老者;③多发性肿瘤患者。

(三)放射治疗

放射治疗对于颅内生殖细胞肿瘤的治疗的敏感性与肿瘤细胞的有丝分裂成正比,同时与性激素水平和肿瘤标志物的变化有一定的关系。生殖细胞肿瘤易于发生蛛网膜下腔种植,与其生长在接近脑脊液循环通路的蛛网膜池有关,亦与肿瘤自身的生物学性质有关,因此,许多学者认为应常规行全脑脊髓轴放疗。相关医学报道的经脑脊液转移的病例中,发现约有 80% 的病例转移灶在非照射区,而对转移灶的处理十分困难,所以为防转移,有必要性全脑脊髓轴放疗,这在 HCG 及 AFP 阳性的肿瘤患者尤为重要。关于放疗的剂量报道不一。生殖细胞瘤患者脑部放疗总量一般为 45~50 Gy,全脊髓放疗剂量 20~30 Gy,1 岁以内的儿童应用成年人的 50%,5 岁时用 75%,8 岁以后可与成年人剂量相同。

(四)化学治疗

生殖细胞肿瘤自身的生物学特性与松果体区的解剖特点是对松果体区生殖细胞肿瘤进行有效化学治疗的基础,一方面胚胎生殖细胞对抗癌药物具有较高的敏感性;另一方面松果体区血脑屏障的解剖缺陷使得药物能得以有效地分布于靶细胞。近年来,有关生殖细胞肿瘤的化疗日益受到重视,有许多文献报道表明化疗对生殖细胞肿瘤的肯定疗效。有相关联合应用顺氯铵铂、长春新碱和博来霉素治疗生殖细胞瘤取得一定的疗效。医学家在分析 51 例儿童颅内生殖细胞肿瘤的报道中,亦强调了化疗的重要性。天坛医院近期对松果体区生殖细胞肿瘤应用联合化疗方案(顺氯铵铂+氨甲蝶呤+长春新碱+平阳霉素),给药过程中行血药物浓度监测,神经影像学检查表明,经治疗所有患者(包括手术及放疗后复发者)均有明显的缩小,甚至完全消失,初步的治疗结果表明,化疗作为生殖细胞肿瘤的综合治疗的重要组成部分,不仅可用于患者的初次治疗,对于经手术及放疗后复发的肿瘤,可能成为首选治疗。但是,对于其可靠性及长期疗效的观察尚有待于进一步观察。

第九章　椎管内肿瘤

第一节　椎管内神经纤维瘤

椎管内神经纤维瘤又称脊髓神经鞘瘤,实际椎管内肿瘤中最常见的良性肿瘤,约占椎管内肿瘤的 45%,占髓外硬膜内肿瘤的 70% 以上。多起源于脊神经后根,8.5% 的肿瘤经椎间孔发展到椎管外呈哑铃形。脊髓神经纤维瘤多见于青壮年,30~50 岁为好发年龄,老年人发病率低,儿童较少见。男性略多于女性。

一、病理

椎管内神经纤维瘤起源于脊神经鞘膜和神经束纤维结缔组织,大多发生于脊髓神经后根。肿瘤包膜完整,呈圆形或椭圆形,粉红色,大小多在 1~10 cm,胸段肿瘤一般较小,马尾部的肿瘤多数较大。一般为单发,多发者多为神经纤维瘤病。常为实质性肿瘤,部分(约 1/3)病例可发生囊性变。

神经纤维瘤由致密的纤维束交织构成。大致有两种组织类型,一种细胞核呈栅状排列,另一种组织稀松呈网状结构。2.5% 的神经纤维瘤可发生恶性变,至少有一半发生在多发性神经纤维瘤病患者中。神经纤维瘤呈膨胀性生长,压迫脊髓;大部分位于髓外硬膜内的蛛网膜下腔,少数可发生在硬脊膜外,有的通过椎间孔向椎管外生长,呈哑铃状,哑铃状神经纤维瘤多发生于颈段,其次是胸段,腰骶部较少见。腰骶部的神经纤维瘤大多与马尾神经明显粘连。

二、临床表现

椎管内神经纤维瘤的临床表现也分为脊髓刺激期、部分压迫期和麻痹期三个阶段。其特点为:①肿瘤生长较缓慢,病程较长,平均为 1.5 年;如果肿瘤发生囊性变或恶变,病情可突然加重。②早期 80% 的患者表现为肿瘤所在相应的部位神经根痛,晚间卧床时加重;约 85% 的患者有下肢发冷、发麻和病变区束带感或下肢紧束感等感觉异常。③脊髓半切综合征比较典型。④晚期出现截瘫。

三、辅助检查

(一)腰椎穿刺及脑脊液检查

表现为细胞-蛋白分离现象及不同程度的蛛网膜下腔梗阻。腰穿放液后症状往往加重。

(二)X 线平片检查

表现为肿瘤相应部位椎弓根变窄,椎弓根间距增宽。若肿瘤位于脊髓腹侧,侧位片可见椎体后缘有弧形硬化现象;若肿瘤呈哑铃形,可见椎间孔扩大。

(三)CT 检查

表现为边界清楚、均匀或环状强化的椭圆形肿块,哑铃形肿瘤可见肿瘤通过扩大的椎间孔向椎管外发展(图 9-1)。

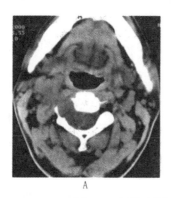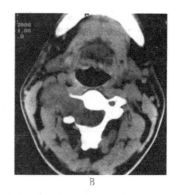

图 9-1　哑铃形神经鞘瘤的平扫 CT 表现

A.正常椎间孔;B.扩大的椎间孔向椎管外发展

(四)MRI

MRI 是诊断椎管内神经纤维瘤的首选辅助检查。一般表现为边界清楚,T_1 为等信号或稍低信号,T_2 为高信号。增强扫描呈多样性强化,环状强化是椎管内神经纤维瘤的特征之一(图8-2)。

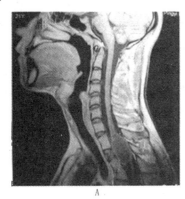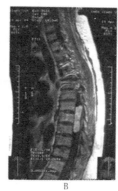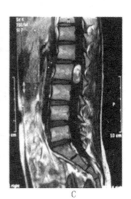

图 9-2　神经鞘瘤 MRI 表现

A.颈段;B.胸段;C.腰段

根据 MRI 表现可将椎管内神经纤维瘤分为 3 型。

(1)实体型:肿瘤是实质性肿块,无囊变、无坏死和液化,MRI 信号均匀。T_1 为等信号或稍低信号,T_2 为高信号;均匀强化。

(2)囊肿型:肿瘤弥漫性或多灶性囊变,T_1 极低信号,T_2 极高信号;单囊或多囊状强化,囊壁规则或不规则。

(3)混合型:肿瘤内有单发或多发小的坏死、液化区,形成局限性囊变。T_1 为不均匀的等信号或低信号,T_2 为不均匀高信号;不均匀强化。

四、诊断

青壮年缓慢发病,出现明显的神经根性疼痛,卧床时加重,运动、感觉障碍,自下而上发展,伴脊髓半切症状,应考虑椎管内神经纤维瘤的可能,要及时选择相关辅助检查以明确诊断。

五、治疗

手术是治疗椎管内神经纤维瘤的首选方法,一旦确诊尽早手术。多数患者手术切除能达到根治。对于哑铃形肿瘤,若椎管外的肿瘤不大,一次手术可完全切除;若椎管外部瘤组织较大,应二期另选入路切除。马尾部的神经纤维瘤全切除往往有一定困难,因为肿瘤包膜多与马尾神经粘连,勉强分离切除肿瘤包膜时,可能会损伤马尾神经,应注意避免。

硬脊膜外血肿、脊髓水肿及切口感染是手术的主要并发症,应注意防治。

六、预后

椎管内神经纤维瘤几乎都是良性肿瘤,多能完整切除,极少复发,预后良好。恶性神经纤维瘤,预后不良,生存期很少超过 1 年。

第二节　脊膜瘤

脊膜瘤发病率位居椎管内肿瘤的第二位,占椎管内肿瘤的 10％～15％。多见于中年人,好发年龄为 40～60 岁,青年人发病率低,儿童极少见。男女比例 1：4。脊膜瘤多发生在胸段(81％),其次是颈段(17％),腰骶部较少(2％)。绝大多数脊膜瘤位于髓外硬膜内,约 10％ 生长在硬脊膜内外或完全硬脊膜外。脊膜瘤多位于脊髓的背外侧,上颈段及枕骨大孔的腹侧或侧前方亦为常发部位,基底为硬脊膜。常为单发,个别多发。脊膜瘤绝大多数是良性肿瘤。

一、病理

脊膜瘤起源于蛛网膜内皮细胞或硬脊膜的纤维细胞,尤其是硬脊膜附近神经根周围的蛛网膜帽状细胞。肿瘤包膜完整,以宽基与硬脊膜紧密附着。肿瘤血运来自硬脊膜,血运丰富。瘤体多呈扁圆形或椭圆形,肿瘤组织结构较致密硬实,切面呈灰红色。

常见肿瘤亚型为：①内皮型：由多边形的内皮细胞嵌镶排列而成,有时可见有旋涡状结构,多起源于蛛网内皮细胞。②成纤维型：由梭形细胞交错排列组成,富有网状纤维和胶原纤维,有时可见有玻璃样变,多起源于硬脊膜的纤维细胞。③砂粒型：在内皮型或纤维型的基础上散在多个砂粒小体。④血管瘤型：瘤组织由大量形态不规则的血管及梭形细胞构成,血管壁透明变性,内皮细胞无增生现象,丰富血管基质中见少量肿瘤性脑膜细胞巢。

二、临床表现

其特点为：①生长缓慢,早期症状不明显。②首发症状多为肢体麻木,其次是乏力,根痛居第三位。③晚期临床表现与神经纤维瘤类似。

三、辅助检查

(一)腰椎穿刺及脑脊液检查

脑脊液蛋白含量中度增高。压颈试验出现蛛网膜下腔梗阻。

(二)X 线平片

X 线平片的表现与神经纤维瘤基本相似,但脊膜瘤的钙化率比神经纤维瘤高,因此,有的可发现砂粒状钙化。

(三)CT

CT 平扫时肿瘤为实质性,密度稍高于正常脊髓,多呈圆形或类圆形,边界清楚,瘤内可有钙化点为其特点,肿瘤均匀强化。椎管造影 CT 扫描可见肿瘤处蛛网膜下腔增宽,脊髓受压向对侧移位,对侧蛛网膜下腔变窄或消失。

(四)MRI

MRI 检查具有重要的定位、定性诊断价值。MRI 平扫的矢状位或冠状位显示肿瘤呈长椭圆形,T_1 加权像多呈等信号或稍低信号,边缘清楚,与脊髓之间可有低信号环带存在。T_1 加权像信号均匀,稍高于脊髓,钙化显著时信号也可不变质。肿瘤均匀强化,多有"硬脊膜尾征"为其特征性表现(图 9-3)。

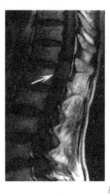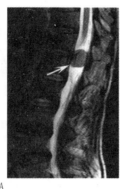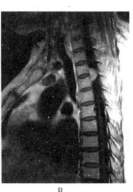

A   B

图 9-3 脊膜瘤
A.平扫 MRI 表现;B.强化 MRI 表现

四、诊断

中年以上妇女缓慢出现肢体麻木无力,应及时行辅助检查,明确诊断,以防误诊。

五、治疗

手术切除为首选治疗。

手术时应注意:①肿瘤附着的硬脊膜应一并切除,可防止复发。②应先断其基底,以减少出血。③脊髓腹侧肿瘤,应先行包膜内分块切除,肿瘤体积缩小后再切除包膜。

手术后并发症与神经纤维瘤相同。

六、预后

脊膜瘤为良性肿瘤,完全切除后,预后良好。

第三节　椎管内转移瘤

椎管内转移瘤又称脊髓转移瘤,是身体其他部位的组织或器官的恶性肿瘤,通过血行转移到脊髓或脊髓附近的恶性肿瘤直接侵袭脊髓。通常起病急、发展快,短期内即可造成严重的脊髓损害。椎管内转移瘤约占椎管内肿瘤的 15%。

常见的原发肿瘤为肺癌、乳腺癌、前列腺癌,其次为淋巴瘤、肉瘤、肾癌、黑色素瘤或脊柱恶性骨瘤直接侵入。淋巴瘤或白血病对脊髓侵袭多见于老年人和中年人。椎管内转移瘤多发生于胸段,其次为腰段,颈段和骶段相对少见。椎管内转移瘤,大都位于硬脊膜外,常破坏椎板而侵入椎旁肌肉组织中,椎体受累占 80% 以上。30%~50% 为多发转移灶。

一、临床表现

(一)起病方式

起病急,病情发展快,发病后多在 1 个月内出现脊髓休克,呈弛缓性瘫痪。

(二)首发症状

背部疼痛是最常见(80%～95%)的首发症状。可表现为三种类型。

(1)局部痛:最常见,多呈持续性、进行性,不受运动或休息影响。

(2)脊柱痛:疼痛可随运动而加重,随休息而减轻。

(3)根性痛:运动可使疼痛加重。根性痛以腰骶段病变多见(90%),其次为颈段(79%)、胸段(55%)。

(三)神经损害症状

一般在疼痛持续数天至数周后出现神经感觉、运动与自主神经功能障碍。多数情况下,一旦出现神经损害症状,病程即迅速发展,可在数小时至数天内出现截瘫。

二、辅助检查

(一)CT

可以显示脊柱局部骨质破坏,椎体膨大、塌陷或脊柱畸形等,强化扫描可见到不同程度强化的病灶。

(二)MRI

MRI 是诊断椎管内转移瘤最佳检查之一。可以三维观察病灶,并有利于发现多发病灶之间的关系。除可显示椎体破坏、塌陷或脊柱畸形外,还可以显示脊髓受侵害的程度。多数椎管内转移瘤在 MRI 的 T_1 加权像上呈低信号,T_2 加权像上呈高信号,并有不同程度的强化(图8-4)。

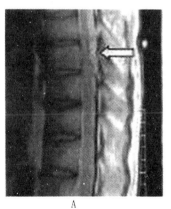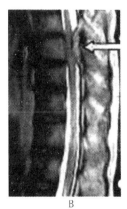

A   B

图 9-4　椎管内转移瘤的 MRI 表现

A.T_1 加权像;B.T_2 加权像

(三)单光子发射计算机断层扫描(SPECT)

SPECT 与派特一样,在诊断全身性转移瘤方面有其独特的优势,鉴于价格昂贵不能作为首选检查方法,只有在 MRI 不能确定时才考虑选择应用。SPECT 在显示椎体外病灶(椎弓、椎板、横突、棘突)方面优于 MRI,可同时显示多发性病灶,表现为放射性核素的局部集聚。

三、诊断

对于有肺癌、乳腺癌、前列腺癌、淋巴瘤等容易发生骨转移的恶性肿瘤患者,一旦出现背部疼痛或无肿瘤史,但新近出现局部疼痛或根性痛并伴脊柱压痛,卧床休息不能缓解,随后出现脊髓受压症状者,要高度怀疑椎管内转移瘤。应及时行辅助检查,明确诊断。早期诊断对椎管内转移瘤极为重要,若能早期诊断,97%的患者可保存运动功能。

四、治疗

(一)非手术治疗

对于放疗敏感的椎管内转移瘤,采取放疗加激素治疗不仅能缓解疼痛等临床症状,而且可以抑制病灶的发展,尤其是多发性病灶,更适合放射治疗。对于化疗敏感的肿瘤(如淋巴瘤、神经母细胞瘤)也可以进行化疗。

(二)手术治疗

椎管内转移瘤的手术治疗的意义与效果存在争议。多数人认为对普通放疗不敏感肿瘤,可选择手术治疗或"伽马刀"或"射波刀"等定向放疗"切除"。手术的目的:①根治性切除病灶,达到局部治愈。②缓解疼痛,保存神经功能,改善脊柱稳定性。但是,对于预计生存期有限的衰弱患者、广泛脊柱转移和重要脏器严重疾病以及胸膜或后腹膜疾病的患者,一般不考虑手术治疗。

手术方式根据不同病情,多选择局部病灶切除＋脊髓减压术＋脊柱固定术。手术后除继续应用激素外,还要根据情况配合放疗或化疗。

五、预后

患者的预后与发病快慢、进展速度、治疗前神经功能状态、原发肿瘤性质和部位、椎体受累数量、患者年龄、体质情况以及治疗方法等因素有关。

发病急、进展快者,预后不良;治疗前神经功能状态良好者,预后相对好;发生截瘫超过24小时者,运动功能预后差;单发转移灶者预后好于多发转移灶者;肾癌脑转移瘤优于乳腺癌、前列腺癌和肺癌脑转移瘤;乳腺癌脑转移瘤优于肺癌脑转移瘤。

放疗的效果通常与放疗前神经功能状态、病程进展速度和肿瘤对放疗的敏感性有关。

有报道手术治疗可使82%的患者术后病情改善,中位生存期为16个月,2年生存率为46%。

一组72例胸椎转移瘤进行前入路经胸椎体切除减压术加椎体重建与固定术中,术后92%的患者疼痛缓解,52%的患者恢复正常肌力,1个月内的死亡率为3%,1年生存率为62%。在后入路手术加脊柱固定术的资料中,6个月的生存率为51%,1年生存率为22%。

部分儿童病例的预后相对较好,经综合治疗可获得长期生存。因此,对儿童脊柱转移瘤,特别是继发于神经源性肿瘤者,应采取积极治疗。

第四节　神经鞘瘤

神经鞘瘤是椎管内最常见肿瘤,绝大多数位于髓外硬膜下,可以通过常规的椎板切开及显微技术得到很好的切除,对于受累及的神经根需要切断方能达到全切除。少部分病变波及椎间孔及椎旁软组织,术中暴露范围有时需要扩大到硬膜内外及其椎管外附属结构,应考虑脊柱内固定技术。极少数神经鞘瘤呈恶性改变,手术切除后需要辅助放疗以巩固疗效及达到长期控制肿瘤复发的目的。

一、神经鞘的解剖

中枢神经系统向周围神经系统过渡变化的组织学结构改变发生在 Obersteiner-Redlich 区。在此处,中枢神经系统的基质支持细胞如星形细胞、少枝胶质细胞、小胶质细胞亦由组成周围神经的雪旺氏细胞、神经元周细胞及纤维细胞所替代。周围神经在横截面上,是有许多成束的纤维组成,谓之神经束。在每一神经束内,每一单个神经纤维均由雪旺氏细胞包裹。雪旺氏细胞镶嵌在一层疏松的结缔组织上,称为神经内膜,其细胞膜被基膜包裹,在神经损伤时,基膜即成为轴突再生及髓鞘再形成的模板,引导神经再生。每一神经束周围均有另外一层结缔组织包裹,称为神经周膜,起半透膜屏障作用,类似中枢神经系统的血脑屏障。雪旺氏细胞有助于调节神经束内的体液交换,并防止绝大多数免疫细胞进入神经内膜。神经外膜是一层致密的结缔组织,将多个神经束包绕于一体,组成周围神经。供应神经的营养血管均行走在神经外膜层里。在椎间孔部位,神经根袖套处硬膜与脊神经的外膜相融合。每一个节段的神经前根及后根的神经小枝,在鞘内行走过程中缺少神经外膜,比周围神经更加娇嫩。

二、神经鞘瘤的分类

神经鞘瘤的概念一直存有争议。现代有关神经鞘瘤的分类包括两种良性类型,雪旺氏细胞瘤和神经纤维瘤。虽然雪旺氏细胞和神经纤维瘤均被认为是起源于雪旺氏细胞,但它们仍表现出独立的组织学及其大体形态学的特征。

(一)雪旺氏细胞瘤

雪旺氏细胞瘤是最常见的神经鞘瘤。可发生于任何年龄组,但以 40～60 岁为高峰发病年龄组。无明显性别差异。虽然可以发生在周围神经的任何部位,但最常见部位是第 8 对颅神经的前庭神经部分和脊神经感觉根。

脊神经鞘瘤趋向于呈球状,包膜完整,完全占据神经小枝的起源部位。在硬膜外,特别是神经周围部,神经由神经周膜和神经外膜支持,肿瘤形状直接与其所在的空间相适应,如在椎间孔部位,可以呈球形,哑铃形。由于含有脂肪类物质,外观呈黄色,较大的肿瘤经常呈囊性变。组织学上,雪旺氏细胞瘤经典的分为 Antonni A 和 Antonni B 型。Antonni A 型,细胞致密排列成束状,多为双极细胞,胞核呈纺锤形,细胞质界限不分明,这些细胞平行成行排列,间隔区为无核的苍白的细胞质分布。Antonni B 型,细胞相对不规则,含有更圆更加浓缩的细胞核,背景呈现空泡样及微囊改变,偶见多核聚细胞和泡沫样脂肪沉积的巨噬细胞,血管过度增生常存在,但这并不意味恶性行为。免疫组化检查显示,雪旺氏细胞瘤因含 S-100 蛋白和 Leu-

7抗原,常浓染。

(二)神经纤维瘤

神经纤维瘤常见于多发性神经纤维瘤病 1 型(NF1)患者。发生于椎管硬膜内时,像雪旺氏细胞瘤,最常起源于脊神经感觉根。在硬膜外,其比雪旺氏细胞瘤更少形成囊变,经常表现为受累脊神经梭形膨大,呈串状的神经纤维瘤可波及多个邻近的神经小枝。由于神经纤维瘤经常广泛分布于神经纤维上,因此要完全保留受累神经功能,完全切除肿瘤往往极为困难。神经纤维瘤常由菱状雪旺氏细胞,编织成束排列,细胞外基质中富含胶原及黏多糖。在 Antonni A 区常缺乏规则的细胞构型,可见散在的轴突,成纤维细胞及其神经周围细胞亦常可见。免疫组化常见S-100蛋白强阳性反应。

(三)恶性神经鞘瘤

目前恶性周围神经鞘瘤的概念是指包涵一组起源于周围神经的一组不同类的肿瘤,有明确的细胞恶性变的证据,如多形性细胞、非典型细胞核及异形体,高度有丝分裂指数、坏死形成及血管增生等。组织学形态多变,可以包括菱形、箭尾形及其上皮样等不同细胞构型,亦偶见定向分化为横纹肌肉瘤、软骨肉瘤、骨肉瘤。组织化学染色 S-100、Leu-7 抗原及其髓基蛋白的反应亦是不稳定的。在超微结构水平,某些肿瘤显示出形成不良的微管及其雪旺氏细胞线性排列形成的基板结构。主要的鉴别诊断应考虑细胞型雪旺氏细胞瘤、纤维肉瘤、恶性纤维组织细胞瘤、上皮样肉瘤和平滑肌肉瘤等。

三、神经鞘瘤的分子生物学表现

相当多的观点认为肿瘤的发生及生长主要系基因水平的分子的改变所形成。许多癌症形成被认为是由于正常肿瘤抑制基因丢失及其癌基因激活所致。两种类型的神经纤维瘤病已被广泛研究。遗传学研究认为 NF1 和 NF2 基因分别定位于第 17 号和第 22 号染色体长臂上。两种类型的神经纤维瘤病均以常染色体显性遗传,具有高度的外显率。NF1 发生率大约为 1/4 000出生次,其中一半为散在病例,由更新的突变所引起。除脊神经纤维瘤外,NF1 临床表现包括咖啡色素斑、皮肤结节、骨骼异常、皮下神经纤维瘤、周围神经丛状神经瘤,并发某些儿童常见肿瘤,如视神经及下丘脑胶质瘤、室管膜瘤。椎管内神经纤维瘤远比发生在椎管外的神经纤维瘤少。NF1 基因编码的神经元纤维,是属于 GTP 酶激活蛋白家族的分子(220-KD)。GTP 蛋白由其配体激活参与 ras 癌基因的下调。目前推断 NF1 基因突变导致变异的基因产物形成,从而不能有效地引起 GTP 的脱氧反应,因此,促进 ras 基因上调,加强了生长因子通路的信号,最终导致 NF1 肿瘤的特征产物出现,形成了 NF1 肿瘤。

NF2 首次被公认独特的肿瘤类型始发于 1970 年。其发生率相当于 NF1 的 10%。双侧听神经瘤是其定义的特征,但其他颅神经、脊神经和周围神经的雪旺氏细胞瘤亦很常见。皮肤表现较少发生,与 NF1"周围性"相比较,NF2 似乎更加"中枢性"。NF2 基因编码的蛋白质似乎是介导细胞外基质和细胞内构架之间的相互作用,有助于调节细胞分布与迁徙。这种肿瘤抑制功能的丧失似乎是隐性特征,需要在每个 NF2 等位基因上含有匹配的突变。零星发生的雪旺氏细胞瘤及脑膜瘤常在第 22 号染色体上产生细胞行为异常。肿瘤形成的确切机制至今仍在研究中。医学家的新近研究表明某些恶性周围神经鞘瘤的形成是与第 17 号染色体短臂上的 TP53 肿瘤抑制基因的失活相关。

四、临床表现和诊断

椎管内神经鞘瘤的患者常表现出局部疼痛、根性症状及与病变大小部位相关的脊髓损害症候群。由神经鞘瘤所引起的神经根性损害与脊柱退行性病变所致的损害临床上难以分辨。因为肿瘤经常位于椎管的侧方,脊髓半横贯综合征(Brown-Sequard 综合征)相对常见,大约50%的神经鞘瘤发生于胸段脊柱,其余分布在颈段至腰骶部椎管内。男女性别无明显差异,症状通常发生在 40～60 岁年龄组。产生症状至建立诊断平均时间为 2 年。当神经鞘瘤发生在年轻患者或者有多个病变时,应该高度怀疑存在神经纤维瘤的可能。在磁共振影像上,神经鞘瘤 T_1 加权像常表现为等密度,T_2 加权像为高密度。注入强化剂后,病变明显增强,边界清楚。侵袭性和破坏性变化不是肿瘤的特点,其存在提示有恶性倾向或其他诊断可能。MRI 能够构化出肿瘤与脊柱和毗邻关系。在颈椎部位,肿瘤和椎动脉的关系十分重要,因此可以在常规的MRI 检查同时,加做 MRA 显示血管特征。如果 MRI 及 MRA 诊断仍不明确,或需要进行术前栓塞椎动脉,仍需要进行有创的脊髓血管造影检查。这些措施很少需要实施,但当处理恶性神经鞘瘤时,有时应考虑。虽然 CT 检查总体上比 MRI 包含的信息量要少,但在显示肿瘤钙化及其脊柱的骨性解剖结构时,仍具有优越性。这些检查优势在鉴别神经鞘瘤与脊膜瘤或起源于骨结构的肿瘤时尤为重要。在测量椎弓根大小,椎管直径及其椎体高度为植入硬件进行脊柱内固定时,CT 断层常为必需的检查。平片检查虽然能发现 50%的患者有异常表现,但已不作为椎管神经鞘瘤的常规检查。放射学异常发现,如脊柱侧弯、椎间孔扩大、椎弓根或椎板变薄及椎体塌陷等,常缺乏特异性。

对硬膜内肿瘤,主要的鉴别诊断是脊膜瘤。脊膜瘤常好发于胸椎部位。但发病率女性明显高于男性。肿瘤很少生长至神经孔,并表现出椎旁肿块。对于肿瘤中心位于神经孔或椎旁软组织的病变,鉴别诊断应考虑到起源于交感链或背根神经节的神经节细胞瘤、神经母细胞瘤、副神经节细胞瘤或起源于局部的癌及肉瘤向心性扩展等病变。

五、外科治疗

(一)患者选择

从手术切除的角度看,仔细分析硬膜内外、椎旁及其多个节段的定位是十分必要的。术前得出准确结论有时比较困难,但这些考虑有助于外科医生决定是否扩大手术暴露或计划分期手术及其联合入路等。对于无症状的偶然通过影像学检查发现的肿瘤,通常采取系列的临床及放射学跟踪监测,这种情况在 NF2 患者中较为常见。较大的肿瘤压迫脊髓变形或在监测之下进行性增大,尽管患者无症状,但仍应该考虑手术治疗。除非特殊例外情况,有症状的肿瘤患者,应该考虑手术治疗。迄今认为良性脊神经鞘瘤对放疗和化疗均无效果,手术为最佳选择。

(二)硬膜内肿瘤

绝大多数神经鞘瘤表现为硬膜下髓外病变,没有硬膜外扩展。通过常规的椎板切开,硬膜下探察,显微技术切除,肿瘤均能得到全切除。可采用俯卧位,这种姿势可以保证血流动力学稳定,减少脑脊液的流失,手术助手易于参与等优点。对于巨大的颈髓部位的肿瘤,在运送患者过程中,要特别注意姿势,防止引起脊髓损伤。鼓励在清醒状态下使用纤维光导引导下行麻醉诱导,患者俯卧位时,应保持颈椎中立位。我们习惯使用三钉头架固定头颅,防止眼球及其面部在较长时间的操作中受压。胸部和腹部中央应该悬空保持最佳通气状况并减少硬膜外静脉丛的压力。在颈部操作过程中,手术床的头部轻度提高,有助于静脉回流。使用能透放射线的手术床便于在行胸椎及腰椎的操作过程中使用术中透视进行术中肿瘤定位及其放置脊柱植入材料。在脊柱暴露的过程中,使用适量的肌松剂是有益的,但在分离邻近的神经组织时,应避免使用肌松剂,便于评估自发的肌肉收缩及其术中刺激所诱发的反应。术中监测感觉及运动诱发电对处理巨大的肿瘤有损害脊髓功能的潜在危险时具有一定价值。

在切开椎板之前准确的术中定位十分重要。在颈椎,由于第 2 颈椎棘突特别明显,定位不存在困难。在下颈椎水平及脊柱的其他水平,术中拍片或透视,识别标志为:第 1 肋或第 12 肋或腰骶联合部,比较术野中的节段水平与术前的定位是否相附和。椎板切除范围应该在嘴侧及尾侧涵盖整个肿瘤。脊椎侧块及其关节面连接应保留,除非需要做椎间孔探察时,才有可能做部分切除。较小的病变,位于椎管侧方者,可以通过单侧椎板切开,完成肿瘤的切除。在剪开硬膜之前,准确充分对硬膜外止血,便于有效使用手术显微镜。硬膜切开范围,应超过肿瘤两极,仔细的缝合固定将有利于硬膜外的止血。尽量减少对脊髓的牵拉及旋转。用较小的棉片分别置入肿瘤两极处的硬膜下腔。减少硬膜下腔的刺激。神经鞘瘤的起源是背侧感觉根,肿瘤不断生长,侵入侧方及侧前方的硬膜下腔,蛛网膜产生粘连增厚反应,包裹肿瘤,应尽力保留蛛网膜的完整。

一般很容易找到肿瘤与脊髓的界面,而在分离肿瘤与脊神经前根的界面时,当肿瘤巨大时,比较困难。背侧神经根进入肿瘤,需要切断之,偶尔可引起神经功能缺失。较大的肿瘤或粘连紧的肿瘤可以使用吸引、电凝、超声波及激光等技术,先做瘤内切除,再分离肿瘤与脊髓之间的粘连。通过不断改变瘤内瘤外的操作,即使较大的肿瘤亦易切除。在颈椎操作过程中,术者应注意保护嘴侧副神经的脊神经根,这些神经根往往位于肿瘤的前面。当证实肿瘤全切除后,获得绝对的硬膜下止血,严密缝合硬膜,通常可能需要自身筋膜作为硬膜修补,获得较为轻松的缝合。

呈哑铃状生长的肿瘤进入神经孔,通常需要较为广泛的暴露,甚至切除部分或全部的关节面。硬膜切开,可呈"T"型,暴露受累的神经根及其硬膜,某些病例,通过显微分离可以将受累的和未受累的神经束分离开,尤其对于侵犯臂丛或马尾神经的肿瘤,应仔细分离存在重要功能的神经根。术中使用神经刺激器直接刺激神经根,有助于对有功能的神经辨认。虽然有部分学者认为对受累的神经根如有重要功能,可采取保守的措施,保留神经根,但由于存在肿瘤复发的可能,因此在术前对于存在神经潜在损伤的危险时,应该对患者充分解释,力争全切除。对需要硬膜内外切除肿瘤,术后硬膜缝合是一大挑战,严密的缝合难以达到。有时在神经根出口水平的硬膜袖套处近端增厚,通常不需要缝合。此时可以通过游离的筋膜组织附上纤维蛋白胶粘贴在硬膜缺损处,其余层次的缝合一定要对位良好,防止术后脑脊液漏,如果术中修补特别薄弱,则可以放置腰部引流管数日。

起源于 C_1 和 C_2 神经根的神经鞘瘤由于其与椎动脉的关系,常出现特殊并发症,椎动脉走行在寰椎横突孔,在 C_1 侧块后方的椎动脉切迹内走行,在枕骨大孔区硬膜内进入颅内。颈神经根向远端行走通过横突,通过椎动脉内侧,神经根和椎动脉的近端极易受损,术前应该重点评估,尤其在 C_1 和 C_2 水平,椎动脉常被肿瘤包裹,单纯后正中暴露,有时控制近心端椎动脉比较困难。可以考虑放置球囊导管于椎动脉近心端,然后切除侧块的尾侧部,暴露病变部位的椎动脉内侧,从而便于控制近端椎动脉。

(三)椎旁肿瘤和椎管内外肿瘤

硬膜下和椎间孔内肿瘤通过椎板切除和椎间孔切开均能有效地获得手术切除。肿瘤侵及颈部、胸腔或后腹膜时需要前侧方、侧方,或扩大的侧后方入路进行。如果较大的硬膜下肿瘤同时合并存在椎旁肿瘤,则可考虑联合入路或分期手术切除之。一般而言,对绝大多数病例,我们选择常规后正中入路首先切除硬膜内病变,这样保证脊髓和神经根能和残留的肿瘤分开,这样可减少随后的椎管外肿瘤手术切除时所造成的牵拉损伤。

在上颈椎,椎旁肿瘤没有显著压迫前方的椎动脉时,可以通过旁正中切口暴露中心为 C_1 和 C_2 棘突和横突中点,做 C_1 的半侧椎板切开术,暴露椎动脉的 C_0 至 C_1 段,对 C_1 神经根的病变,应联合较小的开颅,其前界为乙状窦侧方。对于肿瘤位于椎动脉前方者,从后方切除肿瘤,有较大的损害椎动脉的危险,故应选择侧方入路。可选用耳后"S"形切口,中心位于 C_1 至 C_2 横突。胸锁乳突肌应从乳突尖部离断,并向前方牵引。应该仔细分辨和保护副神经。椎动脉位于颈内静脉和胸锁乳突肌之间。

对胸椎椎间孔外的较大肿瘤,可以通过前侧方经胸腔入路、胸膜外入路或改良的肋骨横突切除后路进行肿瘤切除,虽然对相邻的胸膜要仔细保护,如果有所损伤,常规不需要放置胸管,除非合并相应部位的肺损伤时,导致了气胸,应做胸腔闭式引流。如果胸膜破损,应予以缝合或修补,这样做可以减少胸腔 CSF 漏。进入椎体内的肿瘤内容物可以使用剥离子将其完全刮除。由于一侧肋骨切除合并一侧椎旁切除及关节突切除,易形成侧弯畸形,因此,需要做后路钩棒或螺钉棒内固定术,恢复相应部位的脊柱稳定性。如果后路需要双侧暴露,则后路固定是必需的。

腰椎旁病变可以采用后腹膜外入路,但由于椎旁肌肉深在,髂骨覆盖,对腰骶部肿瘤的暴露显得较为困难。通过对椎旁肌肉的仔细分离能够保证其内侧及侧方均能牵引开,并且切除部分髂嵴骨质等措施,均能增加暴露、我们比较赞同采用直接后路暴露椎管内及椎间孔内外呈哑铃形的肿瘤,做手术切除,对于较大的椎旁肿物,采用联合的常规的后腹膜入路。通常首先进行后正中入路操作及其完成相应的脊柱稳定固定术。然后将患者去除消毒敷料,重新摆体位,侧屈俯位,保持椎旁病变位于最高点。这一入路可以直视上、中腰椎区域病变。如果切除第 12 肋,将有助于暴露 L_1 椎体和膈肌附着点结构。腰大肌向后游离,便于显露椎体前侧方和椎间孔,腰丛通常位于腰大肌深面,如果椎旁肌肉与肿瘤粘连紧密或者分离困难,通常容易引起神经损伤。如果肿瘤浸润在腰大肌,则通过囊内切除与囊外分离,阻断肿瘤与腰大肌的粘连结构。术中神经电刺激对于鉴别因肿瘤压迫变薄或拉长的神经组织与肌纤维组织有一定价值。

神经鞘瘤亦可位于骶管内或骶管前。原发于骶管内病变可通过后路骶管椎板切除,暴露肿瘤。肿瘤充满整个骶管并不常见,如果这样,则术中对未侵犯的神经根辨认和保留非常困难。术中直接电刺激和括约肌肌电图将有助于保护上述所及的神经组织。如果 S_2 到 S_4 神经根,至少一侧保留完整,则膀胱及直肠括约肌功能将有维持的可能。较小的骶骨远端病变可以通过后路经骶骨入路切除。在正中切开骶骨椎板后,识别并切除骶管内病变成分,然后切断肛尾韧带,这样便可以用手指分离远端骶前间隙,在分离好骶尾部肌肉后,切除尾骨与远端骶骨,用手指钝性分离,游离肿瘤与直肠结构基底周围的疏松组织,然后根据肿瘤大小和特征进行整块切除或块状切除。

(四)恶性神经鞘瘤

当脊柱脊髓发生恶性神经鞘瘤(MPNST)侵犯时,控制肿瘤的目的通常难以达到。如前所述,MPNST 可以散发,或为放疗的后期并发症,多达 50% 的病例发生于 NF。脊柱 MPNST 的外科治疗目的主要为姑息性治疗,缓解疼痛和维持功能,然而由于肿瘤具有局部恶性破坏倾向,因此最佳治疗措施仍为大部切除加局部放疗。化疗无肯定疗效。患者的生存率为数月到 1 年左右。

第十章　中枢神经系统感染

第一节　脑蛛网膜炎

脑蛛网膜炎是一种继发于颅内非化脓性感染的组织反应性改变,以蛛网膜增厚、粘连和囊肿形成为主要特征。脑蛛网膜因浆液性炎症发生增厚、粘连和囊肿,引起对脑和脑神经的压迫和供血障碍。好发于中青年。其主要病理改变是局限性或弥漫性蛛网膜与软脑膜的慢性反应性炎症,蛛网膜增厚、粘连,部分脑组织、脑血管、室管膜和脉络丛也可有不同程度的炎症改变。因此,以往文献中又称浆液性脑膜炎、局限性粘连性蛛网膜炎、假性脑瘤和良性颅内压增高症。

一、病因与分型

(一)病因

1.感染

(1)颅内感染细菌、真菌、病毒和各种寄生虫病等引起的各种类型脑膜炎、脑脊髓膜炎脓肿等均可引起蛛网膜炎,其中最常见为结核性感染。

(2)颅脑邻近病灶感染蝶窦、额窦等的感染灶易引起视交叉部位的蛛网膜炎,中耳炎与乳突炎易引起颅后窝蛛网膜炎,尚有扁桃体炎、上呼吸道感染等,亦可引起蛛网膜炎。

(3)全身感染可由感冒、风湿热、盆腔炎、败血症等引起。

2.外伤

颅脑损伤、颅脑手术后等。

3.颅内原发病灶并发症

如脱髓鞘疾病、脑血管硬化等血管病变及脑表浅肿瘤。

4.医源性因素

鞘内注射某些药物,如抗生素、抗肿瘤药物、造影剂、麻醉剂等均可引起蛛网膜炎。

(二)分型

1.根据不同病程中组织形态学改变分为 3 型

(1)炎症型:主要在急性期,表现为炎性细胞浸润,有轻度纤维增殖。

(2)纤维型:多见于亚急性期,主要以网状层纤维增殖为主要表现。

(3)增殖型:主要为内皮细胞增殖,多见于慢性期,此型多见。

2.根据手术所见分为 3 型

(1)斑点型:蛛网膜上散在白色斑点或花纹。

(2)粘连型:蛛网膜呈不规则增厚,并与软脑膜、脑表面及血管、神经呈片状或条索样粘连。

(3)囊肿型:在蛛网膜粘连的基础上形成囊肿,内含无色透明脑脊液,或黄绿色囊液,囊内可有间隔,囊肿增大可出现占位效应。

上述 3 型可同时存在,或以某一型为主要表现。

二、临床表现

(一)起病方式

可呈急性、亚急性和慢性起病。

(二)炎症表现

急性、亚急性的患者可有不同程度的发热、全身不适及脑膜刺激征等症状,慢性起病者炎症表现不明显。

(三)脑部受损表现

脑蛛网膜炎的部位不同,临床表现也不同。

1.视交叉区蛛网膜炎

这是颅底蛛网膜炎最常见的受累部位,表现为额部及眶后疼痛,视力、视野障碍,视盘呈炎性改变、水肿,原发性或继发性萎缩,累及丘脑下部时可有垂体机能异常,如嗜睡、轻度尿崩、性机能减退等。多数颅内压正常。

2.颅后窝蛛网膜炎

约占脑蛛网膜炎的 1/3,又分为 3 亚型。

(1)中线型:最常见,侵犯枕大池区,粘连阻塞中孔、侧孔或枕大孔,引起梗阻性脑积水导致颅内压增高症,病程发展快,一般病情较重。累及延髓时可发生真性延髓性麻痹。

(2)小脑凸面型:病程为 1～3 年,表现为慢性颅内压增高征及小脑体征。

(3)桥小脑角型:出现桥小脑角综合征,如眩晕、眼震、病侧耳鸣及耳聋、周围性面瘫、颜面疼痛及感觉减退、共济失调等。如累及颈静脉孔区,可出现病变侧颈静脉孔综合征,即同侧舌咽、迷走及副神经受累。颅内压增高较少。病程较缓慢,可长达数年。

3.大脑半球凸面蛛网膜炎

病变发展慢,可反复发作,可长达数月或数年,主要累及大脑半球凸面及外侧裂,表现为头痛、精神症状及癫痫发作。无或轻度偏瘫、偏侧感觉障碍及失语等。

4.混合型

以上各型蛛网膜炎可混合存在,如大脑凸面、颅底和环池等广泛粘连,引起交通性脑积水,主要表现颅内压增高征,局灶性体征不明显。

(四)脊髓受损表现

脑蛛网膜炎可并发脊髓蛛网膜炎,出现相应的脊髓症状。

三、辅助检查

(一)腰椎穿刺

早期可压力正常,多数患者脑脊液压力有轻度升高,有脑积水者压力多显著增高。急性期脑脊液白细胞计数多稍有增加(50×10^6/L 以下),以淋巴细胞为主,慢性期可正常。蛋白定量可稍增高。

(二)CT 扫描

可显示局部囊性低密度改变,脑室系统缩小、正常或一致性扩大。通过扫描可排除其他颅内占位性病变。

(三)MRI 扫描

对颅底、颅后窝显示比 CT 扫描更清晰,排除颅内占位性病变,有助于本病的诊断。

四、诊断

单独依靠临床表现诊断不易,须结合辅助检查、综合分析才能明确诊断。在诊断时,应了解患者是否有引起蛛网膜炎的原发病因如颅内外感染、颅脑损伤及手术、蛛网膜下腔出血等病史。症状常有自发缓解或在感冒、受凉和劳累时加重或复发,局灶体征轻微或呈多灶性,症状多变等特点。

五、鉴别诊断

(一)颅后窝中线区肿瘤

颅后窝中线型蛛网膜炎须与该区肿瘤相鉴别,包括小脑蚓部肿瘤、第四脑室肿瘤。该区肿瘤儿童多见,且常为恶性髓母细胞瘤,症状发展快、病情严重,可出现脑干受压征、小脑体征、脑积水及双侧锥体束征。

(二)桥小脑角区肿瘤

桥小脑角型蛛网膜炎应与该区肿瘤相鉴别,该区肿瘤多为听神经瘤、脑膜瘤及表皮样囊肿。听神经瘤及脑膜瘤,可早期出现听神经损害症状,随后出现面神经、三叉神经及小脑损害症状;表皮样囊肿早期多出现三叉神经痛症状。颅骨 X 线片,听神经瘤可出现内听道口破坏与扩大,脑膜瘤可有岩骨破坏及钙化。CT 或 MRI 扫描可确定诊断。

(三)鞍区肿瘤

视交叉部位的蛛网膜炎须与该区肿瘤相鉴别,该区最常见肿瘤为垂体腺瘤、颅咽管瘤及脑膜瘤。垂体腺瘤绝大多数早期出现内分泌障碍,眼底及视野改变比较典型;颅咽管瘤多见于儿童,X 线平片鞍上可有钙化;鞍结节脑膜瘤,表现为视神经慢性受压的视力减退和视野障碍,后期出现原发性视神经萎缩。这些病变经 CT 和 MRI 扫描,各有病变特点,鉴别不难。

(四)大脑半球凸面肿瘤

大脑半球凸面蛛网膜炎与大脑半球表浅胶质瘤、血管瘤、转移瘤及结核球等病变相鉴别,这些病变绝大多数可通过 CT 或 MRI 扫描,做出明确诊断。

六、治疗

(一)非手术治疗

1.抗感染治疗

可根据感染灶的部位和感染性质,选择恰当的抗生素治疗。对于结核引起的蛛网膜炎应常规给予抗结核药物治疗。激素也有明显的抗炎作用,并且对预防和治疗蛛网膜粘连均有较好的疗效,尤其是在蛛网膜炎的早期,在应用抗生素的同时,应给予激素治疗,包括适量鞘内应用地塞米松。

2.降低颅内压力

根据颅内压增高的程度,选择口服或静脉应用脱水剂。重复腰椎穿刺,每次缓慢放液10~20 mL,也有降低颅内压与减轻蛛网膜粘连的作用。

3.其他药物

适当选择改善脑组织营养及血运的药物,如 ATP、辅酶 A、维生素 B_6、维生素 C、烟酸、地巴唑、山莨菪碱(654-2)、曲克芦丁(维脑路通)等。

(二)手术治疗

1.开颅蛛网膜粘连松解切除术

对颅后窝中线型蛛网膜炎有第四脑室正中孔和小脑延髓池粘连者,可手术分离、松解、切除,疏通正中孔,必要时可切开下蚓部,保证正中孔通畅。对脑桥小脑角和小脑半球的蛛网膜粘连和囊肿,可行剥离松解、切除。对于视交叉部位的蛛网膜炎,经非手术治疗效果不佳或病情恶化者,可开颅行粘连及囊肿分离,切除绞窄性纤维带和压迫神经的囊肿,有效率为 30%～40%,故术后仍应继续各种综合治疗。

2.脑脊液分流术

对于枕大池广泛粘连,无法剥离,可试行第四脑室-枕大池分流术,或先行枕肌下减压术,最后再做脑室-腹腔分流术。弥漫性蛛网膜炎导致梗阻性或交通性脑积水明显者,可行脑室-腹腔分流术。

3.单纯蛛网膜囊肿切除术

此适用于蛛网膜囊肿引起癫痫、颅内压增高或其他神经功能障碍者。

4.腰椎穿刺

术后应反复腰椎穿刺释放脑脊液,并应用激素。每次 10～20 mL,亦可同时注入滤过氧或空气10～20 mL。

七、预后

各种治疗方法均有一定疗效,但病灶完全消退者少见。可自行缓解或治疗后好转又复发。因此,患者可能长期存在一些症状,时轻时重。一般不会影响生命。

第二节　脑　脓　肿

脑脓肿是指各种病原菌侵入颅内引起感染,并形成脓腔,是颅内一种严重的破坏性疾患。脑脓肿由于其有不同性质的感染,又生长于不同部位,故临床上表现复杂,患者可能是婴幼儿或老年,有时有危重的基础疾病,有时又有复杂的感染状态。因此,对脑脓肿的判断,采用什么方式治疗,以何种药物干扰菌群等,许多问题值得探讨。

一、流行病学趋向

在 21 世纪开始之初,有人将美国波士顿儿童医院的神经外科资料,对比了 20 年前脑脓肿的发病、诊断和疗效等一些问题,研究其倾向性的变化。他们把 1981—2000 年的 54 例脑脓肿病例和 1945—1980 年的病例特点进行了比较,发现婴儿病例从 7%增加到 22%,并证实新出现以前没有的枸橼酸杆菌和真菌性脑脓肿,前者现在见于新生儿,后者则是免疫抑制患者脑脓肿的突出菌种。过去的鼻窦或耳源性脑脓肿从 26%下降到现在的 11%,总的病死率则呈平稳下降,从 27%降至 24%。

过去罕见的诺卡菌脑脓肿、曲霉菌脑脓肿发病率也有增加,而艾滋病(AIDS)患者的神经系统弓形虫病则报道更多,其中少数也形成脑脓肿,甚至多发性脑脓肿。这表明一些原属于机会性或条件性致病菌(病原生物)现在变得更为活跃。另一方面,在广谱抗生素和激素的广泛使用中,耐药人群普遍增加,同时,大量消耗病、恶性病患者的免疫功能受损、吸毒人群增加等,脑脓肿的凶险因素在增加,脑脓肿菌群变化的概率也在上升。

二、病原学

(一)脑脓肿病菌的变化

脑脓肿的病原生物虽有细菌、真菌和原虫,但主要病原是细菌。在过去 50 年中,脑脓肿的致病菌有较大的变化,抗生素应用以前,金黄色葡萄球菌占 25%～30%,链球菌占 30%,大肠杆菌占 12%。20 世纪 70 年代,葡萄球菌感染下降,革兰阴性杆菌上升,细菌培养阴性率为 50% 以上。认为此结果与广泛应用抗生素控制较严重的葡萄球菌感染有关。中国的这方面变化也类似,天津的科研人员调查,从 1980—2000 年的细菌培养阳性率依次为链球菌 32%,葡萄球菌 29%,变形杆菌 28%,与 1952—1979 年的顺序正好相反,这主要与耳源性脑脓肿减少有关。

其次,20 世纪 80 年代以来,厌氧菌培养技术提高,改变了过去 50% 培养阴性的结果。中国北京的研究人员曾统计脑脓肿 16 例,其中厌氧菌培养阳性 9 例,未行厌氧菌培养 7 例,一般细菌培养都为阴性。厌氧菌培养需及时送检,注意检验方法。目前,实际培养阳性率仍在 48%～81%。

(二)原发灶与脑脓肿菌种的关系

原发灶的病菌是脑脓肿病菌的根源。脑脓肿的菌种繁多,南非最近 1 组 121 例脓液培养出细菌 33 种,50% 混合型。但各种原发灶的病菌有常见的范围。耳鼻源性脑脓肿以链球菌和松脆拟杆菌多见;心源性则以草绿色链球菌、厌氧菌、微需氧链球菌较多;肺源性多见的是牙周梭杆菌、诺卡菌和拟杆菌;外伤和开颅术后常是金黄色葡萄球菌、表皮葡萄球菌及链球菌(表 10-1)。事实上,混合感染和厌氧感染各占 30%～60%。

表 10-1 原发灶、病原体、入颅途径及脑脓肿定位

原发灶、感染途径	主要病菌	脑脓肿主要定位
一、邻近接触为主		
1.中耳炎、乳突炎;邻近接触;血栓静脉炎逆行感染	需氧或厌氧链球菌、松脆拟杆菌(厌氧)、肠内菌群	颞叶(多)、小脑(小)(表浅、单发多);远隔脑叶或对侧
2.筛窦炎、额窦炎(蝶窦炎)	链球菌、松脆拟杆菌(厌氧)、肠内菌群、金色葡萄球菌、嗜血杆菌	额底、额板(垂体、脑干、颞叶)
3.头面部感染(牙、咽等)	牙周梭杆菌、松脆拟杆菌(厌氧)、链球菌	额叶多(多位)
二、远途血行感染		
1.先天性心脏病(心内膜炎)	草绿链球菌、厌氧菌、微需氧链球菌(金色葡萄球菌、溶血性链球菌)	大脑中动脉分布区(可见各种部位)深部,多发,囊壁薄
2.肺源性感染(支气管扩张、脓胸等)	牙周梭杆菌、放线菌拟杆菌、星形诺卡菌	同上部位
3.其他盆腔、腹腔脓肿	肠内菌群、变形杆菌混合	同上部位
三、脑膜开放性感染		
1.外伤性脑脓肿	金色葡萄球菌、表皮葡萄球菌	依异物、创道定位
2.手术后脑脓肿	链球菌、肠内菌群、梭状芽孢杆菌	脑脊液瘘附近

续表

原发灶、感染途径	主要病菌	脑脓肿主要定位
四、免疫源性脑脓肿		
1.艾滋病、恶性病免疫抑制治疗等	诺卡菌、真菌、弓形虫、肠内菌群	似先心病
2.新生儿	枸橼酸菌、变形杆菌	单或双额（大）
五、隐源性脑脓肿	链球菌、葡萄球菌、初油酸菌	大脑、鞍区、小脑

(三)病原体入颅途径和脑脓肿定位规律

1.邻近结构接触感染

(1)耳源性脑脓肿：中耳炎经鼓室盖、鼓窦、乳突内侧硬膜板入颅,易形成颞叶中后部、小脑侧叶前上部脓肿最为多见。以色列1组报道中提到,28例中耳炎颅内并发症8种,依次是脑膜炎、脑脓肿、硬膜外脓肿、乙状窦血栓形成、硬膜下脓肿、静脉窦周脓肿、横窦和海绵窦血栓形成。表明少数可通过逆行性血栓性静脉炎,至顶叶、小脑蚓部或对侧深部白质形成脓肿。

(2)鼻窦性脑脓肿：额窦或筛窦炎易引起硬膜下或硬膜外脓肿,或额极、额底脑脓肿。某医院1例小儿筛窦炎引起双眶骨膜下脓肿,后来在MRI检查发现脑脓肿,这是局部扩散和逆行性血栓性静脉炎的多途径入颅的实例。蝶窦炎偶尔可引起垂体、脑干、颞叶脓肿。

(3)头面部感染引起：颅骨骨髓炎、先天性皮窦、筛窦骨瘤、鼻咽癌等可直接伴发脑脓肿;牙周脓肿、颌面部蜂窝织炎、腮腺脓肿等可以通过面部静脉与颅内的吻合支;板障静脉或导血管的逆行感染入颅。斯洛文尼亚1例患者换乳牙时自行拔除,导致了脑脓肿。

2.远途血行感染

(1)细菌性心内膜炎,由菌栓循动脉扩散入颅。

(2)先天性心脏病,感染栓子随静脉血不经肺过滤而直接入左心转入脑。

(3)发绀型心脏病,易有红细胞增多症,血黏度大,感染栓子入脑易于繁殖。此类脓肿半数以上为多发、多房,少数呈痈性,常在深部或大脑各叶,脓肿相对壁薄,预后较差。

(4)肺胸性感染,如肺炎、肺脓肿、支气管扩张、脓胸等,其感染栓子扩散至肺部毛细血管网,可随血流入颅。

(5)盆腔脓肿,可经脊柱周围的无瓣静脉丛,逆行扩散到椎管内静脉丛再转入颅内。最近,柏林1例肛周脓肿患者,术后1周出现多发性脑脓肿,探讨了这一感染途径。

3.脑膜开放性感染

外伤性脑脓肿和开颅术后脑脓肿属于这一类。外伤后遗留异物或脑脊液时,偶尔会并发脑脓肿,常位于异物处、脑脊液瘘附近或在创道的沿线。

4.免疫源性脑脓肿

自从1981年发现艾滋病的病原体以来,其普遍流行的程度不断扩大,影响全球。一些艾滋病患者继发的机会性感染,特别是细菌、真菌、放线菌及弓形虫感染造成的单发或多发性脑脓肿日渐增多,已见前述。这不仅限于艾滋病,许多恶性病和慢性消耗病如各种白血病、中晚期恶性肿瘤、重型糖尿病、顽固性结核病等,其机体的免疫力低下,尤其是在城市患者的耐药菌种不断增加,炎症早期未能控制,导致脑脓肿形成的观察上升。

5.隐源性脑脓肿

临床上找不到原发灶。此型有增加趋势。中国天津 1 组长期对照研究,本型已从过去 10% 上升到 42%,认为与抗生素广泛应用和标本送检中采取、保存有误有关。一般考虑还是血源性感染,只是表现隐匿。另外,最近欧美、亚洲都有一些颅内肿瘤伴发脑脓肿的报道,似属隐源性脑脓肿。

鞍内、鞍旁肿瘤合伴脓肿,认为属窦源性;矢状窦旁脑肿瘤,暗示与窦有关;1 例颞极脑膜瘤的瘤内、瘤周白质伴发脓肿,术后培养出 B 型链球菌和冻链球菌,与其最近牙槽问题有关,可能仍为血行播散;小脑转移癌伴发脓肿,曾有 2 例分别培养出初油酸菌、凝固酶阴性型葡萄球菌,其中 1 例,尸检证实为肺癌。

三、病理学基础

脑脓肿的形成因细菌毒力不同有很大差异。美国斯坦福大学的医学研究者分别以需氧菌(α-溶血性链球菌)和厌氧混合菌群(松脆拟杆菌和能在厌氧条件下生长的表皮葡萄球菌)做两种实验研究,并以人的脑脓肿结合 CT 检查和临床进行系统研究。认为脑肿瘤的分期系自然形成,各期紧密相连而重点有别,但影响因素众多,及早而有效的药物可改变其进程。

(一)需氧菌脑脓肿 4 期的形成和发展

1.脑炎早期(1~3 天)

化脓性细菌接种后,出现局限性化脓性脑炎,血管出现脓性栓塞,局部炎性浸润,中心坏死,周围水肿,周围有新生血管。第 3 天 CT 强化可见部分性坏死。临床以急性炎症突出,卧床不起。

2.脑炎晚期(4~9 天)

坏死中心继续扩大,炎性浸润以吞噬细胞,第 5 天出现成纤维细胞,并逐渐成网包绕坏死中心。第 7 天,周围新生血管增生很快,围绕着发展中的脓肿。第 5 天 CT 扫描可见强化环,延迟 CT,10~15 分钟显强化结节。临床有缓解。

3.包囊早期(10~13 天)

10 天形成薄囊,脑炎减慢,新生血管达最大程度,周围水肿减轻,反应性星形细胞增生,脓肿孤立。延迟 CT 的强化环向中心弥散减少。

4.包囊晚期(14 天以后)

包囊增厚,囊外胶质增生显著,脓肿分 5 层:①脓腔;②成纤维细胞包绕中心;③胶原蛋白囊;④周围炎性浸润及新生血管;⑤星形细胞增生,脑水肿。延迟强化 CT 增强剂不弥散入脓腔。临床突显占位病变。

(二)厌氧性脑脓肿的 3 期

从厌氧培养的专门技术发现,脑脓肿的脓液中厌氧菌的数量大大超过需氧菌。松脆拟杆菌是最常见的责任性厌氧菌,是一个很容易在人体内形成脓肿和造成组织破坏的细菌。过去从鼻旁窦、肺胸炎症、腹部炎症所造成的脑脓肿中分离出此细菌,但最多是从耳源性脑脓肿中分离出来的,其毒力很大,显然不同于上述需氧性链球菌。

1.脑炎早期(1~3 天)

这一厌氧混合菌组接种实验动物后,16 只犬出现致命感染,是一种暴发性软脑膜炎,甚至到晚期都很重。其中25%是广泛性化脓性脑炎,其邻近坏死中心的血管充血及血管周围出血,或血栓形成,周围积存富含蛋白的浆液及脑炎早期的脑坏死和广泛脑水肿。

2.脑炎晚期(4~9天)

接着最不同的是坏死,很快,脑脓肿破入脑室占25%(4~8天),死亡达56%(9/16),这在过去链球菌性脑脓肿的模型中未曾见到,表明其危害性和严重性。

3.包囊形成(10天以后)

虽然在第5天也出现成纤维细胞,但包囊形成明显延迟,3周仍是不完全性包囊,CT扫描证实,故研究人员在包囊形成阶段不分早晚期,研究的关键是失控性感染。另外,松脆拟杆菌属内的几个种,能产生β-内酰胺酶,可以抗青霉素,应引起临床医师的重视。

四、临床表现

脑脓肿的症状和体征差别很大,与原发病的病情,脑脓肿的病期,脑脓肿的部位、数目,病菌的毒力,宿主的免疫状态均有关。

(一)原发病的变化

脑脓肿都是在常见原发病的基础上产生的,故在耳咽鼻喉、头面部、心、肺及其他部位的感染,或脓肿后出现脑膜刺激症状,就应提高警惕,特别应该引起重视的如原来流脓的中耳炎突然停止流脓,应注意发生有脓入颅内的可能性。

(二)急性脑膜脑炎症状

任何脑脓肿都是从脑膜脑炎开始,最早可表现为头痛伴发高热,甚至寒战等全身不适和颈部活动受限。突出的头痛可占70%~95%,常为病侧更痛,局部叩诊时有定位价值,更多的是全头痛,药物难以控制。半数患者可伴颅内压增高,表现尚有恶心、呕吐,常有嗜睡和卧床不起。

(三)脑脓肿的局灶征

在脑脓肿取代脑膜脑炎的过程中,体温下降,精神好转,不数日,因脓肿的扩大,又再次卧床不起。一方面头痛加重、视盘水肿、烦躁或反应迟钝;另一方面局灶性神经体征突出,50%~80%出现偏瘫、语言障碍、视野缺损、锥体束征或共济失调的小脑病变特征。依脓肿所在部位突出相应额、顶、枕、颞的局灶征,少部分患者出现癫痫,极少数脑干脓肿可表现在本侧脑神经麻痹、对侧锥体束征。发生率依次为脑桥、中脑、延脑。近年增多的不典型"瘤型"脑脓肿可达14%,过去起伏2周的病期,可延缓至数月,大部分被误诊为胶质瘤,值得注意。

(四)脑脓肿的危象

1.脑疝综合征

脑疝是脑脓肿危险阶段的临界信号,都是脑脓肿增大到一定体积时脑组织横向或纵向移位,脑干受压患者突然昏迷或突然呼吸停止而致命。关键是及早处理脑脓肿,识别先兆症状和体征,避免使颅内压增高的动作,避免不适当的操作,特别要严密和善于观察意识状态。必要时应积极锥颅穿刺脓肿或脑室,迅速减压。

2.脑脓肿破裂

脑脓肿的脑室面脓肿壁常较薄,在不适当的穿刺或穿透对侧脓壁时,可自发性破裂,破入脑室或破入蛛网膜下腔。出现反应时,伴有头痛、高热、昏迷、角弓反张等急性室管膜炎或脑膜炎症状,应及时脑室外引流,积极抢救,以求逆转症状。

五、特殊检查

(一)CT 和 MRI 扫描

1.脑炎早晚期(不足 9 天)

CT 平扫,1~3 天,就出现低密度区,但可误为正常。重复 CT 见低密度区扩大。CT 增强,3 天后即见部分性强化环。MRI 扫描长 T_2 的高信号较长 T_1 的低信号水肿更醒目。4~9 天,CT 见显著强化环。延迟 CT 扫描(30~60 秒)强化剂向中心弥散,小的脓肿显示强化结节。

2.包囊晚期(超过 10 天)

CT 平扫,低密度区边缘可见略高密度的囊壁,囊外为水肿带。MRI T_1 见等信号囊壁,囊壁内外为不同程度的长 T_1;T_2 的低信号囊壁介于囊壁内外的长 T_2 之间,比 CT 清晰。CT 增强,见强化囊壁包绕脓腔。延迟 CT(30~60 秒),强化环向中央弥散减少,14 天以后不向中央弥散。T_1 用 Gd-DTPA 增强时,强化囊壁包囊绕脓腔比 CT 反差更明显。

3.人类脑脓肿的 CT 模式

早年 8 例不同微生物所致人类脑脓肿的 CT 模式可供参考。上述图形各取自系列 CT 扫描之一,但处于脑脓肿的不同阶段。①不同微生物:细菌性脑脓肿(A、D、E、G、H);真菌性脑脓肿(C、F);原虫性脑脓肿(B)。②不同时期:脑炎早期(A、B、C);脑炎晚期(D);包囊早期(E、F);包囊晚期(G、H)。③不同数量:单发脑脓肿(D—G);多发脑脓肿(A—C,H)。④各种脑脓肿:星形诺卡菌脑脓肿(A);弓形虫性脑脓肿(B);曲霉菌脑脓肿(C);肺炎球菌脑脓肿(D);微需氧链球菌脑脓肿(E);红花尖镰孢霉菌脑脓肿(F);牙周梭杆菌脑脓肿(G);分枝杆菌,绿色链球菌,肠菌性多发性后颅凹脑脓肿(H)。

(二)DWI 及 MRS 检查

1.弥散加权磁共振扫描(DWI)

脑脓肿的诊断有时与囊性脑瘤混淆。近年来,有多篇报道用 DWI 来区别。土耳其 1 组研究人员收集脑脓肿病例 19 例,其中 4 例 DWI 是强化后高信号,由于水分子在脓液和囊液的弥散系数(ADC)明显不同,脓液的 ADC 是低值,4 例平均为(0.76±0.12)mm/s;8 例囊性胶质瘤和 7 例转移瘤的 DWI 是低信号,ADC 是高值,分别为(5.51±2.08)mm/s 和(4.58±2.19)mm/s,$P=0.003$。当脓液被引流后 ADC 值升高,脓肿复发时 ADC 值又降低。

2.磁共振波谱分析(MRS)

这是利用磁共振原理测定组织代谢产物的技术。脑脓肿和囊肿都可以检出乳酸,许多氨基酸是脓液中粒细胞释放蛋白水解酶,使蛋白水解成的终产物;而胆碱又是神经脂类的分解产物,因此,MRS 检出后两种即标志着脓肿和肿瘤的不同成分。印度 1 组研究显示,42 例脑部环状病变,用 DWI、ADC 和质子 MRS(PMRS)检查其性质。29 例脑脓肿的 ADC 低值小于(0.9±1.3)mm/s,PMRS 出现乳酸峰和其他氨基酸峰(琥珀酸盐、醋酸盐、丙氨酸等);另 23 例囊性肿瘤的 ADC 高值(1.7±3.8)mm/s,PMRS 出现乳酸峰及胆碱峰。结果表明脓肿和非脓肿显然不同。

(三)其他辅助检查

1.周围血象

白细胞计数、血沉、C-反应蛋白升高,属于炎症。

2.脑脊液

白细胞计数轻度升高,蛋白升高显著是一特点。有细胞蛋白分离趋势。

3.X 线 CR 片

查原发灶。过去应用的脑血管造影、颅脑超声波、同位素扫描等现已基本不用。

六、诊断及特殊类型脑脓肿

典型的脑脓肿诊断不难,一个感染的病史,近期有脑膜脑炎的过程,发展到颅内压增高征象和局灶性神经体征,加上强化头颅 CT 和延时 CT 常可确诊。必要时可做颅脑 MRI 及 Gd-DTPA强化。对"瘤型"脑脓肿,在条件好的单位可追加 DWI、MRS 进一步区别囊型脑瘤。条件不够又病情危重则有赖于直接穿刺或摘除,以达诊治双重目标。脑结核瘤,都有脑外结核等病史,可以区别。耳源性脑积水、脓性迷路炎都有耳部症状,无脑病征,CT 无脑病灶。疱疹性局限性脑炎,有时突然单瘫,CT 可有低密度区,但范围较脓肿大,CSF 以淋巴增高为主,无中耳炎等病灶,必要时活检区别。

鉴于病原体的毒力、形成脑脓肿快慢、患者的抵抗力等有很大差异,特别是近年一些流行病学的新动向,简单介绍几种特殊类型的脑脓肿,便于加深对某些特殊情况的考虑和鉴别。

(一)硬脑膜下脓肿

脑膜瘤是脑瘤的一种,硬脑膜下脓肿也应该是脑脓肿的一种,但毕竟脓肿是在硬膜下腔,由于这一解剖特点脓液可在腔内自由发展,其速度更快,常是暴发性临床表现,很快恶化,在1949 年前悉数死亡,是脑外科的一种严重急症。

硬膜下脓肿 2/3 由鼻旁窦炎引起,多见于儿童。最近,澳大利亚 1 组报道显示 10 年内颅内脓肿 46 例,儿童硬膜下脓肿 20 例(43%),内含同时伴脑脓肿者 4 例。

典型症状是鼻旁窦炎、发热、神经体征的三联征。鼻旁窦炎所致者眶周肿胀($P=0.005$)和畏光($P=0.02$)。意识变化于 24~48 小时占一半,头痛、恶心、呕吐常见,偏瘫、失语、局限性癫痫突出,易发展到癫痫持续状态,应迅速抗痫,否则患者病情很快恶化。诊断基于医生的警觉,CT 扫描可能漏诊,MRI 冠状位、矢状位能见颅底和突面的新月形 T2 高信号灶更为醒目。英国 66 例的经验主张开颅清除,基于:①开颅存活率高,该文开颅组 91%存活,钻颅组52%存活。②钻颅残留脓多,他们在 13 例尸检中 6 例属于鼻窦性,其中双侧 3 例,在纵裂、枕下、突面、基底池周围 4 个部位残留脓各 1 例。另 1 例耳源性者脓留于颅底、小脑桥脑角和多种部位。③开颅便于彻底冲洗,他们提出,硬膜下脓液易凝固,超 50%是厌氧菌和微需氧链球菌混合感染,用含氯霉素1g/50 mL的生理盐水冲洗效果较好。另外,有医师认为症状出现后72 小时内手术者,终残只有 10%;而 72 小时以后手术者,70%非残即死。有一种亚急性术后硬膜下脓肿,常在硬膜下血肿术后伴发感染,相当少见。

(二)儿童脑脓肿

儿童由于其抵抗力弱,一旦发生脑脓肿较成人更危险。一般 15 岁以下的小儿占脑脓肿总数的 1/3 或小半。据相关医学报道儿童脑脓肿的均龄在(5.6 ± 4.4)岁。中国北京 1 组病例显示平均为 6.68 岁,小于 10 岁的可占 4/5,两组结果类似。以上两组均以链球菌为主。

儿童脑脓肿的表现为发热、呕吐、头痛和癫痫的四联征。中国北京组查见视盘水肿占85%,显示儿童的颅内压增高突出,这与小儿病程短(平均约 1 个月)、脓肿发展快、脓肿体积大有关(3～5cm占 50%,大于5～7cm占32%,大于 7cm 占18%)。另外,小儿脑脓肿多见的是由发绀型先天性心脏病等血行感染引起,可占 37%。加上儿童头面部吻合静脉逆行感染及肺部感染,或败血症就占 23%,故总的血源性脑脓肿超过 50%,因而多发性脑脓肿多为 30%～42%,这就比较复杂。总之,由于小儿脑脓肿的自限能力差,脓肿体积大,颅内压高,抵抗力又弱等特点,应强调早诊早治。方法以简单和小儿能承受的为主。手术切除在卡拉其的 30 例中占 6 例,但 5 例死亡。故决定处理方式应根据经验、技术条件、患者情况等全面考虑。

(三)新生儿脑脓肿

新生儿脑脓肿在 100 年前已有报道,但在 CT 启用后发现率大增。法国巴黎研究人员一次报道新生儿脑脓肿 30 例,90% 为变形杆菌和枸橼酸菌引起。有人认为此种新生儿脑脓肿是上述两菌所致的白质坏死性血管炎,脑坏死是其特殊表现。另外,此种新生儿脑脓肿 67%(20/30)伴广泛性脑膜炎,43%(13/30)伴败血症。由于脑膜炎影响广泛,所以较一般新生儿脑脓肿(链球菌、肠内菌引起)更为严重。

新生儿脑脓肿在生后 7 天发病占 2/3(20/30),平均 9 天(1～30 天)。癫痫为首发症状占 43%,感染为首发症状占 37%,而急性期癫痫增多达 70%(21/30),其中呈持续状态占 19%(4/21),说明其严重性。脑积水达 70%(14/20),主要是脑膜炎性交通性脑积水。CT 扫描 28 例中多发性脑脓肿 17(61%),额叶22(79%),其中单侧 12 例,双侧 10 例,大多为巨大型,有 2 例贴着脑室,伸向整个大脑半球。

处理:单纯用药物治疗 5 例,经前囟穿吸注药 25 例(83%)。经前囟穿吸注药 1 次治疗 56%(14/25),平均 2 次(1～6 次)。其中脑内穿刺 15 例(60%),仅 20% 合并脑积水;脑后穿刺 10 例,内 70% 合并脑积水。单纯用药 5 例(不穿刺),其中 4 例发展成脑积水。上述巴黎的 30 例中,17 例超过 2 年的随访,只有 4 例智力正常,不伴发抽风。CT 扫描显示其他患者遗留多种多样的脑出血、梗死和坏死,均属于非穿刺组。从功能上看,早穿刺注药者预后好,不穿刺则差。关于用药,新型头孢菌素＋氨基糖苷的治疗方案是重要改进,他们先用庆大霉素＋头孢氨噻,后来用丁胺卡那＋头孢曲松,均有高效。印度新德里最近用亚胺培南/西司他汀(泰能)对 1 例多发性脑脓肿的新生儿治疗,多次穿刺及药物治疗,4 周改变了预后。

(四)诺卡菌脑脓肿

诺卡菌脑脓肿原来报道很少,但近 20 年来,此种机会性致病菌所致的脑脓肿的报道增加很快。诺卡菌可见于正常人的口腔,革兰阳性,在厌氧或微需氧条件下生长。属于放线菌的一种,有较长的菌丝,发展缓慢而容易形成顽固的厚壁脓肿,极似脑瘤,过去的病死率高达 75%,或 3 倍于其他细菌性脑脓肿。但由于抗生素的发展,病死率已迅速降低。

诺卡菌有百余种,引起人类疾病的主要有 6 种,但以星形诺卡菌最为多见,常由呼吸道开始,半数经血播散至全身器官,但对脑和皮下有特别的偏爱。20 世纪 50 年代,有人综合 68 例中肺占 64.7%,皮下32.3%,脑 31.8%,互有并发,心、肾、肝等则很少。美国威斯康星州 1 例 13 岁女孩,诊为风湿热,脑血管造影定位,整块切除,脓液见许多枝片状菌丝,术后经青霉素治愈。

时至今日,CT、MRI 的强化环可精确定位。墨西哥 1 例 DWI 的高信号,PMRS 检出乳酸峰、氨基酸峰,可定位与定性,用磺胺药(TMP/SMZ)可治愈。欧美有些报道从分子医学定性,通过 16S rDNA PCR 扩增法,及 hsp 65 序列分析,属诺卡菌基因。

处理：TMP/SMZ可透入CSF，丁胺卡那、亚胺培南/西司他汀（泰能）、头孢曲松、头孢噻肟均有效。由于为慢性肉芽肿性脑脓肿，切除更为安全。

（五）曲霉菌脑脓肿

曲霉菌是一种广泛存在于蔬菜、水果、粮食中的真菌，其孢子可引起肺部感染，是一种条件致病菌，当机体抵抗力低下时，可经血循环播散至颅内，造成多发或多房脑脓肿。最多见的有烟曲霉菌和黄曲霉菌，可发生于脑的任何部位。中国广州于近3年报道了2例肺和脑的多发性烟曲霉菌脑脓肿。美国纽约报道1例眶尖和脑的多发性烟曲霉菌并诺卡菌脑脓肿。此两患者都先有其他疾病，说明抵抗力降低在先。中国广州的病例先有胆管炎、肺炎、伴胸腔积液，后来发现脑部有11个脑脓肿（2～3cm居多）。美国纽约的病例先有脊髓发育不良性综合征、贫血和血小板缺乏症，以后眶尖和脑部出现许多强化环（脑脓肿），先后活检，发现不同的致病菌。病程相当复杂，均出现偏瘫，前者曾意识不清，多处自发性出血；后者有失控性眼后痛，发展成海绵窦炎，表现出第Ⅳ～Ⅵ对脑颅神经麻痹，中途还因坏死性胆管炎手术1次。处理结果尚好，两者都用两性霉素，前者静脉和鞘内并用，脓肿和脑室引流，后者加用米诺环素和亚胺培南/西司他汀（泰能），分别于4个半月和半年病灶全消，但后者于2年后死于肺炎。

曲霉菌脑脓肿的CT、MRI检查与其他脑脓肿类似。麻省总医院曾研究6例，其DWI为高信号，但ADC均值较一般脑脓肿为低，（0.33±0.6）mm/s，此脓液反映为高蛋白液。

处理：主张持积极态度。过去在免疫缺陷患者发生曲霉菌脑脓肿的死亡率近乎100%。加利福尼亚大学对4例白血病伴发本病患者，在无框架立体定向下切除多发脑脓肿及抗真菌治疗，逆转了病情，除1例死于白血病外，3例有完全的神经病学恢复。最近，英国1例急性髓性白血病伴发本病，用两性霉素，伊曲康唑几乎无效，新的伏立康唑由于其血脑屏障（BBB）的穿透力好，易达到制真菌浓度而治疗成功。

（六）垂体脓肿

垂体脓肿自首例报道至1995年已经约有100例的记载。最近10年，仅中国北京两医学单位报道就有12例。

从发病机制来看，有两种意见，一类是真性脓肿，有人称原发性垂体脓肿，通过邻近结构炎症播散，或远途血行感染，或头面部吻合血管逆行感染，使正常垂体感染形成脓肿，或垂体瘤伴发脓肿；另一类是类脓肿，即继发性垂体脓肿，是指垂体瘤、鞍内颅咽管瘤等情况下，局部血循环紊乱，瘤组织坏死、液化，也形成脓样物质，向上顶起鞍隔，压迫视路，似垂体脓肿，但不发热，培养也无细菌生长，实际有所不同。

垂体脓肿常先有感染症状，同时有鞍内脓肿膨胀的表现，剧烈头痛和视力骤降是两大特点。医学家指出视力、视野变化可占75%～100%。最近，印度1例12岁女孩，急性额部头痛，双视力严重丧失，强化MRI诊断，单用抗生素治疗。但垂体脓肿大多发展缓慢，1年以上的占多数，突出表现是垂体功能衰减，尤其是较早出现垂体后叶受损的尿崩症多见。中国北京协和医院7例垂体脓肿患者中5例有尿崩；首都医科大学附属北京天坛医院2例垂体脓肿患者在3个月以内就出现尿崩，其中1例脓液培养有大肠杆菌。日本有1例56岁男性，垂体脓肿，同时有无痛性甲状腺炎、垂体功能减退和尿崩症，有医学家认为是漏斗神经垂体炎或淋巴细胞性腺垂体炎，但在术前和组织病理检查前鉴别诊断是困难的。这是慢性的真性垂体脓肿。

由于垂体瘤的尿崩症只占 10%，故常以此区别两病。另外，垂体脓肿的垂体功能普遍减退是第 3 个特点，中国北京协和医院 1 组的性腺、甲状腺、肾上腺等多项内分泌功能检查低值，更为客观，并需用皮质醇来改善症状。

中国重庆今年报道 1 例月经紊乱、泌乳 3 个月，催乳素（PRL）457.44ng/mL，术中抽出黏稠脓液，镜检有大量脓细胞，病理见垂体瘤伴慢性炎症，最后诊断是继发于垂体瘤的垂体脓肿。

鉴别垂体瘤囊变或其他囊性肿瘤，MRI 的 DWI 和 ADC 能显示其优越性。处于早期阶段，甲硝唑和第 3 代头孢菌素就可以对付链球菌，拟杆菌或变形杆菌，若已成大脓肿顶起视路，则经蝶手术向外放脓，电灼囊壁使其皱缩最为合理。

七、处理原则

(一)单纯药物治疗

理想的治疗是化脓性脑膜脑炎阶段消炎，防止脑脓肿的形成。最早是 1971 年有报道单纯药物治疗成功。1980 年，美国加利福尼亚大学旧金山分校（UCSF）的研究，找出成功的因素是用药早、脓肿小、药效好、CT 观察好。该组 8 例的病程平均 4.7 周。成功的 6 例直径平均 1.7cm（0.8～2.5cm），失败的则为 4.2cm（2～6cm）（$P <0.001$），故主张单纯药物治疗要小于 3cm。该组细菌以黄色葡萄球菌、链球菌和变形杆菌为主，大剂量（青、氯、新青）三联治疗［青霉素 1000 万 U，静脉注射，每日 1 次，小儿 30 万 U/(kg·d)；氯霉素 3～4g，静脉注射，每日 1 次，小儿 50～100mg/(kg·d)；半合成新青Ⅰ、新青Ⅲ大于 12g，静脉注射，每日 1 次，4～8 周，对耐青者］，效果好。CT 观察1 个月内缩小，异常强化 3 个半月内消退，25 个月未见复发。

他们归纳指征：①高危患者；②多发脑脓肿，特别是脓肿间距大者；③位于深部或重要功能区；④合并室管膜炎或脑膜炎者；⑤合并脑积水需要脑脊髓液（CSF）分流者。方法和原则同上述成功的因素。

(二)穿刺吸脓治疗

鉴于上述单纯药物治疗的脑脓肿直径都小于 2.5cm，导致推荐直径大于 3cm 的脑脓肿就需要穿刺引流。理论是根据当时美国哈佛大学有学者研究，发现穿透 BBB 和脓壁的抗生素，尽管其最小抑菌浓度已经超过，但细菌仍能存活，此系抗生素在脓腔内酸性环境下失效。故主张用药的同时，所有脓液应予吸除，特别在当今立体定向技术下，既符合微创原则，又可直接减压。另外，还可以诊断（包括取材培养），且能治疗（包括吸脓、冲洗、注药或置管引流）。近年报道经 1～2 次穿吸，治愈率为 80%～90%。也有人认为几乎所有脑脓肿均可穿刺引流和有效的抗生素治疗。钻颅的简化法——床旁锥颅，解除脑疝最快，更受欢迎。

(三)脑脓肿摘除术

开颅摘除脑脓肿是一种根治术，但代价较大，风险负担更重。指征是：①厚壁脓肿；②表浅脓肿；③小脑脓肿；④异物脓肿；⑤多房或多发性脓肿（靠近）；⑥诺卡菌或真菌脓肿；⑦穿刺失败的脑脓肿；⑧破溃脓肿；⑨暴发性脑脓肿；⑩脑疝形成的脓肿。开颅后可先于穿刺减压，摘除脓肿后可依情况内、外减压。创腔用过氧化氢（双氧水）及含抗生素溶液冲洗，应避免脓肿破裂，若有脓液污染更应反复冲洗。术后抗生素均应 4～6 周。定期 CT 复查。

(四)抗生素的联用

脓肿的微生物性质是脑脓肿治疗的基础，脓液外排和有效抗生素的应用是取得疗效的关键,由于近年来大量广谱抗生素的问世,对脑脓肿的治疗确实卓有成效,病死率大为降低。同时,因为脑脓肿的混合感染居多,目前采用的三联、四联用药,疗效尤其突出。

早年的抗生素(青霉素、氯霉素、新青霉素),对革兰阴性、革兰阳性、需氧、厌氧菌十分敏感,从心、肺来的转移性脑脓肿疗效肯定。对耳、鼻、牙源性脑脓肿同样有效。现在常用的抗生素(青霉素、甲硝唑、头孢),由于甲硝唑对拟杆菌是专性药,对细菌的穿透力强,不易耐药,价廉,毒副作用少,在强调厌氧菌脑脓肿的今天,此三联用药已成为首选,加上第三代头孢菌素对需氧菌混合感染也是高效。上两组中偶有耐甲氧西林的金黄色葡萄球菌(MRSA),可将青霉素换上万古霉素,这是抗革兰阳性球菌中最强者,对外伤术后的脑脓肿高效。用甲硝唑、头孢治疗儿童脑脓肿也有高效。伏立康唑治霉菌性脑脓肿,磺胺(TMP/SMZ)治疗诺卡菌脑脓肿,都是专性药。头孢曲松及丁胺卡那治枸橼酸菌新生儿脑脓肿也具有特效,已见前述。亚胺培南/西司他汀(泰能)对老年人、幼儿、免疫力低下者,对绝大多数厌氧、需氧、革兰阴性、革兰阳性菌和多重耐药菌均具强力杀菌作用,是目前最广谱的抗生素,可用于危重患者。脑脓肿破裂或伴有明显脑膜炎时,鞘内注药也是一种方法,其剂量是丁胺卡那 10mg/次,庆大霉素 2 万 U/次,头孢曲松(罗氏芬)25～50mg/次,万古霉素 20mg/次,半合成青霉素苯唑西林 10mg/次,氯唑西林 10mg/次,小儿减半,生理盐水稀释。

第三节　脑真菌性肉芽肿

脑真菌性肉芽肿是一种深部真菌感染,虽不是新生物,但属于颅内占位性病变,所以也引起颅内压增高及局限性脑定位征。真菌感染比细菌感染少见得多,但随着广谱抗生素、肾上腺皮质激素和免疫抑制剂的广泛、长期应用,真菌感染的发生率已有所提高。

一、病因

脑真菌性肉芽肿由引起深部组织感染的真菌侵入脑内而形成。真菌侵入脑的方式,常先从呼吸道吸入,形成肺部病灶,再由肺经血行播散于全身器官和入颅。少数真菌(如曲霉菌、放线菌和芽生菌)可经口腔、鼻腔、鼻旁窦、眼眶、脊椎骨等处的病灶直接侵入中枢神经系统,个别病例可经腰穿、手术植入而发生脑部真菌感染。患有单核吞噬细胞系统恶性肿瘤、糖尿病等患者较易发生本病。

引起脑真菌性肉芽肿的真菌较多,如放线菌、念珠菌、隐球菌、新型隐球菌、粗球孢子菌、星形诺卡菌、荚膜组织孢浆菌及曲霉菌等。以新型隐球菌及曲霉菌等较多见。其感染主要有3 种形式:脑膜炎、脑膜脑炎和肉芽肿。脑膜炎主要影响脑基底部,炎症侵入血管周围间隙即构成脑膜脑炎。当真菌侵入脑内时即形成肉芽肿,常为多发,肉芽肿周围可有包膜。

二、临床表现

(一)年龄、性别

本病可发生于任何年龄,但 2/3 的病例发生在 30～50 岁,男性多于女性。

(二)病程

本病多慢性或亚急性发展,病程数周至半年,偶有超过 1 年者,少数病例可有缓解和复发。

未经治疗者多死亡。

(三)症状、体征

大多数患者在原发病变症状尚不明显时,即出现神经系统症状。临床表现酷似颅内肿瘤,有颅内压增高和局灶性神经体征。患者一般有低热,首发症状多为头痛,伴恶心、呕吐,有颈项强直等脑膜刺激征,严重者可出现意识障碍,常伴因颅底蛛网膜粘连引起的交通性脑积水。

三、辅助检查

(一)腰椎穿刺和脑脊液检查

大多数压力增高,脑脊液可呈无色透明或黄色混浊状,白细胞增多,以淋巴细胞为主,一般在300×10^6/L以下,蛋白增高,糖和氯化物皆降低。脑脊液涂片,墨汁染色可找到隐球菌。补体结合试验和乳胶凝集试验,可测定患者脑脊液或血清中抗原和抗体,如脑脊液中含抗原而无抗体,提示病变仍属活动期。

(二)CT扫描

隐球菌脑膜炎可表现脑基底池模糊变形,不对称,强化明显。脑实质内肉芽肿呈等密度或高密度影。强化扫描显示大小不一、多发、边界清晰的中等强化结节,或呈不均匀性强化或环形强化,周围脑水肿不明显,有时伴有钙化。

(三)MRI扫描

表现为脑基底池T_1和T_2弛豫时间略缩短,而脑池的信号增强,强化扫描表现为基底池明显强化,与低信号的脑组织形成明显对比,此为隐球菌性脑膜炎的特点。

四、诊断

本病的重要诊断依据是脑脊液涂片染色、培养和接种或脑组织和肉芽组织标本的病理检查发现病原菌。真菌皮肤试验阳性反应,其他器官、组织发现真菌感染等有辅助诊断价值。根据临床表现,起病缓慢,病程较长,伴有脑膜刺激征、颅内压增高症等改变,结合其他辅助检查,可做出诊断,若脑脊液涂片找到真菌即可确诊。

五、鉴别诊断

本病的临床表现和脑脊液检查与结核性脑膜炎相似,故应反复做脑脊液检查和涂片,如查到真菌有助于鉴别诊断。

六、治疗

(一)手术治疗

真菌感染一旦形成肉芽肿,则药物治疗难以消除,手术切除为主要手段,但手术前后都需要用抗真菌药物治疗,并对原发感染灶进行系统治疗。

(二)药物治疗

目前治疗真菌的药物有两性霉素B、氟康唑、氟胞嘧啶等。

对不同的真菌需用不同的药物,可以合并用药,如两性霉素B对隐球菌、球孢子菌、念珠菌等效果较好,制霉菌素对隐球菌、念珠菌等效果较好,克霉唑对念珠菌、球孢子菌等有效,两性霉素B和氟康唑合用治疗隐球菌致病疗效更佳,大剂量青霉素、林可霉素、氯霉素对放线菌感染有效。

(1)两性霉素B仍是目前治疗中枢神经系统隐球菌感染的首选药物,首次剂量1mg/d,静脉滴入,注意本药禁溶于生理盐水中。以后根据患者的耐受性每日增加 $2\sim5mg$,直至 $1mg/(kg\cdot d)$,但浓度不能超过0.1mg/mL,每次静脉滴入的时间至少 6 小时,并避光。新型隐球菌合成荚膜时需要维生素 B_1,故应用两性霉素 B 治疗过程中避免使用维生素 B_1,并注意低维生素 B_1 饮食 3 个月以上。由于本药不易透过血脑屏障,故常同时鞘内给药。

(2)咪康唑为广谱抗真菌药,毒性低,较安全,可鞘内注射,1 次用量为 20mg,$3\sim7$ 天1 次。

(3)5-氟尿嘧啶由于能通过血脑屏障,可与两性霉素 B 合用。两性霉素 B 的剂量为 $0.3mg/(kg\cdot d)$,不但可减少两性霉素 B 的毒性,还可减少耐药性。全疗程 6 周。此药的不良反应是抑制骨髓,一旦出现,则只能停用。

上述药物应用的期限要根据脑脊液常规、生化、涂片检查和培养结果决定是否停药。

第十一章　脑神经疾病及功能性疾病

第一节　三叉神经痛

一、概述

三叉神经痛(TN)又称 Fotergin 病,表现为颜面部三叉神经分布区域内,闪电式反复发作性的剧烈性疼痛,是神经系统疾病中常见的疾病之一。临床上将三叉神经痛分为原发性三叉神经痛和继发性(或称症状性)三叉神经痛两类:前者是指有临床症状,检查未发现明显的与发病有关的器质性或功能性病变;后者是指疼痛由器质性病变如肿瘤压迫、炎症侵犯或多发性硬化引起。三叉神经痛的年发病率为 3～5/10 万,随年龄的增长而增加。患病率国内外报道不一,在 48～182/10 万。从青年人至老年人均可发病,但以 40 岁以上中老年人居多,占患者的 70%～80%。女性发病率略高于男性,多为单侧发病,右侧多于左侧。以三叉神经 2、3 支分布区域为多见,累及第 1 支较少。

二、病因与发病机制

(一)原发性三叉神经痛的病因与发病机制

原发性三叉神经痛的发病机制目前尚不十分明确,对其发病机制有多种理论,但至今仍没有一个理论可以完整解释它的临床特征。近年来研究发现本病是由多种因素导致的,且各因素并非孤立存在,而是相互影响、相互作用、共同致病。传统上有中枢病变学说和周围病变学说。近年随着研究技术和方法的不断改进,发现免疫和生化因素也与三叉神经痛密切相关。

1.中枢病变学说

1853 年,医学专家记述了癫痫样三叉神经疼痛的临床症状、发作特征、用抗癫痫药物治疗有效以及在疼痛发作时可在中脑处记录到癫痫样放电,提出了在中枢神经病变假说。有人通过动物实验表明三叉神经痛的病理机制为三叉神经脊束核内的癫痫样放电。有学者提出闸门控制学说:所有来自皮肤的传入冲动,一方面抵达脊髓背角的第一级中枢传递细胞(简称 T 细胞),另一方面又与胶质细胞建立突触联系。这种闸门控制机制的胶质细胞起着在传入冲动前控制 T 细胞传入的作用。由于中枢的病变(三叉神经脊束核的损伤)造成胶质细胞控制 T 细胞的作用减弱,T 细胞的活动加强,失去了对传入冲动的闸门作用,使得 T 细胞对传入的疼痛刺激的调节作用失代偿而引起疼痛发作。也有实验证明三叉神经痛与脑干中三叉神经核的兴奋性改变有直接关系。刺激扳机点引起的病理性刺激通常是由三叉神经周围支到达脑干,通过三叉神经感觉核和网状结构迅速总和起来,而引起三叉神经痛的发作。采用脑诱发电位和临床对卡马西平治疗癫痫的研究中发现,丘脑感觉中继核和扣带回等大脑皮质在三叉神经痛发病机制中亦起着重要作用。虽然上述的这些研究结果均支持三叉神经痛的中枢病变学说,但是仍不能用它完全解释三叉神经痛的临床症状。例如,为何三叉神经痛的发作范围并不是在整个三叉神经范围内而多数发生在单侧,甚至为单支。临床上也很少发现三叉神经痛患者脑干三叉神经核病变。而脑干内许多病变也不一定引起三叉神经痛,为何三叉神经痛患者无明显神经系统体征等。三叉神经痛的发作性疼痛应用某些抗癫痫药物治疗无效等等,这些现象都难以用中枢神经系统病变学说来解释,这些还有待进一步研究。

2.周围病变学说

1967 年,有医学专家首先提出三叉神经痛主要病理改变是三叉神经的脱髓鞘改变,现已得到越来越多学者的认同。有学者依此提出短路理论,认为脱髓鞘的轴突与邻近的无髓鞘纤维发生"短路",轻微的触觉刺激即可通过短路传入中枢,而中枢的传出冲动亦可再通过短路而成为传入冲动,如此很快达到一定的总和而引起三叉神经痛的发作。目前,对三叉神经痛手术标本行病理学研究已经证明,三叉神经根受血管压迫部位发生脱髓鞘改变,经血管减压术后,三叉神经痛症状立即消失。对三叉神经痛患者的三叉神经超微结构的观察也支持周围病变学说,被广泛接受的引起三叉神经痛重要发病机制是持续(静态)的或搏动的微血管压迫使三叉神经根感觉神经轴突脱髓鞘。在三叉神经根受血管压迫部位,电镜显示神经根脱髓鞘和髓鞘再生,有时伴轴突消失等病理改变。血管压迫是造成神经纤维损伤原因的最有力学说。

1934 年,医学专家首次提出血管压迫神经根是三叉神经痛的病因之一,但未提及减压问题。大量的研究发现,三叉神经根附近动脉的迂曲走行,压迫三叉神经,从而动脉的搏动造成对三叉神经的不断刺激。对正常人和三叉神经痛患者的三叉神经根周围血管观察也发现存在明显差异。但是部分三叉神经痛患者并无迂曲血管压迫三叉神经根,目前还无法用血管压迫理论来解释。其他结构的异常如局部骨质压迫、蛛网膜粘连对三叉神经根的压迫同样有可能引起三叉神经痛。慢性炎症、缺血等病变可致神经的脱髓鞘改变,也可致三叉神经痛的发生。

3.免疫因素

近年来研究认为三叉神经痛脱髓鞘病变均是一种细胞免疫介导的疾病。神经内巨噬细胞、肥大细胞、T 细胞和血管内皮细胞破坏和吞噬轴索,促进炎症的发展,加速和加重脱髓鞘的发生和发展。有人对 50 例三叉神经痛患者的三叉神经标本进行脱髓鞘染色和免疫组化观察分析后认为,巨噬细胞、肥大细胞、T 细胞和血管内皮细胞对三叉神经脱髓鞘改变有作用。

4.神经肽的研究

近来发现多种神经介质类和神经肽类物质在三叉神经痛发作有密切关系。三叉神经系统内含有多种神经肽,与疼痛有关的包括 P 物质(SP)、谷氨酸(Glu)、降钙素基因相关肽(CGRP)、生长抑素(SOM)、血管活性肠多肽(VIP)等。SP 和 Glu 最可能是伤害性信息传递信使,也有人认为甘氨酸在伤害性信息调控过程中起着重要作用。但 SP 作为伤害性信息传递信使的理论更为经典。SP 在半月节内与 CGRP、SOM 共存。CGRP 促进初级感觉纤维释放 SP,促进痛觉传递。

临床研究结果显示,三叉神经痛患者 CSF 和血液中 SP 含量明显升高。三叉神经痛发作时,痛支神经可能快速过度释放 SP 导致阵发性剧烈疼痛,随着 SP 的耗竭而疼痛消失;在外周 SP 还可引起血管扩张,腺体分泌,刺激各种炎性介质的释放,导致致痛、致炎物质的积聚,进一步刺激传导伤害性信息的传入纤维,待神经元内 SP 合成到一定程度时再次暴发新一轮的疼痛。

CGRP 是 1983 年人类首次用分子生物学方法发现的一种由降钙素基因表达的新神经肽。

广泛分布于神经、心血管、消化、呼吸、内分泌等系统,参与机体许多功能的调节。三叉神经痛发作时,患者血液中 CGRP 含量显著升高,并伴有 SP 升高。胡世辉等以原发性三叉神经痛患者为研究对象,用放射免疫法检测患者疼痛发作时患侧颈外静脉血中 CGRP 的含量,并与外周血、术后颈外静脉血、健康者颈外静脉血中的 CGRP 含量相比较,用免疫组织化学法标记患者痛支与非痛支神经切片中 CGRP 免疫反应阳性颗粒,用高清晰度彩色病理图文分析系统定量分析 CGRP 免疫反应阳性颗粒的数量、面积、平均光密度和平均面积。结果发现疼痛发作时患侧颈外静脉血中 CGRP 含量显著升高,与肘静脉血、术后患侧颈外静脉血及健康对照组颈外静脉血中的 CGRP 含量相比,差异非常显著,后三者相比差异均不显著;痛支神经组织中 CGRP 免疫反应阳性颗粒的数量、面积均显著多于、大于非痛支神经组织中的 CGRP 免疫反应阳性颗粒。认为三叉神经痛发作时局部确有 CGRP 的参与,三叉神经痛的痛支神经过度合成和释放 GGRP 可能促进了局部 CGRP 浓度升高,导致痛阈下降,促进 SP 向中枢传递痛觉导致阵发性剧烈疼痛发作,并增强 SP 在外周的神经源性炎症作用,而长期的神经源性炎症使得痛阈降低,致使颌面部轻微的触觉刺激也能产生伤害性刺激信息。

通过实验证实,三叉神经痛发作时颈外静脉的 SP、CGRP 含量确实高于术后缓解期,认为三叉神经痛发作时痛支神经过度合成和释放 CGRP。尽管表明神经肽参与三叉神经痛,但有关神经肽与三叉神经痛的关系,神经肽之间的相互关系和调节还有待于进一步研究。

(二)继发性三叉神经痛的病因与发病机制

近年来,人们对继发性三叉神经痛的病因有了新的认识,对继发性三叉神经痛的诊断率也明显提高。继发性三叉神经痛常由其所属部位和邻近部位的各种病灶引起,如各种肿瘤、炎症、血管病变或血管压迫、蛛网膜粘连等引起。

1.脑干内部的病变

延髓及脑桥内部的病变,如脊髓空洞症、脑干肿瘤、血管病变、多发性硬化、炎症等。

2.颅后窝的病变

如脑桥小脑角的肿瘤(表皮样囊肿、神经鞘瘤、脑膜瘤等)、蛛网膜囊肿或粘连等,均可引起三叉神经痛的发作。

3.颅中窝病变

颅中窝底后部肿瘤以脑膜瘤、三叉神经节神经纤维瘤、表皮样囊肿和颅底转移瘤多见,肿瘤生长累及位于 Meckel 囊内的三叉神经节,出现三叉神经痛症状。颅中窝底前部肿瘤以脑膜瘤、表皮样囊肿和颅底转移瘤多见。肿瘤累及眶上裂、圆孔,出现相应症状。

4.三叉神经周围支病变

眶内的肿瘤、蝶骨小翼区的肿瘤、海绵窦的病变及眶上裂的病变,均可累及或侵犯三叉神经根,引起继发性三叉神经痛。鼻窦的病变以及牙源性的病变也可引起三叉神经痛。

三、临床表现

(一)性别、年龄、病程与合并症

男女之比为 1:1.18。从青年人至老年人均可发病,10 岁以下少见,84.4% 的患者发生在40 岁以上,平均为 52 岁。病程为 2 个月至 40 年,平均为 6 年 4 个月。主要合并症有高血压、冠心病、肺心病、慢性支气管炎、结核病、糖尿病、癌症、脑血管病等其他慢性疾病。

(二)发病部位

疼痛发作仅线于三叉神经分布区(图 11-1)。

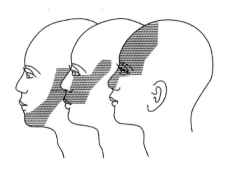

图 11-1　三叉神经各支分布区

(三)原发性三叉神经痛的典型表现

约 65% 的患者具有典型的三叉神经痛表现:①三叉神经痛分布区域出现短暂的、剧烈的、闪电样疼痛,反复发作;②存在扳机点;③相应区域皮肤粗糙、着色或感觉下降。

1.疼痛的诱发因素与扳机点

疼痛发作绝大多数有明显的诱发因素,少数病例无诱发因素即可疼痛发作。常见的诱发因素包括咀嚼运动、刷牙、洗脸、剃须、说话、打呵欠、面部机械刺激、张嘴、笑、舌头活动、进食、饮水以及风、声、光刺激等。64.5% 的病例中存在明显扳机点,扳机点多发生在上唇、下唇、鼻翼、鼻唇沟、牙龈、颊部、口角、舌、眉、胡须等处。

2.疼痛的性质

患者描述疼痛的性质常为难以忍受的电击样、刀割样、撕裂样、火烧样疼痛,并伴有面部特有的极其痛苦的情感表情。疼痛常达到如此剧烈,以至于患者要停止谈话、饮食、行走,以双手掩住面部,严重者咬牙,用力揉搓面部,并且躲避开谈话的人,颜面发红,咀嚼肌和面肌抽搐,故称单面肌痛性肌痉挛现象或称痛性抽搐。疼痛可骤然消失,在两次发作期间完全无痛,如同正常人。在患者发病初期,疼痛发作次数较少,常在受凉感冒后出现,间歇期长达数月或几年。自行停止而自愈的病例很少。以后发作逐渐频繁,疼痛加重,病程可达几年或数十年不一。严重者发作日夜不分,每日可达几十次,甚至数百次,不能进食、喝水,体质消瘦,患者终日处于疼痛难耐状态,表情沮丧痛苦,乃至失去生活信心而轻生。有些患者早期,呈季节性发作,疼痛在每年的春天或秋天的一定时间,呈周期性发作,而且每次发作持续时间1～3 个月,然后无任何原因的自然消失,直到下一年的同一季节开始发作。

3.疼痛持续的时间

绝大多数疼痛持续数秒至数分钟,一般为 1～5 分钟,个别病例疼痛可持续半小时以上。发作间歇期,疼痛可消失,间歇期随病情的进展而缩短,一般为数十分钟至数小时不等。重者可每分钟内都有发作。白天发作多,晚上发作少,亦可日夜不停发作。

4.其他症状

由于疼痛使面部肌肉痉挛性抽搐,口角可向患侧歪侧。发病初期,患者面部、眼结合膜充血发红、流泪、流涕等。发病后期,患者可有结膜发炎、口腔炎等。有的患者在疼痛发作时,用手掌握住面颊并用力地搓揉,以期缓解疼痛。久而久之使患侧面部皮肤变粗糙、增厚,眉毛稀少甚至脱落。

5.神经系统体征

神经系统查体,原发性三叉神经痛,除有部分患者角膜反射减弱或消失之外,均无阳性体征发现。少数患者,发病后期,多因采用过酒精封闭及射频治疗后,患侧疼痛区域内感觉减退,以至部分麻木。对于这种情况应做详细神经系统查体,以排除继发性三叉神经痛。

(四)继发性三叉神经痛的表现

继发性三叉神经痛因其病因不同,临床表现不完全相同。

1.脑桥旁区及桥小脑角肿瘤

此区肿瘤多见于胆脂瘤,其次为听神经瘤、脑膜瘤及三叉神经鞘瘤,因肿瘤发生部位与三叉神经的关系不同其临床表现不同。三叉神经鞘瘤和胆脂瘤的面部疼痛多为首发症状,而听神经瘤和脑膜瘤首发症状多为耳鸣、头痛,而肿瘤后期多表现为脑桥小脑角综合征,做 CT、MRI 等辅助检查,可明确诊断。

2.蛛网膜炎

多见于颅底部蛛网膜,面部疼痛特点多为持续性钝痛,无间歇期,查体可有面部疼痛区域感觉减退或消失。同时炎症可累及相邻的脑神经出现相应受损害体征。

3.颅底恶性肿瘤

常见于鼻咽癌,少见于转移瘤、肉瘤等。表现多为同侧发作性或持续性面部疼痛,伴有原发肿瘤和广泛脑神经损害的体征。

4.多发性硬化症

大约 1% 的患者出现三叉神经痛。患者多较年轻,多呈双侧性的,疼痛特点也多不典型,神经系统查体、CT、MRI 可查到多发性病灶。

5.带状疱疹

由于患颜面带状疱疹后引起的神经痛,多为老年人,患三叉神经第 1 支痛后发生,呈持续性的灼痛,无触发点,患病区域有疱疹,或者疱疹消退后持续数月乃至数年,最终多可自然缓解。

四、诊断与鉴别诊断

(一)诊断

(1)采集病史:询问颜面部疼痛性质、部位及伴随的症状等。

(2)因患者惧怕疼痛发作,不敢洗脸、刷牙、进食等而致面部及口腔卫生很差,全身营养状况差,消瘦,精神抑郁,有悲观消极情绪。

(3)有些慢性患者,因经常疼痛发作时,用手揉搓、摩擦面部皮肤,致使患侧面部皮肤粗糙呈褐色,眉毛稀少或阙如。

(4)由于多数患者患三叉神经 2、3 支痛,触发点在牙龈,疑为牙痛,不少患者曾有拔牙史,患侧常牙齿阙如。

(5)原发性三叉神经痛神经系统查体可无阳性体征,继发性三叉神经痛大都有阳性体征,主要表现为脑桥小脑角综合征。

(6)特殊检查:原发性三叉神经痛患者多无明显的神经系统阳性体征,也要特别注意继发性三叉神经痛的可能,尤以遇到面部感觉减退者,要详细检查有无其他神经系统体征,并进行必要的特殊检查,如头颅 X 线内听道摄片、电测听、前庭功能试验、脑神经的诱发电位、脑脊液化验、CT、MRI、MRA、DSA 等检查,以明确诊断。

(二)鉴别诊断

除继发性三叉神经痛外,应注意与以下几种疾病相鉴别。

1.牙痛

牙痛也是一种非常疼的一种疾病,有时特别是发病的初期,常常到口腔就诊,被误诊为牙痛,许多患者将牙齿拔掉,甚至将患侧的牙齿全部拔除,但疼痛仍不能缓解。一般牙痛特点为持续性钝痛或跳痛,局限在齿龈部,不放射到其他部位,无颜面部皮肤过敏区,不因外来的因素加剧,但患者不敢用牙齿咀嚼,应用 X 线检查或 CT 检查可明确牙痛。

2.三叉神经炎

可因急性上颌窦炎、流感、额窦炎、下颌骨骨髓炎、糖尿病、梅毒、伤寒、酒精中毒、铅中毒及食物中毒等疾病引起。多有炎性感染的病史,病史短,疼痛为持续性的,压迫感染的分支的局部时可使疼痛加剧,检查时有患侧三叉神经分布区感觉减退或过敏。可伴有运动障碍。

3.中间神经痛

中间神经痛患者表现特点:①疼痛性质:为发作性烧灼痛,持续时间长,可达数小时,短者也可数分钟。②疼痛部位:主要位于一侧外耳道、耳郭及乳突等部位,严重者可向同侧面部、舌外侧、咽部以及枕部放射。③伴随症状:局部常伴有带状疱疹,还可有周围性面瘫,味觉和听觉改变。

4.蝶腭神经痛

本症病因不明,多数人认为副鼻窦炎侵及蝶腭神经节引起。①疼痛部位:蝶腭神经节分支分布区域的鼻腔、蝶窦、筛窦、硬腭、齿龈及眼眶等颜面深部位。疼痛范围较广泛。②疼痛性质:疼痛为烧灼或钻样痛,比较剧烈,呈持续性或阵发性的加重或周期性反复性发作,发作时一般持续数分钟到几小时。伴有患侧鼻黏膜肿胀,出现鼻塞、鼻腔分泌物增加,多呈浆液性或黏液性。可伴有耳鸣、耳聋、流泪、畏光及下颌皮肤灼热感和刺痛。疼痛可由牙部、鼻根、眼眶、眼球发生,尔后扩展至齿龈、额、耳及乳突部,均为一侧性。严重者向同侧颈部、肩部及手部等处放射,眼眶部可有压痛。③发病年龄:常在 40~60 岁,女性较多。④本病可以用 1% 普鲁卡因做蝶腭神经封闭或用 2%~4% 丁卡因经鼻腔对蝶腭神经节做表面麻醉,可使疼痛缓解。

5.偏头痛

偏头痛也称丛集性头痛,它是一种以头部血管舒缩功能障碍为主要特征的临床综合征。病因较为复杂,至今尚未完全阐明。但与家族、内分泌、变态反应及精神因素等有关。临床表现特点:①青春期女性多见,多有家族史。②诱发原因多在疲劳、月经、情绪激动不安时诱发,每次发作前有先兆,如视物模糊、闪光、暗点、眼胀、幻视及偏盲等。先兆症状可持续数分钟至半小时之久。③疼痛性质为剧烈性头痛,呈搏动性痛、刺痛及撕裂痛或胀痛,反复发作,每日或数周、数月甚至数年发作 1 次。伴随有恶心、呕吐、大便感、流泪、面色苍白或潮红。发作过后疲乏嗜睡。④查体时颞浅动脉搏动明显增强,压迫时可使疼痛减轻。在先兆发作时应用抗组胺药物可缓解症状。⑤偏头痛还有普通型、特殊型(眼肌麻痹、腹型、基底动脉型)偏头痛,均需要加以鉴别。

6.舌咽神经痛

本病分为原发性和继发性两大类。它是一种发生在舌咽神经分布区域内的阵发性剧痛，发病年龄多在 40 岁以上,疼痛性质与三叉神经痛相似。临床表现有以下特点:①病因方面,可能为小脑后下动脉、椎动脉压迫神经进入区有关,除此之外,可见于脑桥小脑角处肿瘤、炎症、囊肿、鼻咽部肿瘤或茎突过长等原因引起。②疼痛部位在患侧舌根、咽喉、扁桃体、耳深部及下颌后部,有时以耳深部疼痛为主要表现。③疼痛性质为突然发作、骤然停止,每次发作持续为数秒或数十秒,很少超过 2 分钟。亦似针刺样、刀割样、烧灼样、撕裂样及电击样的剧烈性疼痛。若为继发性的疼痛则发作时间长或呈持续性,诱因和扳机点可不明显,且夜间较重。④诱因因素,常为吞咽、咀嚼、说话、咳嗽、打哈欠时诱发疼痛。⑤扳机点,50％以上有扳机点,部位多在咽后壁、扁桃体舌根等处,少数在外耳道。若为继发性的,扳机点可不明显,同时可有舌咽神经损害症状,如软腭麻痹、软腭及咽部感觉减退或消失等。⑥其他症状,吞咽时常常引起疼痛发作,虽然发作间歇期无疼痛,但因惧怕诱发疼痛而不敢进食或小心进些流汁。患者因进食进水少,而变得消瘦,甚至脱水。患者还可有咽部不适感、心律失常及低血压性昏厥等。⑦神经系统查体,无阳性体征。若为继发性的,可有咽、腭、舌后 1/3 感觉减退,味觉减退或消失,腮腺分泌功能紊乱。也可有邻近脑神经受损症状,如Ⅸ、Ⅹ及Ⅺ对脑神经损害以及 Horner 征表现。

7.其他面部神经痛

如青光眼、屈光不正及眼肌平衡失调等眼部疾病;如颞颌关节疾病、颞下颌关节紊乱综合征(Costen 综合征)及颞颌关节炎和茎突过长等。因其病因和表现不同可以与三叉神经痛鉴别(表 11-1)。

表 11-1　原发性三叉神经痛的鉴别诊断

鉴别要点	原发性三叉神经痛	偏头痛	牙痛	舌咽神经痛	青光眼	Costen 综合征	中间神经痛	蝶腭神经痛
年龄	多见于 40 岁以上	青年	中老年人	40 岁以上多见	青年	中青年	中老年人	中年人
性别	男多于女	女多	男多	男多于女	女多	男多	女多	女多
疼痛诱因	说话、洗脸	精神紧张	冷风吹	进食、进水	精神紧张	咀嚼	紧张	不安
有无先兆	无	常有	无	无	红视	无	无	无
疼痛部位	三叉神经分布区	一侧或双侧	患牙部	舌咽神经分布区	额眼部	颞颌关节处	耳道	牙根部
疼痛性质	针刺样	胀痛	跳痛	闪电样	胀痛	锐痛	灼痛	灼痛
持续时间	短暂	长	较长	短暂	长	长	短	短
发作时间	日间	上午	夜间	日间	日间	日间	日间	日间
发作频数	不一	多日	持续	较少	持续	持续	不一	不一
伴随症状	面肌痉挛、流泪	恶心、呕吐	牙周病	消瘦、心悸	恶心、呕吐	下颌运动困难	带状疱疹	鼻塞、流涕
发作表现	痛苦、以手握面	安静、卧床	紧张	痛苦紧张	紧张	不安	紧张	紧张
压痛点	无	广泛	有	无	有或无	下颌关节处叩痛	无	无
触发点	有	无	有或无	有	无	无	有或无	有或无
家族史	无	有	无	无	有或无	无	无	无
治疗反应	卡马西平有效	抗组胺药有效	止痛药有效	卡马西平有效	降眼压药有效	止痛药有效	卡马西平有效	卡马西平有效

五、治疗

三叉神经痛的治疗方法有多种,大致可归纳为药物治疗、周围支封闭与撕脱治疗、半月神经节射频治疗、微血管减压术治疗、γ-刀与 X-刀治疗等。

(一)药物治疗

目前应用最广泛,最有效的药物有卡马西平、苯妥英钠等药物。

(1)卡马西平:亦称痛痉宁、痛可宁等,本药系属于抗惊厥药。卡马西平可使 70% 以上的患者完全止痛,20% 的患者疼痛缓解。可长期使用此药止痛,为对症治疗药,不能根治三叉神经痛,复发者再服仍有效。约 1/3 的患者可因出现恶心、头晕等症状而停药。用法:开始剂量 0.1 g,每日 2～3 次,以后逐日增加 0.1 g,每日最大剂量不超过 1.6 g,取得疗效后,可逐日逐次的减量,维持在最小有效量。本药不良反应有眩晕、嗜睡、药物疹、恶心、食欲振乏、复视、共济失调、骨髓抑制及肝功能障碍等。服药初期应检查白细胞、肝功等,服用期间对以上不良反应要注意观察。

(2)苯妥英钠:苯妥英钠为一种抗癫痫药,有的学者认为三叉神经痛为癫痫样放电,使用抗癫痫剂有一定疗效。长期以来,被列为治疗三叉神经痛的首选药物。初期服 0.1 g,每日 2～3 次,以后逐日增加 0.1 g,取得疗效后再减量,亦以最小剂量维持。最大剂量不超过每日 0.8 g。本药疗效不如卡马西平,止痛效果不完全,长期使用止痛效果减小或减弱,因此,目前已列为第二位选用药物。不良反应有共济失调、视力障碍、牙龈增生及白细胞减少等其他不良反应,应注意观察。

(3)七叶莲:有片剂和针剂,应用片剂每次 3 片,每日 3～4 次;应用针剂,每次 4 mL,每日 2～3 次,肌内注射。一般用药 4～10 天见效。与其他药物合用可提高疗效。本药治疗有效率为 60% 以上。

(4)其他药物:①氯硝西泮,1 mg,每日 2～3 次;②维生素 B_{12},500 μg,每日 1 次,肌内注射;③野木瓜注射液,2 mL,每日 1～2 次,肌内注射;④654-2(山莨菪碱),5～10 mg,每日 3 次,口服;注射剂,10 mg,每日 1 次,肌内注射。

(5)中医中药治疗:①毛冬青(毛披树),注射剂,每日 2 mL,每日 1～2 次,肌内注射;片剂,每次 2～6 片,每日 3 次,口服;冲剂,每次 1 包,每日 2～3 次,口服。②颅痛宁,由川芎和荜茇提取的灭菌制剂,每次 4 mL,每日 3 次,肌内注射,疼痛缓解后可半量维持。③白芷 4.5 g,丹参 5 g,陈皮 4.5 g,全蝎粉 3 g,僵蚕 10 g,炒蔓荆子 10 g,生石膏 20 g,炒元胡 15 g。每日 1 次,水煎分早晚服。

(二)三叉神经周围支封闭术

封闭治疗的原理是将药物直接注射于三叉神经周围支或半月神经节内,使其神经纤维组织凝固、变性以致坏死,从而造成神经传导中断,神经分布区内痛觉及其他感觉均消失,以麻木代替疼痛。而半月节封闭是药物破坏节内的感觉细胞,由于节细胞再生困难,并有一定的并发症,如神经性角膜炎或因药物注入蛛网膜下腔而损害脑神经及其他症状。常用注射药物有无水酒精、5% 石炭酸溶液、无水甘油、4% 甲醛溶液以及用热水、维生素 B_1、维生素 B_{12} 等。封闭部位临床上采用主要是选择三叉神经各分支通过的骨孔处(图 11-2),即眶上孔、眶下孔、颏孔、翼腭窝、卵圆孔等处。由于出圆孔的上颌支、出卵圆孔的下颌支及出眶上裂的眼支的封闭方法简单安全,容易操作,疗效为3～8月,复发后可以重复注射。可用于全身情况差、年老体弱者,也可对诊断不明的病例,做封闭术以帮助明确诊断。本项技术以往是治疗三叉神经痛的常用方法之一。目前,三叉神经周围支封闭术大有被射频热凝术替代之势。

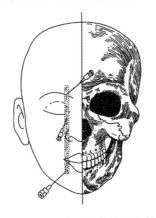

图11-2　三叉神经各支封闭穿刺点

(三)三叉神经射频热凝术

尽管有医学研究者早在1931年就介绍了半月神经节电凝术治疗三叉神经痛,但射频热凝治疗三叉神经痛真正为世界各地医师所广泛采用是在1974年有相关医学专家对射频热凝术在设备和技术进行了一系列改进之后。经改进后的射频热凝术疗效较以前明显提高,并发症显著降低,成为目前治疗三叉神经痛的主要手段之一。Sweet和Wepsic对射频热凝的改良主要包括以下几项:①射频发生器的应用:提供了精确的可控制的热源;②微型热敏电阻的应用:可监测毁损区温度的改变,以便调整电流;③神经安定镇痛剂的应用:能减轻患者的紧张、焦虑情绪;④短时麻醉剂的应用:在电凝时使患者暂时意识丧失,避免电凝时引起的剧痛,热凝后患者又能立即清醒及时行感觉检查;⑤置入电极后用电刺激来确定电极位置:以便有选择地破坏痛觉束,保留其他束支。

1.热凝治疗仪的基本结构

热凝治疗仪一般包括振荡器、温控仪、刺激器和毁损针四部分。其工作原理是热凝治疗仪产生的射频电流由电极针经神经组织构成回路产生热量,通过毁损病灶和靶点达到治疗目的。电极针内装有热传感器,可测出被毁损区组织的温度,同时将温度传递给自动控制系统,当温度和时间达到预定参数时,电流即自动断开。射频仪还可以产生刺激方波,用来定位,确定电极的位置。

2.射频治疗三叉神经痛的理论依据

三叉神经纤维的粗细与其传导速度密切相关。感觉神经纤维分为有髓鞘的A纤维与无髓鞘的C纤维两种。A纤维按粗细又分为α、β、γ和δ四种。它们的传导速度、刺激阈值等各不相同。在外周神经纤维中,只有传入与传出的有髓鞘的A纤维和传入的无髓鞘的C纤维。一般认为传导痛觉传入冲动的是A_δ和C类纤维,传导触、温感觉冲动的是直径较大的A_α和A_β纤维。现在证实较细的A_δ和C类纤维对射频电流和热的刺激比直径粗的A_α和A_β纤维敏感。在射频电流的影响下,传导痛觉的纤维一般在70～75℃发生变性,停止传导痛觉冲动,而粗的有髓纤维在这一温度下不会被破坏。因此,利用射频和逐渐加热的方法,可以选择性破坏感觉神经的痛觉传导纤维而相对保留粗触觉传导纤维,达到既可以解除疼痛,又可部分或全部保留触觉的目的。

3.手术适应证、禁忌证及优点

(1)射频治疗三叉神经痛适应证:①经严格、正规药物治疗无效或不能耐受药物不良反应的三叉神经痛患者;②乙醇封闭、甘油注射或其他小手术治疗无效的三叉神经痛患者;③各种手术后复发的三叉神经痛患者;④射频热凝治疗后复发的三叉神经痛患者,可以重复治疗;⑤年龄大不能耐受或不愿接受开颅手术治疗的三叉神经痛患者。

(2)禁忌证:①面部感染者;②肿瘤压迫性三叉神经痛患者;③严重高血压、冠心病、肝肾功能损害者;④凝血机制障碍,有出血倾向者。

(3)优点:①手术比较安全,严重并发症发生率和死亡率较低。②年老体弱多病者有时也可施行治疗。③操作简便,疗效可靠。④消除疼痛,触觉大部分存在。⑤初次手术不成功,还可重复进行。复发后也可再次治疗,仍然有效。⑥手术费用低廉,治疗成功后可停止药物治疗。

4.手术方法

(1)患者取仰卧位,卵圆孔半月神经节定位穿刺时一般采用 Hartel 前入路穿刺法,即在患者患侧口角外下 3 cm(A)点,患侧外耳孔(B)点及同侧瞳孔(C)点三点做 AB 及 AC 连线。

(2)常规消毒、铺巾,用 1% 普鲁卡因行局部浸润麻醉(过敏者改用利多卡因)。

(3)取 A 点为进针穿刺点,使用前端裸露0.5 cm的 8 号绝缘电极针,针尖对准同侧卵圆孔,针身保持通过 AB、AC 两线与面部垂直的两个平面上,缓慢进针,直到卵圆孔。

(4)当针头接近或进入卵圆孔时,患者可出现剧痛,穿刺针有一种穿透筋膜的突破感。再进针0.5~1 cm,即可达三叉神经半月神经节,如果针尖抵达卵圆孔边缘而进针受阻,可将针尖左右或上下稍加移动,即可滑过骨缘而进入卵圆孔,一般进针深度为 6~7 cm。

(5)在针尖确实进入卵圆孔后,拔出针芯大多数可见有脑脊液流出,也可拍 X 线平片或行 CT 扫描证实。此时拍侧位片,可见针尖位于斜坡突出处最高处。有条件者,全部过程最好在 X 线荧光屏监视下进行。

(6)根据疼痛分布区的不同调整针尖的位置。

(7)先给予每秒 50 次的方波,延时 1 毫秒,电压 0.1~0.5 V 进行脉冲电流刺激。如相应的三叉神经分布区出现感觉异常或疼痛,证实电极已达到相应的靶点,否则应重新调整。若需要超过 2 V 的电压刺激才能引起疼痛,提示针尖位置不理想,术后可能效果不佳。在刺激过程中如发现有咬肌或眼球颤动,提示电极接近三叉神经运动根或其他脑神经,也需重新调整电极,直至满意为止。

(8)在电极位置确定准确后,以温控射频热凝对靶点进行毁损,逐渐加温,温度控制在60~75 ℃,分 2~3 次毁损,持续时间每次0.5~1 分钟。对同时多支疼痛者可以多靶点热凝。

(9)若患者仅患有单纯性三叉神经第 1、第 2、第 3 支疼痛,也可以实行疼痛发作区域的眶上神经、眶下神经或侧入路三叉神经第 3 支的射频热凝治疗。

5.定位方法

选择性射频热凝治疗三叉神经痛的操作关键是靶点定位要准确。能否准确地穿刺到半月神经节内是 Hartel 前入路治疗成功的首要环节。但徒手卵圆孔定位存在着一定的困难，Melker Lindquist 认为，大约 10% 的病例在徒手卵圆孔定位时存在困难。而且射频温控热凝术穿刺过程中可能有一定的危险性，也有导致患者死亡的报道。定位方法可概括为以下四种。

(1)临床症状、体征定位：当针头接近或进入卵圆孔时，患者三叉神经分布区可出现类似疼痛发作样剧痛；在射频热凝时，可在三叉神经的相应皮肤支配区出现红斑。据此有助于确定三叉神经的位置。

(2)电生理定位：将热敏电极针插入套管，连接射频热凝治疗仪。

(3)X 线及三维 CT 定位半月神经节射频术手术步骤同上，即在认为穿刺针穿入卵圆孔后进行 X 线摄片或颅底 CT 薄层扫描。CT 扫描时层厚 2 mm，扫描平面经过卵圆孔，然后进行三维 CT 重建，对卵圆孔进行精确定位，根据三维 CT 图像及疼痛分布区调整穿刺针的位置和进针深度，一般不超过 1 cm。

(4)卵圆孔定位装置的应用：为了精确定位，可利用卵圆孔定向装置，该装置对于初学者来说，对卵圆孔定向定位都有很大帮助。为了解决卵圆孔定位技术存在的困难，Kirschner 于 1931 年设计了世界上第一个卵圆孔定位设备，并将其应用于三叉神经半月神经节的电凝治疗。该学者于 1936 年和 1942 年分别报告了 250 例和 1113 例治疗经验。此后，国内外学者们设计了多种卵圆孔定位设备。虽然这些设备的形状各异，但原理大致相同。大部分设备均由头部固定装置和定位测量装置两部分组成。根据解剖学和几何学原理，按测量结果固定游标，凭借游标上面的定向浅槽，对穿刺深度和方位角进行定位，而不会随患者的体位的变化而变化。

6.手术注意事项

(1)术中严格操作规程，慎重掌握穿刺方向和深度。在前入路行半月神经节射频热凝治疗时，穿刺深度一定要控制在 6～7.5 cm，不得过深，否则可能伤及颈内动脉、静脉或眶上裂，引起严重的并发症。

(2)对三叉神经第 2 支疼痛者，从卵圆孔外侧进针较好；对三叉神经第 3 支疼痛者，从卵圆孔中间进针较好。

(3)对三叉神经第 1 支疼痛者进行射频热凝治疗时，加热要缓慢，注意保护角膜反射。

(4)射频热凝加热后，应仔细进行面部感觉检查。

(5)在射频热凝时，可在三叉神经的相应皮肤支配区出现红斑。系神经根受热损伤，痛觉丧失的表现。一般情况下，红斑通常在低于产生热凝损伤的温度时即出现。红斑的出现可以作为观察射频治疗是否成功地限于受累三叉神经分布区的客观标志之一。

(6)热凝毁损后，如果痛觉消失，说明手术成功，否则应增加温度，延长时间 30 秒，直至出现满意的感觉减退为止。

(7)如果电凝温度达到 80 ℃，持续时间不应超过 30 秒。

(8)患者出现感觉减退后，应观察 15 分钟，以便确定破坏是否稳定。

7.手术效果

国外有人统计多家医院 6205 例射频温控热凝术、1217 例甘油注射术、759 例球囊压迫术、1417 例微血管减压术、250 例部分三叉神经根切断术的三叉神经痛患者,并比较其治疗效果后认为,射频温控热凝术和微血管减压术的初期疼痛缓解率和远期满意率均最高。

一般认为,射频热凝治疗三叉神经痛的疼痛即刻缓解率在 91%～99%。由于电极针不能穿入卵圆孔,或反复穿刺使患者不能耐受或由于其他原因迫使手术停止者占 6%,很少有死亡发生。

8.手术并发症

射频治疗三叉神经痛的术后并发症发生率为 17%。主要并发症有以下几种。

(1)面部感觉障碍:发生率为 94%,大多数患者表现为触觉减退或麻木。这也证明,疼痛消失也仅能在三叉神经分布支配区的感觉明显减退或消失时才能得到。

(2)眼部损害:以角膜反射减退为主,其发生率为 3%～27%,而明显的神经麻痹占 1%～5%。角膜反射一旦消失,应立即带眼罩或缝合眼睑。复视的发生率为 0.3%～3%。

(3)三叉神经运动支损害:主要表现为咬肌或翼肌无力,咀嚼障碍。这种情况一般在 6～9 周后恢复。

(4)带状疱疹:一般经面部涂用龙胆紫术后可痊愈。

(5)颈内动脉损伤:少见,但十分危重,一旦发生,应立即停止手术,密切观察,出血严重者应手术治疗。

(6)脑脊液漏:很少见。多在腮部形成皮下积液,经穿刺抽吸、加压包扎一般可治愈。

(7)其他:包括脑神经麻痹、动静脉瘘、脑膜炎、唾液分泌异常等。

并发症发生的原因之一是穿刺方向错误。在进入卵圆孔之前,如穿刺方向过于朝前极易刺入眶下裂,造成视神经和相关脑神经损伤,方向过于朝后,可刺伤颅外段颈内动脉,甚至可刺至颈静脉孔,致后组脑神经损伤。如刺入卵圆孔过深或太靠内侧,可损伤颈内动脉和海绵窦及其侧壁有关脑神经。尽管这类并发症发生率很低,但仍应高度警惕。

总之,射频热凝术的并发症有的是难以避免的,严重的并发症少见。并发症出现的原因是多方面的,穿刺不准和穿刺过深以及反复穿刺是其主要原因。在射频治疗研究过程中对部分难治性三叉神经痛患者采用 X 线、三维 CT 和导航进行卵圆孔定位,可提高穿刺成功率及疗效,降低并发症发生率。

9.复发率

由于各位学者的复发标准和随访时间长短不一,因而所报道的复发率也不一样。一般来讲,随访的时间越长,复发率越高。非典型三叉神经痛较典型三叉神经痛复发率高。文献中报道术后复发率在4.3%～80%,平均 28%,一般在 18%～25%。大部分病例在射频热凝治疗术后 1～2 年后复发。一般认为,复发与半月神经节或后根纤维的破坏程度有关。另外,三叉神经后根中 30～40 条神经束间有丰富的迷走支,当某一束支被破坏时,可通过迷走支得到补充。三叉神经运动支中含有感觉纤维,其中15%～20%为无髓鞘纤维,这些可解释三叉神经痛术后复发率高的问题。

10.其他手术方法

（1）侧入路三叉神经射频热凝治疗：适用于三叉神经第 3 支疼痛。患者取侧卧位，患侧在上，常规消毒、铺巾，局部浸润麻醉。进针点在外耳屏前 2～3 cm，颧弓中点下方约 1 cm，其进针方向斜行向后下，于矢状面呈 110°～115°，与冠状面保持 80°～90°，斜行穿刺，进针 4～5 cm，于翼外板后方触及的颅底即为卵圆孔附近，刺中下颌神经后即出现神经分布区的放射性疼痛，然后行温控射频热凝治疗（图 11-3）。穿刺时严格掌握针尖的方向和深度，以求准确刺中目标，否则有刺伤耳咽管、脑膜中动脉、颈内动脉之危险。

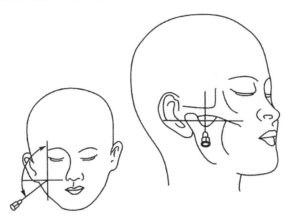

图 11-3　半月神经节封闭侧方穿刺点及穿刺方向

（2）眶上神经射频热凝治疗：适用于三叉神经第 1 支疼痛。患者取仰卧位，于眶上缘中、内 1/3 交界处，扪及眶上孔（或眶上切迹），无菌操作下用 1%～2% 利多卡因做皮肤浸润麻醉。用左手固定眶上孔周围的皮肤，右手将电极针刺入眶上孔，刺中神经后可产生额部的放射性疼痛。然后行温控射频热凝治疗。

（3）眶下神经射频热凝治疗：适用于三叉神经第 2 支疼痛。眶下孔位于眶下缘中点下方 1 cm，稍偏鼻翼外侧处，其管腔向上后外侧倾斜，故皮肤进针点稍低于 1 cm 稍内侧。患者取仰卧位，常规消毒、铺巾，局部浸润麻醉后，左手摸到眶下孔，右手持针，于鼻翼稍偏外侧处进针，刺入眶下孔 0.2～0.5 cm，然后行温控射频热凝治疗。有时在寻找眶下孔时，因上颌骨较薄可误刺入上颌窦内，应予注意。

（四）经皮半月神经节球囊压迫术

Hartel 前方入路法，在侧位 X 线透视、荧光屏指引穿刺进入卵圆孔，针尖抵达卵圆孔时撤出针芯，通过导管针将球囊导管推送至 Meckel 囊处，注入少量造影剂（常用 Omnipaqne），观察球囊导管尖端的位置，如正确，继续注入 0.5～1 mL 以充盈球囊直至凸向后颅窝。根据周围的骨性标志（斜坡、蝶鞍、颞骨岩部）来判断球囊的形状及位置；必要时排空球囊并重新调整导管位置。如出现乳头凸向后颅窝的梨形最为理想。球囊呈梨形提示 Meckel 囊与球囊体积相匹配，三叉神经节及三叉神经在其入口处部分受压。球囊压力为 800～2000 mmHg（106.65～266.64 kPa），维持时间 3～10 分钟，然后排空球囊，拔出导管及穿刺针，穿刺点压迫 5 分钟。

（五）三叉神经周围支撕脱术

三叉神经周围支撕脱术是可以解除三叉神经相应部位分布区疼痛的一种手术方法，尤适用于第 1 支痛患者。分眶上神经撕脱术、眶下神经撕脱术和下齿槽神经撕脱术。手术较简捷，可在基层医院实施，且比较安全，年老体弱者或其他不能耐受较大手术的患者均可接受。术后易复发，止痛效果可达半年，但可反复实施以缓解疼痛。

（六）三叉神经痛的开颅手术

三叉神经痛的常用的开颅术有以下几种。

1.三叉神经后根切断术

三叉神经后根切断术的作用原理是根据华韧神经退变定律，即切断神经的节后纤维则其中枢段发生退变，神经不会再生，是治疗三叉神经病的有效手术方法之一。1901 年，斯皮勒（Spiller）首先提出，同年弗雷泽（Frazier）经颞部入路首先获得成功，称为 Spiller-Frazier 手术，开始时将后根（感觉根）全切断，后逐渐改进为选择性部分切断。1925 年，戴德（Dandy）改用经枕下入路行三叉神经后根切断术，因其暴露简便，且能发现局部病变，并有利于保存面部的触觉，称为三叉神经感觉根切断（Dandy 手术）。此两种手术方法各有其优缺点，至今仍被广泛应用，尤其 Dandy 手术，由于切口部位的入路改进，减少了并发症的发生，疗效有明显提高。

（1）经颞入路三叉神经后根切断术（Spiller-Frazier 手术）：适用三叉神经疼痛限于第 2、3 支；第 2、3 支痛为主，并伴有第 1 支痛者。经颞部入路三叉神经感觉根切断术，术后疗效较好，本手术方法较经颅后窝三叉神经感觉根切断术（Dandy 手术）或三叉神经脊髓束切断术（Sjöquist 手术）较简便，安全性高，术后反应亦较小。对高龄患者或伴有动脉硬化者亦可采用此种手术方法。但该手术的复发和并发症发生率较高。

（2）经枕下入路三叉神经后根切断术（Dandy 手术）：Dandy（1925）首次经枕下入路在三叉神经感觉根进入脑桥前不远处切断，取得了良好治疗效果。本手术方法长期以来未被广泛采用的原因是手术野深，危险性大，有一定死亡率。而近几年来由于神经外科技术的不断发展，尤其显微外科的应用和各学者们对本术式切口入路的改进，从而本手术方法又被重视和采用。本手术方法适用于年龄较轻的三叉神经痛患者，三叉神经所有分支的疼痛，尤其疑有脑桥小脑角的继发性病变，如肿瘤等。手术注意事项有：①在显露三叉神经感觉根的全过程中，要轻柔牵拉小脑半球组织，以免损伤和压迫脑干。②应特别注意处理好岩静脉，因为一旦发生出血，若处理不当，不但影响手术的继续进行，且可增加并发症的发生，甚至能危及患者的生命。③注意勿要损伤运动根，在切断感觉根时，一定要靠近脑桥处（一般认为在感觉根出脑桥 0.5～1 cm），在感觉根后外侧行部分切断，一般不会损伤运动根。注意保护第 Ⅶ、Ⅷ、Ⅸ、Ⅹ、对脑神经，因 Dandy 手术切口较向下，且切口较大，易显露此组脑神经，为避免损伤，应用棉片加以保护。

经枕下入路在接近脑桥处行感觉根部分切断术，疗效较其他术式理想，效果较好早已被公认。经颅后窝入路手术，已证明发现继发性病因的机会多（肿瘤）。本手术方法是在靠近脑桥的地方行三叉神经感觉根部分切断术，此部位疼痛纤维已大部分分离出来，故在此部位切断能较可靠的避免或减少运动根的损伤。由于三叉神经的痛觉纤维主要位于感觉根的后下 2/3，故可保留部分触觉的存在。

（3）耳后小切口三叉神经感觉根切断术：Dandy 经颅后窝入路做三叉神经感觉根切断术，其主要缺点是手术野较深，手术中易损伤岩静脉而引起出血，故发生并发症的机会和危险性大。采用耳后小切口入路(乳突后),可缩短探查感觉根和Ⅶ、Ⅷ脑神经的距离,因改变了手术角度,一般不易损伤岩静脉,故不需处理岩静脉,从而缩短了手术时间,减少了并发症的发生。手术适应证与步骤同 Dandy 手术。

(4)迷路后入路三叉神经感觉根切断术(Hitselberger 手术):适应证同 Dandy 手术。

2.三叉神经脊髓束切断术

经延髓三叉神经脊髓束切断术治疗三叉神经痛。其解剖生理基础是三叉神经三个分支的痛、温及部分触觉纤维,均通过三叉神经脊髓束,终止于三叉神经脊束核的尾侧核,当三叉神经脊髓束下行经过延髓下段时,位于延髓脊束外侧的表浅部位。在此切断三叉神经脊髓束(即感觉传导束),即能解除疼痛,又能保留面部触觉,从而防止角膜溃疡,避免口腔内食物残留或咬破颊黏膜。但三叉神经脊髓束同时也接受来自中间、舌咽和迷走神经的痛、温觉纤维,如将此束切断,将造成上述神经分布区域的痛、温觉丧失,包括同侧面部皮肤、口、舌、鼻、咽喉和眼球黏膜,同侧耳郭、外耳道、鼓膜和耳后乳突表面范围。手术适用于:①三叉神经分布区域均痛者;②曾经非手术和其他手术方法未能治愈的顽固性三叉神经痛的患者。③年龄较轻或健侧眼已失明,如采用其他手术方法有可能发生角膜营养变性、角膜溃疡的患者。④三叉神经痛同时合并舌咽神经痛的患者,此手术方法可消除三叉神经痛,同时又可解除舌咽神经痛。

本手术方法的疗效问题,各学者报告不一,相关医学报告的 12 例完全成功,无复发,无死亡,止痛持续到 5~6 年;有医学报告术后疼痛完全消失者约占 75%。也有医学报告的 124 例,其中复发者占 37.1%。而来自中国的医学报告的 46 例,其中 40 例术后疼痛完全消除,2 例疼痛减轻。本手术能保存患者面部及角膜的触觉,避免角膜炎和面部的麻木。一次手术可治疗双侧性三叉神经痛,但可引起中间、舌咽和迷走神经分布区域的痛、温觉丧失。

3.三叉神经微血管减压术

20 世纪 60 年代,有医学专家提出血管对三叉神经节的压迫是引起疼痛的主要原因之一,并采用了血管减压的方法进行治疗。1970 年,医学专家进一步发展了脑神经微血管减压术,并作为治疗一些脑神经痛的根治性外科治疗方法,并逐步得到了承认。理想的减压材料包括乙烯基海绵、聚四氟乙烯、特氟龙等。此外,国产的涤纶片、尼龙棉、尼龙布(用于做人造血管较厚的尼龙布)、吸收性明胶海绵也具有较好的减压效果。本手术方法根据各学者报告总有效率在 90% 以上,疼痛复发率为 15%。

适应证:①保守治疗或其他手术方法治疗无效的原发性三叉神经痛患者;②三叉神经第1 支痛或第 1、2、3 支痛,或双侧性三叉神经痛的患者;③三叉神经痛伴有面肌抽搐(痉挛)者;④不愿切断感觉根遗留面部麻木者;⑤年龄在 65 岁以下,全身重要脏器无严重疾患者,全身情况良好。

4.神经内镜下三叉神经后根切断术或血管减压术

(1)历史回顾:内镜手术是一种古老的手术,脑桥小脑角内镜技术早期主要是用于治疗脑桥小脑角功能性疾病,如三叉神经后根切断术治疗三叉神经痛和前庭神经切断术治疗眩晕等。1909 年,第十六届国际医学代表大会上已有关于应用内镜进行三叉神经根切断的报告;1917 年,知名的法国外科医师首先描述了经枕下入路内镜下脑桥小脑角选择性三叉神经后根切断术治疗三叉神经痛;1978 年,医学专家最先对 10 具尸头的 Meckel 囊、枕大池及脑桥小脑角等结构进行了内镜研究;1979 年,另有医学者采用类似的手术入路行内镜下三叉神经后根切断术;1981 年,相关医学报告又报道 1 例内镜下切断三叉神经感觉根、舌咽神经和迷走神经治疗上颌骨肿瘤引起的面部顽固性疼痛;1993 年,医学者报道经乙状窦后入路内镜微血管减压术治疗三叉神经痛;1994 年,医学专家则根据神经血管接触方式不同设计了四种显微神经保护器进行显微手术及内镜下脑神经血管减压术;2001 年 10 月,美国洛杉矶著名医学中心为 1 例 69 岁的男性三叉神经痛的患者施行了内镜下血管减压术治疗三叉神经痛,术后第二天患者即出院,由此可见该项技术的微创性。

(2)手术疗效:由于神经内镜技术治疗原发性三叉神经痛能够发现显微镜不能观察到的死角处的异常,可以发现更多的病变,因此,神经内镜血管减压术或三叉神经后根部分切断术治疗原发性三叉神经痛,其疗效等于或优于显微镜下微血管减压术或三叉神经后根部分切断术。神经内镜血管减压术治疗原发性三叉神经痛总有效率在 82%～100%。部分患者无效的原因可能是术中未发现责任血管,因为有 3%～12% 的原发性三叉神经痛患者在行微血管减压术时术中未发现有血管压迫;而在首次未发现有责任血管的病例中,在第二次手术时 10%～65.5% 发现有血管压迫;9.4% 的责任血管靠近 Meckel 囊,而这类患者由于颞骨岩部的遮挡使显微镜下难以发现。多角度的内镜辅助显微手术可提高术中责任血管的发现率。

(3)并发症:微血管减压术术后并发症包括小脑梗死、肿胀、听力丧失(2%～10%)、脑脊液漏(9%)等。听力丧失的原因多为术中牵拉小脑所致。神经内镜技术避免了术中牵拉小脑,可更好地观察内听道以及乳突小房以及随后的乳突小房封闭,使神经内镜血管减压术的术后并发症更少,几乎不发生脑神经损伤。在术后康复时间、住院天数以及手术费用等方面均优于常规显微手术。

第二节　面肌痉挛

一、概述
面肌痉挛又称面肌抽搐,以一侧面肌阵发性不自主抽动为表现。发病率约为 64/10 万。

二、病因与病理生理
病因未明。多数认为是面神经行程的某一部位受到刺激或压迫导致异位兴奋或为突触传导所致,邻近血管压迫较多见。

三、诊断步骤
(一)病史采集要点
1.起病情况

慢性起病,多见于中老年人,女性多见。

2.主要临床表现

从眼轮匝肌的轻微间歇性抽动开始,逐渐扩散至口角、一侧面肌,严重时可累及同侧颈阔肌。疲劳、精神紧张可诱发症状加剧,入睡后抽搐停止。

3.既往病史

少数患者曾有面神经炎病史。

(二)体格检查要点

(1)一般情况:好。

(2)神经系统检查:可见一侧面肌阵发性不自主抽搐,无其他阳性体征。

(三)门诊资料分析

根据典型的临床表现和无其他阳性体征,可以做出诊断。

(四)进一步检查项目

在必要时可行下列检查。

(1)肌电图:可见肌纤维震颤和肌束震颤波。

(2)脑电图检查:结果正常。

(3)极少数患者的颅脑 MRI 可以发现小血管对面神经的压迫。

四、诊断对策

(一)诊断要点

一侧面肌阵发性抽动、无神经系统阳性体征可以诊断。

(二)鉴别诊断要点

1.继发性面肌痉挛

炎症、肿瘤、血管性疾病、外伤等均可出现面肌痉挛,但常常伴有其他神经系统阳性体征,不难鉴别,颅脑 CT/MRI 检查可以帮助明确诊断。

2.部分运动性发作癫痫

面肌抽搐幅度较大,多伴有头颈、肢体的抽搐。脑电图可有癫痫波发放,颅脑 CT/MRI 可有阳性发现。

3.睑痉挛-口下颌肌张力障碍综合征(Meige 综合征)

多见于老年女性,双侧眼睑痉挛,伴有口舌、面肌、下颌和颈部的肌张力障碍。

4.舞蹈病

可出现双侧性面肌抽动,伴有躯干、四肢的不自主运动。

5.习惯性面肌抽搐

多见于儿童和青少年,为短暂的面肌收缩,常为双侧,可由意志力短时控制,发病和精神因素有关。肌电图和脑电图正常。

6.功能性眼睑痉挛

多见于中年以上女性,局限于双侧的眼睑,不累及下半面部。

五、治疗对策

(一)治疗原则

消除痉挛,病因治疗。

(二)治疗计划

1.药物治疗

药物治疗可用抗癫痫药或镇静药,如卡马西平开始每次 0.1 g,每天 2～3 次,口服,逐渐增加剂量,最大量不能超过 1.2 g/d;巴氯芬开始每次 5 mg,每天 2～3 次,口服,以后逐渐增加剂量至30～40 mg/d,最大量不超过 80 mg/d;氯硝西泮,0.5～6 mg/d,维生素 B_{12},500 μg/次,每天 3 次,口服,可酌情选用。

2.A 型肉毒毒素(BTXA)注射治疗

本法是目前最安全有效的治疗方法。BTXA 作用于局部胆碱能神经末梢的突触前膜,抑制乙酰胆碱囊泡的释放,减弱肌肉收缩力,缓解肌肉痉挛。根据受累的肌肉可注射于眼轮匝肌、颊肌、颧肌、口轮匝肌、颏肌等,不良反应有注射侧面瘫、视蒙、暴露性角膜炎等。疗效可维持 3～6 个月,复发可重复注射。

3.面神经梳理术

通过手术对茎乳孔内的面神经主干进行梳理,可缓解症状,但有不同程度的面瘫,数月后可能复发。

4.面神经阻滞

可用酒精、维生素 B_{12} 等对面神经主干或分支注射以缓解症状。伴有面瘫,复发后可重复治疗。

5.微血管减压术

通过手术将面神经和相接触的微血管隔开以解除症状,并发症有面瘫、听力下降等。

(三)治疗方案的选择

对于早期症状轻的患者可先予药物治疗,效果欠佳可用 BTXA 局部注射治疗,无禁忌也可考虑手术治疗。

六、病程观察及处理

定期复诊,记录治疗前后的痉挛强度分级的评分(0 级无痉挛;1 级外部刺激引起瞬目增多;2 级轻度,眼睑面肌轻微颤动,无功能障碍;3 级中度,痉挛明显,有轻微功能障碍;4 级重度,严重痉挛和功能障碍,如行走困难、不能阅读等)变化,评估疗效。

七、预后评估

本症一般不会自愈,积极治疗疗效满意,如 BTXA 注射治疗的有效率为 95％以上。

第三节　特发性面神经炎

一、概述

特发性面神经炎是指原因未明的、茎乳突孔内面神经非化脓性炎症引起的、急性发病的面神经麻痹。发病率为 20/10 万～42.5/10 万,患病率为 258/10 万。

二、病因与病理生理

病因未明。可能因受到风寒、病毒感染或自主神经功能障碍,局部血管痉挛致骨性面神经管内的面神经缺血、水肿、受压而发病。

三、诊断步骤

(一)病史采集要点

1.起病情况

急性起病,数小时至 3～4 天达到高峰。

2.主要临床表现

多数患者在洗漱时感到一侧面颊活动不灵活,口角漏水、面部歪斜,部分患者病前有同侧耳后或乳突区疼痛。

3.既往病史

病前常有受凉或感冒、疲劳的病史。

(二)体格检查要点

(1)一般情况好。

(2)查体可见一侧周围性面瘫的表现:病侧额纹变浅或消失,不能皱额或蹙眉,眼裂变大,闭眼不全或不能,试闭目时眼球转向外上方,露出白色巩膜称贝耳现象;鼻唇沟变浅,口角下垂,示齿时口角歪向健侧,鼓腮漏气,吹口哨不能,食物常滞留于齿颊之间。

(3)鼓索神经近端病变,可有舌前 2/3 味觉减退或消失,唾液减少。

(4)镫骨肌神经病变,出现舌前 2/3 味觉减退或消失与听觉过敏。

(5)膝状神经节病变,除上述表现外还有乳突部疼痛,耳郭和外耳道感觉减退,外耳道或鼓膜出现疱疹,见于带状疱疹引起的膝状神经节炎,称 Hunt 综合征。

(三)门诊资料分析

根据急性起病,典型的周围性面瘫症状和体征,可以做出诊断。但是必须排除中枢性面神经麻痹、耳源性面神经麻痹、脑桥病变、吉兰-巴雷综合征等。

(四)进一步检查项目

(1)如果疾病演变过程或体征不符合特发性面神经炎时,可行颅脑 CT/MRI、腰穿脑脊液检查,以利于鉴别诊断。

(2)病程中的电生理检查可对预后做出估计。

四、诊断对策

(一)诊断要点

急性起病,出现一侧周围性面瘫的症状和体征可以诊断。

(二)鉴别诊断要点

1.中枢性面神经瘫

局限于下面部的表情肌瘫痪,而上面部的表情肌运动如闭目、皱眉等动作正常,且常伴有肢体瘫痪等症状,不难鉴别。

2.吉兰-巴雷综合征

可有周围性面瘫,但多为双侧性,可以很快出现其他颅神经损害,有对称性四肢弛缓性瘫痪、感觉和自主神经功能障碍,脑脊液呈蛋白-细胞分离。

3.耳源性面神经麻痹

多并发中耳炎、乳突炎、迷路炎等,有原发病的症状和体征,头颅或耳部 CT 或 X 线片有助于鉴别。

4.后颅窝病变

如肿瘤、感染、血管性疾病等,起病相对较慢,有其他脑神经损害和原发病的表现,颅脑MRI对明确诊断有帮助。

5.莱姆病

莱姆病是由蜱传播的螺旋体感染性疾病,可有面神经和其他脑神经损害,可单侧或双侧,伴有多系统损害表现,如皮肤红斑、血管炎、心肌炎、脾大等。

6.其他

如结缔组织病、各种血管炎、多发性硬化、局灶性结核性脑膜炎等,可有面神经损害,伴有原发病的表现,要注意鉴别。

五、治疗对策

(一)治疗原则

减轻面神经水肿和压迫,改善局部循环,促进功能恢复。

(二)治疗计划

1.药物治疗

(1)皮质类固醇:起病早期 1～2 周应用,有助于减轻水肿。泼尼松 30～60 mg/d,连用5～7天后逐渐减量。地塞米松 10～15 mg/d,静脉滴注,1 周后改口服渐减量。

(2)神经营养药:维生素 B_{12}(500 μg/次,隔天 1 次,肌内注射)、维生素 B_1(100 mg/次,每天 1 次,肌内注射)、地巴唑(30 mg/d,口服)等可酌情选用。

(3)抗病毒治疗:对疑似病毒感染所致的面神经麻痹,应尽早使用阿昔洛韦(1～2 g/d),连用10～14 天。

2.辅助疗法

(1)保护眼睛:采用消炎性眼药水或眼药膏点眼,带眼罩等预防暴露性角膜炎。

(2)物理治疗:如红外线照射、超短波透热等治疗。

(3)运动治疗:可采用增强肌力训练、自我按摩等治疗。

(4)针灸和低脉冲电疗:一般在发病 2～3 周后应用,以促进神经功能恢复。

3.手术治疗

病后半年或 1 年以上仍不能恢复者,可酌情施行面-舌下神经或面-副神经吻合术。

(三)治疗方案的选择

对于药物治疗和辅助疗法,可以数种联用,以期促进神经功能恢复,针灸和低脉冲电疗应在水肿消退后再行选用。恢复不佳者可考虑手术治疗。

六、病程观察及处理

治疗期间定期复诊,记录体征的变化,调整激素等药物的使用。鼓励患者自我按摩,配合治疗,早日康复。

七、预后评估

70%的患者在 1～2 个月可完全恢复,20%的患者基本恢复,10%的患者恢复不佳,再发者约占 0.5%。少数患者可遗留有面肌痉挛、面肌联合运动、耳颞综合征和鳄泪综合征等后遗症状。

第四节　舌咽神经痛

舌咽神经痛(glossopharyngeal neuralgia)是一种出现于舌咽神经分布区的阵发性剧烈疼痛。疼痛的性质与三叉神经痛相似,1921,医学专家提出舌咽神经痛是另一种独立的神经痛之前,它和三叉神经痛常被混为一谈。本病远较三叉神经痛少见,为三叉神经痛的 1/70～1/85。男女发病率无差异,多于 40 岁以上发病。

一、病因与病理

原发性舌咽神经痛的病因,迄今不明,多无明确的病理损害,可能为舌咽及迷走神经的脱髓鞘性病变引起舌咽神经的传入冲动与迷走神经之间发生短路的结果。以致轻微的触觉刺激即可通过短路传入中枢,中枢传出的冲动也可通过短路再传入中枢,这些冲动达到一定总和时,即可激发上神经节及岩神经节、神经根而产生剧烈疼痛。近年来神经血管减压术的开展,发现舌咽神经痛患者椎动脉或小脑后下动脉压迫于舌咽及迷走神经上,解除压迫后症状缓解,这些患者的舌咽神经痛可能与血管压迫有关。舌咽神经根在进出脑桥处,即中枢与周围神经的移行区,有一段神经缺乏施万细胞的包裹,平均长度为 2 mm,简称脱髓鞘区,该部位血管搏动性压迫、刺激即可出现舌咽神经分布区阵发性疼痛。造成舌咽神经根部受压的原因可能有多种情况,除血管因素外,还与脑桥小脑角周围的慢性炎症刺激有关,后者致蛛网膜炎性改变逐渐增厚,使血管与神经根相互紧靠,促成神经受压的过程。因为神经根部受增厚蛛网膜的粘连,动脉血管也受其粘连发生异位而固定于神经根部敏感区,致使神经受压和冲击而缺乏缓冲余地。舌咽神经根部与附近血管紧贴现象是本病的解剖学基础。而颈内静脉孔区蛛网膜增厚粘连造成舌咽神经根部的无法缓冲,受其动脉搏动性的压迫是病理学基础。继发性原因可能是脑桥小脑角或咽喉部肿瘤、颈部外伤、茎突过长、茎突舌骨韧带骨化等压迫刺激舌咽神经而诱发。

二、临床表现

舌咽神经痛的部位一般分为两型:①痛区始于咽壁、扁桃体窝、软腭及舌后 1/3,而后放射到耳部,此型最多见;②痛区始于外耳、耳道深部及腮腺区,或介于下颌角与乳突之间,很少放射到咽侧,此型少见。偶尔疼痛仅局限在外耳道深部,这是只影响到舌咽神经的鼓支之故。可因吞咽、讲话、咳嗽、打呵欠、打喷嚏、压迫耳屏、转动头部或舌运动等刺激诱发疼痛。疼痛多骤然发生,呈阵发性电击、刀割、针刺、烧灼、撕裂样剧烈疼痛。发作短暂,一般持续数秒至数分钟,每日发作从几次到几十次不等,尤在急躁紧张时发作频繁。总的趋势是越发越频,持续时间越来越长,常有历时不等的间歇期,在此期内患者如常人。有时在疼痛发作时尚伴有大量唾液分泌或连续不止的咳嗽,发作时患者低头不语。可伴有面红、出汗、耳鸣、耳聋、流泪、血压升高、喉部痉挛、眩晕,偶伴有心律失常如心动过速、过缓,甚或短暂停搏,以及低血压性昏厥、癫痫发作等症状。在外耳、舌根、咽后及扁桃体窝等处可有扳机点,刺激时即可发病,故患者不敢吞咽、咀嚼、说话和做头颈部转动等。疼痛亦可放射至颈或肩部。双侧舌咽神经痛者却极为罕见。神经系统检查常无异常发现,是此病的一个特征。

三、诊断

据疼痛发作的性质和特点,不难做出本病的临床诊断。有时为了进一步明确诊断,可刺激扁桃体窝的扳机点,视能否诱发疼痛。或用 1% 丁卡因喷雾咽后壁、扁桃体窝等处,如能遏止发作,则足以证实诊断无误。如果经喷雾上述药物后,舌咽处的疼痛虽然消失,但耳痛却仍然如前,则可封闭颈静脉孔,若能收效,说明不仅为舌咽神经痛而尚有迷走神经的耳后支参与。呈持续性疼痛或有阳性神经体征的患者,应当考虑为继发性舌咽神经痛,应做进一步检查明确病因。

四、鉴别诊断

临床上应与三叉神经痛、喉上神经痛、膝状神经痛、蝶腭神经痛、颈肌炎病和颅底、鼻咽部及脑桥小脑角肿瘤等病变引起者相鉴别。

(一)三叉神经痛

两者的疼痛性质与发作情况完全相似,部位亦与其毗邻,第 3 支痛时易和舌咽神经痛相混淆。两者的鉴别点为:三叉神经痛位于三叉神经分布区,疼痛较浅表,扳机点在睑、唇或鼻翼,说话、洗脸、刮须可诱发疼痛发作;舌咽神经痛位于舌咽神经分布区,疼痛较深在,扳机点多在咽后、扁桃体窝、舌根、咀嚼、吞咽常诱发疼痛发作。

(二)喉上神经痛

喉深部、舌根及喉上区间歇性疼痛,可放射到耳区和牙龈,说话和吞咽可以诱发,在舌骨大角间有压痛点,用 1% 丁卡因卷棉片涂抹梨状窝区及舌骨大角处,或用 2% 普鲁卡因神经封闭,均能完全制止疼痛可相鉴别。

(三)膝状神经节痛

耳和乳突区深部痛常伴有同侧面瘫、耳鸣、耳聋和眩晕。发作后耳屏前、乳突区及咽前柱等处可出现疱疹,疼痛呈持续性。膝状神经节痛者,在咀嚼、说话及吞咽时不诱发咽部疼痛,但在叩击面神经时可诱起疼痛发作,无扳机点。

(四)蝶腭神经节痛

此病的临床表现主要是在鼻根、眶周、牙齿、颜面下部及颞部阵发性剧烈疼痛,其性质似刀割、烧灼及针刺样,并向颌、枕及耳部等放射。每日发作数次至数十次,每次持续数分钟至数小时不等。疼痛发作时多伴有流泪、流涕、畏光、眩晕和鼻塞等,有时舌前 1/3 味觉减退,上肢运动无力。疼痛发作无明显诱因,也无扳机点。用 1% 丁卡因棉片麻醉中鼻甲后上蝶腭神经节处,5~10 分钟后疼痛即可消失。

(五)颈肌部炎性疼痛

发病前有感冒发烧史,单个或多块颈肌发炎,引起颈部或咽部痛,运动受限,局部有压痛,有时可放射到外耳,用丁卡因喷雾咽部黏膜不能止痛。

(六)继发性舌咽神经痛

颅底、鼻咽部及脑桥小脑角肿物或炎症等病变均可引起舌咽神经痛,但多呈持续性痛伴有其他脑神经障碍或其他的神经系局限体征。X 线颅底拍片、头颅 CT 扫描及 MRI 等检查有助于病因诊断。

五、治疗

(一)药物治疗

凡治疗原发性三叉神经痛的药物均可应用于本病,可使疼痛发作次数减少或减轻,有的可消失。如卡马西平 100 mg,每日 3 次,以后每日增加 100 mg,直至疼痛停止。

最大量不应超过 1000 mg/d,以后逐渐减少,找到最小有效量,维持服用。不良反应有眩晕、思虑、恶心,部分有皮疹、白细胞减少等。苯妥英钠 100 mg,每日 3 次,最大量每日不超过 600 mg。七叶莲片 3～4 片,每日 3 次,其他镇静镇痛剂亦有疗效。

(二)局部注射疗法

经药物治疗效果不理想或症状严重者,可进行药物神经注射治疗。药物可应用无水乙醇 0.5～1 mL、654-2 溶液 10～40 mg,维生素 B_{12} 1000～4000 μg/次。注射方法有以下两种。

1.咽部入路

咽部喷以 1%～2%丁卡因,取长针头,用标志定出 2 cm 长针尖,经扁桃体上极外及钩状突下方进针,如注射右侧,则空针应位于左上双尖齿下方,先进针 1 cm,后再缓慢刺入 1 cm,刺中后患者即感剧烈耳痛,然后注入 2%普鲁卡因 1～2 mL,10 分钟后检查局部疼痛消失,而又无其他脑神经麻痹时,再注入药物。

2.乳突尖端入路

患侧朝上侧卧位,常规消毒,于同侧下颌角与乳突连线的中点。以 2%普鲁卡因 2～5 mL 垂直注射于皮下 1.0～1.5 cm 深处后,用 9 号腰穿针垂直或稍向前方刺入,深度 4～5 cm,穿刺时患者可感同侧口角、舌、下唇、下颌或咽及颞部稍有麻木感。用空针抽吸无血液后,注入少量 2%普鲁卡因,5～10 分钟可出现同侧咽壁不同程度瘫痪及感觉障碍,吞咽困难,声嘶,出现同侧 Horner 征或出现同侧抬肩及胸锁乳突肌无力等。再缓慢注入药物。注 654-2 及维生素 B_{12} 时每周治疗 2～3 次,10 次为 1 个疗程。

(三)射频电凝术

医学专家分别在 1981 年和 1983 年报告穿刺颈静脉孔用射频电凝舌咽神经,治疗舌咽神经痛。具体方法是:患者仰卧于放射摄片台上,术中在血压及心电监护下施行,当出现血压下降和心率下降时,表明发生了必须予以避免的迷走神经受累。电极作用面积 7 mm^2,穿刺的进针点在口角外侧 35 mm,下方0.5 mm。术者将定标放在患者口腔控制电极穿刺方向,当遇到骨组织时,摄侧位片和沿电极方向的斜位片。根据摄片中颈静脉孔的位置,在电视下纠正穿刺方向,使电极尖到达颈静脉孔神经部。先用0.1～0.3 V低电压刺激,若出现半侧咽、扁桃体和外耳道感觉异常,且无副神经反应和血压与心电图改变,表明穿刺部位正确。于是缓缓持续增温,若无迷走神经反应出现,升温至 65～70 ℃,电凝 60 秒即可造成孤立的舌咽毁损灶。若在升温过程中出现迷走神经反应,应立即停止电凝,并给阿托品0.5～1 mL,数分钟内可恢复,复发后可重复电凝。

(四)手术治疗

舌咽神经痛严重,而保守治疗无效者应考虑手术治疗。

1.延髓束切断术

20 世纪 60 年代初,有人应用延髓束切断术来治疗舌咽神经痛,当时疗效满意。因为这些神经纤维下降的水平不确定,如在近第四脑室下段切断,可产生共济失调步态,靠下则可能得不到需要的麻木范围,故未被普遍采用。

2.舌咽神经根切断术

局麻或全麻下耳后切口,乙状窦下缘入路开颅。打开硬脑膜,放出脑脊液减压,抬起小脑,暴露出颈静脉孔,辨认汇集在该孔的舌咽、迷走及副神经。舌咽神经位于最前方,单根较粗,与迷走神经之间有明显的狭窄间隙。迷走神经由数根细小纤维束所组成。局麻时分离迷走神经时可引起呕吐,用神经钩将舌咽神经钩起,这时将引起剧烈疼痛,如疼痛部位与临床相符,可用钩刀或微型剪刀将神经切断。如疼痛部位涉及外耳深部,为迷走神经耳支影响所致,应同时切断迷走神经前方1~2根根丝。切断舌咽神经时少数可有血压上升,切断迷走神经时有时可心脏发生期外收缩、血压下降、心跳停止等不良反应,手术时应密切观察。神经切断后疼痛不再发作,同侧舌后1/3味觉丧失,软腭、扁桃体区及舌根部麻木,咽部干燥不适,轻度软腭下垂及短暂性吞咽困难。自神经血管减压术应用临床后,不仅解除了疼痛,又保留了神经的完整,优点较多。但有的患者术中未发现压迫的血管,手术仍有一定的复发率,故神经切断术仍然是本病治疗的有效方法之一。

3.神经血管减压术

麻醉、切口、骨窗形成和硬脑膜切开均与面肌痉挛微血管减压术相同。显露颈静脉孔和舌咽、迷走、副神经,将小脑半球向内上方牵开,刺破蛛网膜,放出脑脊液,待脑压降低后,将小脑半球向后内和上方牵开,找出颈静脉孔和舌咽、迷走、副神经。舌咽和迷走两神经自脑干发出后,向前、向内走行至颈静脉孔,副神经根与脑桥小脑角处向前行走。舌咽神经仅一根,且较迷走神经粗大,单独自蛛网膜包裹,独自穿过一个硬脑膜孔,很容易与迷走神经的根区别。显露压迫神经的血管襻。多在舌咽、迷走神经出脑干处,可见椎动脉或小脑后下动脉压迫神经。在显微镜下细心游离压迫神经的动脉,并在神经与血管间填入适当大小的涤纶片或特氟龙棉。对与舌咽神经粘连的增厚蛛网膜和小脑亦应进行松解。然后使患者试咽口水或饮少许液体,如疼痛消失,手术即告成功。

六、预后

舌咽神经痛如不给予治疗,一般不会自然好转,疼痛发作逐渐频繁,持续时间越来越长,严重影响患者的生活及工作。

第五节　痉挛性斜颈

一、概述

痉挛性斜颈是肌张力障碍在颈部的表现,又称颈部肌张力障碍。患者的颈肌受到中枢神经的异常冲动造成不可控制的痉挛或阵挛,患者十分痛苦,严重患者几乎陷于残疾状态,生活不能自理。这种异常冲动起源于锥体外系统,或者起源于某处经过锥体外系统传递到周围神经。

痉挛性斜颈是锥体外系统一种独立性疾病,属于局限性肌张力障碍范畴,其发病率为

15/30万。

二、病因及病理

痉挛性斜颈在临床可分为原发性和继发性两种。原发性的病因至今尚不明。

斜颈虽然至今尚无明确的病理基础,但斜颈患者的临床表现几乎与一些病理已明确的锥体外系器质性疾病相同。例如,异常运动可在入睡后消失,情绪紧张时加重,用手指抵触下颌或头部其他位置时,肌痉挛便会松弛下来,头位迅即转正,症状随之消失(本体感受反射)。

原发性斜颈当前多认为是一种基底核病变,究竟是器质性抑或功能性,至今仍未查明。然而多数倾向于基底核内神经介质活动障碍,引起脑干内中间神经元网状组织失控。

三、临床表现

在381例斜颈病例中,男女之比为1.41∶1.51,患者多在30～49岁起病,平均发病年龄是39岁,多数患者(75.3%)隐匿起病(原发性),其中一部分患者在发病前1～2个月有精神创伤、焦虑、忧伤等病史。少数患者有明确的诱因(继发性),如严重颅脑外伤(2.6%)、高热(1.7%)、CO中毒(0.3%)和服抗精神病药物(2.6%)。

多数患者缓慢起病,在出现斜颈前有颈部发僵、胀痛、“落枕”等先兆症状,1～2周逐渐出现头向一侧偏斜,或由旁人指出后才发现。少数患者可急性起病。

斜颈患者的临床症状一般是晨起轻,午后重,活动或情绪波动时加剧,这种症状起伏规律与其他锥体外系统疾病类似。根据这381例分析,斜颈的临床表现可分成5种类型。

(一)旋转型(75.6%)

旋转型是斜颈中最常见的一种类型,表现为头绕身体长轴向一侧做强直性或阵挛性旋转。依据头与长轴有无倾斜可细分为3种亚型。

1.水平旋转

单纯的旋转,头与长轴无倾斜,颈前和颈后旋转肌力均等。

2.前屈旋转

头的姿势由旋转和后仰两种成分组成,颈的后伸旋转肌的肌力大于前屈旋转肌。

3.后仰旋转

头的姿势由旋转和前屈两种成分组成,颈的前屈旋转肌的肌力大于后伸旋转肌。

3种亚型中以水平型多见,后仰型次之,前屈型少见。这三种型别与肌肉的痉挛强度、分布多寡有关。

(二)头双侧后仰型(7.5%)

头双侧后仰型又称后仰痉挛,患者表现为间歇性头向背侧中线做强直性后伸,颜面仰天,行走时尤为困难,因视线不能扫及地面必须用双手扶枕对抗痉挛肌群,一松手头便如弹簧般迅速向后过伸。患者为了腾出双手常常将后枕部使劲顶在墙上,待不支时头又向后拉了过去,如此这般周而复始,坐卧不宁,度日如年,机体几乎完全陷于残废之中。

(三)侧屈型(12.8%)

头的长轴向一侧侧屈,耳向肩峰靠近,很多患者伴随同侧肩部向上抬举,加近了两者的距离,鼻基本上不离身体长轴。依据头有无向前或向后倾斜可细分为3种亚型。

1.单纯侧屈型

头向肩峰正向侧屈,无向前或向后倾斜,颈前和颈后侧屈肌肌力均等。

2.前屈侧屈型

头的姿势由侧屈和前屈两种成分组成,颈的前屈侧屈肌(斜肩肌、胸锁乳突肌等)肌力大于后伸侧屈肌(肩胛提肌、夹肌等)。

3.后仰侧屈型

头的姿势由侧屈和后伸两种成分组成,颈的后伸侧屈肌肌力大于前倾侧屈肌。

(四)头双侧前屈型(1.3%)

头持续向前屈曲,颏紧贴胸前。重者除头前屈外尚有向前移伸现象,且伴随双肩上举,构成一种特殊姿态。阵挛型者表现为一种持续不断的"点头"状态。

(五)混合型(2.8%)

混合型是一种以两种型别相间出现的斜颈,常见的是旋转和后仰,患者间而旋转、间又后仰。

在临床症状学中根据肌肉收缩的频率又可划分为强直型和阵挛型两种。强直型者头持久地偏向一侧;阵挛型者头有节律的反复抽动。少数患者在强直或阵挛的基础上还混有震颤,个别表现为急促地、猛地一抽,有的在强直基础上加杂有阵挛。

成人起病的斜颈一般都比较稳定,肌痉挛始终局限在颈部,属于局限性肌张力障碍范畴。然而,少数患者的肌痉挛可向颈的邻近部位扩散,称为节段性肌张力障碍,向上向脸部肌肉扩散者称为颈-颅型;向下向肩及上肢肌肉扩散称为颈-臂型;累及胸背部肌肉者称为颈-体轴型。个别患者在严重颅脑损伤后可出现颈、躯干同向一侧侧屈(偏身侧屈症)。

此外,成人起病的斜颈绝大多数表现为一种慢性病程,一般经过一段时间的演变,临床症状就停留在某个水平上,处于一种静止状态,如有所改善也是暂时的。有一部分患者的病程中可出现症状自动消失(8.4%),缓解期往往长短不一,可自数月至数年,最后不免复发。在结束缓解期后多数患者仍保持起病初期时的型别,少数则改变为另一种型别(6.3%),或更换类别(1.5%),或加型(0.3%)。有一部分患者手术后告别了原来的型别,令人烦恼的是经过一定时日,对侧又出现和原来相同的病型,或表现为另一种病型,如旋转型改为双侧后仰型。

四、诊断

痉挛性斜颈患者由于颈无休止的不随意运动,颈、肩部肌肉特别肥厚,望诊时便能得到颈部特别粗壮、肌肉发达的初步印象。

颈部触诊是确定一些比较浅表痉挛肌肉最可靠的方法,如胸锁乳突肌、夹肌、肩胛提肌、斜方肌和头半棘肌等,可以根据各肌的走向和体表投影位置用手指扪触、捏夹。例如,旋转型斜颈,尤其是消瘦的患者,一侧胸锁乳突肌多有肥厚增粗,触之张力高、失弹性,犹如拉紧了的弦。随头位转正,肌肉转为松软,恢复弹性。待痉挛再起,又复出现上述现象。在对侧乳突内下方可触及隆起的夹肌。也表现为粗厚、张力高,失弹性,触之如同软骨。早期或轻型患者,此肌一旦被捏紧时可出现头位自动复正现象(捏夹试验阳性)。颈部肌电图描记可以帮助医生了解哪些肌肉参与痉挛。检查时分别了解松弛时和随意收缩时的肌电活动,双侧同名肌同时描记可以更清楚地显示左右活动情况,可以发现一些拮抗肌组完全处于废用后抑制状态,特别是胸锁乳突肌,可以提醒医生术后要对这些肌肉进行体疗,发挥其原有的旋头功能。肌电图检查还可以帮助医生发现一些不曾被怀疑的肌肉,如侧屈型中的斜方肌,前屈旋转型中的同侧胸锁乳突肌等,必要时可对这些肌肉用1‰利多卡因溶液(不加肾上腺素或甲型肉毒毒素)做暂时性麻痹,了解它们在头的异常运动中所起的作用。有时对一些复杂的混合型斜颈患者,如侧屈-后仰型可以试对颈后肌群做局部封闭,可以了解对侧伸肌群在头后仰中的作用,以便医生设计手术方案,调整手术内容。又如侧屈型斜颈,如怀疑同侧斜方肌也参与痉挛,可以在肌电图监视下进行封闭,以了解此肌在举肩、固定肩胛活动中的作用。

斜颈患者的神经系统检查,不论是脑神经、椎体系统、椎外系统、共济运动及周身感觉系统均在正常范围之内。EEG及脑脊液检查都在正常范围之内。

病情分级法:不论是何种型别的斜颈都是两组(痉挛肌群和拮抗肌群)肌力强度差异的结果。参与痉挛的肌肉越多,分布范围越广,时日越长,或者拮抗侧肌力越弱,废用的时间越久,头的偏斜越甚,病情越重,纠正的能力便越差,最后造成脊柱、关节失去正常弧度,半脱位或前庭功能障碍,致使恢复困难。

五、鉴别诊断

(一)继发性肌张力障碍

继发性肌张力障碍的临床特征是异常运动常在静止时显现,运动时反见好转。引起肌张力障碍的常见的疾病有脑炎、颅脑外伤、进行性豆状核变性(威尔逊病)、围生期脑损伤(窒息)、核黄疸、脑瘤、舞蹈病、基底核梗死或出血、多发硬化、帕金森病、中毒(如锰、一氧化碳、甲醇中毒)等。

(二)药物引起的斜颈

可归类在继发性肌张力障碍范畴内,是一种医源性运动性疾病,可分为急性和迟发性两种。急性运动障碍患者多因摄入过量治疗神经系统疾病的药物或大剂量止吐药后,常到服药后数小时至数天出现间歇性或持久性肌痉挛,临床除了表现有斜颈外,眼睑、脸部及咽喉也可出现症状,如舌连续重复运动,外伸、卷曲、扭转,双唇做噘嘴、吸引、咂嘴、咀嚼和做鬼相,其他如躯干、肢体不随意运动较少见,以儿童和年轻成人较多。轻微患者常被忽视。治疗可用抗胆碱能药物做静脉滴注或肌内注射可迅速控制。轻型患者口服苯海拉明和地西泮一样有效,待症状消失后再维持1～2天。

另一种为迟发性运动障碍,是长期(3～6个月)用大剂量抗精神病药阻滞了基底核多巴胺受体引起,常见的药物如下:吩噻嗪类(氯丙嗪、氟哌拉嗪、奋乃静)、丁酰苯类(氟哌啶醇、氟哌利多)、硫杂蒽类(氯普噻吨、氟哌噻吨)和舒托必利等,临床症状往往在停药或减量后出现。如肌痉挛局限在颈部则与原发性斜颈毫无区别,症状持久不消。肌痉挛也可在周身、颜面和四周出现。

(三)急性感染性斜颈

自1959年以来,国内发现一种以感染和斜颈为特征的发作性疾病,截至1985年底文献报告共312例。本病以春、秋发病较高,女性略多于男性。前驱期一般为上呼吸道感染症状和消化道症状,持续1～4天。临床最重要的症状是发作性痉挛性斜颈,包括头后仰痉挛、旋转痉挛,每次发作数分钟至半个小时,重者可持续1天。身体其他部位也可出现肌痉挛,常伴随自主神经系统功能紊乱及精神症状。病程一般为 3～10 天,痉挛后不留后遗症,一般认为该病与肠道病毒感染有关,主要侵犯锥体外系及下丘脑,阻抑多巴胺受体,胆碱能系统功能增强,多巴胺与乙酰胆碱平衡失调所致。

(四)癔症性斜颈

本病多与精神创伤连在一起,其特征是骤然发病,头的位置或异常运动变化多端,不论是临床或肌电图检查确也存在肌痉挛现象,即使临床表现是一种固定的型别,但常夹杂一些额外的、相矛盾的、不协调、不合乎生理解剖的动作,而且症状在某一些背景下易变。癔症性斜颈常常在无人注意时、思想涣散或高度集中场合(打牌、骑车)时症状缓解,头位自然复正。斜颈症状也可被一些暗示所抑制,患者对某种新的治疗常抱着极大的希望和信心,如一种"特殊的静脉输液"暗示和心理治疗可能会收到戏剧性疗效。相反,情绪波动、紧张和焦虑会使症状扩张、升级。癔症性斜颈有时很难与原发性斜颈鉴别,病程可延绵很久,必须做系统的观察。

5.假性斜颈

假性斜颈泛指非由颈肌痉挛引起的斜颈,可因脊柱骨骼畸形、眼外肌麻痹、颈肌挛缩等造成。常见的疾病有:先天性短颈、先天性寰椎-枕骨融合症、颈椎楔形畸形、自发性寰枢椎半脱位、先天性肌性斜颈、先天性眼性斜颈和代偿性斜颈等,可均表现为斜颈。

六、治疗

痉挛性斜颈目前有 3 种治疗方法:药物、甲型肉毒毒素注射及外科手术。

(一)药物治疗

药物治疗的目的是重建平衡,由于肌张力障碍的神经生化、神经药理尚不明了,当前药物治疗尚处于摸索阶段。

1.抗胆碱能药物

抗胆碱能药物是一种抗副交感神经药物,可对抗纹状体内乙酰胆碱系统的兴奋功能,阻断中枢毒蕈碱型乙酰胆碱受体,相应提高多巴胺的效应,缓解肌张力障碍。

(1)盐酸苯海索(安坦):对成人局限性肌张力障碍的疗效不明显。对儿童期起病的患者用大剂量安坦,平均 40 mg/d(5～120 mg),有 62％患者获改善。

(2)甲磺酸苯扎托品:医学专家对 13 例斜颈用甲磺酸苯扎托品 2 mg 静脉注射做急性治疗试验,结果 6 例进步,其中 5 例在以后继续做口服治疗中取得进步。

(3)比哌立登:医学专家用本品 2～2.5 mg 静脉注射治疗成人肌张力障碍,50％的患者取得客观进步。成人肌张力障碍经过急性治疗试验后改用抗胆碱能药治疗时必须用大剂量才能取得一些疗效(9％～40％),不论是儿童或成人服药后只要不出现不良反应,坚持治疗便能从抗胆碱能药物中获得最大效果,剂量宜逐渐增加,急速加量会引起昏睡、意识模糊等。抗胆碱能药物品种繁多,剂量各家差异很大,没有统一准则,如安坦的量,儿童可自 5 mg/d 到 120 mg/d,又如爱普杷嗪成人剂量可自 50 mg/d 到800 mg/d,平均为 283 mg/d。抗胆碱能药物周围不良反应如瞳孔散大、视力模糊、便秘、口干、面红、出汗及尿潴留,大剂量可引起青光眼发作。治疗可用吡斯的明或毛果芸香碱眼药水。中枢不良反应包括近记忆力障碍、神志模糊及精神症状,使剂量受到限制,有的患者可出现烦躁不安、舞蹈动作,使原抽搐加重,抗胆碱能药的疗效儿童优于成人,可能儿童承受大剂量的能力较好,症状性肌张力障碍(迟发性和产伤后)

如果患者能承受大剂量也能取得一定疗效。

2.多巴胺能药物

应用多巴胺能药物治疗肌张力障碍,在部分患者中有效。常用药物有左旋多巴(500～900 mg/d)、脱羧酶抑制剂(平均 250 mg/d)、溴隐亭(80 mg/d)、金刚烷胺(200 mg/d)和麦角乙脲(1～3 mg/d)等。医学者广泛收集世界文献综述了有关多巴胺能药治疗肌张力障碍的疗效:全身肌张力障碍的治疗结果,进步 35%,很少取得显著进步,恶化 19%;局限性肌张力障碍(斜颈、Meige 综合征)的治疗结果为进步 11%,恶化 9%。Lang 的结论认为,肌张力障碍可试用多巴胺能药物,可能有效,可能无效,可是儿童起病的 Segawa 变异性肌张力障碍用左旋多巴治疗效果确切,用量宜逐步增大直到出现疗效或不良反应时,多数患者能耐受多巴胺能药物,少数患者可发生恶心、直立性低血压、神志模糊,幻觉及多巴源性运动障碍。

3.抗多巴胺能药物

当体内多巴胺过剩、乙酰胆碱功能减退时临床可出现肌张力障碍,用抗多巴胺能药物使之恢复平衡,抗多巴胺能药可分两类:一种是阻滞多巴胺受体的药物,常用的如丁酰苯类中的氟哌啶醇及吩噻嗪类中的氯丙嗪、奋乃静及哌米清;另一种是阻止中枢储藏多巴胺的药物,如利血平及丁苯喹嗪。

(1)氟哌啶醇:氟哌啶醇回顾性疗效为 46%,超过其他多巴胺拮抗药(20%)或丁苯喹嗪(11%)。但不少患者因不能承受药物反应中止治疗。

(2)哌米青:治疗斜颈的量为 4～6 mg/d,结果进步为 44%(4/9);另一组用 6 mg/d,双盲评分,结果只有 1 例进步,2 例恶化,其余都无效。

(3)丁苯喹嗪(多巴胺耗竭剂):各家报道的疗效不一,收集文献中随访超过 1 年的病例,用量为 25～300 mg/d。结果如下:全身性患者为 53%(10/19 例),颅面部为 26%(16/62 例),局限性为 24%(6/25 例)。

(4)联合疗法:医学专家报告了用三种药物组合在一起治疗严重肌张力障碍,剂量如下。哌米清 6～25 mg/d,丁苯喹嗪 15～150 mg/d、苯海索 6～20 mg/d。结果成人的显效为 75%(9/12 例),儿童显效 1 例,都持续超过 2 年。一般认为症状性肌张力障碍用抗多巴胺能药物较有利,而迟发肌张力障碍以多巴胺耗竭剂如利血平、丁苯喹嗪较好。经验证明抗多巴胺能药物较多巴胺能药物有效(Segawa 变异性肌张力障碍除外),不过,一切抗多巴胺能药物(丁苯喹嗪例外)都会阻断基底核的 D2 受体引起锥体外系症状,如帕金森病,表现为静坐不能、急性肌张力反应、抑郁症、淡漠嗜睡、直立性低血压,迫使治疗中断,不幸的是服药后肌张力障碍未见好转,却反增加了药物性帕金森病,临床症状较原来更坏,在原有的肌张力障碍基础上又增添了迟发性肌张力障碍,不过要鉴别是疾病本身进展的结果抑或药物引起,小剂量也许是一种姑息的预防措施。一旦发生,可在减量的基础上适量加用抗胆碱药,如金刚烷胺或左旋多巴等。丁苯喹嗪至今尚未见有发生迟发性综合征的报道,利血平的效果与丁苯喹嗪一样有效,但直立性低血压是常见的不良反应,近发现氯氮平对迟发性肌张力障碍效果很好,并发迟发性综合征和帕金森综合征的机会很小。

4.苯二氮䓬类

常用的是地西泮(100 mg/d)和氯硝(4～6 mg/d)。氯硝西泮对成人和儿童肌张力障碍疗效为 14％,地西泮及其他苯二氮䓬类为 16％。

5.巴氯芬

巴氯芬是 GAGB 的衍生物,可以降低脊髓内中间神经元及运动神经元的兴奋性。Fahn 用巴氯芬治疗成人肌张力障碍(面肌痉挛及 Meige 综合征),剂量 78.5 mg/d,结果 47％获得进步,随访中有 17 例(21％)因疗效欠佳或不良反应停药中止治疗。只剩下 18％(11/60 例)的患者因继续用巴氯芬治疗,平均剂量为 105 mg/d。经过平均 30.6 月的治疗,11 例中有 9 例需要增加其他药物。其他学者的治疗结果与上相仿。

6.卡马西平

卡马西平在治疗癫痫过程中偶会出现肌张力障碍,令人费解的是它确能改善 segawa 变异性肌张力障碍,但不能达到左旋多巴那种疗效水平,个别患者对左旋多巴无效,却对卡马西平有效。剂量是 300～1200 mg/d,发作性运动源性肌张力障碍用卡马西平、苯妥英钠或其他抗惊厥药效果十分明显。

7.其他药物

文献中曾试用过时药物有:三环抗忧郁药,丹曲林,普萘洛尔,苯妥英钠,可乐定,单胺氧化酶(MAO)抑制药物,巴比妥类,苯丙胺,GABA 能药物,抗组胺药物,赛庚啶,5-羟色胺及锂等。

(二)A 型肉毒毒素治疗

20 世纪 80 年代初,A 型肉毒毒素(BTX-A)在治疗斜视及其他眼外肌痉挛取得成功后,适应证逐渐延伸至神经系统疾病,如局限性肌张力障碍、偏侧面肌痉挛及痉挛性斜颈,也用治疗锥体外系疾病的肌张力障碍及锥体束病损引起的肌痉挛,如脑瘫引起的肢体肌强直、括约肌功能障碍、肌痛以及药物引起的迟发性肌张力障碍。注射后可暂时缓解症状。BTX-A 被认为是近年来治疗局限性肌张力障碍的重要进展。

1.作用机制

A 型肉毒毒素由一条单一的多肽链组成,经过蛋白水解而激活裂解为重链(分子量 10 000 Da)和轻链(分子量 5000 Da)。重链 C 端先与胆碱能神经末梢的突触前膜受体结合,其氨基端为通道形成区域,随着轻链进入细胞内,借助酶效应抑制乙酰胆碱囊泡的量子性释放使肌肉收缩力减弱,在有痉挛的肌腹内直接注射微量 BTX-A 便能使症状得到暂时缓解。但 BTX-A 对乙酰胆碱的阻滞作用是短暂的、可逆的,突触性乙酰胆碱传递通过关键的突触前蛋白的逆转或轴突末端芽生与同一肌纤维发生新的突触联系得以恢复,一般约数月。

2.注射肌肉的选择

BTX-A(商品名 Botox)为冻干水融性结晶,每支 100 U,置于低温冰箱保存,使用时用生理盐水稀释至 25U/mL 浓度。

(1)旋转型:参与旋转型斜颈的痉挛肌肉是由头旋向侧颈后肌(C$_{1\sim6}$)及对侧胸锁乳头肌(副神经)组成,其中以一侧头夹肌、头半棘肌和对侧胸锁乳突肌为主要旋头肌,是 BTX-A 重点注射对象,在 EMG 导引下每条肌肉用 BTX-A 注射 2～3 个点。

(2)后仰型:参与头双侧后仰型斜颈的痉挛肌肉是由左、右颈后伸肌群组成,其中以双侧头夹肌及头半棘肌为主要仰头肌,是 BTX-A 重点治疗对象。如果效果不理想,可在 1 周后在向颈半棘肌追补注射 1 次。

(3)侧屈型:参与侧屈型斜颈的痉挛肌肉是由一侧头侧屈肌群组成,其中以肩胛提肌、夹肌或胸锁乳突肌为主要侧屈肌,是 BTX-A 重点注射对象,肩胛提肌位置较深,可在 EMG 仪导引下注射。

(4)前屈型:参与前屈型斜颈的痉挛肌肉可由双侧胸锁乳突肌,舌骨上、下肌,斜角肌,头及颈最长肌,其中以双侧胸锁乳突肌为 BTX-A 重点注射对象,深层肌内注射极易并发咽下困难,一般不推荐。

(5)混合型:混合型斜颈临床两种表现。其一,患者的临床症状是两种型别相间出现,如旋转和后仰,可先对严重一型的痉挛肌肉进行注射,而后再治疗残余痉挛肌肉,参与这种混合型的痉挛肌肉中往往有一部分是公共的,兼参加两种不同型别的运动,如在旋转运动时由头夹肌与对侧胸锁乳突肌联合收缩可引起头的旋转,夹肌与对侧同名肌的联合收缩则又引起头后伸。其二,临床症状由两种型别融合在一起出现如旋转前屈型,它的临床表现兼有旋转和前屈两种成分,又如旋转后仰型,侧屈后仰型和侧屈前倾型,往往是参与痉挛肌肉的前、后组合中肌痉挛程度不等或肌肉分布多寡所造成,对它们的分析请参见临床表现和手术设计方案一节。

3.剂量和疗效

BTX-A 治疗痉挛性斜颈是一种简单、安全、有效的方法,虽然疗效是在暂时的,但它确能缓解患者痛苦。注射剂量应参照痉挛肌肉的大小、数量、痉挛强度及治疗的反应决定,一般每条肌肉的剂量不多于 100 U,每次总量不超过 38 U,多数患者在注射后一周内起效,症状逐步改善,2~4 周达疗效平台期,少数可延迟至 4 周后,疗效平均持续约 23 周,绝大多数患者需要重复注射,间隔时间须 3 个月以上,注射频率约 1 年 2 次,个别患者注射后的缓解期特长,超越药物效用的期限,估计是痉挛肌肉暂获得静息后,原来的病理神经冲动的反射弧弱化,特别是感觉整合机制参与的结果。

4.疗效评估

下面介绍各型斜颈疗效评估的方法。

(1)旋转型:中立位时头的前后矢状线投影在颈椎左右水平线上构成一直角关系,旋转型斜颈患者头扭向一侧,矢状正中线与颈椎水平线间形成一病理角,病理角的大小随头的异常运动范围决定。病理角越大,病情越重。BTX-A 或手术治疗后病情缓解,头的异常运动范围改善,病理角随之缩小,治疗前、后的角度差可作为评价疗效的依据。

(2)侧屈型:中立位时颅-颈长轴投影在颈椎水平线(左-右)上构成一直角关系,侧屈型斜颈患者头向一侧侧屈,颅-颈长轴与颈椎水平线间形成一病理角,病理角的大小随头的异常侧屈范围决定,角度越大,病情越重。治疗后头的异常侧屈改善,病理角也随之缩小,前后的角度差可作为评价疗效的依据。

(3)前屈型:评估方法同后仰型,改后伸为前屈。

以上评分可自患者静态(端坐、站立)和动态(行走)情况下取得,但主要以动态评估中取得的评分为准。疗效评定的时间:BTX-A 注射后第 14 周,手术后为第 26 周。

5.不良反应

斜颈患者用 BTX-A 注射治疗后的主要并发症是暂时性咽下困难或语言困难,可持续数周,发生的原因估计与注射在胸锁乳突肌肌肉内的量有关。如果剂量限制在 100 U 或更少可减少这并发症的发生。11％的斜颈患者在做 BTX-A 注射前已存在吞咽困难症状；22％的患者吞钡 X 线检查时已有食管蠕动异常；注射后有 33％的患者出现新的咽下困难，50％的患者 X 线下表现有蠕动异常（comella）。此外，少数患者除并发严重咽下困难外还伴发对侧声带麻痹（koay）。

其他并发症为局部疼痛和颈肌乏力，一般程度不重，疼痛均在数天内消失，颈肌乏力约在数周内自行缓解，个别患者在注射后数天内出现皮疹。

(三)手术治疗

痉挛性斜颈当其症状进展到一定程度时，一切保守疗法很少见效，药物的不良反应常迫使治疗中断，肌肉松弛剂只能起到暂时缓解作用。斜颈的手术治疗尚处于发展阶段，成功的关键是建立在对痉挛肌群的认识。1981 年，有学者将斜颈划分成 4 种临床型别，提出 4 种选择性解除痉挛肌群的手术方法，结合具体病例辩证地增减手术内容，选择地解除痉挛肌，收到良好效果。

患者选择：病情稳定，临床型别固定在 1 年以上，经药物或甲型肉毒毒素治疗无效可考虑手术治疗。接受 BTX-A 注射治疗 4 个月后方可考虑手术。

旋转型和侧屈型斜颈适合做三联术，头双侧后仰型斜颈适合做枕下肌群选择性切断术；头前屈型斜颈，如经 1％利多卡因溶液阻滞双侧副神经能改善症状者，可考虑做双侧副神经胸锁乳突肌分支切断；前屈型斜颈，如痉挛肌群累及颈前深肌（颈脊神经前支支配），可做颈脊神经前支（$C_{2\sim4}$）切断。

七、预后

斜颈本身不会致死，但斜颈是一种十分痛苦的疾病，严重患者几乎处于残疾状态，精神受到很大的折磨。

斜颈患者除少数可自愈外，多数的病程可延绵终生，有学者报告术前病程最长者可达 31 年，少数患者可出现缓解期，但不免再次复发。多数患者的病情进展到一定程度后便停留在稳定状态，少数病例逐步严重，痉挛肌群增加，并向邻近肌肉扩展，如脸、肩及臂等，但成人起病的颈部局限性肌张力障碍一般不会发展成全身性肌痉挛。有学者统计 362 例手术中无死亡。术后原肌痉挛症状消失，头位复正，保留头的各种生理运动，包括头的旋转、侧屈、前屈和后伸。

由于本病的病因不明，药物治疗效果差，不良反应大，手术普及也存在一定困难，上述因素都影响了本病的预后。

第十二章　锥体外系疾病

第一节　帕金森病

一、概述

帕金森病(PD)或称震颤麻痹,是一种多发于中老年期的中枢神经系统变性疾病。首先由英国医生帕金森于 1817 年报道。1960 年,科学家在实验动物中偶然发现利血平可引起类似帕金森病的一系列症状,受这一事实的启发,他们对震颤麻痹死亡之病例的脑组织进行了单胺类物质的测定,才了解到这种患者纹状体内多巴胺含量较正常人为低。从此,该病的研究大大加速。目前,已知黑质和纹状体中多巴胺能神经元变性是本病的主要病理变化。震颤、肌强直和运动障碍为其主要特征。

本病在欧美国家 60 岁以上人群患病率为 1‰,在我国为 81/10 万,目前我国有帕金森患者 120 万人,患病率随年龄增长而增高。患者寿命明显缩短,起病后 10 年内约有 2/3 的患者严重残废或死亡,主要死亡原因是支气管肺炎和尿路感染。

二、病因与分类

目前虽然已查明本病的主要病变是黑质变性,但引起黑质变性的原因至今不明,临床上常称此类帕金森病为原发性帕金森病;将那些因为感染、中毒、创伤、肿瘤、药物以及其他因素所致的帕金森病称为继发性帕金森病;而遗传变性和多系统变性等亦可产生与帕金森病类似的症状和病理改变,将此统称为帕金森综合征(Parkisonism)或震颤麻痹综合征。

三、病理

主要病理改变在黑质、苍白球、纹状体和蓝斑。黑质和蓝斑脱色是其肉眼变化特点。显微镜下最明显的变化是神经细胞变性和减少,黑色素细胞中的黑色素消失,胞体变性,黑质和纹状体中多巴胺含量显著减少,其减少与黑质变性的程度成正比,同时伴有不同程度神经胶质细胞增生。据报道,纹状体多巴胺含量下降到 50% 以上时才出现症状。残留的神经细胞胞内有 Lewy 小体形成,所有这些改变以黑质最明显,且黑质的致密带改变比网状带重。另一病理变化是进行性弥漫性脑萎缩,有脑萎缩者占 90% 以上,并且脑萎缩程度与年龄的大小、疾病的严重程度、类型和病程的长短有明显关系。

免疫细胞化学也揭示黑质多巴胺能神经元减少。帕金森病不仅多巴胺含量减少,而且基底核中多巴胺代谢产物高香草酸(homovanillic acid,HVA)、多巴胺合成的限速酶(酪氨酸羟化酶)和多巴胺脱羧酶也明显减少。脑内多巴胺能神经元大量丧失,多巴胺含量下降,使多巴胺绝对和相对不足而乙酰胆碱的兴奋作用相对增强,引起震颤麻痹。

四、临床表现

(一)震颤

为静止性、姿势性震颤,多从一侧上肢的远端开始,后渐扩展到同侧下肢及对侧上、下肢。早期随意运动时震颤减轻,情绪激动时加重,睡眠时消失。手部可形成搓丸样(pill-rolling)动作。

(二)肌强直

因患肢肌张力增高,关节被动运动时,可感到均匀的阻力,称为"铅管样强直";若合并有震颤则似齿轮样转动,称为"齿轮样强直"。躯干、颈面部肌肉均可受累,患者出现特殊姿势,头部前倾,躯干俯屈,上肢之肘关节屈曲,腕关节伸直,前臂内收,下肢之髋及膝关节均略为弯曲。手足姿势特殊,指间关节伸直,手指内收,拇指对掌。

(三)运动障碍

平衡反射、姿势反射和翻正反射等障碍以及肌强直导致的一系列运动障碍。运动缓慢和减少,不能完成精细动作,出现"写字过小征"。步态障碍甚为突出,首先下肢拖拽,然后步伐变慢变小,起步困难,一旦迈步则向前冲,且越走越快,出现慌张步态。

(四)其他

自主神经系统症状可表现为大量出汗和皮脂腺分泌增加,且出汗仅限于震颤一侧。食管、胃以及小肠的运动障碍导致吞咽困难和食管反流,患者可有顽固性便秘。精神异常可表现为忧郁、多疑、智能低下及痴呆等。有时患者也有语言障碍。少数患者可有动眼危象。

五、诊断

(一)诊断要点

原发性帕金森病的诊断主要根据以下几点:①至少具备 4 个典型症状和体征(静止性震颤、少动、强直和位置性反射障碍)中的 2 个。②是否存在不支持诊断原发性帕金森病的不典型症状和体征,如锥体束征、失用性步态障碍、小脑症状、意向性震颤、凝视麻痹、严重的自主物神经功能障碍、明显的痴呆伴有轻度锥体外系症状等。③脑脊液中多巴胺的代谢产物高香草酸减少。

(二)诊断分级

目前分级的方法有多种,如 Hoehn 和 Yahr 修订分级、Schwab 和 England 日常活动修订分级、联合帕金森病评分分级和 Webster 评分。临床常用以评价病情程度和治疗效果较客观全面的是 Web ster 评分法,其详细内容如下。

1.手部动作和书写

0 分,无异常。1 分,患者自述在拧毛巾、系衣扣、写字时感到困难,检查时手内转外转动作缓慢。2 分,明显或中等程度手的轮替动作缓慢,一侧或双侧肢体有中等程度的功能障碍,书写明显困难。3 分,严重的轮替动作困难,不能书写,不能系衣扣,应用食具明显困难。

2.僵硬

0 分,未出现。1 分,可出现颈肩部僵硬,反复运动后僵硬增加,一侧或双侧上肢有轻度休止状态下的僵硬。2 分,颈肩关节中等度僵硬,患者在不服用药物情况下有休止性全身性僵硬。3 分,颈肩严重僵硬,全身的休止性僵硬用药后也不能控制。

3.震颤

0分,未出现。1分,休止状态下手、头部震颤,振幅<2.54 cm。2分,振幅<10.16 cm,但患者能采取某种姿势控制震颤。3分,振幅>10.46 cm,持续不能控制(小脑性意向性震颤除外),不能自己进食。

4.面部

0分,正常,无惊恐、嘴紧闭,有忧郁、焦虑等表情。1分,面部表情障碍,嘴紧闭、忧虑、焦虑。2分,中等程度的面肌运动障碍,情绪变化引起面部表情变化迟钝,中等程度的焦虑、忧郁,有时出现张口流涎。3分,面具脸,张口程度仅能张开0.635 cm。

5.姿势

0分,正常,头部前倾,离开中线不超过10.16 cm。1分,驼背,头部前倾,离开中线超过12.7 cm。2分,开始上肢屈曲,头前屈明显,超过15.24 cm,一侧或双侧上肢曲线形,但腕关节的水平位置低于肘关节的水平位置。3分,猿猴样步态,手呈屈曲样,指间关节伸直,掌指关节屈曲,膝关节屈曲。

6.上肢摆动

0分,双上肢摆动正常。1分,一侧上肢摆动不如对侧(行走时)。2分,一侧上肢在行走时无摆动,另一侧摆动变弱。3分,行走时双上肢无摆动。

7.步态

0分,步幅45.72～76.20 cm,转身不费力。1分,步幅30.48～45.72 cm,转身缓慢,时间延长,走路有时脚跟碰脚跟。2分,步幅15.24～30.48 cm,两脚跟拖地。3分,拖拽步态,步幅<7.62 cm,有时走路常停步,转弯时非常慢。

8.皮脂腺分泌

0分,正常。1分,面部出汗多,无黏性分泌物。2分,面部油光样,为黏性分泌物。3分,头面部皮脂腺分泌明显增多,整个头面部为黏性分泌物。

9.语言

0分,声音清楚、响亮,别人可以理解。1分,声音开始嘶哑,音量、音调、语调变小,但能理解。2分,中等度嘶哑,声音弱,音量小,语调单调,音调变化迟缓,别人理解困难。3分,明显声音嘶哑,无力。

10.生活自理能力

0分,正常。1分,能自己单独生活,甚至从事原来的工作,但缓慢。2分,生活自理能力减退(尚能缓慢地完成大多数日常工作),在软床上翻身困难,从矮椅上站起困难等。3分,生活不能自理。

以上各项分为正常(0分)、轻度障碍(1分)、中度障碍(2分)及严重障碍(3分)。临床病情轻重程度按总分值可分为:轻度(1～10分)、中度(11～20分)、重度(21～30分)。

六、治疗

帕金森病治疗的原则是使脑内多巴胺-乙酰胆碱系统重获平衡,或是补充脑内多巴胺的不足,抑或是抑制乙酰胆碱的作用而相对提升多巴胺的效应,或两者兼用,以达到缓解症状的目的。临床医生根据这一原则采用药物治疗和手术治疗。

(一)药物治疗

1.多巴胺替代疗法

此类药主要是补充多巴胺的不足,使乙酰胆碱-多巴胺系统重新获得平衡,而改善症状。多巴胺本身不能通过血-脑脊液屏障,故选用其能够通过血-脑脊液屏障的前体——左旋多巴,或者应用多巴胺脱羧酶抑制剂。

左旋多巴(Levodopa)可透过血-脑脊液屏障,经多巴胺脱羧酶脱羧转化为多巴胺而发挥作用。开始应用时,125 mg/次,每日 3 次,在 1 周内渐增至 250 mg/次,每日 4 次,以后每日递增 125 mg,直至治疗量为 3~6 g/d。不良反应有食欲差、恶心、呕吐、低血压及心律不齐。服药期间禁止与单胺氧化酶抑制剂和麻黄碱同时应用,与维生素 B_6 或氯丙嗪合用将降低疗效。

卡比多巴(Carbidopa,又称 α-甲基多巴肼)外周多巴胺脱羧酶抑制剂,本身不透过血-脑脊液屏障,从而使低剂量的左旋多巴即可产生有效的多巴胺脑内浓度,并降低外周多巴胺的不良反应。主要与左旋多巴合用(信尼麦 Sinemet,卡比多巴:左旋多巴=1:4 或者 1:10)治疗帕金森病。有 10/100、25/250 和 25/100 三种片剂,分别含左旋多巴 100 mg、250 mg 和 100 mg,以及卡比多巴 10 mg、25 mg 和 25 mg。开始时用信尼麦 10/100 半片,每日 3 次,以后每隔数日增加一片,直至最适剂量为止。苄丝肼(benserazide)也是多巴胺脱羧酶抑制剂,与左旋多巴合用(美多巴 Madopar,苄丝肼:左旋多巴=1:4)治疗帕金森病,美多巴的用法与信尼麦类似。强直、呕吐、恶心、厌食、失眠、肌痉挛、异常动作为其不良反应。妊娠期间避免使用卡比多巴和左旋多巴。

长期服用左旋多巴可产生开关现象(on-off phenomenon)等不良反应,"开"是指多动,"关"是指本病三主征中的不动,出现开关现象的患者可于原来不动状态中突然变为多动,或于多动中突然变为不动。产生该现象的原因尚不清楚,但多巴胺受体状况的改变是值得注意的。因为多巴胺受体一方面神经超敏,另一方面又失敏。超敏很可能是突触后多巴胺受体(D2)亚型增多,失敏可能是突触前多巴胺受体(D3)亚型丧失,失去反馈调控功能,不能调节多巴胺的适度释放。目前对这类患者的有效药物是多巴胺受体激动剂麦角碱类衍生物。其中溴隐亭较常用,其作用机制不同于左旋多巴。溴隐亭作用时程较长,减少开关现象出现机会;它能有效地直接兴奋突触后多巴胺受体,而不涉及突触前多巴胺受体功能;溴隐亭是伴有部分阻滞作用的混合型激动剂,有多巴胺受体激动剂与阻滞剂的双重特性,这种混合型作用可能有助于阻滞多巴胺受体出现低敏反应。

2.抗胆碱能药物

此类药物抑制乙酰胆碱的作用,相应提升多巴胺的效应。常用的有:安坦 2 mg,每日 3 次,可酌情适量增加;丙环定 5~10 mg,每日 3 次;东莨菪碱0.2 mg,每日 3~4 次;甲磺酸苯扎托品 2~4 mg,每日 1~3 次。甲磺酸苯扎托品通过阻滞纹状体突触对多巴胺的重摄取而起作用,治疗强直的疗效比震颤好,运动不能的疗效最差。此类药有头昏、眩晕、视力模糊、瞳孔散大、口干、恶心和精神症状等不良反应。老年人偶有尿潴留。青光眼和重症肌无力患者忌用。

3.溴隐亭

激动纹状体的多巴胺受体,其疗效比左旋多巴差,但可用于对左旋多巴失效者。现多与左旋多巴或复方多巴合用,作为它们的加强剂。与左旋多巴合用时可产生幻觉。开始时每日0.625 mg,缓慢增加,但每日量不超过 30 mg。不良反应有恶心、头痛、眩晕、疲倦。肝功能障碍时慎用,禁用于麦角碱过敏者。

各种药物治疗虽然能使患者的症状在一定时间内获得一定程度好转,皆不能阻止本病的自然进展。长期服用药物均存在疗效减退或出现严重不良反应的问题。另外约 15% 的患者药物治疗无效。

(二)外科治疗

对于药物治疗无效的患者,常采用外科治疗。学者们曾进行脊髓外侧束切断术、大脑脚切断术、大脑皮质区域切除术、脉络膜前动脉结扎术、开颅破坏豆状襻和豆状束等手术,终因手术风险大、疗效差而废弃。立体定向手术治疗帕金森病始于 20 世纪 40 年代,丘脑腹外侧核毁损术和苍白球毁损术曾是治疗帕金森病的热门手段,但疗效不能够长期维持,且双侧损毁术并发永久性构音障碍和认知功能障碍的概率较高,逐渐被脑深部电刺激术取代。脑深部电刺激术是 20 世纪 70 年代发展起来的,它最早用于疼痛的治疗,具有可逆性、可调节性、非破坏性、不良反应小和并发症少等优点,可以通过参数调整达到对症状的最佳控制,长期有效,不存在复发问题,并保留新的治疗方法的机会,现已成为帕金森病外科治疗的首选方法。该技术于1998 年在国内开展并逐渐推广,取得了良好的临床效果。

1.丘脑毁损术

(1)手术原理:毁损丘脑腹外侧核可阻断与帕金森病发病相关的两个神经通路。一个是苍白球导出系即从苍白球内侧部,经豆状襻、豆状束、丘脑腹外侧核前下部到达大脑皮质(6 区)。阻断此通路,对解除肌强直有效。另一个来自对侧小脑,经结合臂核丘脑腹外侧核后部,到达大脑皮质(4 区)。阻断此通路,对解除震颤有效。根据帕金森病的发病机制,肌强直系因 γ 运动系统受抑制所致,震颤系因 α 运动系统亢进所致。阻断此两通路可恢复 α 和 γ 运动系统的平衡,达到治疗效果。这两个系统均经丘脑下方 Forel 区,然后向上和稍向外,进入丘脑腹外侧核的下部。此区为毁损灶所在。

(2)手术适应证:①诊断明确的帕金森病,以震颤为主,严重影响生活和工作能力。②躯体一侧或双侧具有临床症状。③一侧曾行 Vim 损毁手术的,另一侧可行电刺激手术。④年龄在75 岁以下,无重要器官严重功能障碍。⑤无手术禁忌证。

(3)手术禁忌证:①严重精神智能障碍、自主神经功能障碍及有假性延髓性麻痹者。②严重动脉硬化、心肾疾病、严重高血压、糖尿病、血液系统疾病及全身情况很差者。③主要表现为僵直、中线症状以及单纯的运动减少或运动不能者。④症状轻微,生活及工作无明显影响者。

(4)术前准备和评价:手术前应注意进行全面的体格检查。在手术过程中需要患者的完全配合,因此,对于言语表达能力困难的患者,术前应进行必要的训练,以便在手术过程医生和患者之间能顺利交流。由于手术在局麻下进行,可不给予术前用药,以保证整个手术过程中观察患者症状。一般在术前 1 天停药,对用药剂量大、对药物有依赖性的患者,可逐渐停药或不完全停药,只要在术中观察到症状即可;如果即使在"开"状态下患者症状仍然非常明显,则没有必要停药。术中应进行监护,保持生命体征平稳。术前应进行 PD 的震颤评分。

(5)手术步骤:靶点选择:丘脑腹外侧核包括腹嘴前核(Voa)、腹嘴后核(Vop)和腹内侧中间核(Vim)，一般认为毁损 Voa 及 Vop 对僵直有效，毁损 Vop 及 Vim 对震颤有效，靠近内侧对上肢效果好，外侧对下肢效果好。靶点选择一般在 AC-PC 平面，后连合前 5～8 mm，中线旁开 11～15 mm。

靶点定位：①安装立体定向头架：患者取坐位将立体定向头架固定于颅骨上，安装时要使头架不要左右倾斜，用耳锥进行平衡；前后方向与 AC-PC 线平行。②MRI 扫描：安装好定位框后，将患者头部放入 MRI 扫描圈内，调整适配器，使扫描线与头架保持平行。进行轴位 T_1 和 T_2 加权像扫描，扫描平面平行于 AC-PC 平面。扫描层厚为 2 mm，无间隔，将数据输入磁带或直接传输到计算机工作站。③靶点坐标计算：各种立体定向仪的靶点计算方法不尽相同，可以用 MRI 或 CT 片直接计算，但较烦琐，可采用先进的手术计划系统(Surgiplan System)，这套系统具有准确、直观和快速的特点。④微电极记录和电刺激：微电极技术可以直接记录单个细胞的电活动，可以根据神经元的放电类型，提供良好的丘脑核团生理学分析基础。

一般认为，丘脑内治疗震颤有效的部位是：①聚集着自发放电频率与震颤频率一致的神经元(震颤细胞)。②电极通过时，机械的损伤或小的电流刺激能够抑制震颤。试验性的靶点位置位于生理学资料确定的 Vim 核。由于 Vim 核被认为是运动觉的中继核，Vim 核高频刺激引起对侧肢体的感觉异常。刺激 Vim 核还可引起对侧肢体的运动幻觉，如果电极针位置太低，也可引起其他特殊感觉，如眩晕、晕厥或恐惧等。判断电极针是否位于正确的另一参数是震颤的反应，在 Vim 核内低频刺激(2 小时 z)方可引起震颤加重，而高频刺激则可使震颤减轻，如果高频刺激在 1～4 V 电压范围内使震颤减轻，则表明电极针位置良好。在 Vim 核内存在由内到外的体表部位代表区，Vim 的最靠内侧为口面部代表区，最外侧即靠近内囊部位是下肢代表区，中部为上肢代表区。靶点位置应与震颤最明显的肢体部位代表区相对应，因此上肢震颤时位置应稍偏内，下肢震颤时偏外，靠近内囊。

麻醉、体位和手术入路：患者仰卧位于手术床上，头部的高低以患者舒适为准，固定头架，常规消毒头部皮肤，铺无菌单，头皮切口位于冠状缝前中线旁开 2.5～3 cm，直切口长约 3 cm，局部 1% 利多卡因浸润麻醉，切开头皮，乳突牵开器牵开。颅骨钻孔、电灼硬脑膜表面后，"十"字剪开，电灼脑表面，形成约 2 mm 软膜缺损，用脑穿针试穿，确定无阻力，以使电极探针能顺利通过，将立体定向头架坐标调整至靶点坐标后，安装导向装置。

靶点毁损：核对靶点位置后，先对靶点进行可逆性的毁损，射频针直径为 1.1 mm 或 1.8 mm，长度为 2 mm，加热至 45 ℃，持续 60 秒，此时要密切观察对侧肢体震颤是否减轻，有无意识、运动、感觉及言语障碍。若患者症状明显改善，而又未出现神经功能障碍，则进行永久性毁损，一般温度为 60～85 ℃，时间60～80 秒，超过上述温度和时间，毁损灶也不会增大。毁损从最下方开始，逐渐退针，根据丘脑的大小，可毁损 4～6 个点，毁损期间仍要密切注意患者肢体活动、感觉及言语情况，一旦出现损害症状，立即终止加热。毁损完毕后，缓慢拔除射频针，冲洗净术野，分层缝合皮肤。

(6)术后处理：手术结束后，在手术室内观察约 30 分钟，若无异常情况，将患者直接送回病房。最初24～72 小时，继续进行心电监护及血压监测，并观察患者瞳孔、神志及肢体活动情况，直至病情稳定为止。应将血压控制在正常范围，以防颅内出血。患者可取侧卧位或仰卧位，无呕吐反应者可取头高位。手术当日即可进食，有呕吐者暂禁食。切口 5～7 天拆线，患者一般术后 7～10 天出院。

术后是否服药应根据具体情况,若手术效果满意,患者本人认为不用服药已经可达到满意效果,即使另一侧仍有轻微症状,也可不服药或小剂量服用非多巴胺类制剂。当然,如果另一侧症状仍很明显,严重影响患者生活,则需继续服用抗帕金森病药物,其服药原则是以最小剂量达到最佳效果。

(7)手术疗效:丘脑毁损术能改善对侧肢体震颤,在一定程度上改善肌强直。而对运动迟缓、姿势平衡障碍、同侧肢体震颤无改善作用。各家报道震颤消失的发生率在 45.8%～92.0%,41.0%～92.0%的患者肌强直得以改善。

(8)手术并发症:①运动障碍:运动障碍多为暂时性,但少数可长期存在。偏瘫发生率为4%,平衡障碍约 13%,异动症发生率 1%～3%。多因定位误差、血管损伤、血栓和水肿等累及邻近结构所致。②言语障碍:术后发生率为 8%～13%。言语障碍表现为音量减小、构音障碍和失语症三种形式,多见于双侧手术与主侧半球单侧手术患者。言语功能障碍的发生与否,与术前言语功能无关。它们多为暂时性,常于数周后自行改善或消失。不过不少患者长期遗留有命名困难、持续言语症、言语错乱等。③精神障碍:发生率为 7%～8%。④脑内出血可因穿刺时直接损伤血管或损毁灶局部出血,CT 检查可及时确诊得到相应处理。

2.苍白球毁损术

(1)手术原理:在 PD 患者,由于黑质致密部多巴胺能神经元变性,多巴胺缺乏使壳核神经元所受到的正常抑制减弱,引起壳核投射于外侧苍白球(Gpe)的抑制性冲动过度增强,从而使Gpe 对丘脑底核(STN)的抑制减弱,引起 STN 及其纤维投射靶点内侧苍白球(Gpi)的过度兴奋。STN 和 Gpi 的过度兴奋被认为是 PD 的重要生理学特征。这已被 MPTP 所致猴 PD 模型上的微电极记录和 2-脱氧葡萄糖摄取等代谢研究所证实。在 PD 患者也发现了类似的生理学和代谢改变。Gpi 过度兴奋的结果是通过其投射纤维使腹外侧丘脑受到过度抑制,从而减弱丘脑大脑皮质通路的活动,引起 PD 症状。一般认为 Gpi 电刺激术同苍白球毁损术(PVP)的作用原理一样。也是通过减弱内侧苍白球的过度兴奋或阻断到达腹外侧丘脑的抑制性冲动而实现抗 PD 作用的。

(2)手术适应证:①原发性帕金森病至少患有 4 个主要症状中的 2 个:静止性震颤、运动迟缓、齿轮样肌张力增高和姿势平衡障碍(其中之一必须是静止性震颤或运动迟缓)。没有小脑和锥体系损害体征,并排除继发性帕金森综合征。②患者经过全面和完整的药物治疗,对左旋多巴治疗有明确疗效,但目前疗效明显减退,并出现症状波动(剂末和开关现象)和(或)运动障碍等不良反应。③患者生活独立能力明显减退,病情为中或重度。④无明显痴呆和精神症状,CT 和 MRI 检查没有明显脑萎缩。⑤以运动迟缓和肌强直为主要症状。

(3)手术禁忌证:①非典型的帕金森病或帕金森综合征。②有明显的精神和(或)智能障碍。③有明显的直立性低血压或不能控制的高血压。④CT 或 MRI 发现有严重脑萎缩,特别是豆状核萎缩,脑积水或局部性脑病变者。⑤近半年内用过多巴胺受体阻滞剂。⑥伴有帕金森病叠加症状如进行性核上性麻痹及多系统萎缩。⑦进展型帕金森病迅速恶化者。⑧药物能很好控制症状者。

(4)术前准备和评价:患者要进行全面的术前检查,所有患者术前应进行 UPDRS 评分、

Schwab 和 England 评分、Hoehn 和 Yahr 分级,还应对患者进行心理学测试、眼科学检查,术前常规进行 MRI 检查,以排除其他异常。术前 12 小时停用抗帕金森病药物,以便使患者的症状能在手术中表现出来,至少术前 2 周停用阿司匹林及非激素类抗炎药物。全身体检注意有无心血管疾病,常规行血尿常规、心电图、胸透等检查,长期卧床及行动困难的患者,应扶助下床活动,进行力所能及的训练,以增强心功能。高血压患者应用降压药物使血压降至正常范围。如果患者精神紧张,手术前晚应用适量镇静药物。

(5)手术步骤:靶点选择和定位:MRI 检查的方法基本上与丘脑电刺激术相同。由于 Gpi 位于视乳头后缘水平、视束外侧的上方,为了精确的计算靶点,MRI 检查要清楚地显示视束。为使 MRI 能够很好地显示基底核的结构,可将 Gpe 和 Gpi 分别开来。在轴位像上,Gpi 通常占据一个矩形的前外侧的三角部分,这个矩形的范围是中线旁开 10～20 mm,在前后位像上 Gpi 从前连合一直延伸到前连合后 10 mm。Gpi 的靶点坐标是 AC-PC 中点前方 2～3 mm,AC-PC 线下方 4～6 mm,第三脑室正中线旁开17～23 mm。

微电极记录和微刺激:微电极记录和微刺激对于基底核的功能定位是一种重要手段。利用微电极单细胞记录的方法先后在猴和人证实,苍白球内、外侧核团的放电特征不同,并发现 PD 患者通常在苍白球腹内侧核放电活动明显增加。因此,通过记录和分析单细胞放电特征、主被动关节运动和光刺激对细胞放电影响以及电刺激诱发的肢体运动和感觉反应,可以确定电极与苍白球各结构及与其相邻的视束和内囊的关系及其准确部位。微电极记录通常在预定靶点 Gpi 上方 20～25 mm 就开始,根据神经元的不同放电形式和频率,可以确定不同的神经核团和结构(如内、外侧苍白球)。根据由外周刺激和自主运动所引起的电活动,可以确定 Gpi 感觉运动区的分布,而且微电极记录可以确定靶点所在区域神经元活动最异常的部位。微电极还可以被用于微刺激以确定视束和内囊的位置。应用微电极和微刺激在不同部位(内、外侧苍白球,视束,内囊)可记录到特征性电活动,通过微刺激所诱发的视觉反应(如闪光、各种色彩的亮点)和所记录到的闪光刺激诱发的电活动,可以确定视束的位置。微刺激所引起的强直性收缩、感觉异常等表现则可用于内囊的定位。

体位、麻醉与入路:基本同丘脑毁损术,头皮切口应为中线旁开 3～3.5 cm。

靶点毁损:基本同丘脑毁损术。

(6)术后处理:术后处理同丘脑电刺激术。

(7)手术疗效:苍白球毁损术对帕金森病的主要症状都有明显改善作用,尤其对运动迟缓效果好,它一般对药物无效或"关"期的症状效果明显,它对药物引起的症状波动和运动障碍也有很好的效果,对步态障碍也有作用。苍白球毁损术能够改善帕金森病患者个人生活质量,提高其生命活力和社会功能,而又不引起明显的认知和精神障碍。

(8)手术并发症:最近的许多研究表明,苍白球毁损术是一种死亡率和致残率较低的相对比较安全的手术。苍白球毁损术有可能损伤视束及内囊,因为这些结构就在苍白球最佳毁损位点附近,发生率为3%～6%。苍白球毁损术急性并发症包括出血、癫痫、视觉障碍、术后语言困难或构音障碍、意识模糊、感觉丧失、偏瘫、认知障碍等;远期并发症很难预测,需定期随访和仔细询问。

3.脑深部电刺激术(DBS)

(1)手术原理:①丘脑腹中间内侧核(Vim)电刺激术:由于 DBS 核毁损术作用于 Vim 都能减轻震颤,因而有人认为 DBS 可能是通过使受刺激部位失活发挥作用,而这种失活可能是通过一种去极化阻滞的机制而发生的。此外,DBS 可能是激活神经元,但这种激活可能通过抑制或改善节律性神经元活动来阻滞震颤性活动。②苍白球内侧部(Gpi)电刺激术:Gpi 电刺激术治疗帕金森病的机制可能与丘脑电刺激术类似。Gpi 电刺激术引起的帕金森病运动症状的改善,很可能是因 Gpi 输出减少引起的。而 Gpi 输出的减少是通过去极化阻滞直接抑制(或阻滞)神经元活动,或者是激活对 Gpi 神经元有抑制作用的其他环路(即逆行激活)而产生的。③丘脑底核(STN)电刺激术:与 Gpi 电刺激术类似。

STN 电刺激术对帕金森病的治疗作用也有几种可能的机制,包括:①电刺激直接使 STN 失活。②改变 Gpi 的神经元活动来激活 STN,这种改变可能是降低,也可能是阻滞其传导或使其活动模式趋于正常化。③逆行激动 Gpe,从而抑制 STN 及(或)丘脑的网状神经元,并最终导致丘脑神经元活动的正常化。

(2)电刺激装置与手术方法:①脑深部电刺激装置的组成:脉冲发生器(IPG),它是刺激治疗的电源。刺激电极由 4 根绝缘导线统成一股线圈,有 4 个铝合金的电极点。每个电极长1.2 mm,间隔 0.5 mm。延伸导线连接刺激电极和脉冲发生器。程控仪和刺激开关(磁铁)。②手术方法:局麻下安装头架。CT 或 MRI 扫描确定把点坐标。颅骨钻孔,安装导向装置。微电极进行电生理记录及试验刺激,进行靶点功能定位。植入刺激电极并测试,然后固定电极。影像学核实电极位置。锁骨下方植入脉冲发生器并连接刺激电极。③刺激参数的设置:DBS 的刺激参数包括电极的选择,电压幅度、频率及宽度,常用的刺激参数为:幅度为 1~3 V,频率为 135~185 小时 z,脉宽为 60~90 μsec。患者可以根据需要自行调节,以获得最佳治疗效果而无不良反应或不良反应可耐受。可以 24 小时连续刺激,也可以夜间关机。

(3)脑深部电刺激术的优点:①高频刺激只引起刺激电极周围和较小范围(2~3 mm)内神经结构的失活,创伤性更小。②可以进行双侧手术,而少有严重及永久性并发症。③通过参数调整可以达到最佳治疗效果,并长期有效,即使有不良反应,也可通过调整刺激参数使之最小化。④DBS 手术具有可逆性、非破坏性。⑤为患者保留新的治疗方法的机会。

(4)脑深部电刺激术的并发症:①设备并发症:发生率为 12%,其中较轻微的并发症占了一半以上。感染的发生率仅 1%,而且仅在手术早期出现。设备完好率为 99.8%。②手术本身的并发症:与毁损手术并发症类似,但发生率低于毁损手术。③治疗的不良反应:包括感觉异常、头晕等,多较轻微且能为患者接受。

(5)脑深部电刺激术的应用:Vim 电刺激术,患者选择:以震颤为主的帕金森患者是 Vim慢性电刺激术较好的适应证,双侧或单侧 DBS 手术都有良好的效果,Vim 慢性电刺激术对帕金森综合征患者的运动不能、僵直、姿势和步态障碍等症状是无效的。对一侧行毁损手术的患者,需要进行第二次另一侧手术以控制震颤,也是慢性电刺激术一个较好的适应证。术前准备:同丘脑毁损术。手术步骤:丘脑 Vim 慢性电刺激术的靶点选择和定位程序与丘脑毁损术是完全一致的,只是在手术的最后阶段,当靶点已经确定并进行合理验证之后,采用了另外两种不同的技术。丘脑 Vim 慢性电刺激术的手术程序可以分为 4 个步骤:①影像学解剖定位;

②微电极记录和刺激;③电极植入并固定;④脉冲发生器的植入。

靶点选择:同丘脑毁损术一样,进行丘脑刺激术时其刺激电极置于丘脑 Vim,其最初解剖靶点位置为 AC-PC 平面、AC-PC 线中点后方 4～5 mm,中线旁开 11～15 mm。由于丘脑的解剖位置中存在个体差异,手术过程中还需对靶点进行生理学定位。

靶点定位:同丘脑毁损术。DBS 电极植入:将一个经过特殊设计的"C"形塑料环嵌入骨孔,这个"C"形环上有一个槽,可以卡住 DBS 电极,并可用一个塑料帽将电极固定在原位。将一个带针芯的套管插入到靶点上 10 mm 处,套管的内径略大于 DBS 电极针。拔出针芯,将电极针通过套管内插入,经过丘脑的脑实质推进剩余的靶点上 10 mm 到达靶点。用一个电极固定装置,用于当拔出套管时将 DBS 电极固定在原位,保证 DBS 电极不移位。去除套管后,电极嵌入骨孔环上的槽内,用塑料帽将电极固定在原位。在这一阶段,电极针通过一个延伸导线连接在一个手持式的脉冲发生器上,并进行刺激,以测试治疗效果和不良反应。在许多情况下,由于植入电极时对靶点的微小的机械性损伤,有时出现微毁损效应,即患者的症状减轻或消失,这说明靶点定位准确。如果在一个很低的阈值出现不良反应,应该将电极重新调整到一个更加适当的位置。当保证电极位于满意的位置时,将 DBS 电极连接在一个经皮导线上,待术后调试,也可直接进行脉冲发生器的植入。

脉冲发生器的植入:常用的脉冲发生器是埋入式的,可程控的,配有锂电池,可以发送信号维持几年。其植入的程序类似于脑室腹腔分流,患者全麻,消毒头皮、颈部及上胸部皮肤,术前给予静脉应用抗生素,患者取仰卧位,头偏向对侧,在锁骨下 3 cm 处做 1 个长 6 cm 的水平切口。在锁骨下切口与头皮之间做一皮下隧道,将电极线从锁骨下切口经皮下隧道送到皮下切口。电极线用 4 个螺钉与脉冲发生器相连并固定,在头皮切口处将 DBS 电极与电极线相连,缝合切口。

手术并发症:DBS 治疗震颤的并发症主要有 3 类:①与手术过程有关的并发症;②与 DBS 装置有关的并发症;③与 DBS 刺激有关的并发症。

立体定向手术导致的颅内出血发生率为 1%～2%。与 DBS 装置有关的并发症是机器失灵、电极断裂、皮肤溃烂及感染,这些并发症并不常见,发生率为 1%～2%。

与 Vim 刺激有关的并发症有感觉异常、头痛、平衡失调、对侧肢体轻瘫、步态障碍、构音不良、音调过低、局部疼痛等。应该注意的是,这些并发症是可逆的,而且症状不重。如果刺激强度能良好地控制震颤,这些并发症也是可以接受的。实际上,Vim 慢性电刺激术的不良反应本质上与丘脑毁损术的并发症相似,两者最大的区别是由 DBS 引起的不良反应是可逆的,而丘脑毁损术的不良反应是不可逆的。

手术效果:与丘脑毁损术相比,DBS 的优点是其作用是可逆性的。治疗震颤所用电刺激引起的任何作用,可以通过减少、改变或停止刺激来控制。DBS 另一个重要特征是可调整性,完全可以通过调整刺激参数使之与患者的症状和体征相适应。因此,DBS 技术的应用为药物难以控制震颤的手术治疗提供了新的手段。

Vim 刺激的效果已得到充分的证实,对帕金森病患者,控制震颤是 Vim 刺激唯一能够明显得到缓解的症状。治疗震颤最佳的刺激频率是 100Hz 以上,抑制震颤的刺激强度为 1～3V,所相关医学报道的一大宗病例中,Vim 刺激使 86% 的帕金森病患者震颤在术后 3 个月消失或偶尔出现轻微的震颤;6个月时帕金森病患者震颤控制为83%。医学者对80例PD患者行118例(侧)电极植入,随访6个月至8年,震颤的完全和近完全缓解率为88%。

Gpi电刺激术:靶点选择和定位同苍白球毁损术。Gpi位于AC-PC中点前2～3 mm,AC-PC平面下方5～6 mm,中线旁开17～21 mm处。研究发现,STN活动的增强及其导致的Gpi活动增强在帕金森病中起重要的作用。应用苍白球腹后部切开术(PVP)对运动不能及僵直进行的有效治疗中得到证实,一组117例患者综合分析显示,UPDRS运动评分改善率为29%～50%。1992年,有医学者统计苍白球切开术的并发症发生率为14%,主要有偏瘫、失用、构音困难、偏盲等。双侧苍白球切开术更易致严重不良反应及并发症。而应用微电极记录及刺激术只能使这些并发症的发生率略有下降。尽管如此,用双侧Gpi刺激术治疗左旋多巴引起的运动障碍或开关运动症状波动时,所有患者的运动障碍都有改善。因此,Gpi刺激术为双侧苍白球切开术的一种替代治疗,但Gpi刺激术后患者抗帕金森药物用量无明显减少。

STN电刺激术:STN电刺激术的靶点参数为AC-PC中点下方2～7 mm,中线旁开12～13 mm,但因为STN为豆状,体积小(直径约为8 mm),而且周围没有标志性结构,故难以将刺激电极准确植入STN。

医学专家们对有严重僵直及运动迟缓的患者进行STN刺激术证实,包括步态紊乱的所有PD特征性症状均有明显效果。一组58例病例综合分析,在双侧刺激下,UPDRS运动评分改善率为42%～62%,单侧者为37%～44%。双侧STN刺激还可缓解PD患者书写功能障碍,一般认为STN是治疗PD的首选靶点。

STN电刺激术较少有严重的不良反应。年老及晚期的帕金森病患者术后可能有一段意识模糊期,偶尔也伴有幻觉,时间从3周到2个月不等。近年来,STN刺激术已被用于临床,与丘脑电刺激术及苍白球电刺激术相比,STN刺激术似乎能对帕金森病的所有症状都起作用,还可以显著减少抗帕金森药物的用量,并且其治疗效果比Gpi电刺激术更理想,STN电刺激术主要适应证是开关现象,也能完全控制震颤。

总之,应用DBS治疗帕金森病,应根据需治疗的症状选择靶点。DBS仅仅是在功能上阻滞了某些产生特殊帕金森病症状中发挥重要作用的靶点,但由于它具有疗效好、可逆、永久性创伤轻微、适于个人需要、能改变用药等优点,DBS正成为立体定向毁损手术的替代治疗方法。

第二节　肌张力障碍

肌张力障碍又称扭转性肌张力障碍、变形性肌张力障碍、豆状核性肌张力障碍。临床上以肌张力障碍和四肢、躯干甚至全身缓慢而剧烈的不随意的扭转为特征。按病因可分为原发性和继发性两型,以前一型为常见。

一、病因和病理

(一)原发性扭转痉挛

原发性扭转痉挛又称变形性肌张力障碍(DMD)。病因不明,多为散发,但少数病例有家族史,呈常染色体显性、常染色体隐性或 X 连锁隐性遗传。

(二)继发性扭转痉挛

可能是感染或中毒引起,其次是胆汁色素沉着于基底核。外伤、基底核区肿瘤、血管畸形亦可诱发。

病理尚未发现特殊形态学改变。非特异性的病理改变包括基底核的尾状核和壳核的小神经元变性和萎缩,基底核的脂质及质色素增多。生物化学上认为,中枢神经系统多巴胺能活性增加或减少都可以引起发病。

二、临床表现

本病常见于 7～15 岁儿童和少年,40 岁以上发病罕见,主要是躯干和四肢的不自主痉挛和扭转,但这种动作形状又是奇异和多变的。起病缓慢,往往先起于一脚或双脚,有痉挛性跖屈。一旦四肢受累,近端肌肉重于远端肌肉,颈肌受侵出现痉挛性斜颈。躯干肌及脊旁肌的受累则引起全身的扭转或做螺旋形运动是本病的特征性表现。运动时或精神紧张时扭转痉挛加重,安静或睡眠中扭转动作消失。肌张力在扭转运动时增高,扭转运动停止后则转为正常或减低,变形性肌张力障碍即由此得名。病例严重者口齿不清,吞咽受限,智力减退。一般情况下神经系统检查大致正常,无肌肉萎缩,反射及深浅感觉正常,少数患者因扭转发生关节脱位。

三、诊断和鉴别诊断

扭转痉挛是以颈部、躯干、四肢、骨盆呈奇特的扭转为特征,因而诊断可一目了然。但本病应与下列疾病鉴别。

(一)肝豆状核变性

多发生在 20～30 岁,病程进展缓慢不一,继之出现肢体震颤,肌张力增高,构音困难。肝豆状核变性时肢体震颤多为意向性震颤,有时为粗大扑翼样。肌张力增高为逐渐加剧,起初多限一肢,以后扩散至四肢和躯干。若肌强直持续存在,可出现异常姿势。此类患者常伴有精神症状,角膜上有 K-F 氏环。

(二)手足徐动症

若为先天性多伴有脑性瘫痪,主要是手足发生缓慢和无规律的扭转动作,四肢的远端较近端显著,肌张力时高时低,变动无常。扭转痉挛主要是侵犯颈肌、躯干肌及四肢的近端肌,而面肌与手足幸免或轻度受累,其肌张力时高时低,变动无常。症状性手足徐动症,常由脑炎后、肝豆状核变性或核黄疸引起。

(三)癔症

癔症性的不自主运动容易受暗示的影响,而且往往有精神因素为背景。再者,症状的长期持续存在可有力的排除癔症的可能性。

四、治疗及预后

(一)药物治疗

目前尚无肯定的有效药物。有助于缓解肌张力障碍的药物包括镇静剂、肌松剂、抗震颤麻痹药等。

（二）手术治疗

药物治疗无效者可使用立体定向毁损术或脑深部电刺激术。早在 20 世纪 50 年代，人们就开始用损毁术治疗某些肌张力障碍性疾病并获得了一定疗效，其损毁的靶点为丘脑腹外侧核和苍白球腹后部。单侧损毁术对肌张力障碍有一定的治疗作用，但双侧损毁术因并发构音障碍和认知功能障碍的概率较高，现已很少应用于临床。随着 DBS 治疗 PD 取得满意疗效，DBS 也逐渐成为治疗肌张力障碍首选方法。

患者的选择方面，一般认为原发性者术后效果较好，尤其对由于 DYT1 基因突变引起的肌张力障碍患者能得到显著疗效。对于继发性肌张力的患者，DBS 的疗效不一，其中对于产伤、弥漫性缺氧导致的肌张力障碍，DBS 疗效相对较差，而对于外伤和药物引起的肌张力障碍（也称迟发性肌张力障碍）的改善非常显著。国外选择的 DBS 刺激部位主要为 Gpi 和 Vim。其中，Gpi 被认为是治疗肌张力障碍的首选靶点，刺激双侧苍白球可以改善各种类型的严重的肌张力障碍患者的症状。但也有选择非传统部位进行刺激的范例，Ghika 等报道了应用双侧丘脑腹前核（Voa）的高频 DBS 刺激（Voa-DBS）显著改善了患者症状。国内近年采用 STN-DBS 治疗肌张力障碍也取得显著疗效，开创了脑深部电刺激 STN 治疗肌张力障碍的先河。

（三）并发症及后遗症

立体定向靶点毁损术的有效率为 42%～77%，据相关统计，手术并发症发生率在 18% 左右，主要表现为术后肌张力明显下降、行走不灵活，特别是下肢行走有拖拉步态。少数患者出现言语更不清晰。脑深部电刺激术后并发症同帕金森病治疗。

（四）预后

原发性肌张力障碍的转归差异较大，起病年龄和部位是影响预后的两个主要因素。起病年龄早（15 岁以前）及自下肢起病者，大多不断进展，最后几乎都发展为全身型，预后不良，多在起病若干年后死亡，自行缓解甚少。成年期起病且症状自上肢开始者预后较好，不自主运动趋向于长期局限于起病部位。常染色体显性遗传型预后较隐性遗传型好，因为前者起病年龄晚且多自上肢起病。

第三节　慢性进行性舞蹈病

慢性进行性舞蹈病（HC）又称 Huntington 舞蹈病，是以慢性进行性舞蹈动作和痴呆为特征，是基底核和大脑皮质变性的一种显性遗传性疾病。

一、病因和病理

本病为典型的常染色体显性遗传性疾病。新近分子遗传学研究（重组 DNA 技术）发现异常的基因位于第 4 号染色体，每一代的平均患病率为 50%，男、女同样受累。家族中可能有其他神经系统疾病，如智能低下、癫痫、强迫性抽搐和偏头痛等。

病变主要侵犯基底核和大脑皮质，尾状核及壳核萎缩最严重。小神经节细胞严重破坏和减少，并发脱髓鞘改变，且常伴有明显的胶质细胞增生。大脑皮质的突出变化是皮质萎缩,特别是第3、5、6层的神经节细胞丧失及合并有反应性胶质细胞增生。在组织学改变之前,PET检查可发现上述部位的葡萄糖的利用减少。

1957年,有医学专家提出基底核多巴胺(DA)含量过多引起多动症。亦有人发现纹状体中多巴胺与乙酰胆碱(Ach)受体的数目减少。还有认为本病患者纹状体中生长抑素增多等不同看法。

二、临床表现

本病可于20~50岁起病,最常发生于35~45岁的成年人。成年人发病后病情不断恶化。首先是间歇性耸肩或手指抽搐等不自主动作,可侵犯面肌、躯干肌及四肢肌。主要表现为慢性进行性舞蹈样动作,动作缓慢而粗大,同时伴有智力衰退和性格改变。舞蹈样动作和精神症状可以先后相差数年出现。舞蹈动作是迅速、跳动和多样无目的的不自主运动,但绝不是刻板不变的。由于肢体不规则的屈伸,行走常跌倒。舞蹈样动作不能自行克制,情绪紧张时加重,静坐或静卧时减轻,睡眠时消失。除舞蹈样动作外,可有肌张力减低,各关节过度伸直,肌力减低,腱反射亢进、减低或暂时消失。另外精神衰退逐渐明显,如记忆力下降、注意力不集中,最后痴呆。个别患者除了不典型的慢性进行性舞蹈病外,尚可出现癫痫(包括肌阵挛性发作)、遗传性共济失调、偏头痛及肌病等。

三、诊断和鉴别诊断

根据患者的舞蹈样动作及阳性家族史,可考虑慢性进行性舞蹈病。主要依据:①有遗传史;②中年(35~45岁)起病;③舞蹈症状进行性加重;④进行性痴呆;⑤头颅CT检查因尾状核严重萎缩而显示脑室扩大,侧脑室形态呈特征性的蝴蝶样;⑥用18-氟脱氧葡萄糖做PET检查可发现患者或其后代的尾状核及壳核的葡萄糖代谢降低。但必须注意与以下一些疾病相鉴别。

(1)风湿性舞蹈病:多见于儿童与青年,常伴发于风湿病。多在5~15岁发病,女多于男。患儿除舞蹈样动作外,很少见于活动性关节炎的患儿。其他化验亦可无显著异常,常于1~3个月好转,偶有延续年余者。Huntington舞蹈病病程长,为进行性加重。

(2)电击样舞蹈病(Bergeron):患者肌肉像触电样运动,引起头、肩、前臂、小腿、舌等猛烈动作,每分钟3~6次,一般在数天至数周内自愈。

(3)系统性红斑狼疮:有时并发舞蹈病,亦有以舞蹈病为首发症状者,但是系统性红斑狼疮常伴有皮肤损害,并且呈对称性,80%伴有关节痛,临床上经历了一个器官受累到多器官受累的表现。

(4)Lesch-Nyhan综合征:由核酸代谢障碍所致的疾病。为性连锁隐性遗传,通过女性携带病态基因。神经系统方面的表现有智力衰退、痉挛性脑性瘫痪、不自主运动(舞蹈——手足徐动)及特别显著的自伤行为。同时由于体液中尿酸盐含量增高而可发展为泌尿系结石和痛风性关节痛。全身也可能有贫血、营养不良及骨骼、消化道的先天畸形。患儿脑中次黄嘌呤-鸟嘌呤磷酸核糖基转移酶活性降低或消失。

(5)脑炎、肝豆状核变性、脑血管病患、缺氧和铅、镁、汞等慢性中毒时也会发生症状性舞蹈病,应注意鉴别。此外,各种甲状旁腺功能低下时,也可伴有发作性舞蹈——手足徐动的不自主动作。

四、治疗及预后

(一)药物治疗

(1)对抗多巴胺功能的药物:因 HC 患者中枢 DA 功能加强,Ach 功能减弱,故可用 DA 对抗剂。如丁酰苯类中的氟哌啶醇、吩噻嗪类中的氯丙嗪与奋乃静等。或阻止中枢储藏 DA 的药物,如利血平及丁苯喹嗪药物。

(2)增加中枢 GABA 含量的药物:如异烟肼、丙戊酸钠等。

(3)GABA 激动剂:蝇蕈醇(muscimol)属此类药物。

(4)加强 Ach 的药物:如水杨酸毒扁豆碱。

上述药物虽然可取得一定疗效,但是不令人满意。

(二)手术治疗

对于舞蹈症状特别严重而智能下降较轻者,可行立体定向手术治疗。手术适应证:凡年龄在 16 岁以下,65 岁以上,病程超过 1 年以上;在各种治疗下无效,又无其他特殊性疾病,可考虑定向手术。禁忌证:由风湿、妊娠引起的急性脑炎症状;肿瘤引起的舞蹈动作;有明显智能低下者。常采用的毁损靶点有VL(Voa Vop)、Pm 和 Forel-H 区。中国安徽省脑立体定向神经外科研究所对 6 例患者行 VL 毁损,术后舞蹈动作均显著减少,无并发症发生。据 1989 年相关医学报道的 17 例 HC 治疗效果,其中 7 例良好、5 例改善、3 例无效、2 例不详。

(三)预后

本病进行性发展,终末期痴呆多甚明显,病程一般可持续 10～20 年。平均于起病后 15～16年死亡。

第十三章　癫痫的外科治疗

第一节　癫痫外科治疗的基本原理

癫痫的基本原因是脑皮质内出现高幅的爆发性的放电区域,称"产痫灶"。在未发作时,产痫灶好像是一簇火种,不断地发出单位放电,在脑皮质上或头皮上可以记录到尖波或棘波。在合适的条件下产痫灶的活动突然活跃起来,向周围扩展,引起邻近神经元的同样放电,并沿着一定的神经通路传向远处,于是引起一次癫痫发作。因此对于产痫灶的深入了解,特别是关于它的生物学特性、确切的位置及界线、放电时的能量来源、放电活动的扩散及传播途径的规律等,将对手术控制癫痫发作具有重大实际意义。

一、间歇期的活动

在头皮上或暴露的脑皮质上做脑电波描记可以见到棘波活动,一般认为是鉴定癫痫的一个标志。这种棘波电位来自神经元的突触后活动,与神经元体部、轴突的动作电位关系不大,胶质细胞不参与这种电位的形成。因此,用脑电图中棘波活动来确定脑皮质中病灶的定位及手术中确定癫痫灶的位置是有一定价值的。但是在任何神经元的集结点上,对同步的突触输入都可用放发棘波的形式来反应,因此单凭这点还有不足,还可出现误解。例如,在脑皮质上的某一小范围内用士的宁处理,可使该区诱发棘波,表面上看它与病性棘波十分相似。如果记录是在远离发放点的脑皮质上进行,那么就很难区别这是士的宁诱发的皮层放电,还是由远处产痫灶经单突触投射扩散而来的棘波。因此,除了棘波发放以外,还需要增加其他的鉴定标准,这就要求对"产痫灶"内各神经元群(神经核)或各个别神经元进行检查。采用微电极技术在猴的实验性癫痫中已经取得很多线索,可以见到在产痫灶的神经元中有多种过度活动形式。其中最常见的是间隙期单位放电。这是一种有规则的、反复的动作电位爆发,其频率高达 200 次/s,甚至可达 900 次/s,在一次爆发过程中频率往往只有增高而不减少,爆发常于 1 秒内重复 5～15 次,比较刻板;在每一阵爆发中很少再有棘波发放。爆发还有一个特征就是每一阵的第一个放电后面都随有一较长的间歇。另外,其随后的放电波都具有一波切迹。见到这些特征即可以肯定地认为这是棘波灶的发源地或称起步点。产生这爆发波的神经元称起步神经元。在治疗癫痫的手术过程中,对产痫灶中的神经元,也进行了同样的检查,证实人的癫痫与猴的实验性癫痫中所见的情况完全相似,高频率的爆发性放电与在猴的实验性癫痫中所见的完全一样,而且第一个波后有一较长的间歇。由于正常脑内神经元不会出现这样的高频爆发,可以预料这种放电信号将对邻近的神经元引起超出寻常的影响。以正常脊髓运动神经元为例,如果它的许多突触终端中有 2%受到不同步的传入信号影响,就能使它从静止状态下变为能产生慢节律的放电细胞,或使它原有的放电频率大大增加。据估计,运动神经元的输入中只要有 8%达到 20 次/s 频率,就可使该神经元变为有较高放电频率的细胞。癫痫神经元的放电频率远远超过 20 次/s,常常为 200～900 次/s。若将癫痫发作时的频率按 200 次/秒计算,那么只需要它投射到另一神经元的 80 个突触点上,就可使该神经元发生突触后高频放电。每一个脑皮质神经元约有 6 万个突触点,这样只要有不到 0.2% 的突触点受到癫痫放电的兴奋就可以成为另一个放电细胞。由此可见,癫痫爆发放电的传布比正常脑皮质神经元的放电形式其效率要高得多。在产痫灶内可以有一群这样的原发癫痫爆发神经元,它们与四周正常神经元的突触联系相当广泛,使正常神经元不断地参与到癫痫灶内从而扩大了产痫灶的范围。这就造成即使在细胞水平,仍不容易区别出哪一个神经元是癫痫的起始者,哪一个是跟随者。

产痫灶在形态上也有其特征。灶内神经元的数目减少,保留的神经元体积变小,为增生的星形细胞所隔开。在 Golgi 染色中可见树突的数量大为减少,树突的外形也变得异常。这种变化越离产痫灶远越不明显。这与电生理记录到的情况是完全一致的,在产痫灶区内可以记录到最大的过度单位活动,离开该区数毫米处活动就渐趋正常了。从癫痫神经元的形态改变及它不能被通常所用的方法所激发,提示这种神经元是失去部分神经突触的神经元。正如肌肉失去了神经支配很容易发生过度收缩一样,去神经的神经元极易产生过度活动。在癫痫患者中常可见脑部有因外伤、肿瘤、血管病变、缺氧性改变所引起的瘢痕,这引起神经元群失去部分树突。有证据表明,癫痫的起步活动是始于这有病变的树突。正常神经元的突触活动使局部突触后膜去极化。而起于病变树突的缓慢突触电位降低了细胞体膜电位,使低阈的轴丘膜被激化而触发了一动作电位。在癫痫神经元中,去神经的病损突触处发生"漏电"并形成一定电位。另外,机械的变形也可引起局部去极化而形成电位。这些电位合在一起可触发轴突近端或始端的反复放电。另一种可能是动作电位可发生于癫痫神经元膜以外的其他不正常部位,其中最可能的是树突。当余下的突触冲动输入到这神经元时可以触发一阵放电。树突的异常包括膜的变化,有钾的漏出。如组织间液钾的浓度超出了阈值,即可触发一重复的放电过程。病灶处的瘢痕改变或星形细胞的代谢活动都可使细胞外钾离子浓度维持于高水平,故都趋向于加重这一过程。此外,参与反复活动的细胞轴突终端兴奋性也有改变,单独一个棘波发放就可使轴突发生一连串反复的动作电位。有人认为这可能是由于能形成电位的钠泵被激活的结果。这种反复的轴突发放也使肌肉及脊髓内单突触反射发生反复放电。钾离子的增加加剧了这一过度极化过程。已经证实在癫痫灶内确有大量钾离子的渗入。目前公认的抗痫药苯妥英钠的药理作用就在于抑制脊髓内的强直后放电及强直后电位。以上机制提供了见于癫痫灶内的一些放电类型,并解释了癫痫爆发的第 1 个棘波后面有一较长的间歇的特征。

癫痫神经元是处于连续不断地活动着并间歇地爆发放电,其动作电位经轴突传递到下一个神经元。在间歇期可记录到的异常脑电活动只是在偶然的条件下才发展成临床上的抽搐。抽搐时所产生的信号足以阻断邻近正常神经组织的功能。这便是为什么切除了产痫灶后常反而可使运动功能改善的原因。间歇期的连续活动对正常脑活动的影响具有一定临床意义。当药物控制了癫痫发作,在脑电图上仍能记录到间歇期的脑电活动特征,伴同的行为变态亦可继续存在。再增加药量使脑电活动进一步好转,则行为变态亦将明显好转。由此可见间歇期的癫痫波活动并非毫无作用的。在动物实验性癫痫中已经查明这种间歇期癫痫放电活动需要较多的能源,因此它可引起神经元结构上的改变,甚至促使它早些死亡。在实验性癫痫中还见到在癫痫发作过程中有些癫痫灶邻近的神经元可以死亡。由此可以了解积极寻求癫痫发作的有效治疗是十分迫切的。

二、发作期的活动

上述间歇期活动不定期的变得强烈起来,终于发展成一次癫痫抽搐,这时的活动称发作期的活动。发生这种活动的机制尚不很清楚。精神紧张、代谢紊乱,均可能具有作用;女患者的经期中亦较易引起发作;饮酒常为促使发作的诱因。很多发作出现于睡眠的某些周期,可能与脑皮质的兴奋性在这些周期中有增高之故。通过癫痫神经元单细胞电活动记录,可以发现原来间歇期爆发放电的频率不断增加,直至达到 1000 次/s,于是就引起该癫痫神经元的强直性放电,癫痫发作即告开始。

癫痫灶内的爆发放电循两个途径传布:快速地将癫痫放电通过皮层的投射径路传向远处组织,这一传布方式称弥漫性或全身性传布。较缓慢地在局部传布至邻近大脑皮质,称局部传布。

局部传布最显见的实例为 Jackson 的扩展型癫痫。在脑皮质上局部放电范围扩散的速度约为 5mm/min。因此,它引起邻近皮层的放电常需数分钟。这种扩散的机制很可能与癫痫神经元于过度活动时释放出大量钾离子入组织间液,引起邻近神经元的去极化,使癫痫阈值降低有关,但亦不排除局部神经元之间的突触间传布的可能性。

全身性传布是通过癫痫神经元的轴突将发作初期的信号广泛地扩散到脑的各部,包括所有与该轴突有直接联系的结构,如皮层下核群、基底核、丘脑、中脑的网状结构等。远离病灶区的神经元在受到高频的传入冲动后,出现膜的过度去极化及发放强直性动作电位的反应,通过它们的轴突投射又激发了另一批神经元,这样使发作过程变为全身性。临床的表现形式将取决于最初发放的神经元。做癫痫神经元细胞内电记录可发现有强直与阵挛两种过程,随着出现一较持续的过度极化现象,在这以后有一特征性的发作后电静止现象。产生这种抑制现象的机制尚不很清楚,但有学者提出这可能是丘脑内侧或中脑网状结构抑制环路积极活动的结果,也是癫痫发作所以能突然自行停止的机制。

三、其他改变

当癫痫发作不久,受到影响的皮层区域血流量明显地增加,同时脑部能量的消耗大于它的补充,因此脑内能量储备显著减少。尽管此时葡萄糖的摄取增加并迅速转化为乳酸等代谢产物,但距需要仍有不足,因此当发作停止后,脑内出现反应性充血。过去曾一度认为代谢的不足是癫痫后发生抑制的原因,在近年的研究中未能得到令人信服的证据。同样,能量代谢的改变是癫痫发作的基础一说亦存在很多疑问。从形态上及生理上看许多迹象都表明膜的异常可能与产痫灶内神经元的特性改变有关。神经元内外单价阳离子在分布上的差别主要是依据镁的成分及钠、钾三磷酸腺苷酶系统。细胞的呼吸代谢对维持这一系统起着重大的作用,因有 30%~50% 的细胞能量是由阳离子转移速度来控制的。在产痫灶内神经元膜的稳定性具有一些缺陷,相信不久在这方面可能会引出新的结论来。

四、遗传因素

癫痫具有遗传因素已为一般所公认,特别是失神性小发作及颞叶癫痫,往往是由不规则的常染色体显性基因传递。曾有人调查脑电图中显示有棘慢波癫痫患者的后代,发现同胞中在脑电图中出现有棘慢波改变者高达37%。而正常对照组患者的后代同胞中只有5%有这现象。另外,调查局灶性癫痫而手术的患者的家族及其子代同胞,发现在脑电图上出现异常的比例要比对照组显著增高。此外,癫痫患者尚有家族性低"惊厥阈值",任何皮层损害都较容易触发癫痫发作。

第二节 癫痫的分类

长期以来,出于人们对于各种癫痫发作的确切机制不够清楚,脑部涉及的解剖部位不够明确,引起发作的原因又各不相同,致使癫痫发作的统一分类难以决定。临床医师往往根据各自的需要制订了按年龄、发作表现、脑电图改变、解剖部位、病因、药物治疗的反应等各种分类方法。这些方法至今尚有较大实用意义。自1964年以来,在国际抗癫痫协会的努力下曾集合部分专家意见制订了一套癫痫统一分类的国际方案,1969年又做了修订。这套分类虽被认为是国际上通用的标准分类,但仍有许多方面未能被普遍接受。1979年10月,我国的部分神经病学工作者与脑电图专业人员在青岛举行了癫痫座谈会,对癫痫的分类做了讨论,最后在国际统一分类的基础上,提出了我国的分类意见。这些分类将于下面逐一介绍。作为神经外科医师在开展癫痫的手术治疗时,必须对它有所了解。但在外科实践中以起病年龄及病因的分类仍有较大用处,亦予一并介绍。

一、根据癫痫起病年龄的分类

起病年龄不同,癫痫的病因亦有不同,因此可根据患者起病的年龄大致推测病因,有助于做出临床诊断(表13-1)。

表 13-1　根据癫痫起病年龄分类

起病年龄(岁)	癫痫名称	常见病因(按次序排列)
0～2	新生儿癫痫	围生期损伤、代谢紊乱、先天畸形
3～10	儿童期癫痫	围生期损伤、发热惊厥、脑损伤、特发性癫痫
11～20	青少年期癫痫	特发性癫痫、脑损伤、围生期损伤
21～35	成人期癫痫	颅脑损伤、脑肿瘤、围生期损伤
36～55	中年期癫痫	脑肿瘤、颅脑损伤、动脉粥样硬化
56～70	衰老期癫痫	动脉粥样硬化、颅内新生物

二、根据癫痫发作的病因分类

(一)有大脑病变者

(1)扩张性病变:新生物、脑脓肿、脑寄生虫病。

(2)脑瘢痕形成:脑损伤、脑部感染后。

(3)脑局部萎缩:脑受压、脑缺血、脑部感染后。

(4)脑内囊变:脑血管栓塞后、脑出血后。

(5)弥漫性脑病变:脑变性病、脑感染后、脑硬化。

(6)脑血管病:脑动脉粥样硬化、脑动静脉血管畸形、脑梅毒。

(7)其他:脑先天畸形。

(二)未能查见脑部病变者

(1)脑中央性癫痫(特发性癫痫):脑皮质下功能紊乱。

(2)中毒及发热性癫痫:脑外原因。

(3)低血糖性癫痫:脑外原因。

(4)其他:血管神经及循环中断等。

三、根据癫痫灶部位分类

局灶性大脑癫痫(症状性癫痫)放电部位主要为大脑半球灰质、大脑皮质;脑中央性癫痫放电部位为脑干上部、脑中央系统;非局限的大脑性癫痫放电部位弥漫分散,或脑外原因。

四、根据发作时的表现及脑电图特征分类

大发作脑电图中脑波节律较快,精神运动发作脑电图中脑波节律缓慢,小发作快活动与慢活动交替出现(每秒3次波),变异性小发作不典型的快波与慢波结合。

五、国际统一分类

(一)部分性发作或开始于局部的发作

1.部分性发作表现为简单的症状

(1)运动性症状(包括Jackson扩展型、阵挛型、强直型、逆转型及姿势性发作)。

(2)感觉性症状(包括躯体感觉、特殊感觉如视、听、旋转、味、嗅等)。

(3)自主神经性症状(如胃肠、血管、呼吸、泌尿生殖系症状)。

(4)综合性症状(以上各种症状的综合)。

2.部分性发作表现为复杂的症状

(1)有意识障碍。

(2)精神运动性包括自动症、复杂行为等。

(3)精神感觉性包括幻觉、错觉、妄想等。

(4)自主神经性如自主神经功能紊乱、性功能改变等。

(5)思维性如意识紊乱、记忆减退、识别障碍、强迫思维、朦胧状态等。

(6)情绪性如恐惧、欣快、抑郁、攻击性反应、儿童行为问题等。

3.部分性发作有继发的全身性扩展

多数为强直阵挛性。

(二)全身性发作起病时就有两侧对称性发作

(1)失神简单的及复杂的。

(2)强直阵挛性发作即大发作。

(3)婴儿痉挛发作(又称过度节律紊乱)。

(4)阵挛性发作。

(5)强直性发作。

（6）强直阵挛性发作。

（7）无张力性发作（又称垂头发作）。

（8）不动性发作。

（三）单侧或以单侧为主的发作

见于新生儿或婴幼儿，临床及脑电图表现与上述婴儿痉挛相同，但放电活动主要限于一侧。

（四）不能分类的发作

由于资料或记录不全的发作都包括在内。

六、我国 1979 年制订的癫痫分类方案

（一）部分性（局灶性）发作

1.具有简单症状的部分性发作

单纯运动性、单纯感觉性、特殊感觉性、扩展性（Jackson 型发作）、局限发作继发全身性发展，其他如转侧性、躯体抑制性、失语性等。

2.具有复杂症状的部分性发作

复杂部分性发作（颞叶癫痫发作）包括单纯意识障碍、精神运动性发作（行为自动症、口咽自动症）、精神感觉性发作、情感障碍及以上各类的综合。

（二）全身性发作

1.全身性惊厥发作

强直阵挛性发作（大发作），强直性发作（儿童多见），阵挛性发作（儿童多见），肌阵挛发作，婴儿痉挛，变异性小发作（Lennox-Gastaut 综合征）。

2.全身性非惊厥性发作

典型失神小发作、失张力性发作、自主神经性发作、混合性发作、其他如癫痫持续状态、反射性癫痫及以上不能分类的发作。

注意不要将失神小发作与大发作的不完全发作相混淆。

第三节　癫痫的临床表现

神经外科医师在选择病例进行手术治疗之前，必须对各种不同类型的癫痫有一概要的认识。在临床上许多局灶性发作尽管在脑电图记录中可见到不正常放电灶，但通过仔细地检查却找不到病因；反之在全身性发作中尽管脑电图中没有明确的局灶性放电灶，但有的却病因明确。为此这里将把较常见的癫痫类型的表现做一简要介绍。

一、婴儿期癫痫

在此期内婴儿大脑发育尚未成熟，脑神经元的兴奋阈值比较低，发生惊厥的机会极为普遍。如在此期内发作频繁，可使脑的发育受阻，脑内正常神经元的数目减少，脑重量不足，引起患儿的智力发展迟缓，癫痫的机会增多。在这期内发病率最高的是 4 个月之前，此

后则发病率渐次减少。发作的表现常为眼、口角、脸部或肢体的分散抽搐,很少为全身性抽搐。如出现全身性抽搐则常同时伴有呼吸抑制。这种抽搐发作的预后较差,约 1/4 的患儿最终将导致死亡,另有半数则发作反复出现。因此对这类癫痫发作应力求找出原因并加以纠正,尽快地控制发作,每多发 1 次都可给婴儿造成不可逆的损害而导致痴呆。这时期癫痫发作的常见病因如下。

(一)代谢紊乱或中毒

代谢紊乱或中毒见于血钙过低、低血糖、低血镁、血钠过低或过高、血胆红素过高、碱中毒、维生素 B 缺乏症、窒息、血氨过高症等。

(二)遗传因素

遗传因素常见于精胺酸尿症、苯丙酮尿症、酪胺酸尿症、多发性神经纤维瘤病、结节硬化症、家族性脾性贫血(Gau-Cher 病)、家族性黑矇性白痴(Tay-Sachs 病)、类脂质细胞增多症(Niemann-Pick 病)、先天性大脑发育畸形及第 13/16 染色体三倍畸形等。

(三)损伤性病变

损伤性病变如分娩时的颅内出血、窒息等。

(四)脑血管性病变

脑血管性病变如非损伤性颅内出血、维生素 K 缺乏、血小板缺乏性紫癜、脑动静脉血管畸形、先天性颅内动脉瘤、主动脉弓先天狭窄、特发性蛛网膜下腔出血等。

(五)感染性病

感染性病如脑脊髓膜炎、脑炎、败血症、脑脓肿、弓形体脑瘤等。

二、婴儿性痉挛

常发生于 5~6 个月以后的婴儿。主要表现为发作时患儿头颈部及躯体突然前屈,伴有两臂外展,亦可相反,头及躯体向后伸。如发作较晚,患儿已能坐起时,则常引起向前跌倒。发作一般历时短暂,但较频繁,甚至可数秒即发作 1 次。发作对脑损害很大,可导致患儿的智力发育迟缓,甚至退步。在脑电图上可见高度的节律紊乱,常有较多的棘波或连续多个棘波发放,甚至阵发的棘波或棘慢复合波,中间夹杂较正常的波形。本发作常于 3~4 岁时自动停发而代之以其他类型的癫痫。临床上这种发作可分为隐源性及症状性两类。后者的主要病因有:①围生期的脑损伤;②预防接种如百日咳疫苗接种后;③其他如先天畸形、代谢障碍、中枢神经感染、结节硬化等。预后取决于发病年龄的早晚。发病晚者患儿已有相当智力,如诊断及处理及时,则预后常较良好。反之则预后不良。后遗症中常见者为痉挛性双侧瘫或四肢瘫,或脑发育不全。治疗用大剂量促肾上腺皮质激素(AGTH)常有较好效果,安定类药物[如硝西泮(硝基安定)、氯硝西泮(氯硝基安定)]亦能控制发作,不需手术治疗。

三、Lennox-Gastaut 综合征

Lennox-Gastaut 又称变异性小发作,多发生于 1 岁后的幼儿,婴儿痉挛如迁延不愈,到这时常不易与本综合征相鉴别。主要表现为患儿突然做点头的发作伴有堕跌及不典型的失神。有各种自动症如喃喃自语、吞咽动作或手的短暂摆动等。睡眠中出现发作者较多,并常有短暂的阵挛或抽搐。脑电图上可见每秒 1.5~2 次的棘慢复合波,但有时亦可与婴儿

痉挛的脑电图很相似。患儿的智力发育可受障碍,甚至退步。安定类药物效果良好,皮质类固醇类药物及 ACTH 亦有良效。但治愈后仍可复发。

四、肌阵挛性发作

多见于 3 岁以上的儿童,其主要表现为全身或部分的肌阵挛性抽搐伴有跌倒,头部或躯干常突然倾倒。本病的发生机制可能是由于神经系统内抑制作用损害后引起的释放现象,常为大脑弥漫性病变后的结果。但如病变只局限于一侧大脑半球则表现只出现于单侧。脑电图改变很像典型的小发作,可见反复发生的不典型棘慢波或多个棘慢复合波,频率为 1.5~2 次/s。气脑检查时约有半数不到的患儿有脑室系统的扩大,脑皮质活检常可证实有亚急性硬化性全脑炎、慢性非特异性脑炎或脑脂质沉积症等。肌阵挛发作一般可分为 3 类。

(一)意向性肌阵挛

意向性肌阵挛由运动或动作所诱发,少数亦可由光、声音或感觉刺激所诱发。肌肉的抽搐很短暂,好像腱反射中的肌肉跳动一样。

(二)反复性肌阵挛

反复性肌阵挛没有任何诱因,肌肉的抽搐时发时止,没有规律性。

(三)大群肌阵挛

阵挛主要影响躯干的大群肌肉,使身体突然前屈如鞠躬状,有些像婴儿痉挛中的"Salaam"发作。

五、典型小发作

典型小发作属全身性癫痫的一种,主要见于儿童,常发生于 3 岁以上的儿童,至 15 岁以后则又渐趋少见。本病具有较明显的遗传倾向,由常染色体显性基因遗传。主要表现为短时间的意识丧失伴有轻微运动症状。发作突然,常无先兆。终止亦很突然,不留有任何后遗症状。发作时脸部及眼睑有节律性跳动,可能有尿失禁,历时短暂,一般 5~30 秒。患者都能维持当时姿势,很少倒地。瞬即恢复意识,患者自觉如入梦境。发作一般每日 1~2 次,但频繁时可多达百余次,甚至有连续发作者,称之为小发作持续状态。脑电图中可见典型的弥漫性3 次/s棘慢复合波,过度换气时更易出现。本症预后较好,至青春期发作常自行停止。如发病起于 5 岁以前的小儿,其智力常低于正常儿童,发现于 5~10 岁者,智力常无影响。发病在 10 岁以后者则发作可持续较久,50%的患者可转变为大发作。典型小发作需与颞叶癫痫中的失神发作相鉴别。后者发作不规则常伴有自主神经紊乱症状、嗅及味幻觉,舔舌、咀嚼、吞咽等动作。脑电图中有不规则棘波发放起源于颞叶,向他处扩散。治疗以乙琥胺或三甲双酮为主。两者均有效,但以前者毒性较小,故应首先选用。

六、特异性大发作

特异性大发作又名强直阵挛性发作,是最多见的全身性癫痫发作,多见于 5 岁以后的儿童及青少年。发作没有先兆,抽搐从一开始就起源于全身。其特征为先有一阵全身肌肉的突然强直性收缩,伴有喉头尖声鸣叫,随即意识丧失,倒地。接着肌肉逐步松弛,5~10 秒后出现肢体伸屈性阵挛,同时并有自主神经功能紊乱如血压升高、瞳孔散大、面部潮红、呼吸暂停、发绀、流涎出汗、立毛肌收缩、喉头分泌增多等。随着喉头肌肉的抽动,口中涌出白沫或血性泡沫。在肌肉短暂松弛期中膀胱括约肌亦放松,在以后的阵挛抽搐中小便即自动流出。在整个发作期中意识是昏迷的,发作停止以后意识仍不会马上恢复。这一意识昏迷阶段称发作后期,可持续数分钟至数十分钟不等。

七、发作停止期

阵挛抽搐突然停止,全身肌肉放松,甚至完全松弛。心跳变慢、瞳孔恢复至正常状况并出现光反应。全身肌肉又慢慢恢复张力,并出现反射。皮肤反射亦再度出现,双侧出现巴宾斯基征。患者意识渐渐恢复,如发作历时短暂,可于数分钟内清醒,如发作历时较长则常有较长时间的深睡眠状态,需数小时甚至十余小时才能完全清醒。清醒后患者常感疲惫乏力、头痛,甚至精神错乱或行为失常,称癫痫后精神症。一般于休息后均较快恢复。功能恢复以感觉、运动及语言功能恢复较快。记忆功能恢复较慢,过去记忆恢复在先,近期记忆恢复在后。

大发作时左右两侧一般应是对称性的,但有时两侧可不一致,这种不同步的发作可认为是两种发作凑合在一起,是癫痫大发作中的一种变异。

引起大发作的诱因常见的有强光刺激、突然中断巴比妥类药物治疗、戒酒、各种代谢障碍、外毒素等。不像部分性癫痫,这种发作发生于深度睡眠中者较少,即有发生多数是在慢睡眠中,而不是在快速张动期中。

脑电图表现是比较典型的。在发作前常先出现多次弥漫的多棘慢波发放,接着有一短暂的低活动期历时 1～3 秒。发作时在整个头皮上都可记录到分布弥漫、波幅对称的并不断递增 10 次/s 波。以后其频率可减慢至 8 次/s 以下。由于此时患者全身肌肉抽搐,大量的肌电活动干扰着真正的脑电活动。当发作停止,脑电活动出现一休止期,波幅变为平坦,可历时数十秒钟以上,以后逐渐又恢复到发作前或间歇期活动。

大发作的治疗一般用苯妥英钠、苯巴比妥、卡马西平等,一般不做外科治疗。

八、成年期的癫痫发作

成年期的癫痫发作又称晚发性癫痫,一般指首次发作在 20 岁以上的成人癫痫,占癫痫总数的17％～33％。患者脑部多数可有局部结构上的病变或受到某些生化、生理、病理上的影响,常被称是症状性癫痫。但在各项详尽的检查下仍可有 27％～36％ 不能明确其病因。在已查明的病因中有肿瘤、损伤、产伤,血管性疾病包括脑动静脉血管畸形、动脉粥样硬化、急性脑缺血,感染、炎症(梅毒或结核)、寄生虫病、变性疾病、慢性酒精中毒等。癫痫的发作类型以各种局灶性感觉与运动性癫痫及精神运动性癫痫为多。根据统计,由于肿瘤及脑血管性病变引起者 50％～60％ 为局灶性发作,由损伤引起者约 40％ 为局灶性发作。

九、局灶性发作

常先有某一局部的主观感受如针刺、发麻或痉挛感等称之为先兆,它的性质及出现部位有助于推测病灶的所在位置。此时患者常无意识障碍,但实际上这已是痫性发作的起始。逐步这种感受扩散,其传布途径常沿着中枢神经的功能分布进行,并出现运动性或肌肉阵挛性抽搐,扩散多限于一侧半球,产生偏身的进展性抽搐,又称 Jackson 发作。一般历时半至数分钟即行停发。发作肢体有暂时性瘫痪,称 Todd 瘫痪。有时发作亦可扩散至全脑,引起全身抽搐,这时一如上述大发作患者意识丧失,全身抽动,称局限性发作有继发性全身扩散。在脑电图中可在局部记录到局灶性发放灶,以棘波或尖波形式出现,没有3次/秒的棘慢波发放。神经系统检查包括神经放射学检查及 CT 扫描,常可明确局部病变,但也有只能见到脑室的扩大或局部脑皮质萎缩,有 1/4～1/3 的病例仍可完全无病变发现。对于这后一类病例常需继续追踪观察,定期复查,以免遗漏微小而一时发现不到的病变。局灶性发作的临床类型很多,常根据首发症状的表现来命名,可分为感觉性发作、感觉运动性发作、运动性发作、旋转性发作、姿势性发作、语言抑制性发作、内脏性发作及精神运动性发作等。

十、内脏性发作

内脏性发作是局灶性发作中的一种特殊类型,病灶主要涉及脑岛及其邻近的颞叶组织。发作以出现内脏紊乱为主要表现,有腹部不适、心悸、多汗、胃纳不佳、恶心、呕吐、呼吸急促或迟缓甚至暂停、小便失禁及瞳孔变化等。

十一、精神运动性发作

精神运动性发作是局灶性癫痫中较常见的形式,占癫痫总数的 20%～30%。病变多数位于颞叶的内侧部故又称颞叶癫痫。近年来,由于开展了大量颞区的电刺激研究,对颞叶的生理作用有了新的认识,促进了对颞叶癫痫的理解。为便于对颞叶癫痫的描述,有必要先介绍颞叶的功能。

(一)颞叶的解剖生理

颞叶外侧及内侧的皮层具有译义及听觉的功能,在优势侧的颞叶外侧皮层尚有语言功能。颞叶内侧部的海马结构、杏仁核均属于边缘系统并与自主神经功能及行为的调节有关。颞叶皮质与杏仁核及海马结构有纤维相互联系。海马结构与杏仁核之间也有纤维相互联系。在与颞叶以外的结构联系中颞叶皮质与颞叶内侧结构有较大差异。颞叶皮质与丘脑的背部联系,其通路经内囊。颞叶内侧结构则与膈区、视前区、下丘脑及中脑盖部联系,其通路包括:①背侧终纹从背侧绕过内囊及基底核背侧;②腹侧束,经内囊及基底核腹侧达无名质,使杏仁核与丘脑内侧发生联系。另外,额叶眶区皮质有纤维进入杏仁核,并从杏仁核与丘脑的背内侧核相连接。左侧丘脑受损时,这一通路将对记忆的缺损具有重大作用。海马结构包括齿状回、Ammon 角及穹窿柱,与膈区、下丘脑前部及乳头体有相互纤维联系,并通过上升与下降通路与下丘脑的其他区域及中脑盖的正中部相连。这样,海马与杏仁核都与脑干的网状结构、下丘脑相连,并以下丘脑成为这一系统的交接点。感觉冲动传到海马的路径是很不明确的,多数是经脑干的网状结构,且为非特异性的。从以上描述可见颞叶的外侧皮质与杏仁、海马结构在功能上是有很大区别的。

(二)临床表现

颞叶癫痫的产痫灶可位于不同部位,放电区域不仅可涉及颞叶外侧皮层并可涉及岛叶皮质、杏仁核、海马结构与与这些结构相联系的中线及脑干内核群,甚至还可涉及对侧的同名区域,因此其临床表现复杂多样。一般可分为下列 4 种类型。

1.自动症及精神运动性发作

表现为意识障碍及精神错乱,但对环境尚能保持接触,开始时可有简单的症状如幻嗅、幻味、幻听、眩晕及自主神经功能紊乱如血压波动、出汗、面红、流泪、瞳孔改变等。接着患者有记忆障碍,常有"熟悉感"或"陌生感",或出现强迫性意念或梦境状态,然后出现自动症,患者在无意识状态下做各种似有目的的动作如游走、登高、驾车、饮食或其他习惯活动。发作大多持续数分钟至数十分钟,也有持续达数小时或数日者,可反复发作,但很少有出现持续状态者。发作后常有历时较长的精神错乱或嗜睡状态。醒后患者常完全不能回忆发作时的情况,或仅凭经验知道自己已经发过病。

2.错觉或幻觉性发作

其表现与上述自动症开始前的先兆相似,但发作仅止于此而不再扩展为自动症。幻错觉常为刻板性并可反复发作。熟悉感或梦境状态较为突出,常伴有视物缩小或视物放大。听觉或视觉的灵敏度亦有改变。

3.内脏及自主神经性发作

常伴随自动症发作,包括内脏感觉异常如胃气上升、腹痛、胸闷、心悸、头痛、头胀、血压升高、心动过速、肠鸣增多、皮肤变色、瞳孔改变等。

4.情绪及情感障碍

主要表现为恐惧、莫名的忧虑或欢乐、暴躁发怒、忧郁或悲伤,可伴有上述自主神经的功能失调。

(三)发病机制

引起颞叶癫痫的主要病变为颞叶内侧部的瘢痕形成,称切迹硬化。其致病原因是幼年时曾患有缺氧缺血或临产期曾发生颅脑损伤而有过脑切迹疝的结果。小儿多次反复的发热惊厥,可导致痫阈很低的颞叶内部结构的缺氧或缺血而形成切迹硬化。在后天的病变中最常见的是缓慢生长的肿瘤、脑动静脉血管畸形及各种局部退行性病变。除海马及杏仁核可经常发现病变外,有时还可在小脑、丘脑的背内核及颞叶以外的脑皮质中也见到病变。

脑电图表现主要为局灶性的 $4 \sim 6$ 次/s 的棘波、尖波或棘慢波,位于一侧颞叶或额颞部及侧裂的前部,有时亦可见于双侧,特别是慢性长期病例。如有局灶性慢波活动则一般均指示有局部病理改变存在。但往往有许多病例在间歇期头皮上记录不到脑电异常活动,这时有必要做特殊电极描记。如蝶骨电极,将针形电极插入蝶骨的底面来描记脑电活动;咽喉电极,将电极置于鼻咽部内做描记或脑深电极描记,将针形多股电极插入脑内做描记,常能取得有助于诊断的记录。声、光及过度换气可以诱发,但采用致痫剂诱发则不属常规,仅于迫不得已时采用之。确诊颞叶癫痫并找出其产病灶常需做反复多次的脑电描记。只有在多次记录中取得了同样的结果,并结合临床才能做出较正确的结论。除此以外,为了明确是否有颞部病灶存在尚应做各种神经放射学检查,包括脑血管造影及 CT 扫描等。

十二、外伤性癫痫

外伤性癫痫是头部外伤后最严重的并发症之一,它可出现于伤后早期即伤后数日之内,也可出现于伤后晚期即几个月甚至几年以后。由于它的频繁发作及难以控制,加上本症对患者所带来的身心痛苦及严重的心理影响,常驱使患者迫切求医,强烈要求治疗。本病的发生率各家统计数字不等。据估计,约有30%的头部损伤将发生此并发症。火器性损伤较闭合性损伤更为常见,前者约42.1%发生癫痫而后者约14.3%。损伤的部位、范围及昏迷时间的短长为发生癫痫的重要因素。脑膜破损者特别是额叶及顶叶者机会更多。由于近代战伤外科的进展,头部火器伤的一次清创彻底性较前提高很多,对减少头部火器伤的死亡率起了相当大的作用,但对于外伤性癫痫的发生率则并未显示有大幅度的下降,可能是由于术后的存活率增多,使癫痫病例也有相应的增多之故。

非火器性头部损伤发生癫痫多见于较严重的病例,患者在伤前都无癫痫史,伤后可出现大发作、小发作或精神运动性发作,也有只表现为短暂的意识丧失。早期出现的癫痫多出现于伤后的 1 周以内,最早者甚至可在伤后 1 小时之内。儿童较成年人为多见,有颅骨骨折、局灶性神经功能障碍者及颅内血肿者,早期发生癫痫者较多。晚发的外伤性癫痫其发生率约为 5%,但在有急性颅内血肿的病例其发生率可达 31%。另外,约有 1/4 的早发癫痫将有晚发癫痫。有颅骨凹陷骨折中 15% 将有晚发癫痫。此外,硬脑膜破裂及有局灶性神经功能障碍的病例均有较高的发生率。晚发癫痫多数发生于伤后 1 年以内,但有 25% 的患者可发生于伤后 4 年以后。发作类型以局限性发作为多,约占 40%。颞叶癫痫次之,约占 25%。

早发癫痫脑电图改变常以广泛的慢活动较常见,正常频率受抑制并有高幅的慢活动,后者被认为是外伤性癫痫的特征。在晚发癫痫中则可见有局灶性棘波,但并非每 1 例都如此,约有 1/4 的患者在脑电图中从不出现异常波形,另约 20% 的患者前 3 个月内没有脑电图异常,因此脑电图检查只有在反复多次的检查中才能提供诊断上的帮助。外伤性癫痫的预防应重于治疗,对开放性颅脑损伤应争取尽早进行彻底清创,将血肿、异物及失去生机的脑组织碎块、碎骨片统统清除。塌陷的骨片应予整复或切除。硬脑膜破损应予修补并严密缝合使之不漏液,这样可使脑皮质减少瘢痕形成。清创术虽从统计上未能明确使癫痫的发生率下降,但它至少使伤后的其他颅内并发症减少从而从理论上有预防癫痫的作用。预防性应用抗癫痫药物如苯妥英钠的单独使用或与苯巴比妥合并使用,或加用地西泮(安定)、扑米酮等,目前尚有争论,不能作为常规方法。对绝大多数外伤性癫痫,药物治疗仍然是首选方法。只有在发作频繁、药物失效及病灶定位明确的情况下可行产痫灶切除及局部皮层切除术。

十三、反射性癫痫

在对癫痫发作过程的详细了解时,常可发现发作可由种种不同的诱因所激发,其中颇多为不寻常的因素,于是就有人给以各种命名,如动作诱发性癫痫、声音诱发癫痫、弈棋性癫痫、闭眼诱发性癫痫、接触性癫痫、阅读性癫痫等等,但总的这类癫痫发作都是由于患者脑部某些神经元的痫阈较低,遇到较特殊的稍强大的刺激时,可循一定的通路传至这些敏感易发的神经元引起一次痫性放电,因此可概称反射性癫痫。

(一)光敏性癫痫

光敏性癫痫多见于儿童、强光如日光,或突然从暗处到达亮处如从电影院出来最易引起发作。但也有在观看电视时为电视屏的光所诱发。闪动的光源较之普通静止的光更具刺激性。发作形式常见的是失神性小发作或肌阵挛性发作,但也可为不典型的大发作。服用相应的抗癫痫药可以阻止其发作。

(二)阅读性癫痫

阅读性癫痫发生于阅读书报以后,可在阅读开始数分钟或阅读了相当时间后发生。一般都先有下颌关节出现摩擦声或感到下颌颤动,阅读即受干扰,随着颤动越来越剧烈,终于扩散及全身,引起全身性大发作。并非每次阅读都能诱发,当疲劳、情绪不佳时则发作机会增多。阅读时过分集中注意或精神紧张亦易引起发作,但一般对刊物的内容无甚关系。阅读时出现下颌颤动或出现脑电图改变者对诊断最有帮助。本发作的基本原理认为是与阅读过程中眼球运动所引起的反复的本体感觉冲动激发了脑干网状结构的不正常活动及三叉神经运动核的兴奋放电,产生下颌肌的肌阵挛样活动。这种刺激冲动的叠加导致了一次大发作。大声朗读更容易引起发作,因这时本体感觉冲动的兴奋性更为强烈,持续集中注意也具有同样的强化作用。这种患者多数为脑中央型癫痫,但也有报道有后枕部局灶病变的继发性癫痫可出现这种发作。

(三)运动或动作诱发性癫痫

运动或动作诱发性癫痫多数发生于儿童,发作常是在一次突然的动作后发生,且大多发生在休息阶段,发作以下肢开始为多,先有一阵强直性痉挛,可影响全身,然后局限于动作的肢体。在站立的情况下突然开步,或在步行时突然加快步伐如从步行进入跑步时都较易引起发作。发作时患肢强直痉挛,呈半屈曲状,痉挛很快向同侧上肢扩展引起跌倒。患者意识不丧失,也没有阵挛发生。产生这种癫痫的原理是由肌腱及肌纤维来的本体感觉冲动循上升束传至丘脑的腹后核。这里的神经元处于过度兴奋状态,很易受传入冲动而放电,这又使皮层下结构如基底核等发生不正常放电,从而引起发作。在间歇期的脑电图中可见到慢波与棘波。给予抗痫药可使发作停止或频率及程度减少。本病常有遗传倾向,呈显性遗传。

(四)听觉诱发性癫痫

突然的声响引起各种癫痫发作,惊吓虽也起作用,但发作常对声响的频率具有高度的选择性,如有的患者只有听到教室内的钟声才发病,有的只听到音乐而发病,后者又称音乐诱发型癫痫。大多数这类患者在脑皮质上,特别是颞叶区有不正常的产痫灶。有时患者听到声响后有情感上的反应。

(五)其他

有报道当患者看到特殊物品如别针等即可引起发作。也有单纯触觉可引起发作,如擦一侧脸部,甚至只要谈及擦脸就可引起发作。其他曾报道过的反射性癫痫的诱发因素有闭眼、啼哭、笑、弈棋、咳嗽等。

第四节　癫痫的手术治疗

一、脑皮质切除术

手术的目的在切除脑皮质中的产痫灶。手术的疗效与产痫灶切除得是否完全关系密切。根据产痫灶所在的部位不同做不同的切口。除要求能暴露产痫灶的部位外,尚需将大脑半球的中央区(中央前回及后回),及大脑的外侧裂也暴露,便于在手术中做脑皮质电刺激及脑皮质电波描记,因此切口都偏向于大些。脑皮质电刺激的目的是在确定脑皮质的不同功能部位,特别是运动中枢及语言中枢的位置,以便手术中避免损伤它。脑皮质电波描记的目的在于确定产痫灶的位置,只有将产痫灶的位置详加标明以后才能做到恰如其分地完全切除,从而取得最佳的手术效果。本手术适用于各种局灶性难治性癫痫,其中最常见者为损伤后的癫痫。

(一)手术步骤

1.术前准备

术前3天适当减少抗痫药的用量,使脑电图中的改变容易显示,但剂量亦不宜减得过多以致引起癫痫的发作而妨碍手术的进行。在手术当天早上不再服抗痫药,但小量苯巴比妥作为术前的镇静剂仍可照服。术前24小时开始口服地塞米松或可的松,术中及术后均用静脉滴注维持药量,直至患者能恢复口服为止。

2.麻醉

除儿童病例及极少数不能合作的病例需用静脉麻醉外,其他15岁以上的患者都可采用局部麻醉或针刺麻醉。在手术前晚应使患者睡眠良好。入手术室时给皮下注射阿托品0.4mg。如做静脉麻醉,用氟哌啶醇及芬太尼滴注,使之入睡。在做电刺激及脑皮质电图描记时,需叫醒患者并不断与其讲话,以保持清醒并取得合作。

3.切口

做头皮切口前先用0.25%普鲁卡因溶液做头皮浸润。切口应根据术前脑电图所示的产痫灶位置来设计。如产痫灶位于额叶,可用"C"字形切口,其内侧可暴露中线,外侧到达侧裂,后面要暴露出中央前回。如产痫灶位于脑中央区,可做"Ω"形切口,以暴露中央前回及后回为主,但还需暴露出外侧裂,以便对岛盖部皮层进行电刺激及电描记。如产痫灶在大脑半球的后半部,则可用"C"字形切口,但前面仍要暴露出脑中央区。一般皮肌瓣是作为一层掀开的,颅骨瓣则做成游离的,以后用金属丝固定。

4.脑皮质电刺激

在暴露的脑皮质上先用矩形脉冲波行单极或双极刺激。刺激的参数为波宽2ms,频率60次/s,强度以能引起患者最明确的反应为度,不能太大以免诱发出抽搐。可先从1V开始(或0.5mA开始),然后以0.5V的幅度递增,直至出现明确的运动反应(表现肌肉的抽动或跳动)或感觉反应(表现为局部的针刺或跳动异样感)为止。在每一刺激点上贴上数码小纸片作为标记并记录其相应的部位,刺激完毕后摄像记录。在优势侧半球需标记出语言中枢的位,为此在刺激过程中让患者不断诉数或重复讲一句话。发现语言中断时即表明该点为语言有关区,用数字小纸片标记。电刺激后即随以脑皮质电图描记,在每一刺激点附近都可记录到神经元的后放电现象,如放电幅度特高、持续时间特长者或有棘波放电者均表明为与癫痫发作可能有关的产痫区。但这时的电刺激的强度应回复到低值,再逐渐递增,如能诱发出患者惯常所感觉的先兆时,则该区即为发作的产痫灶。但能取得这样明确的定位是不多的,多数只是在皮层电图上出现棘波发放。在这些发放区贴上醮以 γ-羟基-β-氨基丁酸(GABOB)溶液的棉片,棘波发放立即消失则更明确表明它与产痫灶有关。如用 GABOB 后不能消除棘波发放表明该处的异常电波可能来自深部,需要进行深部电极描记。

5.皮层切除

根据脑皮质电图及脑深部电图中棘波灶的部位确定需手术切除的范围。原则是既要尽可能地完全切除产痫灶，又必须保全脑的重要功能区。因此在切除时应先从小范围开始，逐步补充扩大。先用白丝线将计划切除的部位圈出，摄像记录。尽量将切除的边界限于脑沟，将不拟切除的部位用塑料薄膜癫痫保护。用双极电凝将切除区脑表面的软脑膜电灼切开。切口向周围延伸直达切除圈的边缘，环绕此边缘将软脑膜都切开。再切开脑皮质直达脑白质。用细吸引管将皮层切口顺切除圈伸延。在灰白质交界面将整块皮层切除。亦可用吸引器逐步将该区内的皮层灰质吸除。遇较大的供应动脉可用银夹止血，一般均用双极电凝止血。

6.切除后脑皮质电图记录

将电极放于切除区周围的脑皮质上，重复脑皮质电图记录如上述。如仍有较多尖棘波存在，表明产痫灶切除不够，应再扩大切除范围。手术常需多次反复，逐步扩大切除范围，每次切除后都应重复脑皮质记录，一直到消除产病灶为止。但如切除范围已牵涉到脑功能区时，则应采取保守态度，以免术后造成严重残缺。切除完成后应再摄影记录。

7.缝合

缝合前止血应十分彻底。脑皮质切面的碎块组织均需清理干净，并将软脑膜边缘覆盖脑皮质的切面。硬脑膜要严密缝合，硬脑膜外用橡皮软管或橡皮条引流 24 小时。

8.术后护理

抗病药应继续应用，术后头 3~4 天可经静脉或肌内注射给药，以后仍恢复口服。剂量应根据药物血浓度测定来调节。补液量在术后初期每天限制于 1500 mL。除有较剧烈的呕吐外，一般可于术后第 2 天进流质饮食。术后继续静脉给地塞米松或氢化可的松，头 3~4 天可给大量，以后逐渐递减，7~10 天后完全停用。

(二)晚期处理

抗病药应继续维持，可常规应用苯妥英钠 300mg/d 及苯巴比妥 120mg/d，至少 2 年，或按药物血浓度调节到有效剂量后维持 2 年。每 3~6 月复查脑电图 1 次。如术后没有癫痫发作，脑电图中亦未再见棘波灶，则第 3 年开始可将苯妥英钠减至 200mg/d，苯巴比妥 60mg/d，如仍然未发作，则于第 3 年末完全停药。如减药期中癫痫复发，则立即恢复原有剂量。

(三)手术合并症及并发症

本手术安全性高，手术死亡率低。

二、颞前叶切除术

本手术适用于颞叶癫痫。在术前检查中已证明患者的产痫灶位于一侧颞叶，但术前至少应有 3 次以上的检查记录符合这一结论。为了使诊断更为明确，常需加做颅底电极及蝶骨电极记录并采用过度换气、声光刺激及睡眠记录，有时尚需用戊四氮诱发试验。

手术前准备、麻醉、术前及麻醉前用药与脑皮质切除术时相同。

(一)手术步骤

切口用大"C"形皮瓣状，暴露范围后达中央前回，内侧到达正中线旁 2~3cm 处，前达颞叶尖及额极,下至颧弓。暴露脑皮质后,先用电刺激鉴定出中央前回,如手术是在大脑的优势半球,还需鉴定出额叶的岛盖部语言区,方法与皮层切除术中所介绍者同。分别将各部位用数字或字母小纸片标记,然后用电刺激及脑皮质电图记录寻找产痫灶。因颞叶癫痫的产痫灶多数位于外侧裂深部岛盖皮层或杏仁核周围的灰质内,故常需用深电极才能将它揭示出来。在确定此产痫灶时必须多次重复,只有每次反应都能重现时,才可肯定下来。电刺激及脑皮质电图中的产痫灶都应正确地记录于消毒的脑解剖图上,以便留作日后分析与评价手术疗效之用。同时这种脑图对于疗效不满意的病例是否需再次手术也是一种重大的参考性资料。在这种脑图上应记录手术区的范围、各功能区的位置、切除的范围等,切除颞前叶的方法与上述脑皮质切除术基本相同,但切除的组织要比脑皮质切除多很多。为了使切除的标本较为完整,以便研究其病理改变,可按以下程序进行。先将大脑外侧裂的蛛网膜切开,顺外侧裂将大脑额叶与颞叶分开。将进入颞叶前部的小动脉及静脉分支一一电凝切断。注意搜索大脑中动脉并妥加保护,不使受到影响。从大脑外侧裂的静脉中鉴定出Labbe静脉。这是一支较大的交通静脉,越过颞叶外侧面皮层,导入横窦。在这静脉的前方切开颞叶外侧面上的软脑膜,用细吸引管将颞叶皮层行冠状切开,逐渐深入,直达侧脑室的下角。此切口需切经颞叶的上、中、下三回,并将此三回均切断。在侧脑室下角内可见到脉络丛。从侧脑室下角的内侧壁切入,另一方面从大脑外侧裂的底部向外切开。两个切口终于沟通,这时颞前叶部与岛叶之间连接部已被切断。向外侧牵开已部分断离的颞前叶外侧部皮层,可暴露出颞叶内侧部的钩回、海马及杏仁核等结构,与更内侧的视束及中脑的外侧膝状体仅有薄层蛛网膜及脉络膜沟相隔开。在脉络膜沟内可见到大脑后交通动脉、脉络膜前动脉及基底静脉,再向后可见到大脑脚的外侧部。这些结构均需小心保护,勿使受伤。仔细看清此时颞前叶与大脑半球基底部相连的颞叶干的下半部。自前向后将它断离,即可取下整块颞前叶,包括它内侧的杏仁、海马结构。经这样切除的病例不仅能看到切除标本内的主要病变,而且产痫灶亦切得比较完全,术后疗效亦较理想。重复脑皮质及脑深部结构的电波描记,证实产痫灶确已消除后即可摄像记录,并缝合切口。

(二)术后疗效的评定

评定颞前叶切除术的手术疗效有两种方法,各有其优缺点,可以相互补充,以臻完善。

1.脑电图记分法

脑电图记分法是比较患者术后与术前脑电图的阳性率所得到的比值。在每次脑电图检查中根据是否有癫痫异常波将脑电图分为阳性与阴性。阳性脑电图占所有脑电图检查总数的比率,即为脑电图的阳性率。手术后的脑电图阳性率与手术前的阳性率之比即为评价疗效的客观指标。如这比值为0,则表示所有术后记录均为阴性,疗效优异。一般这数值介于0~1表示术后有进步。如此值为1表示不变,如数值大于1表示恶化。在第1类有进步的病例中又可根据数值的大小分为优、良、可、微等级。<0.1者为优,0.1~0.25为良,0.26~0.5为可,0.5以上者为微效。

2.临床记分法

临床记分法是根据对患者术后定期随访所得的结果判定的。如术后患者完全停发,记1分;如发作次数显著减少,记2分;发作不变,记3分,发作增多或加剧,记4分。将患者历年随访检查所得的记分总和除以随访的年数即可得一指数,按数的大小可分为 5 级,代表 5 种不同疗效。指数为 1,表示术后从未发作过,属优。指数为 1.01~1.39,表示发作很少或仅偶有发作,属良。指数为1.40~1.79,表示发作显著减少,属可。指数为 1.80~1.99,表示发作中度减少,属微效。指数>2,表示发作依然或甚至增多,属无效。

(三)手术合并及并发症

本手术较安全,手术总死亡率约为 1.4%。多数患者术后恢复顺利,但亦有少数出现并发症。其中以无菌性脑膜炎、硬脑膜下血肿、短暂语言障碍、轻偏瘫、同向性偏盲或象限盲、记忆减退及精神症状等较常见。多数可自行逐渐恢复,亦有一部分成为终身遗患。

(四)手术疗效

对癫痫发作的控制取决于产痫灶的切除是否完全。产痫灶全切除的病例术后约有 33%的患者癫痫发作完全停止,只有 20%左右手术失败。而产痫灶切除不全的病例癫痫发作完全停发者只占 5%,手术失败约占 50%。对患者的社交及经济问题的改善情况由于患者术前伴有精神或人格失常,术后约 30%的患者这种症状保持不变,33%的患者症状消失,另 37%的患者仍有症状但改变形式。另外术前原来没有精神症状或人格改变的病例,约有 23%可出现这类症状,由此可见术后有精神障碍的总人数将没有大的改变。对脑电图改变的效果,与临床效果大致一致,在术后癫痫发作停止的患者中约半数病例术后 EEG 中的异常减少,另有 42.5%的患者的 EEG 异常完全消失。在术后无效的患者中,只有 5%的患者 EEG 完全正常,而 67%的患者 EEG 保持不变或有加重。

三、选择性杏仁核海马切除术

由于颞前叶切除术的效果与颞叶内侧部结构切除得是否完全有很大关系,且在颞前叶切除的标本中发现病变多数限于颞叶内侧面,而颞叶外侧面的脑皮质大多都属正常且具有一定的功能,使人们提出能否单纯只做颞叶内侧部结构即杏仁海马的切除而保留颞叶外侧的皮层。近年来,显微神经外科的发展,解决了这一问题。在显微外科的特殊暴露及良好照明下,杏仁核海马结构可以得到清晰的暴露,使切除更为彻底,疗效更为理想。

(一)手术步骤

手术准备、麻醉及术前用药同前。头部需用特制头架固定。在患侧翼部做 1 个小切口,下端到达颧弓前端,将颞肌与颅骨分离,紧靠颞叶颅底做一游离骨瓣。硬脑膜做半圆形切口,用缝线将硬膜牵开,即可暴露出外侧裂的前端。分裂外侧裂的蛛网膜,吸去脑脊液,使脑组织逐渐下缩,增加颅内空间。找到颈内动脉、大脑中动脉、大脑前动脉及大脑中动脉的分支颞极动脉、颞前动脉,并注意识别大脑后交通动脉及脉络膜前动脉。在颞上回的内侧面上相当于颞极动脉与颞前动脉之间做一长 1.5~2.0cm 长的切口,用脑针穿刺侧脑室下角,穿到后沿针切入侧脑室下角,并将切口向后深入 2cm。在脑室内确定脉络丛、海马结构、脉络丛沟及血管等结构,用微组织钳将杏仁核的上、前、外及内侧基底部组织做小块活检,标本送病理及生化检验。在软脑膜下先将沟回切除。此时透过透明的软脑膜及蛛网膜可以看到大脑脚的外侧部、动眼神经、视束、后交通动脉、脉络膜前动脉及基底静脉。小心切开脉络丛沟,防止损及脉络膜前动脉及其供应视束的分支。将视束小心地与海马结构分开,在脑室颞角底上自前方沿海马脚做一弧形的切口,向后切到三角汇合区。将来自颞后动脉的供应海马及海马旁回的血供——电凝切断。最后在接近外侧膝状体平面处将海马回横断,整块取出杏仁核海马结构。局部用罂粟碱溶液敷贴以防止动脉痉挛。切除的组织约长 4cm、宽 1.5cm、厚 2cm,去除颞叶前方的牵开器后,颞叶即自动复位,覆盖切除部位。从颞叶的外表面看,一点也看不到颞叶内侧面的手术痕迹。在 CT 图像上,相当于颞叶内侧面可见有一条状低密度区。术后处理与脑皮质切除术同,抗痫药应继续服用,如术后 2 年不再发作,第 3 年起可改用单味药再观察 1 年,如仍保持不发可逐渐停药。

(二)手术疗效

有学者曾报道此手术 27 例,均为长期应用抗痫药(平均 13 年)治疗而失效者,患者发作频繁而丧失社交与劳动能力。术后随访了 6～73 个月,平均随访期 21 个月。有 22 例癫痫完全停发,2 例发作明显减少,另 3 例保持不变,没有 1 例加重者。术后脑电图及神经心理学检查证实神经功能良好,半数以上患者智力进步,没有明显的神经功能障碍。

四、大脑半球切除术及大脑半球次全切除术

1950 年,有医学专家首先创用了治疗婴儿性脑性瘫痪的手术方法。对于脑部有多发的产痫灶或产痫灶活动广泛,累及整个半球的病例亦可用此法治疗。对于婴儿性脑性瘫痪的病例,常有较明显的偏瘫、完全性同向偏盲、智力发育迟缓,并有反复发作的顽固性癫痫。通过检查如发现一侧大脑半球尚完好,即可考虑行病侧半球切除术来治疗。手术对癫痫的效果最好,但对偏瘫及偏盲不会有明显的改善,暴躁的性格可以变得温顺,智力在消除癫痫发作的长期影响、停服抗痫药及加强术后的教育与训练下亦可较术前容易取得好转或进步的效果。本手术亦适用于除婴儿性脑性瘫痪以外的其他大脑半球弥漫性病变。有人亦用于治疗广泛的面脑血管瘤病。

术前为了确定患儿一侧大脑半球比较正常,应进行一系列检查及记录,包括出生时的窒息情况、发病情况、治疗经过、抗痫药的种类及剂量、神经系统检查、反复多次的脑电图记录、气脑造影、脑血管造影、神经心理学检查及 CT 扫描等。常可发现患侧大脑半球有脑回萎缩、脑室扩大、脑室巨大穿通畸形、蛛网膜囊及在脑动脉造影中有时出现大脑中动脉闭塞等情况。一旦诊断确定,手术宜早做,可以减少病变大脑对正常脑的抑制作用。如患者有智能不断退步、性情暴躁、行为不正等情况时宜更抓紧早日手术。

(一)手术步骤

全身麻醉,采用广大皮骨瓣切口,但不需跨越中线。切除主要为大脑半球的皮层,要保留基底核及丘脑。进入颅腔后,先分开外侧裂,找出大脑中动脉,在此动脉分叉的近侧用银夹阻断。保留纹丘动脉。自前向后将脑表面的大脑上静脉——电凝切断,牵开大脑半球,阻断并切断大脑前动脉。暴露胼胝体,并予以切断。在大脑半球后半部的内侧面上,顺大脑后动脉的主要分支追踪到大脑后动脉,在它从天幕裂孔边缘跨入幕上处,予以夹闭切断。分离进入横窦及乙状窦的各静脉分支。在切断的胼胝体下面进入侧脑室,确认尾状核沟,在此沟内切入,绕过豆状核切经内囊,最终与脉络丛沟相连。整块取出大脑半球。保留尾状核、丘脑及豆状核。将其表面之脉络丛用电灼烧去。缝合前颅内应仔细彻底止血,硬脑膜严密缝合以防术后脑脊液漏。术后处理同颞前叶切除术。术后常见的并发症为创口感染、颅内出血及急性脑干移位等。抗痫药应继续应用 2 年,如 2 年后癫痫已不发作,可逐渐

减量,最后达到停药。术后1～2年可开始矫治因偏瘫或神经功能障碍所造成的缺陷或畸形。晚期的并发症中最常见的是大脑表面慢性含铁血黄素的沉积。

(二)手术效果

根据文献报道的116例完全性半球切除的结果,其中有93例癫痫停发或显著减少,性格脾气及智力障碍亦均有不同程度的好转;5例术后早期死亡,另有5例术后1年内因进行性脑功能障碍加重而死亡。手术死亡率为4.3%。在做次全切除的48例中,28例癫痫停发或显著好转。另12例癫痫发作次数减少约50%。1例术后早期死亡。手术死亡率为2.1%。

五、大脑联合切断术

连接左右两大脑半球的白质纤维称联合纤维,包括胼胝体、海马联合、前联合、穹窿及丘脑的中间块等,切断这些联合纤维称大脑联合切断术,曾被用以治疗难治性癫痫。在少量临床试治中发现具有令人可喜的疗效。由于脑的联合纤维特别是胼胝体是癫痫放电从一侧半球扩散到另一侧的主要通路,如切断此通路将使产痫灶发放的高幅棘波局限于病侧半球而不再传播到对侧,从而使全身性抽搐转变为部分性抽搐。另外,由于沿途的神经元未被产痫灶的"火种"所"点燃",放电神经元的总数减少,使全身性或部分性抽搐的阈值提高,因而抗痫药的需要量相应减少,原来属于难治性的癫痫,转变为易于控制,这就是大脑联合切断术的理论依据。将大脑的联合纤维包括胼胝体、海马联合、前联合、穹窿等都切断称完全性联合切断术,如只切断上述神经束的一部分称部分性联合切断术。在早期认为切断越完全疗效越佳,但这样做都需将脑室切开,术后患者常发生无菌性脑室炎,患者有长时期发热反应。现根据患者发作的情况不同,可以行选择性的联合切断术,同时改用显微神经外科技术进行手术,可以避免切开脑室的室管膜,减少了无菌性脑炎的机会,使手术的疗效得到了改善。

(一)手术适应证

(1)患有顽固性癫痫多年经正规药物治疗未能得到满意控制,患者每月至少仍有4次以上白天发病,使其不能正常生活者。

(2)患者对本手术的后果有充分的理解,并愿做此手术者。

(3)术后有恢复工作能力的可能者。

(二)手术方法

术前准备同其他癫痫手术。为了能进一步弄清此手术是否能引起神经心理功能紊乱,术前应有较深入的全面检查,以便对术后的"裂脑"情况做对照。

手术在气管内麻醉下进行,体位用仰卧或半坐位均可。头部略向前屈,用头架固定头位。静脉内快速滴入20%甘露醇。

1.切口

在顶后部右侧中线旁做1个长9cm头皮切口,用牵开器撑开创口。在暴露的颅骨上用直径5cm的环锯做锯孔,孔的内缘应跨越矢状窦,其前缘应位于鼻点与枕骨粗隆连线的中点之后约2cm。瓣状切开硬脑膜。将大脑顶叶向外侧牵开,分离大脑纵裂内两大脑半球间的粘连及胼胝体表面的蛛网膜,放入自动牵开器。然后在放大16倍的显微镜下用细吸引管切割胼胝体的纤维束,自压部开始向前方伸展,深达侧脑室顶部的室管膜,但慎勿切开此膜。向后应完全切开胼胝体压部,并见到大脑大静脉。向前应切得越远越好,然后放入一块棉片作为标记。再做此手术第 2 部分。

将头部微仰,在鼻点后 9cm 处为中心另做 1 个切口。用同样大小的环锯在暴露的颅骨上做锯孔,孔的后缘要位于冠状缝之前。切开硬脑膜后,用同上的方法将胼胝体膝部、喙部纤维切断,向下将前连合亦切断,然后向后切,一直切到与胼胝体后部的切口相连,取出放置于该处的棉片标记。冲洗、止血后分别缝合前后 2 个切口。

如患者的产痫灶位于大脑半球的前部,则只需做额联合切断术,上述手术的第一部分可以免去。位于其他部位的产痫灶则均需做联合完全切断术。

术中静脉连续滴入地塞米松 10mg,术后继续用此药,每 6 小时 4mg,3 天后改为口服,并逐渐减量,第 7 天停药。术后继续用抗痫药,苯妥英钠每天 300mg。苯巴比妥每天 90mg 或仍按血药浓度来调整抗痫药的剂量。

2.术后情况

本手术损伤小,术后恢复迅速,很少并发症。人格行为方面亦不致有重大改变。做特殊"裂脑"的神经心理学检查时,可发现或推测胼胝体切割是否完全。在神经病学的临床检查中常不能发觉患者对认识、记忆、行为、思维等方面有明显的改变。

3.疗效

本手术能改善癫痫发作的量和质,但不能使癫痫完全停发,因此它只是一种辅助性治疗,不能完全代替抗痫药。经联合切断术后癫痫发放的传播通路受阻,但仍可通过脑干内的联合纤维传达到对侧。

六、癫痫的立体定向性手术

用脑立体定向手术治疗癫痫的原理主要为:①确定脑内产痫灶的部位,然后用立体定向手术加以破坏,以控制癫痫的发作;②破坏皮层下某些传导癫痫的通路,以阻止癫痫的放电向远处传播。目前对这种手术治疗癫痫的认识还很不统一;损毁的目标结构,各有所好;制造损毁的手段,各不相同,加上人脑的解剖学上的差异,目标结构的空间坐标又很不统一,立体定向仪的本身误差等因素,使立体定向手术中所制造的损毁实际部位与假想中的部位存在着差距,这些因素都给手术疗效的评价造成困难。故有关这方面的工作尚有待继续研究发展,这里就不再赘述。

七、小脑电刺激术

医学专家在实验中发现刺激大脑皮质所引起的后放电可用刺激小脑皮质、小脑顶核、下橄榄核、脑桥脚或小脑脚等部位加以阻断。反之,切除或破坏小脑的这些部位则可使原来存在的慢性癫痫增加发作。这表明小脑具有对癫痫发作的抑制机制。用小脑电刺激来控制癫痫发作是利用机体内存在的自身抑制机制。近年来研究苯妥英钠的药理作用,发现在静脉注射苯妥英钠后,小脑内浦肯野细胞的放电速度及幅度均有增加,注药 90 分钟后到达高峰,并可持续达数小时之久。在长期喂饲苯妥英钠的动物中也可看到浦肯野细胞的高幅放电。因此认为苯妥英钠的抗痫作用很可能是由于它增强了小脑对癫痫发放的抑制作用。如切除动物的小脑,苯妥英钠的抗痫作用就显得减弱了。由此可以推测,如果采用电刺激方法来增强小脑的输出,将有利于对癫痫发作的控制。

八、脑冷冻技术

医学研究者发现产痫灶内的癫痫神经元对低温较为敏感,这一特点主要是癫痫神经元的细胞膜上的异常所导致的。实验证明降低脑的局部温度可使正在放电的神经元停止放电,于是癫痫发作亦停止了。复温以后癫痫也不复发。这一发现充分解释了此类报道,在3例有全身性癫痫及精神运动性癫痫发作的病孩,用5~10 ℃的冷水灌洗脑室1小时,使癫痫完全停发。冷水灌洗可限于硬脑膜下或同时与脑室一起灌洗。水温5~15 ℃,时间1小时。癫痫停发后复温,也不会使癫痫复发。如以后癫痫复发,可再继续用药物控制。

第十四章 颅骨病变

第一节 颅骨骨髓炎

颅骨骨髓炎是开放性或火器性(也偶可是闭合性)颅脑损伤的重要并发症之一。引起这类病变的常见原因有:在开放性损伤过程中颅骨直接被污染,而伤后清创又不够及时或在处理中不够恰当;头皮损伤合并伤口感染经导血管蔓延至颅骨,或是头皮缺损使颅骨长期外露坏死而感染;开放性颅骨骨折,累及鼻窦,中耳腔和乳突。

一、开放性损伤后颅骨骨体炎

(一)局限性颅骨骨髓炎

病变通常限于原伤口的范围内,其中一种是因为头皮伤口感染经导血管蔓延至颅骨,或头皮下脓肿侵及骨膜引起感染延及颅骨。另一种是颅骨直接被污染,虽经清创处理,但往往因就诊时间过晚或清创不够彻底所引起的颅骨感染。无论是上述哪一种情况,在急性炎症期后,这类伤口可形成窦道或瘘管长期不能愈合,或呈假性愈合,但反复溃破,窦道或瘘管内有少量脓液,亦可有小碎死骨和异物排出。在早期颅骨X线平片上可无异常表现。在急性炎症期以后,平片可显示受累颅骨的外板粗糙,典型的颅骨骨髓炎改变为局部钙化、死骨形成、骨质缺损或残缺不齐等;如原来为粉碎性骨折,可见有游离的骨折片,呈死骨样改变;如系线形骨折,则骨折线可增宽,并在其周围发生炎症变化;若原来有较广泛的骨质缺损,病变则主要限于缺损的边缘,经久未愈者则出现边缘硬化,增殖现象。这类患者多无严重的全身症状。对局部有伤口长期不愈或形成瘘管者均应考虑有慢性颅骨骨髓炎的可能。

在治疗中急性感染期主要是应用大剂量抗生素以抗感染。已形成慢性骨髓炎者对药物治疗已无效,因此常需手术治疗,手术的目的是要达到清除伤口中的感染源,去除游离的死骨和异物,咬除无出血的坏死骨组织,直至正常骨质部位为止,再换上一把干净咬骨钳,咬除一圈正常骨质,或在坏死骨质周围正常骨组织处钻成一骨瓣,去除坏死骨。同时清除肉芽组织,消灭感染区死腔,切除瘘管,反复冲洗后缝合头皮并做皮下引流。若无明显指征表明硬脑膜下有感染,则不应切开硬脑膜,以免导致硬脑膜下感染。

(二)骨瓣感染后颅骨骨髓炎

常发生在因颅脑损伤所行的开颅术后,其原因可能是:对开放伤清创不及时或不彻底;不恰当地在污染或感染的部位施行了骨瓣成形开颅术;在发生长期不愈的伤口处手术时使感染接种波及到骨瓣及骨窗边缘;在手术时过于广泛地剥离掉骨膜,使外板侧的营养动脉遭到破坏,也可能造成骨质坏死和感染扩散。

上述感染常见有两种情况:一种是局限于骨瓣边缘的某一块;另一种是整个骨瓣都被

感染,全部成为死骨。前者常在局部造成经久不愈的瘘口,断断续续地排脓;后者发生时,最初常使整个皮瓣红肿,继之在切口沿线发生多个瘘管,常可引起全身症状,如寒战、高热等。对这类病例有时需要多次摄取头颅 X 线平片,才能发现有典型的骨髓炎改变。在早期急性期仍以药物控制感染为主,但往往单凭药物很难治愈。对病变局限者可咬除局部病变骨组织及其相对的骨窗缘,有的甚至需要多次手术清除继续发生的死骨。对不整个骨瓣感染者,则须将整个骨瓣去除,同时还要清除骨瓣下的肉芽组织和脓肿。在彻底清创术后方可将皮瓣做一层全部或部分缝合。

(三)颅底骨折后颅骨骨髓炎

颅底骨折后很少发生颅骨骨髓炎,这是由于颅底骨板障层不发达的原因,但当骨折线累及鼻窦,中耳腔或乳突,而这些部位在伤前就已有慢性炎症存在时,则在局部引起骨髓炎、其中较多见的是额骨骨髓炎。因为额窦前壁的板障层较发达,而额窦炎又较常见。对额骨骨髓炎可采用手术治疗,其余则多无明显症状,只有在出现颅内合并症时才可能被发现。

关于治疗方面,主要是预防感染及清除硬脑膜外、硬脑膜下或脑内形成的脓肿。

(四)大块头皮撕脱伤后颅骨骨髓炎

这种情况常发生在大片颅骨长期外露,颅骨外膜则又因随头皮被撕脱而发生了颅骨坏死和骨髓炎。这种病例诊断较易。在治疗方面,早期除进行抗感染治疗外,应采用显微手术带蒂转移皮瓣或大网膜植皮修补缺损处,覆盖颅骨,以免颅骨坏死。而无颅骨骨髓炎者可采取将颅骨外板凿除,在颅骨上钻许多骨孔,深达板障层,待肉芽组织长出后,再行植皮治疗;已有颅骨骨髓炎者,应清除坏死颅骨,再行皮瓣或大网膜移植治疗。

(五)电灼伤后颅骨骨髓炎

此类损伤常伴有头皮、颅骨、硬脑膜和脑组织的局部坏死。在早期颅骨只有浅在的灼伤裂纹,数天后可见明显的分界线,最后在分界线内出现骨坏死。坏死部位的外板呈灰黄色,与正常骨质的界线非常清楚。颅骨的灼伤通常比头皮的范围小,但可深达内板,受累部位很久以后才逐渐变成死骨,当死骨脱落后头皮才能逐渐愈合。若发生了感染,其临床表现与其他颅骨骨髓炎相似。

因此,对这种损伤的治疗,要把预防感染放在首位。早期彻底清创尤为重要。整个骨瓣感染者,则须将整个骨瓣去除,同时还要清除骨瓣下的肉芽组织和脓肿。在彻底清创术后方可将皮瓣做一层全部或部分缝合。

二、闭合性损伤后颅骨骨髓炎

在闭合性颅脑损伤的情况下,也偶可发生颅骨骨髓炎,这可能是由于头皮毛囊感染或因闭合性颅脑损伤发生头皮血肿,尤其是骨膜下血肿。这种血肿可能被感染的毛囊所感染,或因反复抽吸血肿过程中被污染所致。起病时首先在头皮局部发生红肿、疼痛,继之形成脓肿,自行破溃后可经久不愈,有时可在脓液中发现死骨碎屑。头颅 X 线平片至少需在发病后 2 周以上才能看出骨质的改变。

第二节 颅骨结核

颅骨结核是继发于身体其他部位的结核病灶。其感染径路几乎都是通过血行传播,少数则是邻近病灶直接蔓延而来。

一、病理

基本上与骨结核相同。病变先从板障中核结点开始,逐渐扩大,再累及内、外颅骨内外板全部受到破坏并形成结核者,称穿孔性颅骨结核。多数只破且在内板和硬膜之间有大面积的结核性肉芽组织增生,称弥漫性进行性颅骨结核。

二、临床表现

(1)多见于青年和儿童。

(2)好发于额骨和顶骨。

(3)局部可有压痛或瘘管形成。

(4)可有低热、贫血、消瘦、颈淋巴结肿大和血沉加快等。

三、辅助检查

颅骨X线片检查:①可见界限清楚且边缘整齐的透光区,常为圆形或椭圆形,其四周有密度增大的骨质增生。②病灶中可见有形态不规则、大小不一的死骨,密度较低,常与正常颅骨分离。③弥漫性病变则为虫蛀样广泛骨质破坏。

四、诊断

根据临床表现和颅骨X线片所见,本病一般不难诊断。

五、治疗

(1)对有结核性脓肿形成和(或)死骨者,应及早切开排脓,清除死骨,刮除肉芽组织,彻底咬除病骨直至正常颅骨为止。

(2)抗结核治疗。手术前后均应用全身抗结核药物并选择恰当的抗生素以控制感染。

(3)改善营养状况,增强体质。

第三节 颅骨嗜酸性肉芽肿

颅骨嗜酸性肉芽肿不属肿瘤,是以骨骼损害为主或局限于骨骼的一种组织细胞增多症,颅骨为其好发部位之一,全身除趾骨和指骨外均可被侵犯。既可单发亦可多发。常见于5岁以下的儿童。

一、病理

其特点是肉芽肿样病变,有嗜酸性细胞浸润。

二、临床表现

本病多见于儿童和青年,额、顶骨多见,颞骨次之。于短期内出现头部一小肿物,缓慢增大,局部有触痛,伴有低热、疲劳。

三、辅助检查

颅骨 X 线片检查,主要表现为局限性溶骨性破坏,病灶呈圆形或椭圆形,内见纽扣样死骨,称"纽扣征"为其特点。单发或多发,严重者可越过颅缝。CT 扫描常显示为板障内边缘锐利无硬化的骨质缺损区,缺损区内高密度纽扣样死骨比平片显示更清楚,侵犯骨外板后可形成头皮软组织肿块,增厚软组织局限于缺损区表面,且层次清晰。

四、诊断

根据临床表现和 X 线检查应想到此病,最后确诊有赖于病理检查。

五、治疗

本病对放疗敏感,一般只需活检证实后进行放疗,就可获得良好效果。若能行手术将病灶切除,然后放疗,则效果更为满意。

第四节　颅骨黄色瘤

颅骨黄色瘤病因不明,临床上少见。

一、病理

病理特征为肉芽样病变,病变呈黄色或灰黄色。病灶呈单发或多发,除累及颅骨外,其他如骨盆、肋骨、脊椎及内脏等可被侵犯。镜下病变主要为含类脂质的组织细胞,体积较大,胞质呈泡沫样,胞核呈固缩状,组织内可见针状胆固醇结晶及多核巨细胞等。晚期可纤维化。

二、临床表现

常见于儿童,常以尿崩症、矮小、性征发育不良、肥胖及大块颅骨缺损为其特征。本病发病隐匿,缓慢。大多数(70%)患者以头部肿物、多尿或眼球突出就诊。其他尚有低热、贫血、肌肉关节酸痛等。

三、辅助检查

颅骨平片,可见单发或多发骨质缺损区,边缘锐利,但不规则,且常无硬化带。血液检查,血糖及血脂质可增高。

四、诊断

根据临床表现及检查,诊断一般不难,如不典型,可行活检。

五、治疗

以放射治疗为主,照射后症状常可减轻,缺损区也有所修复。手术仅用于病变早期且范围小者,而且术后仍需放射治疗。雌激素及甲状腺素可改善内分泌情况,有助于骨骼发育。

第五节　颅骨胆脂瘤

颅骨胆脂瘤又名表皮样囊肿、珍珠瘤。此病少见,起源于异位的外胚叶组织,也可以是外伤后的结果。

一、病理

有完整的包膜,且常与颅骨及硬脑膜粘连,囊壁薄,囊内物呈牙膏样或糜粥状。镜下囊壁由复层鳞状上皮和一层结缔组织构成,内为上皮碎屑,角化细胞及大量的闪烁发光的胆固醇结晶。

二、临床表现

多见于青壮年,常见于额骨,其次为顶、枕骨。局部肿物逐渐增大,可伴胀痛,多无神经系统体征。若向内侵犯及硬膜、脑组织时,可出现癫痫和颅内压增高的症状。有时头皮局部窦道形成,可发生感染,易误诊为脑脓肿。

三、辅助检查

颅骨 X 线片或 CT,可见局部为低的骨质破坏区,圆形或不规则形,边缘锐利,周围有明显的骨质强化带。

四、诊断

根据头颅局灶隆起及 X 线或 CT 改变,本病诊断不难,但需与脑膜瘤等疾病鉴别,确诊依赖于病理学检查。

五、治疗

一经发现,力争全切除,包括受累之硬膜。全切困难时,则在残留囊壁上涂以 75% 乙醇或 10% 的甲醛溶液,亦可电灼。术中应注意,以免内容物污染蛛网膜下腔,致术后发生胆固醇肉芽肿性脑膜炎。

第六节　颅骨骨巨细胞瘤

一、概述

骨巨细胞瘤是一种较为常见的骨肿瘤,其瘤细胞起源于正常骨组织内的非成骨性结缔组织成分。本病的发生率约为骨肿瘤总数的 4%,多发生四肢长骨,也可侵及颅骨。在颅骨受累的病例中,以蝶骨、颅中窝、岩骨、枕骨等部位较为多见,颅盖部相对少见。本病好发于中青年,发病率无明显性别差异。骨巨细胞瘤的生长情况较为活跃,破坏性相对较大,一部分属恶性骨肿瘤。本病的治疗以手术为主,部分患者术后发生复发或转移。

二、病理

肿瘤的大体标本通常为质地柔软、脆弱的肉芽状组织,瘤内常伴出血、坏死、囊变和纤维分隔等,呈单房或多房性的膨胀性生长。肿瘤囊液多为血性或浆液性液体。显微镜下见肿瘤由巨细胞和基质细胞两种成分构成。巨细胞体积巨大,多核。肿瘤组织的血管丰富,瘤周围可有少量新骨形成。组织细胞学上,巨细胞瘤分为 3 级:一级为良性巨细胞瘤;二级为有恶变倾向的巨细胞瘤;三级为恶性巨细胞瘤。

三、临床表现和诊断

(一)临床表现

肿瘤小者可无症状,头皮下的局限性肿块或隆起是就诊时患者的常见症状。间歇性头痛是常见的伴随症状,如疼痛随肿块的迅速增大而转为持续性剧痛,要警惕病灶已恶性变的可能。按压肿块时可有"乒乓球"样弹性感,侵入颅内者可产生颅内压增高症状及局部定位体征;如累及中颅窝者可有三叉神经功能障碍,岩骨处受累者可有面、听神经受损症状,发生于鞍区的病灶可引起一侧或两侧Ⅱ~Ⅵ脑神经的功能障碍。

(二)相关检查

1.X 线片检查

头颅 X 线平片可见病变有单囊、多囊和缺损状等多种改变。

(1)单囊状,病灶呈圆形或类圆形低密度区,其内无骨性间隔,边界清楚,边缘可有增生硬化带,局部颅骨呈膨胀性改变。

(2)多囊性,病灶表现为不规则的分叶状溶骨区,内有明显的骨性间隔,边界清楚,边缘有薄层的硬化带,板障增厚,局部颅骨内、外呈膨胀性生长。

2.CT 扫描

CT 扫描上,病灶表现为单房或多房性的膨胀性颅骨破坏区,边缘不规则,其内可见斑点状残存骨小梁,外层边缘有增生硬化带,表现为完整的高密度薄层骨壳。部分肿瘤可穿破外板,侵及临近组织。增强扫描时,病变强化明显。

四、治疗

本病的治疗以手术为主,并尽可能争取彻底切除肿瘤,放疗用于肿瘤残留或复发。位于颅顶部的肿瘤一般能够得到彻底切除,颅骨缺损明显的可行颅骨修补,预后通常较好。而颅底部的肿瘤常常难以达到全切的标准,只能行部分切除,术后对残留病灶应追加放射治疗,部分患者也可获较理想的疗效。单纯做肿瘤刮除或电灼者较易复发。

第七节　颅骨骨瘤

一、概述

颅骨骨瘤是一种常见的良性颅骨肿瘤,具有无痛性缓慢生长、基底宽广和与周围正常骨质的分界欠清等一些特点。该病可发生于颅骨的任何部位,以额骨、顶骨为常见好发部位,颅骨和颅底的其他部位相对少见,部分病灶可发生于额窦或筛窦内。病灶常为单发性,多发病灶相对少见。

二、病理

根据颅骨骨瘤大体病理标本特征,可将其分为两类:骨密质性和骨松质性骨瘤。

临床上以骨密质性骨瘤最为多见,本型瘤组织多起源于颅骨外板,向外呈圆形隆起,直径从数毫米到数厘米不等,内板多保持完整,少数起源于内板的骨瘤可向颅内突入。肿瘤的质地通常坚硬而致密,基底宽广而固定,有象牙状骨瘤之称。生长在鼻旁窦内的病灶可呈分叶状生长,常有狭蒂和窦壁相连,可堵塞鼻旁窦开口,是形成鼻旁窦黏液囊肿的原因之一。显微镜下,可见瘤组织由密质的骨组织构成,无哈佛管系统,骨小梁增厚,与正常的骨质相似。

松质骨性骨瘤较为少见,起源于板障,生长相对较快,体积较大,质地较疏松,镜下见瘤组织由松质骨构成,含有较多的纤维组织。

三、临床表现和诊断

(一)临床表现

本病好发于儿童和青壮年,少数患者为老年人。由于肿瘤组织生长速度十分缓慢,绝大多数患者的病史都很长,临床上病史超过 10 年的病例并不少见。隆起于头皮下的局部肿块是本病的主要临床表现,但局部疼痛和其他不适症状较为少见,常因偶然发现而就诊。颅腔、眼眶、鼻腔或鼻旁窦内的病灶可挤压邻近的组织,造成各种压迫症状,如头痛、突眼、眼球运动障碍、视力下降、鼻塞和脑脊液漏等。体积较大并向颅腔内发展的骨瘤病灶可造成各种神经系统定位体征,甚至是颅内高压症状。发生于额窦或筛窦内的骨瘤症状多不明显,常为偶然发现,但部分患者继发鼻旁窦炎症,可引起头痛症状。

(二)相关检查

1.X 线片

头颅 X 线检查摄片是最主要的辅助检查手段。在 X 线片上,病灶多呈圆形或类圆形的局限性高密度影。松质性骨瘤病灶内部疏松、密度不均匀,骨小梁内可有钙化;密质性骨瘤病灶基底宽广,其组织密度致密而均一,局部颅骨外板(或内板)显著增生,并向外突起,边缘与正常骨质分界欠清。

2.CT 扫描

在头部 CT 检查中,病灶表现为颅骨表面的骨性突起,基底宽广,与周围正常骨质的分界欠清,其内为密质骨或松质骨性组织。生长在鼻旁窦内的病灶常呈分叶状生长,可见狭窄的瘤蒂和窦壁相连。

根据临床表现和颅骨 X 线平片或颅骨 CT 检查,对本病做出诊断并不困难,但有时要与脑膜瘤性颅骨增生和纤维结构不良症等疾病进行鉴别:脑膜瘤主要累及颅骨内板或全层,颅骨X 线平片示血管沟增宽及颅内压增高症,切线位片可见外板有放射状"骨针"样改变。颅骨纤维结构不良症则常累及颅骨全层,病变范围较广,常累及身体多处部位的骨组织。

四、治疗

手术切除是本病最主要的治疗手段。本病的发展缓慢,成年后可停止生长,所以对那些体积小、生长缓慢而又无明显症状的骨瘤可暂不处理,只需随诊观察。但那些体积较大、临床症状明显和影响外貌的骨瘤则应手术治疗。手术切除的程度可视病灶累及的范围而定。对局限于外板的病灶,可在切除肿瘤组织后保留正常的内板组织;而对累及颅骨全层的肿瘤,则应该将受侵犯的骨瓣整块切除,骨瓣切除后颅骨缺损明显的患者(如缺损区直径大于

3cm),尤其是在局部存在重要组织结构或明显影响容貌的情况下,应及时行颅骨修补。

钛金属是目前常用的颅骨修补材料,具有比重小、强度大、耐腐蚀和组织相容性好等优点。症状明显的鼻旁窦骨瘤应考虑手术切除,并根据肿瘤的具体位置采用适宜的手术入路:对额窦骨瘤通常采用经额入路,由硬膜外打开额窦内壁后,对肿瘤和瘤蒂进行切除;对筛窦骨瘤多采用经眶入路,如伴有脑脊液漏,可采用经额入路在硬膜外行硬膜修补。

第八节　颅骨成骨肉瘤

颅骨成骨肉瘤为常见的颅骨高度恶性肿瘤,好发于颅骨穹隆部,亦可见于颅底。此病有些可能是由畸形性骨炎恶变而来。

一、病理
因成骨之多少及有无出血坏死而表现不同。成骨多者质地较硬,成骨少者质地较软。镜下瘤组织呈肉瘤样结构。其骨母细胞分化不良,大小不一,胞质分布不均,细胞境界不清,胞核大,染色深,丝状分裂多。瘤细胞间有骨样组织或软骨组织,可见出血坏死和毛细血管扩张。肿瘤内血管丰富。

二、临床表现
好发于青少年,多以局部迅速增长的痛性肿块就诊,肿瘤血运丰富,局部温度增高,头皮紧张发亮,常呈青紫色或潮红,肿物及周围的静脉曲张,供应动脉搏动明显,可有血管震颤及杂音。可经血循环转移至肺。

三、辅助检查
(1)X线片上为成骨性或溶骨性改变,表面可有垂直排列之骨刺影。
(2)血清碱性磷酸酶检查可增高。

四、诊断
根据临床表现及检查,可做出初步诊断。确诊有赖病理诊断。

五、治疗
(1)本病对放射治疗不敏感。
(2)对无肺部床表现及检查,可做出初步诊断。转移的穹隆部肿块可行早期手术切除,但不理学诊断。行颅骨修补。
(3)化学药物治疗可缓解症状。本病预后差。

第九节　颅骨转移瘤

一、概述
颅骨转移瘤是最常见的颅骨恶性肿瘤,由身体其他部位的恶性细胞转移和发展而来。癌和肉瘤均可发生颅骨转移,但以前者更为常见,占80%～90%。人体许多部位的恶性肿瘤都可发生颅骨转移,以肺、乳腺、肾上腺、宫颈、甲状腺、前列腺和肠胃道等脏器最为常见。在儿童骨转移瘤患者中,神经母细胞瘤和肾胚胎瘤是最主要的原发肿瘤。转移瘤病灶通常为多发性,颅骨中以顶盖部位的骨质常见,而颅底鞍背、斜坡及岩尖等处相对少见。转移的途径主要来自血源性转移,少数可由肿瘤直接蔓延形成。按病变对骨质的影响可分为溶骨性及成骨性两类。

二、病理

溶骨性骨转移瘤是最常见的病理类型。病变早期,癌栓滞留于板障内,并对骨小梁周围的骨髓组织浸润破坏。随肿瘤逐步增大,病灶穿破颅骨外板,形成局部隆起,同时也可穿破内板侵犯硬脑膜,甚至突破硬脑膜后进一步向脑组织浸润;少数骨转移灶呈成骨性改变,其内可见肿瘤性新骨形成,相互堆积,层次不清,结构紊乱。临床上,成骨性骨转移瘤以前列腺癌最为多见。

三、临床表现和诊断

(一)临床表现

局部疼痛是颅骨转移瘤患者最主要的临床症状,早期可为阵发性隐痛,夜间明显,随肿瘤增大症状明显加重,疼痛多转为持续性,程度明显加剧,通常都需要使用强阿片类镇痛药才能缓解症状。肿瘤体积较大的患者可在头部触及半球状软组织肿块。骨转移瘤患者多有恶性肿瘤史,但一部分患者原发灶较隐匿,以骨转移瘤表现为其首发症状,此时常需要和原发性颅骨肿瘤相鉴别。

(二)相关检查

头颅 X 线平片上,溶骨性和成骨性骨转移瘤各有特点。

(1)溶骨性转移瘤:呈多发性大小不等的溶骨性圆形透光区,边界模糊不清,无骨质增生硬化。少数为单发病灶。肿瘤早期局限于板障内,随肿瘤增大,外板被穿破,周边常伴有软组织肿块影,较大病灶可破坏颅骨全层并与周围破坏区融合呈鼠啮状。

(2)成骨性转移瘤:呈单发或多发大小不一的棉团状或斑片状致密影,一般无软组织肿块影。少数混合型病例同时兼有溶骨性和成骨性双重改变,以甲状腺癌的转移多见。头颅 CT 片上,溶骨性转移瘤表现为板障内单发或多发低密度区,边界欠清,无骨质增生硬化,颅骨内外板不规则破坏,周边可伴有软组织肿块影,肿块中常带有残留碎骨片,增强扫描时肿瘤多有明显强化。成骨性转移瘤多表现为局部颅骨的密度增高,板障消失。

四、治疗

明确的病理诊断是正确处理颅骨转移瘤的重要基础。通过对原发灶或转移灶的组织学活检,一般都能获得明确的病理诊断。在处理颅骨转移瘤时,必须综合考虑转移灶数目和分布、原发灶治疗状态、转移瘤的病理性质及患者的基础状态等多方面因素,选择最适宜的个体化治疗方案。

在原发灶可控制或已控制的情况下,对较大的单发骨转移灶,可手术切除,术后追加全身性化疗和局部放疗。多发病灶一般不适合手术,只能通过全身性化疗结合局部放疗来处理。除此之外,对一些较特殊的骨转移瘤还可采用一些另类的方法来处理,如服用碘剂来治疗甲状腺转移瘤,用雌激素抑制剂或手术来治疗乳腺转移瘤等。

第十节 颅骨骨髓瘤

颅骨骨髓瘤起源于骨髓,细胞以浆细胞为主,是多发性骨髓瘤在颅骨的表现。虽然本病早期可单发,但最终将弥散到许多骨。

一、病理

肿物为实质性,质软且脆,血管丰富,切面呈暗红色或灰红色。镜下其主要成分为圆形或椭圆形未成熟的浆细胞;电镜下见那些发育稍成熟能合成丙种球蛋白细胞的胞质内多数粗面内质网含有大量无定形细胞丝或柔毛样物质。

二、临床表现

多见于成年人及老年人。病灶常为多发。病变早期,患者局部常有间歇性局部头痛,以后渐呈持续性,肿块软而无波动,但压痛明显。当病变侵犯硬脑膜产生脑受压时,则可出现癫痫、偏瘫、颅内压增高等症状。患者常伴有进行性贫血、恶病质、牙龈出血、消化道出血等,而易继发感染。

三、辅助检查

(一)颅内平片

颅内平片可见散在的大小不一、形态不整的透光缺损区,边缘清楚,无硬化带,无骨质增生及骨膜反应。同时胸骨、肋骨、脊椎骨也常受累。

(二)尿液检查

常为 Bence-Jones 蛋白尿。

(三)血液检查

球蛋白增高,A/G 倒置,蛋白电泳示 β 和 γ 球蛋白升高。

(四)骨髓穿刺

骨髓穿刺多表现为增生活跃,可有大量未成熟的浆细胞。

四、诊断

本病诊断一般不困难,骨髓穿刺和活检可帮助明确诊断。

五、治疗

本病目前无根治方法。除病变早期,范围局限外,一般不宜手术治疗,而多采用化学药物(如烷化剂)和局部放射治疗,疗效差。

第十五章　脑积水

第一节　成人脑积水

成人脑积水(hydrocephalus in adult)是指由于各种原因致使脑室系统内脑脊液不断增加,同时脑组织相应减少,脑室系统扩大。根据是否伴有颅内压力的增高而分为高压力性脑积水及正常压力脑积水。根据脑脊液循环梗阻的部位不同可分为梗阻性脑积水及非梗阻性脑积水(又称交通性脑积水),前者脑室与蛛网膜下腔不相通,后者脑室与蛛网膜下腔相通。此外,按临床发病的长短和症状的轻重可分为急性、亚急性和慢性脑积水,一般情况是指急性脑积水病程在 1 周以内,亚急性病程在 1 个月内,慢性病程在 1 个月以上。

一、高压力性脑积水

高压力性脑积水实质上是由于脑脊液循环通路上的脑室系统和蛛网膜下腔阻塞,引起脑室内平均压力或搏动压力增高产生脑室扩大,以至不能代偿,而出现相应的临床症状。

(一)病因

1.脑脊液循环通路的发育异常

以中脑导水管先天性狭窄、闭锁、分叉及导水管周围的神经胶质细胞增生为多见,导水管狭窄患者常因近端的脑积水将间脑向下压迫使导水管发生弯曲,从而加重狭窄和阻塞的程度。此外,Dandy-Walker 综合征患者及 Arnold-Chiari 畸形患者均可有脑脊液循环通路的阻塞。脑脊液循环通路阻塞多为不完全性,完全性阻塞者难以成活。

2.炎症性粘连

脑脊液循环通路的炎症性粘连是引起脑积水的常见原因之一。部位多见于导水管、枕大池、脑底部及环池,也可发生于大脑半球凸面,部分患者可伴有局部的囊肿,引起相应的压迫症状。粘连可由于脑内出血、炎症及外伤引起,颅内出血可引起脑底炎症性反应,血液机化形成粘连或血液吸收阻塞蛛网膜颗粒,从而影响脑脊液的疏通循环及吸收。各种原因引起的颅内炎症,尤其是脑膜炎如化脓性脑膜炎或结核性脑膜炎,亦易引起颅内的粘连或阻塞蛛网膜颗粒而引起脑积水。颅脑手术患者亦可因术后颅内积血的吸收及炎症反应而导致脑积水。有些颅内肿瘤如颅咽管瘤、胆脂瘤内容物手术过程中外溢后的反应引起脑积水改变。

3.颅内占位性病变

凡是位于脑脊液循环通路及其邻近部位的肿瘤皆可引起脑积水,如侧脑室内的肿瘤及寄生虫性囊肿等阻塞室间孔可引起一侧或双侧侧脑室扩大;第三脑室内的肿瘤或第三脑室前后部的肿瘤如松果体肿瘤、颅咽管瘤等可压迫第三脑室导致第三脑室以上脑室系统扩大;第四脑室及其周围区的肿瘤如第四脑室肿瘤、小脑蚓部及半球肿瘤、脑干肿瘤、脑桥小脑角肿瘤可压迫阻塞第四脑室或导水管出口引起第四脑室以上部位的扩大;其他部位病变如半球胶质瘤、蛛网膜囊肿亦可压迫阻塞脑脊液循环通路引起脑积水。

4.脑脊液产生过多

如脑室内的脉络丛乳头状瘤或增生,可分泌过多的脑脊液而其吸收功能并未增加而发生交通性脑积水。此外,维生素 A 缺乏,胎生期毒素作用亦可导致脑脊液的分泌与吸收失去平衡而引起脑积水。

5.脑脊液吸收障碍

如静脉窦血栓形成。

6.其他发育异常

如无脑回畸形、扁平颅底、软骨发育不全均可引起脑积水。

以上各种原因中,以脑脊液在其循环通路中各部位的阻塞最常见,而脑脊液的产生过多或吸收障碍则少见。

(二)临床表现

成年人脑积水多数为继发性,可有明确的病因如蛛网膜下腔出血或脑膜炎等。常发生在发病后 2~3 周,在原有病情好转后又出现头痛、呕吐等症状,或症状进一步加重,多数患者原因不明或继发于颅内肿瘤等疾病。

成人脑积水的临床表现以头痛、呕吐为主要临床症状,此外可有共济失调。病情严重者可出现视物不清、复视等症状。患者的头痛、呕吐等症状多为特异性,头痛多以双颞侧为最常见。当患者处于卧位时,脑脊液回流减少,因此,患者在卧位后或晨起头痛加剧,采取卧位时头痛可有所缓解。随着病情的进展,头痛可为持续性剧烈疼痛。当伴有小脑扁桃体下疝时,头痛可累及颈枕部,甚至可有强迫头位。呕吐是成人脑积水除头痛外常见的症状,常伴有剧烈头痛而与头部位置无关,呕吐后头痛症状可有所缓解。视力障碍在脑积水患者中常见,多出现于病情发展的中晚期,由于眼底水肿所致,可表现为视物不清、复视,晚期可有视力丧失,复视主要由于颅内压力增高,使颅内行程最长的展神经麻痹所致。患者可出现共济失调,以躯干性共济失调为多见,表现为站立不稳、足距宽、步幅大,极少表现为小脑性共济失调。脑积水晚期患者可有记忆力下降,尤其是近记忆力下降、智力减退、计算能力差等。成年人脑积水有时可表现出原发病变的症状。如第四脑室囊肿或肿瘤可有强迫头位或头位改变后症状好转等,松果体瘤引起的脑积水患者可有眼球上视困难,瞳孔散大或不等大,可伴有性早熟或性征发育迟缓。

(三)诊断

随着 CT 及 MRI 的广泛应用,脑积水的诊断已不困难,关键在于有头痛、呕吐等症状的患者,应引起足够重视及时行 CT 或 MRI 检查以早期诊断。CT 或 MRI 可确定脑室扩大及程度及皮层萎缩的程度,有时可同时了解引起脑积水的原因。此外,CT 或 MRI 还能了解脑积水是急性脑积水还是慢性脑积水,为临床处理措施的应用提供依据。在脑积水的诊断中,应注意与脑萎缩引起的脑室扩大相区别,后者脑室扩大的同时可明显地显示出侧裂或脑沟,甚至可有脑沟及脑裂的明显扩大。另外诊断脑积水应尽可能明确是梗阻性脑积水还是交通性脑积水。

(四)治疗

对于急性高压力性脑积水治疗应以手术治疗为主。手术方法根据可有以下 3 个方面:①针对病因的手术,如切除引起脑积水的颅内肿瘤等手术;②减少脑脊液产生的手术,如脉络丛切除术等,已少用;③脑脊液引流或分流术,是目前脑积水的主要治疗方法。下面重点介绍几种常用的手术方式。

1.脑室体外引流术

脑室体外引流术是治疗急性梗阻性脑积水应急措施。应用于因脑积水引起严重颅内压增高的患者,病情危重甚至发生脑疝或昏迷时,先采用脑室穿刺和引流作为紧急减压抢救措施,为进一步检查治疗创造条件。一般引流管保持 3～7 天为宜,及时拔管或行脑室-腹腔分流术彻底解除梗阻性脑积水病因或症状。

2.颅内分流术

颅内分流术适用于梗阻性脑积水,而交通性脑积水行颅内分流术无效。常用方法有第三脑室造口术和脑室-脑池分流术。前者现已较少采用,多用于引起脑积水的第三脑室周围的肿瘤切除术后,同时行此手术以期解决肿瘤时引起脑积水。脑室-脑池分流术又称 Torkildsen 手术,此种术式最适用于良性导水管狭窄或阻塞,第三脑室后部肿瘤如松果体瘤等。儿童一般不适合此种术式。

3.中脑导水管扩张术

成人脑积水中有相当部分患者是由于炎症引起中脑导水管粘连狭窄,此类患者有效的方法是重建脑脊液循环通路。Dandy 是最早开展中脑导水管扩张术的倡导者,但由于手术死亡率高而较少采用。近年来,应用此种手术的报道有所增加,效果亦较满意。

4.脑室-腹腔分流术

脑室-腹腔分流术是把一组带单向阀门的分流装置置入体内,将脑脊液从脑室分流到腹腔中吸收,简称 V-P 手术。Kausch 于 1905 年首次开展,20 世纪 50 年代始广泛应用。本术式适用于各种类型脑积水。本手术方法虽较简单,但术后易发生并发症,应引起注意。常见并发症有以下几种:①分流管不畅:最常见的并发症,梗阻可发生于腹腔端,亦可发生于脑室端,后者主要由于脑脊液内蛋白含量过高而阻塞分流管或脑室缩小后近端插入脑实质内等。腹腔端阻塞最常可见于大网膜包绕,分流管扭曲、脱出等,为防分流管远端阻塞,临床医生采取多种方法,但各有优缺点。②感染:由于消毒不充分可引起腹腔炎及脑内感染,后果严重,因此分流管及器械应严格消毒。此外,术中应注意无菌操作,术后应用抗生素。③消化道症状:可于术后出现绞痛、腹胀、恶心、呕吐等消化道症状,主要是脑脊液对腹膜刺激所致,一般 1 周左右可消失。④脑室及脑内出血:较少见。主要由于反复穿刺所致,应争取穿刺准确。⑤腹腔脏器损伤:可由于腹腔分流管末端过硬而穿伤内脏或手术操作所致,除手术应轻柔、仔细外,尽可能选用较柔软的分流管。⑥硬膜下积液或血肿:主要原因为引流过度引起颅内压持续下降或桥静脉破裂,或脑脊液自分流管周围渗入蛛网膜下腔。为预防此并发症发生,可于术前根据患者颅内压情况选用适当压力分流管。

5.其他手术方法

除以上手术方法外,另有脑室-心房分流术、脑室-矢状窦分流术、腰蛛网膜下腔-肾脂肪囊分流术等多种方法,由于这些方法有些操作复杂,有些术后并发症多见且严重等,临床均已较少使用。

二、正常压力脑积水

正常压力脑积水亦称低压力脑积水或隐性脑积水,是一种脑室虽扩大而脑脊液压力正常(低于180 mmH$_2$O)的交通性脑积水综合征。在病因、症状等方面与高压力性脑积水有明显的区别。最常见的原因为颅内动脉瘤破裂所致的蛛网膜下腔出血,由于出血多聚积于脑底,阻塞蛛网膜颗粒而影响脑脊液的吸收,此外脑外伤、脑膜炎或颅脑术后由于出血或炎症在脑底机化及纤维化粘连,影响脑脊液循环而导致脑积水。其发生机制一般认为是脑积水形成的早期,由于颅内压力的增高,致使脑室扩大。当压力升高脑室扩大到一定程度,压力逐渐下降,扩大的脑室与颅内压力之间重新建立新的平衡而出现代偿状态,当颅内压力降至正常范围而脑室仍维持扩大状态从而形成正常压力脑积水。如不能代偿或代偿不充分,即发展为高压力脑积水。根据密闭容器原理,当脑室扩大而脑室壁面积增加时,脑脊液压力虽降至正常而施加于脑室壁的力仍与早期引起脑室扩大的力相等。如脑室缩小则压力又将增高,因而正常范围的压力仍能使脑室维持扩大时的状态不缩小,因此,症状不会减退。

正常压力脑积水见于成年人,自青年至老年皆可发生。多有蛛网膜下腔出血、脑炎、外伤等病史。主要症状为痴呆、运动迟缓障碍及尿失禁。智力障碍一般最早出现,但有时步态障碍较为明显,智力障碍多在数周至数月后之间逐渐进展和加重。脑外伤或颅脑术后急性期恢复不够满意者,应检查了解是否有脑积水发生的可能。

正常压力脑积水的诊断除常用CT及MRI表现出脑室扩大外,腰穿为重要的诊断方法,由于正常压力脑积水早期压力升高阶段症状不明显,就诊时已处于正常压力期,当腰穿测压或脑室穿刺测压低于180 mmH$_2$O可明确诊断,同时放出部分脑脊液后,能使症状明显好转者,可预测分流术对患者治疗效果良好。正常压力脑积水应与脑萎缩相鉴别。两者的症状近似,但后者一般在50岁左右发病,症状发展缓慢,可达数年之久。而正常压力脑积水则多在数周至数月内症状即已明显,CT及MRI有助于区别两者。

正常压力脑积水最有效治疗方法为脑脊液分流术,但术前应慎重判断以确定手术指征,并预测术后效果。一般青年患者较老年患者效果好,放出部分脑脊液或脑室体外引流术后症状明显改善者,症状出现短于6个月者术后效果较好。最常用的手术方式为脑室-腹腔分流术,其他方法亦可应用。

第二节 儿童脑积水

一、概念

脑积水是指过多的脑脊液在脑室和蛛网膜下腔内积聚。如果大量脑脊液积聚在大脑半球表面蛛网膜下腔,则称为硬膜下水囊瘤或硬膜下积液;脑室系统内过多的液体积聚称为脑室内脑积水。儿童脑积水多见于新生儿及婴儿,常伴有脑室系统扩大、颅内压增高及头围增大。

二、发生率

据WHO在24个国家的统计结果,新生儿脑积水的发病率为0.87/1000,在有脊髓脊膜膨出史的儿童中,脑积水的发生率为30%左右。

三、病因

脑积水可以由下列 3 个因素引起:脑脊液过度产生、脑脊液的通路梗阻、脑脊液的吸收障碍。先天性脑积水的发病原因目前多认为是脑脊液循环通路的梗阻。造成梗阻的原因可分为先天性发育异常与非发育性病因两大类。

(一)先天性发育异常

(1)大脑导水管狭窄、胶质增生及中隔形成:以上病变均可导致大脑导水管的梗阻,这是先天性脑积水最常见的原因,通常为散发性,性连锁遗传性导水管狭窄在所有先天性脑积水中仅占 2%。

(2)Arnold-Chiari 畸形:因小脑扁桃体、延髓及第四脑室疝入椎管内,使脑脊液循环受阻引起脑积水,常并发脊椎裂和脊膜膨出。

(3)Dandy-Walker 畸形:由于第四脑室正中孔及外侧孔先天性闭塞而引起脑积水。

(4)扁平颅底:常合并 Arnold-Chiari 畸形,阻塞第四脑室出口或环池,引起脑积水。

(5)其他:无脑回畸形,软骨发育不良,脑穿通畸形,第五、六脑室囊肿等均可引起脑积水。

(二)非发育性病因

在先天性脑积水中,先天性发育异常约占 2/5,而非发育性病因则占 3/5。新生儿缺氧和产伤所致的颅内出血、脑膜炎继发粘连是先天性脑积水的常见原因。新生儿颅内肿瘤和囊肿,尤其是颅后窝肿瘤及脉络丛乳头状瘤也常导致脑积水。

四、分类

(一)按颅内压高低分类

按颅内压高低可分为高压力性脑积水及正常压力性脑积水。前者又称进行性脑积水,是指伴有颅内压增高的脑积水;后者又称低压力性脑积水或脑积水性痴呆,虽有脑脊液在脑室内积聚过多或脑室扩大,但颅内压正常。

(二)按脑积水发生机制分类

按脑积水发生机制分为梗阻性脑积水及交通性脑积水两类。前者又称非交通性脑积水,是脑脊液循环通路发生障碍,即脑室系统及蛛网膜下腔不通畅引起的脑积水;后者又称特发性脑积水,脑室系统与蛛网膜下腔通畅,而是由于脑脊液的产生与吸收平衡障碍所致。

(三)按脑积水发生的速度分类

按脑积水发生的速度分为急性和慢性脑积水两类。急性脑积水是由突发的脑脊液吸收和回流障碍引起,急性脑积水见于脑出血、脑室内出血、感染或导水管及第三、四脑室的迅速梗阻。慢性脑积水是最常见的脑积水形式,当引起脑积水的因素为缓慢发生且逐渐加重时,均可发生慢性脑积水。在梗阻引起脑积水数周后,急性脑积水可转变为慢性脑积水。

五、临床表现

(一)高压力性脑积水

高压力性脑积水病程多缓慢,早期症状较轻,营养和发育基本正常。头围增大是最重要的表现,头围增大常于产时或产后不久就出现,有时出生时的头围即明显大于正常。头围增大多在生后数周或数月开始,并呈进行性发展,头围增大与周身发育不成比例。患儿由于颅内脑脊液增多而头重,致使患儿不能支持头的重量而头下垂。前囟门扩大,张力增高,有时后囟门亦扩大。患儿毛发稀疏,头皮静脉怒张,颅缝裂开,颅骨变薄,前额多向前突出,眶顶受压向下,眼球下推,以致巩膜外露,头颅增大使脸部相对变小,两眼球向下转,只见眼球下半部沉到下眼睑下方,呈落日征象,是脑积水的重要体征之一。

由于小儿颅缝未闭合,虽有颅内压逐渐增加,但随着颅缝的扩大,颅内压增高的症状可得到代偿,故头痛、呕吐等颅内高压表现仅在脑积水迅速发展者才出现。患儿可表现为精神不振、易激惹、抽风、眼球震颤、共济失调、四肢肌张力高或四肢轻瘫等。在重度脑积水中,视力多减退,甚至失明,眼底可见视神经继发性萎缩。晚期可见生长停滞、智力下降、锥体束征、痉挛性瘫痪、去脑强直、痴呆等。

部分患儿由于极度脑积水,大脑皮质萎缩到相当严重的程度,但其精神状态较好,呼吸、脉搏、吞咽活动等延髓功能无障碍,视力、听力及运动也良好。

少数患儿在脑积水发展到一定时期可自行停止,头颅不再继续增大,颅内压也不高,称为静止性脑积水。但自然停止的机会较少,大多数是症状逐渐加重,只不过是有急缓之差。最终往往由于营养不良、全身衰竭及合并呼吸道感染等并发症而死亡。

先天性脑积水可合并身体其他部位的畸形,如脊柱裂、脊膜膨出及颅底凹陷症等。

(二)正常压力性脑积水

正常压力性脑积水,有时亦称代偿性脑积水,在婴幼儿中少见。有时可产生一些临床症状,如反应迟钝、智力减退、步态不稳或尿失禁等。其中智力改变最早出现,多数在数周至数月之间进行性加重,最终发展为明显的痴呆。行走不稳表现为步态缓慢、步幅变宽,有时出现腱反射亢进等。一般认为痴呆、运动障碍、尿失禁为其三联征,有运动障碍者手术效果较好。尿失禁仅见于晚期。以步态障碍为主者,手术效果比以痴呆为主者要好。正常压力性脑积水无分流手术指征,儿童中发生的正常压力性脑积水有时是颅后窝手术的并发症,分流术可能有效。

六、辅助检查

(一)高压力性脑积水

1.头围测量

脑积水小儿头围可有不同程度的增大。通过定期测量头围可发现是否异常。头围测量一般测量周径、前后径(直径)及耳间径(横径)。正常新生儿头周围径 33~35 cm,6 个月为 44 cm,1 岁为 46 cm,2 岁为 48 cm,6 岁为 50 cm。当头围明显超出其正常范围或头围生长速度过快时,应高度怀疑脑积水的可能。

2.颅骨平片

可见头颅增大,颅骨变薄,颅缝分离,前、后囟门扩大或延迟闭合等。

3.头颅超声检查

中线波多居中,常见扩大的脑室波。

4.穿刺检查

是诊断和鉴别诊断先天性脑积水的一种简单方法。

(1)前囟穿刺:于前囟距中线 2 cm 处垂直刺入,测定是否有硬膜下积液及慢性硬膜下血肿,如果阴性,则缓慢刺向脑室,每进入 1~2 cm 即观察有无脑脊液流出。一旦发现有脑脊液流出,立即测定压力及脑皮层厚度。

(2)脑室、腰穿双重穿刺试验:同时做前囟及腰穿测定,将床头抬高 30°及放低 30°,分别记录两侧的压力。若为交通性脑积水,两侧压力可迅速达到同一水平;如为完全梗阻性脑积水,可见两侧压力高低不同;部分梗阻者,两侧压力变化缓慢。

(3)脑脊液酚红试验:可鉴别脑积水是梗阻性还是交通性。做脑室、腰穿双重穿刺试验测压力完成后,向脑室内注入中性酚红 1 mL。正常情况下,酚红在 12 分钟内出现在腰穿放出的脑脊液内。将腰穿放出的脑脊液滴在浸有碱性液体的纱布上,有酚红出现时颜色变红。如 30 分钟以上不出现,则提示为梗阻性脑积水。收集注入酚红后的 2～12 小时的尿液,测定尿中酚红排出量,诊断梗阻的情况。

另一检查方法为向脑室内注入 1 mL 靛胭脂,正常情况下,4～5 分钟即自腰穿针中滴出,如不能滴出即表示为完全性梗阻,10～15 分钟滴出者为部分性梗阻。

5.脑室或气脑造影

脑室造影可了解脑室的大小、脑皮层的厚度、梗阻部位、排除肿瘤等。气脑造影可了解脑底池和脑表面蛛网膜下腔的状态。

6.颈动脉造影

颈动脉造影可发现有无颅内占位性病变外,脑积水患儿颈动脉造影主要表现为大脑前动脉的膝段变圆、胼周动脉明显抬高、大脑中动脉走行略抬高、末梢血管普遍牵直等,但不能判断脑积水的类型及梗阻的部位等。对于婴儿脑积水,很少采用颈动脉造影。

7.放射性核素扫描

将放射性碘化血清清蛋白注入腰蛛网膜下腔或脑室内,若脑表面放射性碘化清蛋白不聚集,表明蛛网膜下腔被阻塞;若聚集在脑室内并时间延长,提示为梗阻性脑积水;基底池或大脑表面蛛网膜下腔有梗阻时,可见放射性核素进入脑室系统内,且可见到基底池扩大。

8.颅脑 CT

颅脑 CT 能准确地观察有无脑积水、脑积水的程度、梗阻部位、脑室周围水肿等,且可反复进行动态观察脑积水的进展情况。为判断疗效及预后提供必要的客观指标。颅脑 CT 判断有无脑积水以及脑积水的程度目前尚无统一的可靠指标。1979 年,有医学专家提出采用脑室-颅比率来判断有无脑积水以及脑积水的程度,该比率为侧脑室前角后部(尾状核头部之间)的宽度与同一水平颅骨内板之间的距离之比,若脑室-颅比率小于 0.15 为正常,若脑室-颅比率在 0.15～0.23 为轻度脑积水,若脑室-颅比率大于 0.23 为重度脑积水。

颅脑 CT 能够明确许多后天性梗阻病因。

(1)脑室内梗阻性脑积水:一侧室间孔阻塞(室间孔闭锁)而引起单侧脑积水或不对称性脑积水时,则导致该侧脑室扩张。当双侧室间孔或第三脑室孔阻塞而引起对称性脑积水时,则双侧脑室扩张。

导水管阻塞(导水管狭窄)可引起侧脑室和第三脑室扩张,而第四脑室的大小和位置一般正常。

第四脑室出口处梗阻(外侧孔和正中孔闭锁)则引起全脑室系统特别是第四脑室扩张,如第四脑室囊性变、丹迪-沃克囊肿。

（2）脑室外梗阻性脑积水：脑室外梗阻常引起脑室系统和梗阻部位近端的蛛网膜下腔扩张。梗阻部位通过气脑造影易于确定。甲泛糖胺脑池造影和脑室造影有助于判断梗阻部位。

（3）缩窄性脑积水：Chiari Ⅱ型畸形合并脊髓脊膜膨出时，菱脑向下移位可在颅-椎骨结合处和后颅窝形成狭窄而成为解剖学上的梗阻，其结果造成环绕菱脑的脑脊液循环障碍而发生脑积水。在这种情况下，第四脑室向下移位，因之在正常位置上难以辨认，通常在颈椎管内被发现。

9.MRI

脑积水的 MRI 表现为脑室系统扩大，其标准与 CT 相同。在 MRI 上可根据以下表现来判断有无脑积水：①脑室扩大程度与蛛网膜下腔的大小不成比例；②脑室额或颞角膨出或呈圆形；③第三脑室呈气球状，压迫丘脑并使下丘脑下移；④胼胝体升高与上延；⑤脑脊液透入室管膜的重吸收征。医学家提出用记分法来鉴别脑积水，若总分大于 3 分为交通性脑积水。

（二）正常压力性脑积水

（1）腰穿测压及放液试验：颅内压低于 1.73 kPa 是诊断本病的重要依据。1974 年医学专家指出，若腰穿放出一定量的脑脊液后，脑脊液压力下降，临床症状有暂时好转，则预示分流术可望获得良好效果。

（2）颅骨平片：一般无异常发现，无慢性颅内压增高的改变。

（3）脑电图：可见对称性 θ 波与 δ 波，部分病例可见局灶性癫痫波。

（4）脑血管造影：脑血管造影可显示脑室系统扩大，动脉期可见大脑前动脉呈弓形移位，毛细血管期可见小血管与颅骨内板之间的距离正常。脑萎缩时，此距离常超过 3 mm，此点可鉴别正常压力性脑积水与脑萎缩。

（5）气脑造影：气脑造影是诊断正常压力性脑积水的最主要的方法之一。其典型改变为脑室系统（尤其是前角）扩大而大脑表面蛛网膜下腔充气不良，造影后 24 小时脑室常更加扩大，并且症状加重。气脑造影时以下迹象有助于诊断正常压力性脑积水：①在患者仰卧前后位的气脑造影上，其胼胝体夹角正常为 130°～140°，而有正常压力性脑积水时此角小于 120°。②在侧位相上脑室前角高度大于 32 mm。③基底池以上的脑脊液通路闭塞，因而引起基底池扩大，大脑表面蛛网膜下腔充气不良。④第四脑室前髓帆向上膨隆，第四脑室前半部球形扩张。

（6）脑脊液灌注试验：1970 年，医学专家以腰穿针连接一个三通管，一端接脑脊液压力连续扫描器，另一端接注射器，并以一定速度向蛛网膜下腔内注入生理盐水，同时描记其压力的变化。正常人脑脊液吸收功能良好，其压力可保持在 3 kPa 以下；当脑脊液吸收功能障碍时其压力可急剧上升。因此，可根据其脑脊液压力描记曲线的变化来检查其脑脊液吸收的功能是否正常。1971 年，另有医学专家将液体注入速度规定为 1.5 mL/min，压力上升不高于 0.2 kPa/min。正常压力性脑积水时，压力值常超过此值。

（7）放射性核素脑池扫描：将放射性核素碘化血清清蛋白 3.7 Bq 用脑脊液稀释后缓慢注入椎管内，然后定期行头部扫描检查，结果可分为 3 种类型：①正常型：注射后 30 分钟放射性放射性核素即可达到颈椎水平，1 小时后可见其围绕脑干，且枕大池与基底池开始显影，2 小时后进入大脑纵裂与外侧裂的脑池，并在此滞留 4 小时，直到 24 小时后达大脑半球表面，尤其是矢状窦两旁，常可见放射性示踪剂密集，而在基底池内者则已消失，在大脑半球表面的示踪剂在 48 小时后才完全消失。②脑室型:正常人脑室系统很少显影,而在正常压力性脑积水时,由于脑脊液吸收障碍引起动力学改变。在注药后 30～60 分钟就可在脑室内发现放射性示踪剂,并在此滞留 24 小时以上,直到全身放射性物质全部消失为止。在幕上大脑表面无放射性放射性核素或仅在外侧裂池有少量存在。③混合型:注药后 4～6 小时可见脑室显影,并持续存在 24 小时左右,大脑半球表面亦可见放射性放射性核素浓集。这提示为不典型的或部分存在正常压力性脑积水或为脑萎缩。

(8)连续颅内压描记:给脑积水患者行连续 48～72 小时颅内压监测描记,正常压力性脑积水者可发现有两种压力变化,其一为压力基本稳定或仅有轻微波动,平均颅内压在正常范围内;其二为颅内压有阵发性升高,呈锯齿状波或高原波,这种高原波出现的时间可占测压时间的 1/10 以上。第一种压力改变分流术效果不佳,第二种效果好。

(9)脑血流量测定:正常压力性脑积水,脑血流量减少约 40%,以大脑前动脉区减少明显。

(10)颅脑 CT:正常压力性脑积水的颅脑 CT 表现特征为高度脑室扩大,包括第四脑室,而脑沟不受影响。

七、诊断与鉴别诊断

(一)诊断

典型的先天性脑积水,根据病史、临床表现、头颅增大快速等特点一般诊断不难,但对于早期不典型脑积水,需要借助上述各辅助检查,以确定有无脑积水及其类型和严重程度。

(二)鉴别诊断

高压力性脑积水需与以下疾病鉴别。

1.慢性硬膜下积液或血肿

常有产伤史,病变可为单侧或双侧,常有视盘水肿,落日征阴性。前囟穿刺硬膜下腔吸出血性或淡黄色液体即可明确诊断。脑血管造影、CT 或 MRI 也可鉴别。

2.新生儿颅内肿瘤

新生儿颅内肿瘤常有头围增大或继发性脑积水,脑室造影或 CT 扫描及 MRI 可确诊。

3.佝偻病

头围可增大呈方形颅,前囟扩大,张力不高,且具有佝偻病的其他表现。

4.先天性巨颅症

无脑积水征,落日征阴性,脑室系统不扩大,无颅内压增高,CT 扫描可确诊。正常压力性脑积水主要需与先天性脑萎缩相鉴别。脑萎缩的脑血管造影毛细血管期可见小血管与颅骨内板之间距离大于 3 mm;气脑造影时脑室与大脑半球的蛛网膜下腔均扩大,脑室胼胝体角大于 140°,脑脊液灌注试验压力上升不超过 0.2 kPa;CT 扫描示脑室轻度扩大,脑沟明显增宽,而第四脑室多大小正常。

八、治疗

(一)非手术治疗

仅适用于最轻型的脑积水或静止型脑积水。其治疗措施包括抬高头位 20°～30°,限制盐、水摄入量,中药利尿,给乙酰唑胺及针刺疗法等。上述方法仅能起到暂时缓解症状的作用。

(二)手术治疗

自 1898 年医学研究者提出脑积水的外科治疗以来,迄今手术治疗仍是目前治疗先天性脑积水的最主要的方法。

先天性脑积水的手术适应证目前尚无统一标准,一般认为应早期手术。患儿大脑皮质厚度不应小于 1 cm,合并其他脑与脊髓严重先天畸形者应慎手术。术前应明确脑积水的类型、梗阻部位等。脑积水的外科治疗迄今已超过一个世纪,手术方法各种各样,但仍缺少疗效可靠的方法。手术方法大致可分为以下四种类型。

1.病因手术治疗

针对引起脑积水的病因手术,如大脑导水管狭窄行成行术或扩张术、Dandy-Walker 畸形行第四脑室正中孔切开术、扁平颅底和 Arnold-Chiari 畸形行后颅窝和上颈髓减压术、脉络丛乳头状瘤切除术等。

2.减少脑脊液产生的手术

主要用于交通性脑积水。

(1)脉络丛切除术:1918 年,Dandy 首先应用侧脑室脉络丛切除术治疗脑积水,因手术死亡率高而放弃。

(2)脉络丛电灼术:1922 年,Dandy 提出应用脑室内镜行脉络丛电灼术,以后很多医学者都应用过此术式,但因效果不好,到 20 世纪 50 年代不再应用。

(3)脑脊液分流术:将脑脊液通路改变或利用各种分流装置将脑脊液分流到颅内或颅外其他部位去。脑脊液分流术又分为颅内分流术和颅外分流术两类:颅内分流主要用于脑室系统内阻塞引起的脑积水,颅外分流术适用于阻塞性或交通性脑积水。

随着现代科技的发展,许多新技术、新产品被应用到医学领域,使脑脊液分流装置更加可靠、完善。现有的分流装置包括以下几部分:①脑室导管:脑室导管设计与应用的目的是为了减少管腔的堵塞,现代脑室管端的设计有 3 种型别,即盲端型(管壁有多个小孔)、槽型在管端槽壁上有数个侧孔、毛刺型或伴型。脑室管的开头有两种,一种是直型,直型引流管需通过一个接头与其他部件连接,而这种连接是在骨孔附近,常不能一次就把导管的位置放得满意;另一种为直角型,直角型引流管通过侧臂与其他部件连接,不仅操作简单,且特别适用于新生儿。因它的阀门可安放在分流系统的任何部位,如皮下组织丰厚的颈部和上胸部,而不像直形管那样易造成皮肤牵扯,甚至皮肤坏死。②阀门:20 世纪 50 年代,美国的机械师最先发明了一种可向心房分流的阀门,以后几经改进成为目前常用的 Holter-Spitz 或 Holter-Hausner 阀门。现有 4 种结构不同的阀门,即裂隙形、僧帽形、球形和隔膜形,它们即有基本结构的差别,又有压力流量特性上的不同。阀门的性能常根据关闭的压力来分类,即高压型(0.88～1.23 kPa)、中压型(0.59～0.78 kPa)、低压型(0.29～0.39 kPa)和甚低压型(0.05～0.15 kPa)。先天性脑积水一般使用中、低压型阀门,正常压力性脑积水应选用低压型阀门。③贮液器和冲洗室。冲洗室一般用于远侧导管,属单个裂隙阀的分流装置,有单室和双室两种类型。除便于抽吸脑脊液和注入药物外,尚可了解分流系统是否通畅。如果加压无阻力,表示远侧导管通畅,压瘪后很快充盈,表示近侧端导管完好,贮液器有一个小室可供注射和脑脊液贮存,但不能用于冲洗。④远侧端导管:远侧端导管根据分流手术的需要安放有心房、腹腔等多个部位。分开放型和盲端型两种,其末端均有一个裂隙瓣以防逆流。辅助装置包括开关装置、抗虹吸装置、脑脊液流动测定装置、分流过滤器等。开关装置能用作间歇分流,并可了解分流装置的功能状态,为防止直立时脑室内脑脊液过度分流,以及虹吸力造成的脑室塌陷,引起裂隙状脑室综合征,可在颅底水平线外安装抗虹吸装置。当脑室系统出现负压时可自动关闭导管。抗虹吸装置可作为儿童脑积水分流术的首选系统。医学研究者在分流管内置入两个微型铂电极,再加上其他部件构成脑脊液流动测定装置,可无损伤,连续监测了解分流情况。脑脊液分流过滤器适用于肿瘤引起的阻塞性或交通性脑积水,可防止脱落的细胞扩散到颅外其他部位。

Ⅰ.侧脑室-枕大池分流术:主要适用于室间孔、第三脑室、大脑导水管和第四脑室及其出口等处发生阻塞的积水。1939 年,Torkildson 首先采用此法治疗第四脑室以上梗阻的脑积水,故又称 Torkildson 分流术。此术式最初主要用于成人脑积水,随后也应用到婴儿阻塞性脑积水中。

侧脑室-枕大池分流术是将一导管置入颅内,属颅内分流法。导管一端放入侧脑室中,另一端置入小脑延髓池内,使脑室内的脑脊液可通过导管流入小脑延髓池,进蛛网膜下腔吸收,此术式对于梗阻性脑积水一般手术效果较好。1962 年,医学专家总结了 136 例采用此术式治疗的梗阻性脑积水病例,近期成功率为 58%,手术死亡率为 30%。近年来手术死亡率已大大降低。

Ⅱ.第三脑室造瘘术:亦属颅内分流法。主要适用于成人导水管、第四脑室或枕大池有阻塞的脑积水。婴儿常因脑及蛛网膜下腔发育尚未完善不宜采用此种术式。自 1908 年 Von Bar mann 报道了穿刺胼胝体将脑室内脑脊液可通过引流至蛛网膜下腔,不同的第三脑室造瘘术已有许多报道。

Ⅲ.大脑导水管成形术或扩张术:此术式仅适用于导水管梗阻是由膜性隔引起者。现已很少采用此术式。

Ⅳ.侧脑室环池造瘘术:手术方法是将侧脑室脉络丛在侧脑室三角区的附着点剥离下来,使侧脑室通过脉络裂与大脑半球内侧面后下方的环池相通。

Ⅴ.侧脑室-胼胝体周围脑池分流术:用塑料导管将侧脑室和胼胝体表面的脑池连通。

Ⅵ.侧脑室-腹腔分流术或腰蛛网膜下腔-腹腔分流术:侧脑室-腹腔分流术适用于梗阻性脑积水、交通性脑积水、正常压力性脑积水等各种类型的脑积水。蛛网膜下腔-腹腔分流术仅适用于交通性脑积水。但对于颅内感染未控制者、腹腔内有炎症或腹水者、妊娠期妇女、头颈胸腹部皮肤有感染者、脑脊液蛋白含量高或新鲜出血者均为此类术式的禁忌证。侧脑室-腹腔分流术是目前最为常用的一种较为有效的分流术。

医学专家于 1898 年首次报告腰蛛网膜下腔-腹腔分流术治疗先天性脑积水,但对于腰椎上钻孔放置一根银丝来沟通马尾周围的蛛网膜下腔与腹腔,治疗 2 例患者,但均未存活。1905 年,另有医学家首先施行侧脑室-腹腔分流术,但未成功。1908 年,相关医学者对 12 例脑积水患者进行腰蛛网膜下腔-腹腔分流术,其中 2 例发生肠套叠而死亡。1910 年,有相关报告首先报道 1 例侧脑室-腹腔分流术治疗脑积水获得成功。1914 年,有医学者首先报道采用静脉和橡胶管做为分流材料,但未获成功。1929 年,医学者在实验中采用自体移植皮管做腰蛛网膜下腔-腹腔分流术,但未应用于临床。50 年前由于缺乏单向引流的分流装置,手术效果均不佳,直到高分子医用材料研制成功,才使脑室腹腔分流术或腰蛛网膜下腔-腹腔分流术取得成功。

1963 年,医学专家总结 230 例此类手术,55％的患者脑积水得以控制,但 58％的患者分流管阻塞,死亡率为 13％。近年来侧脑室-腹腔分流术 1 年以上良好效果者为 70％以上。手术死亡率已降至 0～4.7％。随着分流管及手术技术的改进,如抗虹吸阀门的设计能防止颅内压过度下降、腹腔导管置于肝脏上以防止导管被大网膜和小肠襟阻塞、微孔过滤器的应用以防止肿瘤通过脑脊液播散等,使手术死亡率大大降低,近年来已降低至近于 0。虽然侧脑室-腹腔分流术已有许多改进,但其并发症仍影响着远期疗效。

侧脑室-腹腔分流术的并发症发生率为 24％～52％,其中各种并发症有如下几种。分流管阻塞:发生率为 14％～58％,是分流失败的最常见的原因。脑室端阻塞多为脑组织、血块及脉络丛引起。腹腔端阻塞主要因大网膜包绕、管端周围炎症及异物等。在这种情况下,多需要再次手术更换分流管。

感染:发生率为 12％,包括腹膜炎、分流管皮下通道感染、脑脊液漏继发感染等。1975 年,相关医学家曾报道 1 例在分流术后,发生表现极似阑尾炎的腹膜炎。文献报道的大多数致病菌为表皮葡萄球菌和金黄色葡萄球菌。目前,对于分流感染尚未令人满意的处理方法,大多数神经外科医师认为必须除去已经感染的分流装置。常见公认的治疗方法包括除去感染的分流装置,并立即重新插入新的分流装置或除去感染的分流装置,施行脑室引流,感染控制后随即插入新的分流装置。

分流装置移位:最常见的是腹腔导管自腹部切口外脱出,其次有分流装置进入胸部、头皮下、硬膜内或脑室内。

腹部并发症:侧脑室-腹腔分流术的腹部并发症较多。文献报道导管脐孔穿出、腹水、脐孔漏、导管进入阴囊内、鞘膜积液、腹疝、大网膜囊肿扭转、腹腔假性囊肿、假性肿瘤、阴道穿孔、小肠穿孔、结肠穿孔、肠扭转、肌内囊肿、导管散落、肠套叠等。

颅内血肿:1990,有医学家报告了 120 例脑室-腹腔分流术中,发生大块颅内血肿及脑室内出血 3 例(2.5％),慢性硬膜下血肿 2 例(1.7％)。硬膜下血肿在带阀门分流管的病例中,发生率为 5％,无阀门者更高。

裂隙脑室综合征:发生率为 1.6％,多发生在没有抗虹吸装置的分流病例中。因直立时脑室内压低于大气压,导致分流过度,造成引流管周围脑室塌陷,其结果造成分流系统不可逆的梗阻,使颅内压急剧升高。裂隙状脑室没有满意的处理办法,调换中等压力的分流瓣膜为高压分流瓣膜,或颞下减压可有帮助。

颅脑不称(比例失调):分流术后脑室缩小,致使膨隆的颅盖和脑的凸面之间形成死腔,该腔常常由脑脊液填充。由颅脑不对称面构成的死腔,随着颅缝和囟门以及脑的逐渐增长,此腔逐渐缩小。

孤立性第四脑室:当脑室系统邻近的导水管萎陷,而第四脑室仍保持扩张,第四脑室外孤立性扩张被认为是由导水管和第四脑室出口的炎性梗阻所致。脑脊液引流只来自幕上的分隔间隙,形成双分隔间隙的脑积水,可出现小脑上蚓部突然向上疝入小脑幕切迹的危险。在这种情况下,或者另外插入一个分流管进入第四脑室(双分流),或者第四脑室开口,用强制性的措施对孤立性第四脑室减压。

分流后颅缝早闭:在分流术后几个月之后,头围减少,直到脑生长充满由颅脑不称引起的死腔。如在脑生长到最大之前行分流术,可发生颅缝早闭,特别是矢状缝的骨性联合和增厚。

蛛网膜下腔分流术的并发症发生率为25%。有相关报道了207例腰蛛网膜下腔-腹腔分流术患者,术后发生分流管阻塞者占14%,神经根痛为5%,术后感染为1%,急性硬膜下血肿占2%,慢性硬膜下血肿为1%,颅内积气者1%,术后呼吸困难及意识障碍为1%。

Ⅶ.侧脑室-输卵管分流术或腰蛛网膜下腔-输卵管分流术:此手术对已有分娩史的女性患者较为适用。1954年,医学专家曾报道腰蛛网膜下腔-输卵管分流术治疗交通性脑积水。

Ⅷ.腰蛛网膜下腔-大网膜囊分流术:1956年,医学专家提出将腰蛛网膜下腔的脑脊液分流到大网膜后间隙,以避免导管被大网膜阻塞,该手术效果很好。如用腹腔镜将导管插到网膜囊,则手术较其他腹腔分流术为好。

Ⅸ.侧脑室/蛛网膜下腔-右心房/上腔静脉分流术:此类手术适用于各种类型的脑积水,包括阻塞脑积水、交通性脑积水和正常压力性脑积水。其禁忌证为颅内感染未控制者、脑脊液蛋白含量显著增高或有出血者、气脑造影气体尚未吸收完全者、脑室造影后非水溶性碘油仍在脑室内者、侧脑室体外引流术后近期有严重的循环或呼吸系统疾病者。

1952年,侧脑室-右心房分流术首先被采用。1955年,医学研究者开展一系列动物实验以确定分流到循环系统的可能性,同年他给一位导水管狭窄患者行侧脑室-心房分流术,但术后2年因分流管阻塞而死亡。自从Holter阀门问世后,使侧脑室-右心房分流趋于成熟。目前此手术方式仍是治疗脑积水的常用手术之一。1983年,医学专家首先报道了腰椎蛛网膜下腔-右心房分流术,他将此手术方式用于多次腹腔分流术失败的交通性脑积水的患者,取得一定效果。

侧脑室-右心房分流术的优点很多,有人报道其成功率达86%,但并发症也较多。

感染:发生率为11.4%,是心房分流术失败及患者死亡的主要原因之一,临床上包括脑室炎、脑膜炎、脑膜脑炎、败血症和分流管周围脓肿等。

分流管阻塞:这也是分流术失败的原因之一。分流管心脏端堵塞常见,主要原因为导管末端被结缔组织纤维包绕、血液逆流入导管内引起堵塞等;分流管脑室端堵塞的原因为组织、血块进入导管或脉络丛与导管粘连引起阻塞;脑脊液内蛋白量显著增高可引起分流管中间阻塞。轻度阻塞者,可向贮液器内注液冲洗或按压阀门中间的泵室,将堵塞排除;严重梗阻者常需要更换分流装置。

分流管脱落、断裂或分流装置移位:一种常见的并发症。其原因为导管接头处结扎太松或结扎太紧将硅胶管勒断,脱落的导管可进入心脏或肺部血管内,遇到此情况常需心肺手术及时取出。

切口裂开及皮肤坏死:常发生在引流管阀门外。管道处的皮肤太薄时可发生皮肤坏死。阀门避开切口、头皮全层覆盖分流系统可减少这类并发症。

阀门功能失调:阀门功能不足使脑脊液分流不畅,阀门分流过速使颅内压过低可引起硬膜下血肿,有时会发生裂隙状脑室综合征或心力衰竭。

手术中并发症:将分流管向静脉及心房内插入时可发生空气栓塞;导管插入过深可引起心跳停止;导管进入右心室、肺动脉或下腔静脉可致分流失败。

硬膜下血肿:常因分流过速使颅内压过低所致。发生率为5%左右。小儿常易发生,且多为双侧。发生机制为颅内压过低使脑表面与硬膜之间的桥静脉拉紧,可因轻微振动而断裂发生硬膜下血肿。

上腔静脉血栓形成：常见的并发症及残废原因。表现身体上部静脉怒张、皮肤发绀、呼吸困难及心力衰竭。感染、脑组织损伤释放凝血激酶等可能是其原因。

心包积液：很少见，因心脏收缩，分流管心脏端与心脏慢性摩擦，造成心房壁穿孔，使分流管进入心包腔，脑脊液在心包腔内积聚，导致心包积液。文献报道 53 例行脑室-心房分流术患者，尸检中有 3 例为心房穿孔而形成心包积液。其临床表现为呼吸困难、发绀、心音减弱等。确诊后应心包穿刺、拔除分流管、处理穿孔等。

弥漫性血管内凝血：为侧脑室-心房分流术罕见的晚期并发症。

Ⅹ.侧脑室-淋巴管分流术：侧脑室-淋巴管分流术最常选用胸导管分流。由于婴儿胸导管太细太脆，手术难以成功，故此术式不适用于婴幼儿。1977 年，医学专家首先成功地将此术式应用于临床，结果 62％的患者效果良好。其手术优点是无阀门分流管也可应用。胸导管阻塞为其手术失败的主要原因。

Ⅺ.侧脑室-静脉系统分流术：1806 年，医学专家最早脑脊液引流到头颈部静脉内。目前临床上有时亦采用这类手术。

Ⅻ.侧脑室-胸膜腔分流术：1914 年，医学专家首先做了 1 例未获成功，工藤和植木等报告 5 例，仅 1 例成功。有相关医学研究报告用该方法治疗脑积水开始时有效率达 65％，后期常因分流管阻塞而需重新做分流。鉴于上述结果，这类手术迄今未能推广。

ⅩⅢ.侧脑室-静脉窦分流术：1907 年，医学专家首先用颞浅静脉或大隐静脉将侧脑室内脑脊液引流到矢状窦内，但患者术后 4 个月死亡。1913 年医学者用橡皮管行枕大池-窦汇分流术，也未获成功。直到 1965 年，医学者采用单向分流装置行侧脑室-上矢状窦分流术治疗梗阻性脑积水，取得很好效果。此类手术大大缩短了引流途径，解决了其他分流术因身体生长需要换管的难题。

ⅩⅣ.侧脑室-帽状腱膜分流术：19 世纪末及 20 世纪初，曾有人试图将脑室内脑脊液分流到帽状腱膜下，使脑脊液在此吸收，以期解决脑积水。1977 年，相关医学者报道了 173 例由各种原因引起的脑积水患者，在进行根治术之前，先做侧脑室-帽状腱膜分流术，以暂时解除脑积水引起的颅内高压。此法为暂时性措施，可避免脑脊液体外引流引起的颅内感染。目前已很少采用这种手术。

九、预后

由于先天性脑积水的各种手术方式疗效不够满意，常用的分流术仅能在几年内保持有效，且有效率低，仅为 50％～70％，故预后欠佳。有人总结 202 例先天性脑积水分流术，仅 127 例（62.2％）存活，其中 34 例（26.7％）自行停止而不再依赖于分流，大多数仍不能自行停止。即使分流术效果良好，至成人期也常有智力发育障碍。

另外，脑积水的预后和手术治疗的效果取决于有否合并其他异常。单纯性脑积水（不存在其他畸形的脑积水）比伴有其他畸形的脑积水（复杂性脑积水）的预后要好。患单纯性脑积水的婴儿，如果在生后 3 个月内进行分流手术，有可能发育为正常。

参考文献

[1] 周良辅.现代神经外科学[M].上海:复旦大学出版社,2015.

[2] 周建新.神经外科重症监测与治疗[M].北京:人民卫生出版社,2013.

[3] 周定标,卜博,徐蔚.英文神经外科病例集萃[M].北京:人民军医出版社,2014.

[4] 赵继宗.神经外科[M].北京:中国医药科技出版社,2014.

[5] 赵德伟,陈德松.周围神经外科手术图解[M].沈阳:辽宁科学技术出版社,2015.

[6] 张永红.神经外科常见疾病诊治指南及专家共识[M].兰州:兰州大学出版社,2016.

[7] 张品元,侯凯,陈潇,等.神经外科疾病病例解析[M].上海:第二军医大学出版社,2011.

[8] 张玲霞,周先志.现代传染病学[M].北京:人民军医出版社,2010.

[9] 张建宁.神经外科重症监护[M].北京:人民卫生出版社,2013.

[10] 杨俊.脊髓神经外科手术技术图谱[M].北京:北京大学医学出版社,2012.

[11] 薛洪利.神经外科锁孔手术[M].北京:人民卫生出版社,2015.

[12] 卫生部医政司.神经外科临床路径[M].北京:人民卫生出版社,2012.

[13] 王拥军.神经病学[M].北京:北京大学出版社,2009.

[14] 王文福.实用神经外科疾病学[M].青岛:中国海洋大学出版社,2009.

[15] 王汉东.神经外科手术彩色图解[M].南京:江苏科学技术出版社,2013.

[16] 孙西周.颅脑损伤现代诊疗学[M].上海:上海交通大学出版社,2010.

[17] 孙涛,王峰.神经外科与癫痫[M].北京:人民军医出版社,2015.

[18] 粟秀初,黄远桂,赵钢.新编神经病学[M].西安:第四军医大学出版社,2009.

[19] 石祥恩,钱海.显微神经外科解剖与手术技术[M].北京:科学普及出版社,2017.

[20] 罗其中,江基尧,邱永明.罗其中神经外科精粹[M].上海:上海科技教育出版社,2013.

[21] 刘玉光.神经外科速查[M].济南:山东科学技术出版社,2012.

[22] 刘玉峰.神经外科疾病的诊疗与护理[M].昆明:云南科技出版社,2016.

[23] 李春辉,邱辉,王佳良,等.神经外科手术治疗学[M].上海:第二军医大学出版社,2010.

[24] 雷霆.神经外科疾病诊疗指南[M].3 版.北京:科学出版社,2013.

[25] 龚会军.简明神经外科手册[M].昆明:云南科技出版社,2016.

[26] 高宜录.中枢神经系统急症[M].北京:科学出版社,2011.

[27] 程华.图解神经外科手术配合[M].北京:科学出版社,2015.

[28] 陈茂君,蒋艳,游潮.神经外科护理手册[M].北京:科学出版社,2011.

[29] 陈金宝,包义君.临床人体解剖图谱 神经外科分册[M].上海:上海科学技术出版社,2016.

[30] 陈晨.神经系统少见病诊断与治疗[M].北京:人民军医出版社,2010.

[31] 北京协和医院.神经外科诊疗常规[M].2 版.北京:人民卫生出版社,2012.

[36] 萨曼杜拉.神经外科医师手册[M].长沙:湖南科学技术出版社,2014.

[37] 卡尔.神经外科手术技术图谱[M].济南:山东科学技术出版社,2012.